护理管理与临床护理技术规范系列

临床护理技术规范:手术室护理

主编 陈肖敏 张 琼 王华芬

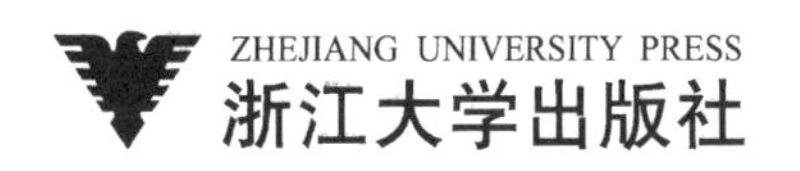

图书在版编目(CIP)数据

临床护理技术规范:手术室护理 / 陈肖敏,张琼,王华芬主编. —杭州:浙江大学出版社,2022.1(2022.10 重印)
ISBN 978-7-308-21611-1

Ⅰ.①临… Ⅱ.①陈…②张…③王… Ⅲ.①手术室—护理—技术操作规程 Ⅳ.①R47-65

中国版本图书馆 CIP 数据核字(2021)第 147585 号

临床护理技术规范:手术室护理
主编 陈肖敏 张 琼 王华芬

策　　划 张　鸽
责任编辑 张　鸽(zgzup@zju.edu.cn)
责任校对 季　峥
封面设计 续设计—黄晓意
出版发行 浙江大学出版社
(杭州市天目山路 148 号 邮政编码 310007)
(网址:http://www.zjupress.com)
排　　版 浙江时代出版服务有限公司
印　　刷 浙江省邮电印刷股份有限公司
开　　本 889mm×1194mm 1/16
印　　张 28.5
字　　数 730 千
版 印 次 2022 年 1 月第 1 版 2022 年 10 月第 2 次印刷
书　　号 ISBN 978-7-308-21611-1
定　　价 139.00 元

《临床护理技术规范:手术室护理》

编　委　会

主　编　陈肖敏　张　琼　王华芬

副主编　陈丽莉　钱维明　王　莺　祁海鸥　童　彬

编　委（按姓名拼音排序）：

陈丽莉　陈石妹　陈肖敏　黄丽华　祁海鸥

钱维明　童　彬　王　莺　王华芬　项海燕

徐　敏　徐　欣　徐红艳　杨　苏　杨喜群

张　琼

前　言

随着医学科学的快速发展，医学模式、医疗服务理念发生转变，外科医疗技术水平不断提升，手术器械和仪器设备不断更新，所有这些对手术室护士的专业素质提出越来越高的要求。目前，手术室护理已逐步形成集护理管理、专科护理和科研教学等于一体的特色专科。在此基础上，为进一步适应护理学科的发展，满足社会的需求，我们从教学和临床实践出发，总结了浙江省多家综合性三级甲等医院多年积累的手术室管理和临床经验，结合国内外最新资料，通过反复讨论、修改和完善，精心编写了此书。

《临床护理技术规范：手术室护理》是浙江省护理中心最新编撰的"护理管理与临床护理技术规范系列"之一。本书在编写过程中，依据国家卫生和健康委员会（简称国家卫健委）的标准和规范，参考国家相关标准，并结合手术室专科护理，对近年来出现的新技术、新方法和实践经验进行全方位论述。因此，本书在一定程度上反映了浙江省当前的手术室护理专业水平。全书共分为三篇二十一章，第一篇为手术室护理管理，第二篇为手术室临床护理，第三篇为手术室专科护理。本书内容全面，从洁净手术室的建筑与布局到手术室基本操作技术，从手术室应急预案、患者的急救流程到手术室专科护理配合，都进行了详细的阐述，既对手术室护士的日常管理工作和专科手术具体配合有实际的指导作用，也对手术室管理者加强科室管理及相关的教育培训具有重要的参考价值。

参与本书编写工作的单位主要有浙江省人民医院、浙江大学医学院附属第一医院、浙江大学医学院附属第二医院、浙江大学医学院附属邵逸夫医院、温州医科大学附属第一医院、浙江大学医学院附属妇产科医院等，参加撰写的人员均是省内具有代表性的护理管理专家或手术室护士长。通过广泛征集意见和建议，修改并形成了此次定稿，在此谨代表编委会全体成员一并表示衷心感谢。对于本书编写内容上出现的疏漏与欠缺，敬请广大读者批评指正，我们将会进一步完善。

编　者

目　录

第一篇　手术室护理管理

第二篇　手术室临床护理

第三篇　手术室专科护理

第一篇

手术室护理管理

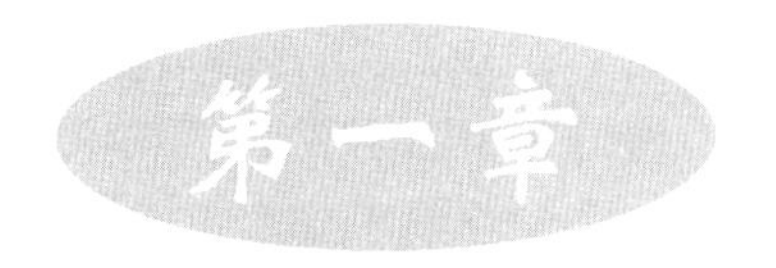

手术部（室）设置、布局和管理

第一节 手术部(室)设置、布局和管理基本要求

手术部（室）的建筑布局应当遵循医院感染预防与控制的原则，布局合理、分区明确、标识清楚，符合两个基本原则，即功能流程合理和洁污区域分开。手术部（室）应设有工作人员出入通道、患者出入通道，物流洁污分开，流向合理。手术室的建设应符合国家卫生学标准，洁净手术部的设计与建设应符合中华人民共和国建设部《医院洁净手术部建筑技术规范》及国家其他标准、规范的要求。洁净手术部设计强调平面布局和人流、物流合理、顺畅。其出发点是充分发挥手术部的功能，尽可能降低交叉感染的风险，全过程控制感染，并提高手术间使用率；各功能辅助间配置及数量符合快速启动绿色通道与手术工作流程的要求。

一、建筑环境与布局原则

手术部（室）建筑环境与布局应遵循以下原则。

1. 手术部（室）不宜设在首层和高层建筑的顶层，并需远离污染源以保持空气清洁。

2. 手术部（室）应当设在医院内便于接送手术患者的区域，宜邻近重症医学科、临床手术科室、病理科、输血科（血库）、消毒供应中心等部门，周围环境安静、清洁，并设立急诊手术患者绿色通道。新建手术室要求建立与消毒供应中心专用的洁污手术器械通道。

3. 手术部（室）根据功能区域和消毒隔离要求划分为限制区（具有空气净化设施的又被称为洁净区）、半限制区（准洁净区）和非限制区（非洁净区）。各区域之间有清晰的标志。

4. 洁净手术部内不同级别洁净手术室应按照 5 级、6 级、7 级、8 级的顺序设置，并保证Ⅰ、Ⅱ级洁净手术间处于干扰最小的尽端区域。

5. 设置感染手术室。综合医院手术室必须设置一间以上感染或急诊手术室，并配有负压或正负压互换机械通气设施。其设置应靠近手术室洁净区入口处，或直接与室外走道相通。

6. 设置外科手消毒区。每 2～4 间洁净手术室应单独设立一个外科手消毒区，不设门，该区可设于洁净走廊内。洗手池设置非手动开关龙头，水龙头与手术间之比约为（1～2）∶1。洗手用水的水质应符合 GB5749《生活饮用水卫生标准》要求，水温控制在 32～38℃，不宜使用储箱水。洗手池大小、高度适宜,有防溅设施,池壁光滑。

7.手术室通道的设计应符合功能流程短捷,人流、物流洁污分明的原则。手术室通道分为洁净区通道和清洁通道。各手术间分别与无菌(洁净)通道和污物通道相通。无菌物品必须走洁净通道,运载无菌手术器械的清洁电梯出口可以设在洁净区。医务人员、患者、清洁物品尽量从清洁通道进入,术后器械、敷料、医疗废物必须打包后通过污染通道进入污物电梯,污物电梯出口可以设在清洁通道。人、物电梯不设在洁净区,当人、物电梯只能设在洁净区时,出口处必须设缓冲室。非洁净区至洁净区物流入口处设缓冲室(区)或传递窗。缓冲室应有洁净度级别,并与洁净度高的一侧同级,但不应高过6级。缓冲室面积不应小于$3m^2$。

8.辅助用房是指直接为手术服务的功能用房,包括麻醉准备间、麻醉诱导间、无菌物品储存间、外科手消毒区等。

9.设置消防通道,消防通道应有明显的紧急通道标识,及不断电的灯箱指示牌和通道方向的指示。有完备的灭火装置。

10.天花板不设入孔,地面不设地漏。

11.手术间内应配备常规用药,配备齐全的基本设施、仪器、设备、器械等物品,功能完好并处于备用状态。

12.手术间内部设施、温控、湿控要求应当符合环境卫生学管理和医院感染控制的要求。

二、手术部(室)建筑材料及装饰

1.室内建筑材料应满足易清洁、耐腐蚀的要求。地面应采用耐磨、耐腐蚀、防滑、易清洗、不易起尘与不开裂的材料,以浅底色为宜。内墙面应采用不易开裂、阻燃、易清洗和耐碰撞的材料,墙面必须平整、防潮、防霉。墙壁与地面、天花板交界处呈弧形,防止积尘。

2.洁净手术部不应有抗震缝、伸缩缝等穿越;若必须穿越,则应用止水带封闭。地面应做防水层。洁净手术室的净高宜为2.8~3.0m,门净宽不小于1.4m,并宜采用电动悬挂式自动推拉门,应设有自动延时关闭的装置。Ⅰ、Ⅱ级洁净手术室不设外窗。Ⅲ、Ⅳ级洁净手术室和普通手术室可设窗,但必须是双层密闭窗。

三、手术间数量

应根据医院手术科室的床位数和手术量设置手术间的数量,以满足医院日常手术的需要。手术间数与外科系统床位数比一般按1∶(20~25)计算;或者按以下公式计算:

$$A=B\times 365/(T\times W\times N)$$

式中,A:手术室数量;B:需要手术患者的总床位数;T:平均住院天数;W:手术室全年工作日;N:平均每个手术室每日手术台数。

四、手术部(室)布局和管理

(一)一般手术部(室)布局和管理

1.概　况

一般手术部(室)由一般手术室与相应的辅助房间组成。关于洁净手术部(室),已有国家规范,可以将一般手术部看成洁净手术部中的一个特定形式,两者区别可参见表1-1-1。

表1-1-1 一般手术部(室)与洁净手术部(室)的区别

项目	一般手术部(室)	洁净手术部(室)
控制理念与要求	区域控制,满足"医院消毒卫生标准"要求	区域控制,满足"医院消毒卫生标准"要求和"洁净手术部建筑技术规范"要求
区域划分	分为无菌区、清洁区、半清洁区、污染区	按洁净等级(Ⅰ~Ⅳ)分区
末端过滤器	不低于高中效过滤器(F9)	不低于亚高效过滤器(H11)
空气过滤级数	两级	三级
换气次数	不低于6次/h	不低于12次/h
温湿度	温度21~25℃,湿度30%~60%	温度21~25℃,湿度30%~60%
洁净度级别	无	有,并作为验收指标
无菌程度	室内悬浮菌浓度≤200cfu/m^3	室内悬浮菌浓度≤175cfu/m^3
室内正压	仅手术室与无菌室有正压要求,但无控制措施;手术室停用不要求保持正压	各室均有控制值并有控制措施;手术室停用时要求保持正压
区域梯度压差	无要求	有控制值并有控制措施
手术室面积	≥4.80m×4.20m	Ⅳ级手术室≥4.80m×4.20m
消毒要求	维持适度消毒	室内表面消毒为主

2.平面布局控制要求

一般手术部(室)的控制重点是接触感染,可适当降低空气途径感染控制要求。一般手术部(室)与洁净手术部(室)只是对气溶胶控制的要求有所不同,而对接触交叉感染的控制要求是一样的,均需符合《医院消毒卫生标准》。或者说,一般手术部(室)对通风空调的要求比洁净手术部(室)低,但对接触交叉感染控制的要求比洁净手术部(室)更高。因此,一般手术部(室)必须遵循平面布局与人流物流的基本原则:功能流程合理,洁污流线分明、顺畅。洁污分明是消除交叉感染的最有效手段,但不等于要求分成洁、污两个走廊。一般手术部(室)可以采用单走廊,污物在室内打包,利用手术前后的时间差与空间差,尽可能降低交叉感染的风险,全过程实施感染控制。

(二)洁净手术部(室)设置和布局

洁净手术部(室)的建筑布局、基本配备、净化标准和用房分级等应当符合《医院洁净手术部建筑技术规范GB50333—2013》的标准;辅助用房应当按规定分洁净和非洁净辅助用房,并分别设置在洁净和非洁净手术部(室)的不同区域内。

1.建筑环境

(1)新建洁净手术部(室)的位置需远离污染源,选择大气含尘浓度低、自然环境较好的地方;不宜设在首层和高层建筑的顶层。

(2)洁净手术部(室)应自成一区,并邻近与其有密切关系的外科重症护理单元,与相关的放射科、病理科、消毒供应中心、输血科等科室宜路径短捷。

2. 洁净手术部平面布置基本要求

(1)洁净手术部(室)分为洁净区与非洁净区，洁净区与非洁净区之间设缓冲室或传递窗，而缓冲室与传递窗属洁净区。

(2)洁净区内手术间相对集中布置，Ⅰ、Ⅱ级洁净手术间应处于干扰最小的区域。

(3)洁净手术部(室)的内部平面和洁净区走廊应根据面积节约、便于疏散、功能流程短捷和洁污分明的原则，按实际需要选用手术室前单走廊、手术室前后双走廊、纵横多走廊、集中供应无菌物品的中心无菌走廊(即中心岛)和各手术室带前室等形式。

(4)洁净手术间的面积应符合《医院洁净手术部建设标准》或国家卫生行政主管部门的相关规定。具有特殊功能的手术间可按实际需要确定面积。

(5)负压手术间应有独立的出入口。负压手术间或感染类手术间应在出入口处设准备室作为缓冲室。

(6)脱包室应跨区设置，通过墙上传递窗或落地传递窗将物品传递至洁净区。

(7)在人、物用电梯设在洁净区时，出口处必须设缓冲室。

(8)在人流通道上不应设空气吹淋室。

(9)缓冲室应有洁净度级别，并与进入一侧同级；缓冲室面积不应小于 $3m^2$，缓冲室可以兼做他用(如更衣室)。

(10)每 2～4 间洁净手术室应单独设立 1 间外科手消毒区，且不应设门；如外科手消毒区设于洁净走廊内，应不影响交通和环境卫生。

(11)应有专用的污物暂存处。

3. 洁净手术部的平面布置形式

(1)单通道形式：即手术室门前设通道。将手术后的污废物就地打包、密封处理后，可进入此通道，一般用于小型医院。

(2)双通道形式：即手术室前后通道。将医务人员、术前患者、洁净物品供应的洁净路线，与术后患者、器械、敷料、污物等污染路线分开，分洁净走廊和清洁走廊。洁净走廊供医务人员、患者、洁净物品供应使用；清洁走廊供术后器械、敷料及污物运送。

(3)多通道形式：即手术部内有纵横多条通道，适用于面积较大的大型手术部，使医务人员、患者和污染物分开，减少人、物流量和交叉感染。当有外走廊时，应将外走廊设计为准洁净区。

(4)集中供应无菌物品的中心无菌走廊形式：手术室围绕无菌走廊布置，无菌物品供应路径最短，有利于保证无菌水平。在手术室外侧形成快速通道。

(5)手术室带前室：一般由外科手消毒区、麻醉准备间、冲洗消毒间和 1 间手术室组合而成，使用起来方便，降低了发生交叉感染的风险。

4. 建筑装饰

(1)洁净手术部(室)的建筑装饰应遵循容易清洁、不产尘、不积尘、不开裂、耐腐蚀、防潮防霉、环保节能和符合防火要求的基本原则。

(2)洁净手术部(室)内地面宜采用涂料水泥、水磨石、瓷砖等，或自流平地面、粘贴地面等，以浅底色为宜。

(3)洁净手术部(室)内Ⅰ、Ⅱ级手术室的墙面和顶棚可采用工厂生产的标准化、系列化的一体化装配方式；Ⅲ、Ⅳ级手术室的墙面也可采用瓷砖或涂料，缝隙均应填平。

(4)洁净手术部(室)围护结构间的缝隙,以及在围护结构上固定、穿越形成的缝隙,均需要密封。

(5)洁净手术部(室)内墙面下部的踢脚不得突出墙面;踢脚与地面交界处的阴角必须做成 $R \geqslant 30$mm 的圆角。其他墙体交界处的阴角宜做成小圆角。

(6)洁净手术部(室)内墙体转角和门的竖向侧边的阳角宜为圆角。在通道两侧及转角处墙上应设防撞板。洁净手术部(室)内与室内空气直接接触的外露材料不得使用木材和石膏。

(7)洁净手术部(室)如有技术夹层,则技术夹层应有足够的净高,方便设备、管道的安装与维修,并应进行简易装修;其地面、墙面应平整耐磨,地面应做好防水和排水处理;穿过楼板的预留洞口四周应有挡水、防水措施。顶与墙做涂刷处理。

(8)洁净手术部(室)内所使用的装饰材料应无味无毒,符合现行国家标准《民用建筑工程室内环境污染控制规范》(GB50325－2010)的要求。

(9) 生殖医学手术室严禁采用通过化学黏合剂挤压成型的材料或化工合成材料。

(10) 洁净手术室的净高(装饰面或送风面至地面的高度)不宜低于 2.7m。进出手术间门的净宽不宜小于 1.4m,宜采用电动悬挂式自动推拉门,并设有自动延时关闭和防撞击功能。

(11) Ⅲ、Ⅳ级洁净辅助用房可设外窗,有双层密闭窗。

(12) 洁净手术室应采取防静电措施。洁净手术室内所有饰面材料的表面电阻值应在106～108Ω。

(13) 洁净手术室和洁净辅助用房内不应有明露管线。必须设置的插座、开关、各种柜体、观片灯等均应嵌入墙内,不突出墙面。

(14) 将洁净手术室的吊顶及吊挂件牢固固定,吊顶上不应开设入孔。宜将检修孔开在洁净走廊上并采取密封措施。

5. 洁净手术室的内部平面布置

(1) 洁净手术室平面规模:一般洁净手术室的平面规模见表 1-1-2。

表 1-1-2 洁净手术室的平面规模

规模类别	净面积(m^2)	长(m)×宽(m)
特大型	40～45	7.5×5.7
大型	30～35	5.7×5.4
中型	25～30	5.4×4.8
小型	20～25	4.8×4.2

手术室的面积差别很大,国内规定的面积低于国外。国内特大型手术室面积为 40～45m^2。

(2)手术室基本配置:每间洁净手术室的基本装备应符合以下要求,具体见表 1-1-3。

表 1-1-3 洁净手术室基本装备名称

装备名称	最低配置数量
无影灯	1套/间
手术台	1台/间
计时器	1只/间
医用气源装置	2套/间
麻醉气体排放装置	1套/间
医用吊塔或吊架	根据需要配置
免提对讲电话	1部/间
观片灯(嵌入式)或终端显示屏	根据需要配置
小型壁式液体加温器	宜1个/间
药品柜(嵌入式)	1个/间
器械柜(嵌入式)	1个/间
麻醉柜(嵌入式)	1个/间
净化空调参数显示调控面板	1块/间
微压计	1台/间
记录板	1块/间

(3)无影灯：应根据手术要求和手术室尺寸进行配置，宜采用多头型；调平板的位置应在送风面之上，距离送风面不应小于5cm，送风口下面不安装无影灯底座护罩。

(4)手术台长向：应沿手术室长轴布置，台面中心点宜与手术室地面中心相对应。

(5)手术室计时器：宜采用麻醉计时、手术计时和一般时钟计时兼有的计时器，手术室计时器应有时、分、秒的清楚标识，并配置计时控制器；停电时，计时器应能自动接通自备电池，自备电池供电时间不应少于10小时。宜将计时器设在患者不易看到的墙面上方。

(6)医用气源装置：应分别设置在手术台患者头右侧麻醉吊塔和靠近麻醉机的墙上，距地高度为1.0～1.2m；麻醉气体排放装置宜设在麻醉吊塔(或壁式气体终端)上，通过废气回收排放装置排至室外。

(7)医用吊塔或吊架：根据手术室使用范围确定具体的数量和位置。其中，麻醉吊塔应安装在手术台头部右侧吊顶上，便于麻醉医生操作的位置。

(8)观片灯联数：可按手术室大小、类型进行配置，应将观片灯或终端显示屏设置在主刀医生对面的墙上。

(9)器械柜、药品柜：宜嵌入手术台脚端墙内方便的位置。

(10)净化空调：应将其参数显示、调控面板设于门侧墙上。

(11)微压计：设于门外墙上可视高度。

(12)记录板：能放置电脑工作站的记录板应为暗装，收折起来应与墙面齐平。

(13)冷柜：如需设冷柜，应设在药品室内，冷柜温度为4℃±2℃。

(14)其他：新型综合手术室可按实际医疗需要调整医疗、影像等装备。

第二节 复合手术室设置和布局

复合手术室(Hybrid operating room),又称杂交手术室,即在有限的手术空间里,通过多科室的设备进行有机地整合,达到多科室协调手术的目的。改善手术流程和某些疾病的治疗过程,是多学科跨界医疗的新潮流。它把原本需要在不同手术室、不同分期才能完成的重大手术,合并在一次手术里一次性完成,打破学科壁垒,借助全新的复合式手术设施,以患者为中心,多学科联合,将内外科治疗的优点有机地结合起来。

复合手术室的建筑布局、基本配备、净化标准和用房分级等应等同于洁净手术部(室),符合《医院洁净手术部建筑技术规范》(GB50333－2013)的标准,其设计和布局既能满足外科手术的要求,又能满足进行介入操作治疗的多功能需求与分区,可以实现多学科综合手术同时进行,充分考虑介入手术的需求,功能分区明确、独立,流程设置规范,符合无菌手术的要求,并且建筑空间利用率高,扩展性强,实现最大化的设计方案。

复合手术室主要集净化手术室、数字化手术室、手术床、吊塔、无影灯、核心医疗设备(麻醉机、呼吸机、体外循环机等)等功能设备组合而成。它是两种及两种以上功能手术的整合。

目前,复合手术室能开展的手术类型涉及血管外科、心胸外科、儿科、神经外科、脊柱外科等临床领域。其中心胸外科和血管外科的应用最多,尤以心胸外科开展较为成熟。复杂的心血管手术从过去的“多步走”到如今的“一站式”,离不开复合手术室的建设和发展。

一、建筑环境

1.复合手术室一般应设置在建筑物中人员干扰较少的位置,同时远离污染源,并位于污染源的上风侧。

2.复合手术室内应具备麻醉、监护、中心供氧、空气净化等手术室必需设施和数字减影技术(digital subtraction angiography,DSA)设备。

3.在复合手术室的整个设计过程中,应充分考虑择期多学科手术和急诊手术的需求,无论是心脏、脑部介入手术或血管外科手术,都可迅速交替,而且还可以同时开展同一位患者的多部位手术。

4.复合手术室对建筑的要求应当按照DSA设备对机房结构的要求设计。

5.建筑时,除考虑设备自身重量对建筑物承重的要求外,还要考虑机房防护墙体防辐射的因素,一般对架空层机房的承重结构进行加固处理。

6.复合手术室周围不适合安装其他大型检查设备或紧邻不易搬移的部门。

二、建筑装饰

复合手术室的建筑装饰应按照洁净手术室的要求,并具有以下特点。

1.安装在架空楼层的地面内外应有100～200mm的落差,以便灵活设置地沟。

2.复合手术室内层的高度设计要考虑手术无影灯、悬吊式图像显示器、MR、CT、空调、空气净化流通设备所需的空间,避免与梁、柱冲突。

3.悬吊式DSA设备还需考虑固定机架的龙骨、电缆桥梁等设施的安装空间,一般龙骨净高≥3m。X射线设备(DSA)机房的屏蔽防护铅当量厚度至少要求有用线束方向铅当量3mm Pb，非有束线方向铅当量2mm Pb。

4.辅助装饰时，要充分考虑每个房间的功能需求，合理配置基础设施，特别是排水、卫浴、强弱供电、网络设施等，应按使用设施分布节点。

5.复合手术室内所有的医疗设备都要采用独立的供电网络。应急供电设备不能与普通照明、电梯、空调等公共设施或其他大型设备共用供电网络。其内部线缆通常分为强电线缆和弱电线缆。

6.复合手术室往往要安装一些负荷较重的医疗设备，如DSA、CT、MRI和吊塔等，在实施安装方案前需对建筑楼板、顶板的强度进行复核、评估，确保结构安全。特别要注意重型设备安装钢梁或吊塔的重量。

7.在安装重大设备时，还需要考虑设备搬运路径，确保设备搬运不破坏建筑楼面。在部分设备不能拆分时，需要考虑货运电梯、通道宽度及门体尺寸等。

8.由于复合手术室很多设备会产生一定的射线辐射，所以需要根据设备的当量来确定射线防护标准，也可以参照设备厂家场地指导作业书。地面和顶面的防护材料也可用满足配比要求的硫酸钡水泥来处理；顶层防护也可以在上一层楼面进行，可以避免在楼板打孔锚固设备。

三、复合手术室对空间设计的要求

1.复合手术室对占地的要求

(1)双球管造影机至少需要占地80m²。

(2)单球管造影机至少需要占地70m²。

2.地面预留以下设施空间

(1)地面预留心血管造影机(MRI、CT)、麻醉机、超声设备、体外循环设备、其他重要设备及预留设备的空间。

(2)要求手术床与可移动床结合。其产品特征如下：符合三维成像的需要；床可上下调节、平行移动；有防震动功能，旋转角度15°，头侧抬高/降低，15°侧面倾斜；碳纤维材料；各种辅助人性化功能等。

(3)安装的设备有手术灯、造影注射器、可变焦照相机(摄影机)以及影像设备。其中，影像设备包括生理监护仪、超声图像(经胸、食管、血管内超声和三维超声图像)、造影图像、实时图像、影像归档和通信系统(picture archiving and communication systems, PACS)等。

四、复合手术室典型装备

1.典型复合一体化手术室的典型装备名称见表1-2-1。

2.复合手术室为安装设备的内部设计要求如下。

(1)复合手术室内部设计时，要求细致规划送风口、血管造影机、手术无影灯、吊塔、灯带的位置，DSA的C形臂必须具有灵活度和大范围移动的能力，一般分为悬吊式和落地式。悬吊式即通过一个滑轨，把C形臂悬挂在天花板上；落地式是把C形臂通过一个中心底座安装在楼板上。在复合手术室，考虑对层流的影响，建议使用落地式DSA，相比于悬吊式

DSA,其更加具有实用性。

(2)复合手术室对手术床的要求是床面轻巧、移动灵活、床体本身固定、有良好的X线透光性及与C形臂一体化可控。手术床的长轴应沿手术室长轴布置,台面中心点宜与手术室地面中心相对应。复合手术室通常为DSA原厂配备的导管床。

(3)复合手术室无影灯应根据手术要求和手术室尺寸进行配置,宜采用多头型;调平板的位置应在送风面之上,距离送风面不应小于5cm,送风口下面不应安装无影灯底座护罩。

(4)复合手术室的辐射防护应符合《医用诊断X线卫生防护标准》(GB8279－2001)。

表1-2-1 典型复合手术室典型装备名称

序号	名 称	序号	名 称
1	血管成像仪 Angio system	11	患者监测系统 patient monitoring system
2	手术床 OR table	12	洁净空调系统 laminar air flow system
3	手术灯 OR lights	13	电刀 electric knife
4	吊塔(外科塔、麻醉塔)ceiling supply units	14	除颤仪 defibrillator
5	高清视频相机 HR video cameras	15	内窥镜塔 Endoscopy supply units
6	数字一体化 digtal OR integration	16	血液回输装置 sell savor
7	麻醉机 anesthesia machine	17	造影剂注射器 contrast injector
8	心肺复苏机 heart-lung machine	18	辐射防护屏 radiation screen
9	动脉内气囊泵 intra aortic balloon pump	19	超声心动仪 echocardiograph
10	心电监护仪 ECG	20	血气分析仪 blood gas analyzer

(5)手术室计时器宜采用麻醉计时、手术计时和一般时钟计时兼有的计时器,手术室计时器应有时、分、秒的清楚标识,并配置计时控制器;停电时能自动接通备用电路,备用电路供电时间不应少于10小时。宜将计时器设在患者不易看到的墙面上方。

(6)医用气源装置应分别设置在手术台患者头右侧麻醉塔上和靠近麻醉机的墙上,距地高度为1.0～1.2m。麻醉气体排放装置宜设在麻醉吊塔(或壁式气体终端)上,通过废气回收排放装置排至室外。

(7)医用吊塔根据手术室使用范围确定具体的数量和位置。其中,麻醉吊塔应安装在手术台头部右侧吊顶上,便于麻醉医生操作的位置。

(8)观片灯联数可按手术室的大小、类型进行配置,观片灯或终端显示屏应设置在主刀医生对面的墙上。

(9)物品存放柜、器械柜、药品柜宜嵌入手术台脚端墙内方便的位置。

(10)净化空调参数显示、调控面板设于门侧墙上。

(11)微压计设于门外墙上可视高度。

(12)能放置电脑工作站的记录板应为暗装,收折起来应和墙面齐平。

(13)如需设冷柜,则应设在药品室内,冷柜温度为4℃±2℃。

(14)对于综合手术室等新型手术室,可按实际医疗需要,对医疗、影像等装备进行调整。

(15)对各种仪器设备按内部和外围来存放,如血气分析仪、碎冰制冰机、高压灭菌器、人员防护产品等可以放置在手术间的外围，避免室内仪器设备过多而影响操作和空气净化效果（见图 1-2-1）。

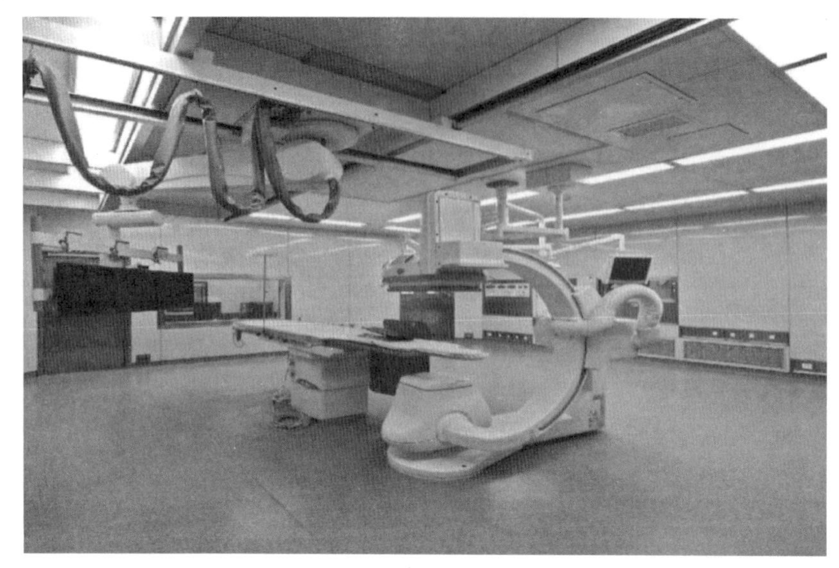

图 1-2-1　复合手术室

五、复合手术室电磁屏蔽处理要求

1. MR 手术室的六面（包括门），都要求进行电磁屏蔽处理；自动门采用磁悬浮技术。

2. 磁屏蔽系统由屏蔽壳体、滤波和隔离装置、通风波导、接地装置组成，其可以消除从外部进入室内的各种电缆的电磁噪音。

3. 屏蔽壳体（含墙、顶、地）所采用的屏蔽板必须是具有良好的导电磁性能的金属网或金属复合材料，如 1008 钢板等。

4. 所有进入室内的电源线、控制线、信号线和医气管道等必须安装滤波和隔离装置，空调净化送风口、回风口必须安装通风波导（蜂巢式屏蔽通风板）。

5. 手术室屏蔽壳体应采用单点接地，接地电阻≤4Ω，且必须小于避雷接地的接地电阻。屏蔽壳体未与地连接时，其与地线间的绝缘电阻＞10kΩ。

六、复合手术室空调节能设计

复合手术室由于面积较大、送风量较大、耗能较大，所以推荐新风集中深度除湿。以Ⅰ级洁净手术室为例（夏季除湿工况），列出温湿联控方案，见表 1-2-2。

表 1-2-2　复合手术室温湿联控与深度除湿节能对照

参数名称	温湿联控方案	深度除湿方案
总风量（m^3/h）	15000	15000
新风量（m^3/h）	1800	1800
新风机组耗冷量（kW）	25.1	33.9

续表

参数名称	温湿联控方案	深度除湿方案
循环机组耗冷量(kW)	61.9	12.6
循环机组耗热量(kW)	35.1	0
系统总耗冷量(kW)	87.1	46.5
系统总耗热量(kW)	35.1	0
系统总电量(kWh)	76.8	28.2

备注：由上可知，节能可达2.72倍。夏季采用电能加热，已含风机，未计水泵耗能。

七、复合手术室电气安全设计

1.复合手术室的负荷较大，其总电源直接来自总配电柜，特别是针对高功率设备，应避免中间二级用电分配或制作电缆中间接头，确保电压在可控制范围内，避免发热量过高而出现过载情况。

2.一体化复合手术室多进行微创手术、内窥镜手术，手术过程中防止微电击十分重要。医疗设备都应采用隔离供电，手术室、设备间都应等电位接地。手术室内直接接触患者的设备和吊塔、墙壁暗装电源均需接入信息电缆线电源隔离保护系统。

3.对于高精密设备，在配电系统内应设计失压保护装置。

4.应设计有不间断电源，保证系统核心设备正常运行。

5.线缆沟槽的预留。由于大量的电源线、数据线需要铺设，后期运行时需要经常性检修，所以需要设计好可供检修的预留线缆沟槽。并且为避免信号的干扰，强、弱电必须严格分开。对于不能满足规范要求的距离，应有相应的屏蔽措施。

八、复合手术室线缆和信号接口

1.手术室内部线缆

手术室内部线缆大体分成两种：强电线缆和弱电线缆。

(1)强电线缆：将照明、电力所用的线缆称为强电线缆，这类线缆讲究供给的稳定性。例如无影灯、电脑终端等设备用的线缆。

(2)弱电线缆：处理对象主要是视、音频信息，其主要考虑的是信息传送的效果，如保真度、速度、广度和可靠性等。例如腔镜视频信号、麦克风音频信号、网络信号等。各种视、音频信息作为一体化手术室的重要组成部分，也是一种弱电信号。作为视、音频信息传输的媒介——弱电线缆，其质量的好坏决定了信号传输的效果，同时也决定了一体化手术室的成败。

在一体化手术室内，这些线缆要求安装在吊臂和吊塔，对线缆的质量和穿线工艺要求较高。

2.图像质量和信号类型

一体化手术室常用视频信号有DVI、VGA、S-video、HDMI、SDI等。①DVI接口：是一种高速传输数字信号的技术，分为DVI-A(模拟信号，基本已废除)、DVI-D(数字)和DVI-I

(数字和模拟)三种不同的接口形式。DVI接口在传输数字信号时又分为单连接(Single Link)和双连接(Dual Link)两种方式。单连接DVI接口支持的最大分辨率和刷新率可以到1920×1200,60Hz(手术室常用于腔镜)。双连接的DVI接口支持的最大分辨率和刷新率为2560×1600,60Hz模式,也可以支持1920×1080,120Hz的模式,常用于超大屏幕显示。②VGA信号接口:也就是我们常用的电脑接口,是一种模拟信号,接口外形像"D",共有15个针孔。其输出的信号已可与任何高清接口相媲美,分辨率最高可达到1920×1200。③S-video信号接口:俗称S端子,是一种常见的标清模拟信号接口类型。它将亮度和色度分离传输,避免了混合视频信号传输时亮度和色度的相互干扰。S端子实际上是一种五芯接口,由两路视频亮度信号、两路视频色度信号和一路公共屏蔽地线共5条芯线组成,分辨率最高为500~600线。④复合信号接口:包括亮度和色度的单路标清模拟信号,分辨率最高为350~450线。复合视频端子也称AV端子或者Video端子,它是声、画分离的视频端子,一般由三个独立的RCA插头(又叫梅花接口RCA端子)组成,其中:V接口连接混合视频信号,为黄色插口;L接口连接左声道声音信号,为白色插口;R接口连接右声道声音信号,为红色插口。复合信号也有BNC接头形式。⑤HDMI接口:为数字化视频/音频接口,可同时传送音频和影像信号。HDMI不仅可以满足1080P分辨率,还可以传送无压缩的音频信号及视频信号。⑥SDI信号接口:是一种数字信号串行接口,分为SD-SDI、HD-SDI以及3G-SDI。SD-SDI是针对标清的数字信号,而HD-SDI和3G-SDI都可以传输1080P的高清信号,不过3G-SDI的传输速率更快。SDI信号都使用BNC视频接口。

3.复合手术室线缆种类和要求

手术室内部常用的各种信号都是通过线缆传输的。视频信号主要通过同轴线缆、双绞线以及光纤等传输介质传输。

(1)同轴线缆:是指有两个同心导体,而导体和屏蔽层又共用同一轴心的电缆。视频同轴线缆的特征电阻是75Ω。在低功率应用中,材料及设计决定了线缆的最优阻抗为75Ω,而一体化手术室用的同轴线缆也必须是75Ω。通常,同轴线缆越细,衰减越大;线缆越长,衰减越大。线缆应粗细适合,否则会使信号衰减太大,导致视频质量太差。由于一体化手术室内的吊臂、吊塔里面容纳线缆的空间非常有限,因此对线缆的要求很高。一体化手术室专用线缆既要满足吊臂、吊塔的穿线,又要能很好地解决信号的质量问题。

(2)双绞线:是由两条相互绝缘的导线按照一定的规则互相缠绕(一般以顺时针缠绕)在一起而制成的一种通用配线,属于信息通信网络传输介质。把两根绝缘的铜导线按一定规格互相绞在一起,其中外皮所包的导线两两相绞,形成双绞线对,因而得名双绞线。双绞线可降低信号干扰的程度,每一根导线在传输中辐射的电波会被另一根线上发出的电波所抵消。但是在用双绞线传输视频信息时,牵涉到平衡与非平衡的转换,因此,在信号源和接收终端需要配置相应的转换设备。一般来说,使用双有源转换器的传输方式可以传输1200~1500m不等的距离。超过这个距离的,就需要在转换器上增加很多成本才能达到传输要求。

(3)光纤:光纤传输对电磁干扰、工业干扰有很强的抵御能力。光纤可分为单模光纤和多模光纤,其在传输视频信号时也需要用到发射器和接收器,即光端机。光端机先把视频信号转换为光信号,通过光纤传到远端,然后再转化为视频信号,在显示器上显示。当然,手术室内部不仅仅有视频信号,也有各种音频信号和控制信号。音频信号分为平衡信号和非平衡信号。平衡信号的抗干扰能力更强。关于控制信号,一体化手术室使用的主要是串口通信技术，包括 RS-232 以及 USB。RS-232 通常使用的是 DB-9 接头。USB 也是一种通信串口，它的数据传输速度要比 RS-232 高，而且更加稳定，技术难度也更高。控制信号线缆使用的也是多芯线缆，传输距离一般只有几十米，当然也可以使用延长设备，如光端机和双绞线延长器等。

九、数字减影血管造影机的安装形式

血管造影机，即为大“C”。数字减影血管造影（DSA）是血管造影机在发展过程中的革命性技术。DSA，即血管造影的影像通过数字化处理，把不需要的组织影像删除，只保留血管影像，便于术者观看和进行三维成像。

从结构方面来讲，DSA 分为 C 形臂、导管床、成像显示器和操作台这几个主要部分。根据 C 形臂固定方式的不同，DSA 分为悬吊式和落地式。

顾名思义，悬吊式是通过一个滑轨把 C 形臂悬挂在天花板上；落地式是把 C 形臂通过一个中心底座安装在楼板上（也有滑轮移动方式）。不论采取何种方式，各个厂家设计的出发点是要确保 C 形臂在临床应用时有足够丰富的照射角度，确保满足临床需求。

悬吊式安装（ceiling-mounted）和落地式安装（floor-mounted）分别见图 1-2-2 和图1-2-3。

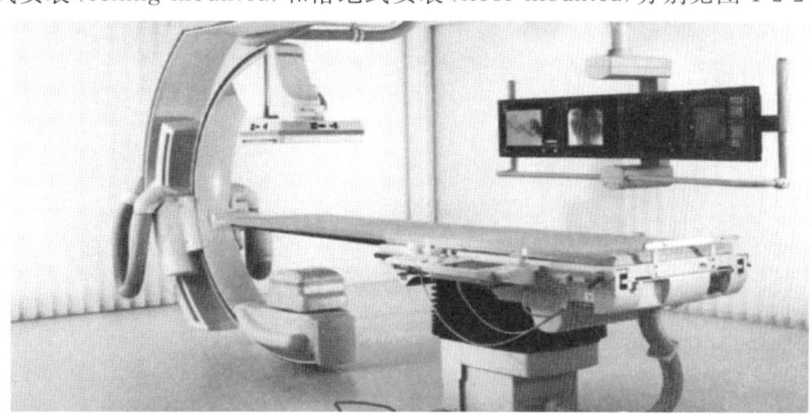

图 1-2-2 悬吊式 DSA

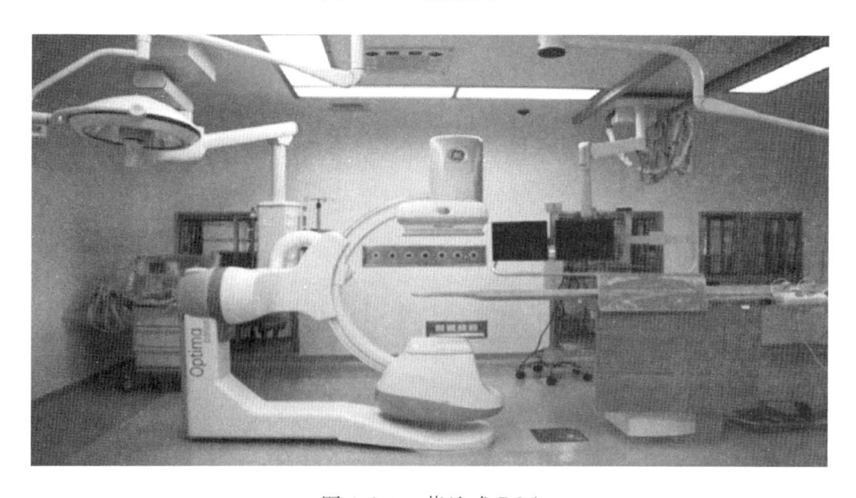

图 1-2-3 落地式 DSA

十、复合手术室中 CT 和 MR 的安装方式

复合手术室中,根据手术的需要选用 CT 或 MR。而术中 CT 和 MR 的主要目的是在术中评估手术的效果。其影像不是用来引导手术,而是用来评估手术某一步骤的效果。

1. 术中 CT 安装方式

根据 CT 安装方式的不同,分为移动式 CT 和滑轨式 CT。

(1)移动式 CT:优点在于简便灵活,不占用手术室额外空间,并可以供多间手术室使用,对手术室地面水平度要求较低。只要能解决扫描层数偏少、软件功能相对单一的问题,移动式 CT 一般被认为是复合手术室术中 CT 的最优选择。

(2)滑轨式 CT:唯一的缺点在于滑轨对手术室地面水平度要求很高,而且无法兼顾其他手术室使用,导致机房设计比较复杂,同时要考虑 CT 影像线缆和高压线缆长度的限制。

不论采用哪种安装方式,在临床应用中均是手术床保持不动,CT 移动到手术床处进行放射检查。同时需注意射线防护,手术室除常规的铅防护或者硫酸钡防护外,术者在使用 CT 时更要考虑自身的防护。采用移动式 CT,术者在使用时可以配套相应当量的防护服。移动式 CT 机架的侧边射线量最少,是操作人员比较安全的站位地方。最理想的是把移动式 CT 操作台移到手术室外进行操作,操作人员避免直接接触射线。滑轨式 CT 配置有功能完善的操作台。在设计复合手术室时,最好考虑在手术室附近设计一个操作间进行独立操作(见图 1-2-4)。

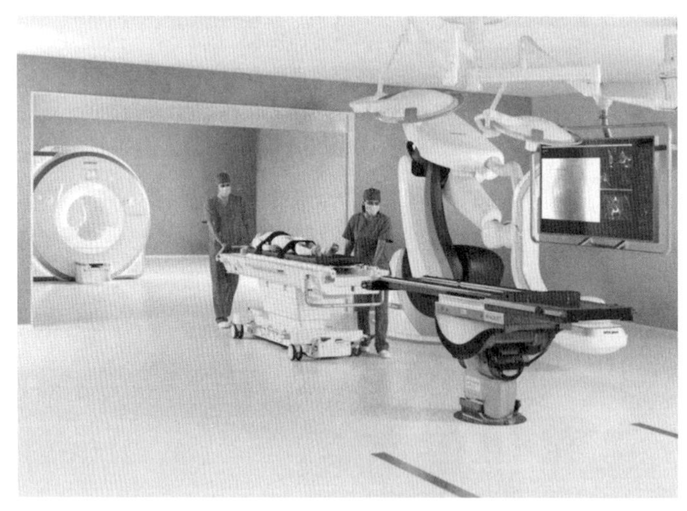

图 1-2-4　复合手术室移动式 CT

2. 术中 MR 安装方式

(1)一般情况下,术中 MR 是以悬吊的方式进行工作的(见图 1-2-5)。悬吊的磁共振属超导类型,因为重量在 6～8 吨,相对比较轻(因永磁的磁共振为 15 吨)。MR 安装技术要求高。MR 最怕超幅度震动导致失超。

(2)由于 MR 设备的超强磁性和超高射频信号,所以在手术室建设过程中需要注意附属设备的无磁选择以及手术室环境的屏蔽施工。屏蔽施工是保证 MR 设备正常使用的条件,同时以免 MR 设备干扰其他电子设备的使用。

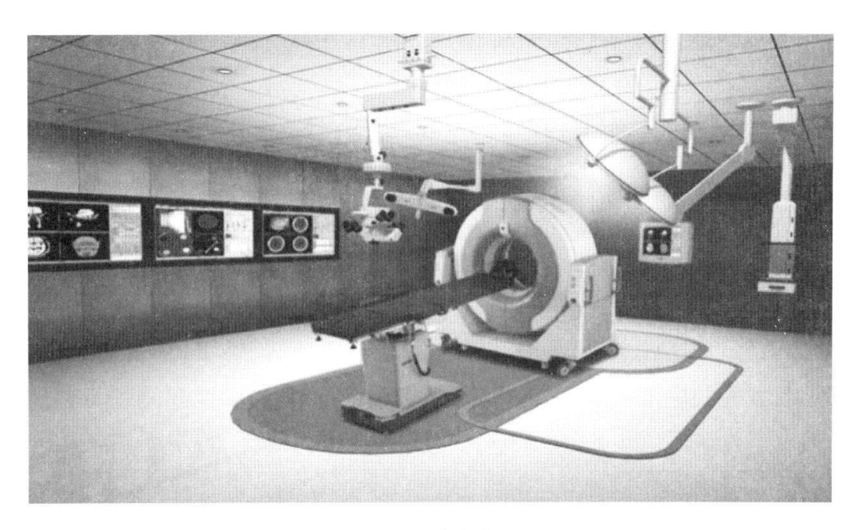

图 1-2-5 移动式 MR

十一、达芬奇手术机器人和骨科机械臂系统在复合手术间的应用

1. 达芬奇手术机器人

(1)达芬奇手术机器人(见图 1-2-6)拥有三维影像技术,可以为术者提供高清的三维影像,突破人眼极限,并且能够将手术部位放大 10～15 倍,使手术的效果更加精准。

(2)机械手臂非常灵活,并且具有无法比拟的稳定性及精确度,能够完成各类高难度的精细手术。

(3)治疗疾病的创伤非常小,不需要开腹,手术创口仅在 1cm 左右,切口小,患者的失血量及术后疼痛减少,住院时间也明显缩短,有利于术后的康复。

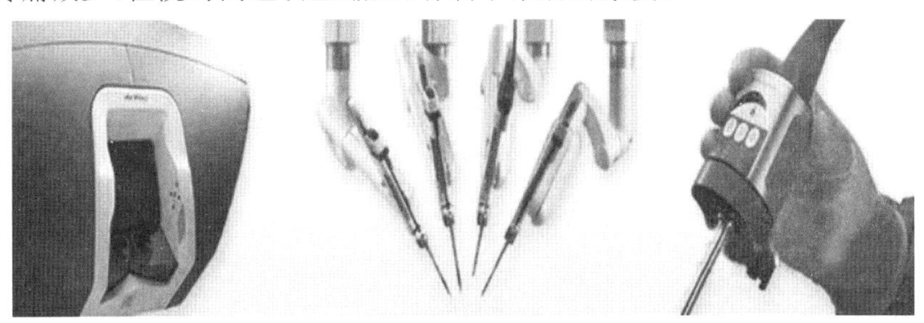

图 1-2-6 达芬奇机器人

2. Rio 骨科机械臂系统

Rio 骨科机械臂系统目前主要用于开展膝关节和髋关节置换手术,包括膝关节、髋关节置换手术。

3. NeuroArm 手术机器人

NeuroArm 手术机器人是全球第一台兼有显微外科和图像引导穿刺活检的磁共振外科手术机器人。该外科手术机器人由一名外科医生在计算机工作站进行控制,并且有磁共振成像辅助功能。

十二、导航一体化手术室

目前，导航设备已经广泛地应用于临床很多手术中，如脊柱、膝关节、髋关节、手足外科、神经外科、耳鼻喉、口腔颌面外科等手术，及创伤、骨肿瘤等治疗中。导航的临床作用主要体现在术中进行组织分割显示、图像匹配融合、模拟手术的过程中，从而达到直观、实时、动态、微创、精确、安全的目的。

1.在神经外科方面的应用，包括神经、血管等组织的分割，手术入路规划，术前模拟手术，以及开展更安全、精确、微创的手术。

2.在耳鼻喉方面的应用，包括匹配内窥镜、显微镜等，实时追踪显示器械和病灶的位置。

3.在关节手术方面的应用，包括实时显示截骨角度和截骨量，帮助选择植入物的大小，同时对畸形患者开展手术不受影响，减少术后并发症。

4.在脊柱手术方面的应用，包括安全精确地植入椎弓根螺钉，给出植入螺钉的规格，可以对定制假体进行术前手术植入模拟。

5.在创伤手术方面的应用，包括安全精确地植入髓内钉、克氏针等，减少 X 线的辐射。

6.扩展应用，如运动医学韧带重建，手外科舟骨骨折固定手术等。

当然，随着临床应用技术的发展，导航在手术室的应用越来越广泛，通过结合 DSA、CT、MR 等影像设备，可以更加精准地开展定位手术。

导航一体化手术室是把导航设备合理有机地整合到手术室中，导航设备按照整合手术室标准再次安装，根据临床的需求将设备相关控制信号、图像信号、导航探头空间位置等进行相应调整和设置。实现导航一体化的手术室既能够进行导航相关手术，又可以作为常规微创一体化手术室来使用。

当然，更高的整合也已推出，例如导航设备与 MR、DSA、CT 等影像设备整合，导航借助于影像设备进行定位手术(见图 1-2-7)。

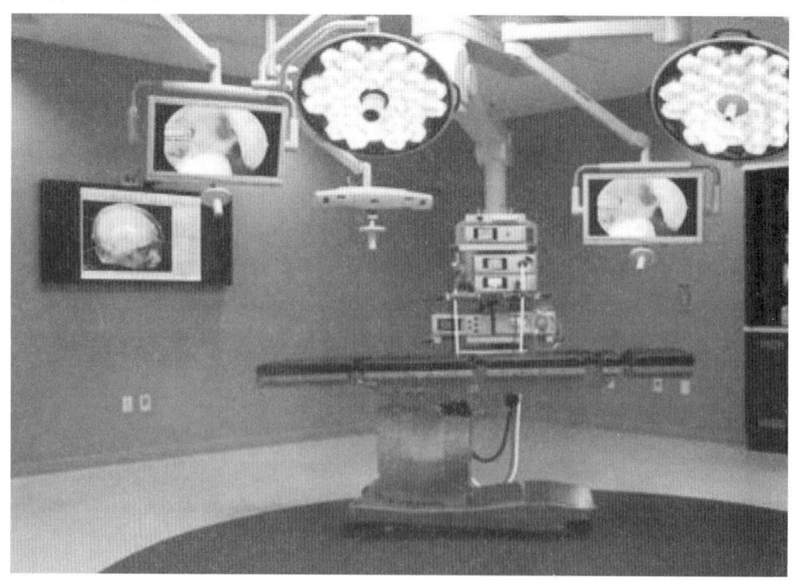

图 1-2-7　术中导航系统

十三、手术室内 PACS 影像管理

医学影像信息系统(picture archiving and communication systems,PACS),与临床信息系统(clinical information system, CIS)、放射学信息系统(radiology information system, RIS)、医院信息系统(hospital information system, HIS)、实验室信息系统(laboratory information system, LIS)同属医院信息系统。

在现代医疗行业,医学影像信息系统包括 RIS。RIS 是集影像采集传输与存储管理、影像诊断查询与报告管理、综合信息管理等综合应用于一体的综合应用系统。其主要的任务是把医院影像科日常产生的各种医学影像(包括 MR、CT、DR、超声、各种 X 线机等设备产生的图像)通过医学数字成像和通信(digital imaging and communications in medicine, DICOM)3.0 国际标准接口以数字化的方式海量保存起来,当需要时在一定的授权下能够很快地调回使用,同时增加一些辅助诊断管理功能。

1. PACS 的优点

(1)便于术者在术前和术中参考,提高工作效率。在现代手术室中,有专门的系统与 PACS 对接,PACS 图像可以很方便地切换到手术室内部的各个屏幕上,便于术者观察。

(2)手术室内部的其他非 DICOM 格式的图像(主要是内窥镜图像)可以通过相关系统的转换,与 PACS 连接。实现手术室数字化系统与 PACS 的对接,便于外科手术图片的保存。同时,手术室内部的 CT、C 形臂、超声等设备产生的 DICOM 格式图像也可以传送到 PACS。

2. PACS 的对接

在复合手术室内部设计一个 PACS 的终端,就可以实现将 PACS 延伸到手术室内部的目的。但在这种方式下,PACS 的数据和数字化手术室内部的数据是互相独立的,不存在交叉性。而要实现交叉的方式有以下几种。

(1)直接接入形式:把 PACS 的数据通过网络形式接入数字化系统,通过数字化系统处理后进行路由和管理。此方式的优点在于节约 PACS 终端成本,医院无须为手术室内部专门配置 PACS 终端设备。其不足之处在于需要考虑某些数字化系统存在开放性,增加了 PACS 感染病毒的风险。

(2)KVM 形式:KVM 交换机系统可直接连接任意计算机上的键盘、视频和鼠标。它能提供完全独立于软件和网络操作系统的简易即插即用的安装系统,并使用户能够对多台计算机进行实时访问。采取这种方式,只需共享操作 PACS 的图形界面。手术室数字化系统不直接接入 PACS,从而也不接入医院的网络系统,确保医院网络系统的稳定性和安全性。KVM 形式需要医院在手术室内部提供 PACS 的终端设备(见图 1-2-8)。

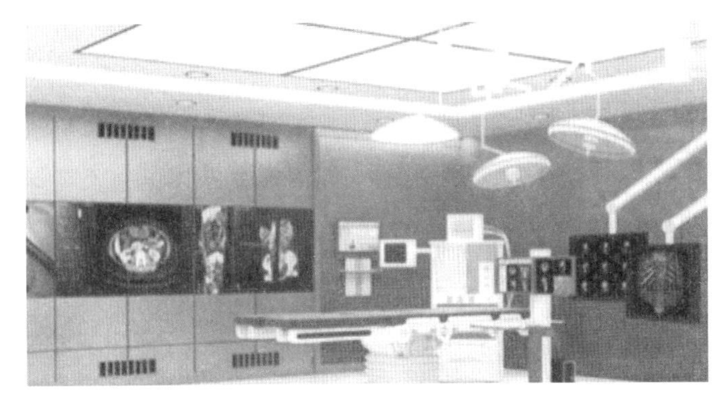

图 1-2-8 PACS 与复合手术室

第三节　围麻醉护理单元设置、布局和管理

一、术前准备室设置及布局

建设术前准备室的目的主要是为手术患者提供术前准备和等待手术的场所。通过集中护理、检查和核实术前准备工作完成情况,开通静脉通路,做好围手术期用药及手术前皮肤准备工作。同时,为接台手术的深静脉和(或)有创动脉置管创造环境和条件,便于手术及时和快速进行,对加快手术间的周转及患者的心理安抚发挥积极的作用。

术前准备室的位置宜在手术室的入口处,清洁区(半限区)内。采用大房间集中护理患者,空间以能容纳第一台次的手术患者总数为宜。床间距适当控制在50cm左右,以供护士能进行术前准备核查和静脉输液,避免空间过大和浪费。床与床之间可用床帘隔开,注意保护患者隐私。空间区域上也可考虑与麻醉恢复室相邻,有利于护理人员的统筹排班。

术前准备室内应设有输液、治疗操作台面,配有各种输液用物和器具,配有适量贮物柜。墙面色彩建议以暖色调为主,可张贴柔和的装饰画,播放一些轻音乐,为患者创造温馨的等候环境,设有卫生间,为患者提供人性化的照护。空间内应配有1～2个洗手槽,应达到院感洗手的要求。同时安装1～2台监护仪,配有吸氧和吸引装置,备有紧急救护的设施和药物,以防输注抗生素时出现过敏反应或输液反应以及禁食患者发生低血糖等情况。根据手术量,灵活配备1～2位护士,护士应具有良好的沟通能力、熟练的静脉开通能力,掌握术前相关的麻醉性辅助药物、抗生素等的药理知识。

二、麻醉恢复室设置及布局

建设麻醉恢复室的目的是集中收治、监护术后患者,由受过良好培训的医务人员管理苏醒期患者,早期识别、及时有效处理各项并发症,防止患者出现意外,确保手术患者舒适安全。同时,加快接台手术的周转,提高手术间的利用率。

麻醉恢复室的位置最好处于手术室的清洁区内(半限制区),与术前准备室相邻,靠近手术室的入口处。手术室外廊转运通道通向恢复室入口,运送患者时间不超过5分钟。遇有紧急情况,有利于麻醉医生和外科医生迅速处理,也便于放射拍片、床边B超、心电图检查、血库提取血液制品等。与外科ICU在同一层面,有利于快速转运术后病情变化而需要进一步监护诊治的危重患者。

麻醉恢复室可作为手术室或麻醉科下相对独立的护理单元运作。有独立的护士站,护士站可设在中央,采用大房间集中安排床位,护理患者。恢复室的监护床位数根据手术间的数量和手术类型而定。国内综合性医院手术间与复苏床位比例一般可考虑为1∶0.5,但不应低于3∶1,该比例在发达国家可达到1∶(1～1.5)。在加快手术接台的同时,确保手术患者有充足的术后观察时间,每个医院也可根据具体情况酌情设定。有条件的医院,可设有独立的隔离单间复苏床,供病情危重或有特殊感染、免疫缺陷的患者使用。监护床之间间隔1～1.2m的距离,便于患者转运和紧急处理。

1.基本布局

麻醉恢复室的室内光线应明亮,环境温度可调节,且应有良好的通风设施。区域内应设

有贮物间、适量贮物柜、污物处理间,监护床之间配置适量洗手槽。每个床单位配备中心供氧管道、中心吸引装置、压缩空气源、监护仪、多个电源插座及书写台面,内可放置常用治疗和护理用物。

2. 监测设备配置

(1)基本监测设备:每张监护病床均需配备基本生命体征监测仪器,监护仪带自动血压计、心电图、指脉搏饱和度监测功能。同时适量配置有创动脉压、中心静脉压、呼末二氧化碳等的监测设备。备有体温计及升温装置,如取暖灯、暖风机、温毛毯等。根据恢复室床位数,适量配置呼吸机或麻醉机,确保患者复苏期间安全。

(2)抢救设备:包括简易呼吸皮囊、抢救车、除颤仪、可移动的紧急气管插管箱等急救设备,及常用的治疗和护理用物(如气管切开包、动脉穿刺针、换能器及连接管、中心静脉穿刺包、导尿用物、各种敷料等)。这些用物应放置在最便利处,并保持完好状态。有条件的医院还应配备血气分析仪(含电解质)和神经刺激仪等。

3. 药物配备

麻醉恢复室应储备的药物包括三大类:第一类为常规备用药物,如各种麻醉拮抗药、抗高血压药、皮质类固醇、抗心律失常药、强心剂、抗组胺药、抗恶心呕吐药、利尿药等;第二类为麻醉性镇痛管制类药,需专柜上锁;第三类为高危药物,用红色标签标识"高危药物",如肝素、胰岛素、高浓度电解质,专柜存放。药物的存放和准备区域应靠近护士站,药品柜定位、定量放置,并贴有醒目标识,有序摆放,安排人员定期检查、记录及补充。

4. 人员配置

(1)组长/护士长配备:根据规模大小,设立专科组长或单元护士长参与常态管理。根据每个医院的具体情况,如手术类型、日手术量、手术间的利用率等,可日间开放或24h开放。医疗过程为麻醉医生主负责制,麻醉医生负责患者在麻醉复苏期间的诊治及评估,决定患者出科转回病房或转入监护室的时间。

(2)护士配备:按国内麻醉质控标准配备,护士人数应为恢复室床位数的0.5~0.8倍;而在国外较高,为1~1.5倍。日常管理患者的护士数量与患者比例可根据麻醉后患者的评分、病情轻重来定,可按1∶3、1∶2或1∶1配备,灵活分配。

(3)工友配备:配备适量的发送部工友,接送手术患者及化验提血。另需配备专门的清洁工友负责此区域的日常清洁工作,要达到院感要求。

参考文献

[1]中华人民共和国卫生部. 医疗机构消毒技术规范 WS 367—2012. 北京:中国标准出版社,2012.

[2]中华人民共和国国家卫生健康委员会. 医院空气净化管理规范 WS/T 368—2012[M]. 北京:中国盲文出版社,2015.

[3]中华人民共和国国家卫生和计划生育委员会.医院手术部(室)管理规范(试行).卫医政发〔2009〕90号,2009.

[4]中华人民共和国国家卫生和计划生育委员会.外科手术部位感染预防与控制技术指南.卫医政发〔2010〕187号,2010.

[5]中华人民共和国国家卫生和计划生育委员会.医院洁净手术部建筑技术规范 GB

50333－2013[M].北京：中国建筑工业出版社，2014.

[6]中华人民共和国卫生部.卫生部手术部(室)管理规范. 2010 年 1 月 1 日.

[7] 李乐之，路潜.外科护理学[M].北京：人民卫生出版社，2017.

[8]于玺华.空气净化是除去悬浮菌的主要手段[J].暖通空调，2011，41(2)：58－62.

[9]朱丹，周力.手术室护理学[M].北京：人民卫生出版社，2008.

[10]潘惠英，陈肖敏.围手术期护理技术[M].杭州：浙江大学出版社，2011.

[11]曾因明.麻醉学[M].北京：人民卫生出版社，2010.

[12]沈晋明.综合医院发展趋势[J].综合医院建筑设计规范，2014.

[13]焦永春，王燕平，武军，等.新型杂交手术室的设计[J].中国医学装备，2012，9(23)：45－48.

[14]韩春雷，张旭.杂交手术室建设[J].科学管理，2011，26(9)：84－87.

[15]冯世领，王禹.利用移动型 DSA 设备建立“杂交手术室”的探讨[J].中国医学装备，2012，9(6)：49－51.

[16] Zhao DX，Leacche M，Balaguer JM，et al. Routine Intraoperative completion angiography after coronary artery bypass grafting and I-stop hybrid revascularization results from a fully integrated hybrid catheterization laboratory/operating room [J]. J Am Coll Cardiol，2009，53(3)：232-241.

[17] Nollert G，Wich S. Planning a cardiovascular hybrid operating room：the technical point of view [J]. Heart Surg Forum，2009，12(3)：125-130.

手术部(室)日常管理制度

手术室作为外科手术治疗和急危重症抢救的重要场所,护理工作与管理方式具有其特殊性,制定相关制度为手术室护理工作安全、有序、规范地运行提供保障。

第一节 着装制度

一、目 的

为规范医务人员在手术区域内着装提供指导性意见,有助于保护患者和医务人员安全,降低手术部位感染风险。

二、内 容

1.手术人员(包括进修、实习人员)在进入手术室之前,必须先办理登记手续,如科室、姓名等,在入口处凭胸牌领取衣柜钥匙;并严格遵守手术室的更衣制度。

2.进入手术室应先换鞋,然后取手术衣裤、帽子和口罩,更换、穿戴整齐后入室。

3.医务人员的着装要求如下。

(1)帽子:所有进入手术室准洁净区、洁净区的人员均应按要求戴帽子。帽子的选择应大小适宜,充分遮盖头部及发际的毛发,帽檐应有能收紧的束带或松紧带,以防术中毛发散落。头发较长者,在戴帽前应束好头发。

(2)口罩:口罩保护口和鼻面部,可阻挡滴粒及其他物质飞溅到遮盖部位。口罩必须能同时盖住口和鼻,与面部吻合严密。所有进入洁净区的医务人员须按要求戴口罩,不用时应取下口罩并将清洁面向内折叠,放入清洁口袋内,不可挂在胸前,一般使用4~8小时后应更换。所选用的医用外科口罩应符合YY0469-2004医用外科口罩技术标准要求。戴口罩的程序如下。①防水面朝外,将口罩上端的系带系在头顶后或耳后。②拉下口罩的下部遮住口和下颌。③将下端系带于颈后。④将口罩上小铁条朝外放置于鼻梁的位置,并压向鼻梁,沿鼻部将小铁条塑形,起固定作用,也可防眼镜起雾;口罩的边缘要与面部紧贴密封,然后将口罩调整到舒适的位置。⑤口罩潮湿、破损时应立即更换。⑥接触或摘下口罩前应洗手。将用过的口罩丢弃在医疗废物袋内。

(3)衣裤:所有进入手术室准洁净区、洁净区的人员均应更换手术室服装。①手术人员应穿洗手衣裤,洗手衣下摆应系于洗手裤内,经外科手消毒后穿无菌手术衣,手术衣应该完全遮盖手术人员后背并系带。②手术相关人员应穿手术室专用服装,如麻醉医生工作服、巡回护士工作服等。③非手术人员(参观人员、检查人员)可着隔离衣进入手术室。④所有进入手术室洁净区的人员内衣不能外露,不能佩戴项链、耳环、手镯等首饰,不能美甲。⑤手术人员应正确佩戴防护用品(防护眼镜、防护衣、防护眼罩)。⑥手术室医务人员外出必须更换外出专用服装。

(4)鞋:所有进入手术室的人员均应更换手术室专用防护拖鞋,其具备防滑、防锐器损伤、易清洗的特点;手术室医务人员外出必须更换外出鞋。

4.手术室服装使用面料应具备编织紧密、落絮少、透气、不起静电、耐磨性强等特点;外科手术衣可用防水、抗菌面料,无菌手术衣应完好无破损且系带完整。

5.工作人员被血液、体液大范围污染时应淋浴并更换清洁服装。

6.手术结束后,应将使用过的手术衣裤放入指定的衣袋内,口罩、帽子放入医疗垃圾袋内,不得随意放置。同时退还钥匙或信息卡,禁止穿着手术室衣裤离开手术室。

7.手术室洗手衣、手术专用服、手术帽、手术鞋“一用一清洗一消毒”,外出服应保持清洁,定期更换、清洗、消毒。

第二节　参观制度

一、目　的

规范手术室参观人员行为,要求符合院感要求,确保手术室工作正常进行。

二、内　容

1.凡外院参观者,必须经医院医务科、护理部通知,麻醉科主任及手术室护士长同意,方可参观。非本手术室及非手术人员未经许可不得入内。

2.参观者入手术室前须在工作人员入口登记后按规定戴帽子、口罩,更换拖鞋及参观衣。

3.参观人员进入手术室后,需遵守手术室规章制度,到指定手术间参观手术,不得任意走动和随意更换手术间。参观者须严格遵守无菌原则,与手术台保持30cm以上的距离。手术间参观人数不得超过3人。

4.参观者进入手术室应接受手术室医护人员的管理,手机保持静音或震动,保证手术间内安静,贵重物品自己妥善保管。

5.本院职工的直系亲属手术时,作为家属的院内人员一律不准参观。

6.参观人员无权与家属交谈与手术有关的情况。

7.移植手术、关节置换手术和心脏手术等特殊手术一律谢绝参观;夜间和节假日禁止参观。

8.参观结束后,按规定交回手术室衣裤、钥匙等物品。

第三节 手术安排制度

一、目 的

合理的手术安排可达到有效使用手术室的人力、设施及物理资源，降低医院营运成本，提高患者医疗安全的目的。

二、内 容

1. 手术科室安排手术需严格遵守医院手术审批制度。

2. 择期手术由手术科室医生按要求于术前一日11时前发送电子手术通知单，手术室护士长接收电子手术通知单后，按各科室医疗组手术日、手术切口类别、专科手术特点等统筹安排手术，并于12时前在网上公布手术安排情况。手术医生及病区护士可在HIS查询手术安排。

3. 急诊或抢救手术由手术医生提前电话通知，同时发送电子手术通知单，手术室给予优先安排。若急诊手术间已有手术，则将同组、同科室择期手术延迟，以免延误急诊抢救。

4. 确定或疑似感染的手术应在电子手术通知单上注明，由手术室统一安排。

5. 无菌手术与污染手术应分室进行，若必须接台，应先做无菌手术，后做污染手术。

6. 夜间及节假日值班人员随时做好各种急诊手术的准备。

第四节 护理文件书写制度

一、目 的

护理文书是为保障临床护理活动中护理人员观察、评估、判断、解决护理问题而执行医嘱或护理行为的有效记录，可维护医患双方合法权益，减少医疗纠纷。

二、内 容

1. 护理文书书写要求客观、真实、准确、及时、完整。

2. 记录简明扼要、动态清晰、不重复。

3. 护理措施得当、全面、承上启下，能反映专科特点，有护理措施的效果评价。

4. 使用中文和医学术语及通用的英文缩写，无正式中文译名的症状、体征、疾病名称可以使用英文。

5. 书写时间强调实时性，并由相应护士及时签全名；进修护士、实习护士、试用期护士书写的护理记录应由注册护士审阅并签名。

6. 若因抢救而未及时书写护理记录，则应在抢救后6小时内及时据实补记。

7. 书写文字工整、字迹清晰、语句通顺，使用黑色或蓝黑墨水笔书写。

8. 明确权限和职责，由执行者签名。

9.不得采用刮、粘、涂等方法掩盖或去除原来的字迹。若出现错字，应该用双线划去错字并签上全名。

10.常见的手术护理文书种类有手术患者交接单、手术物品清点单、手术安全核查单及手术风险评估单、手术护理记录单等。

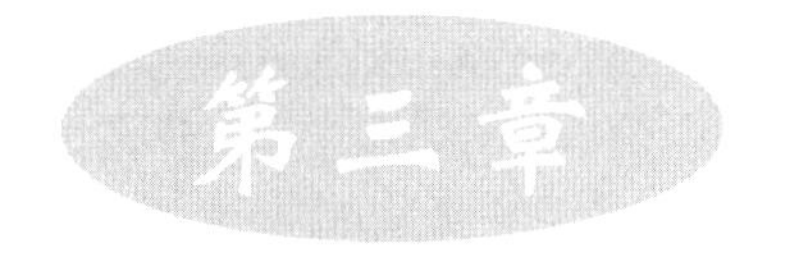

手术安全管理制度

第一节 手术患者转运制度

一、目 的

明确手术患者转运的适应证、禁忌证，明确转运必备用品、方法及交接注意事项，保障手术患者转运安全。

二、内 容

1. 手术室应提前通知手术患者所在科室。转运前应完成各项术前准备和相关检查。病情危重的患者需由主管医生、护士和工友一起运送并做好交接班记录。

2. 根据手术通知单和病历资料，核对患者姓名、住院号、床号、科室、手术名称、手术部位等，询问过敏史，检查病历、影像学资料等，并做好交接与记录。

3. 由麻醉医生和护士一起将手术患者接入手术间，妥善安置，并防止坠床或其他意外发生。

4. 手术结束后，护士应评估患者，确认管路通畅并妥善固定，根据患者去向准备转运用物。准确填写《手术患者交接单》。通知接收科室及患者家属。复苏护士共同护送至病房。

三、转运原则

1. 转运人员应是有资质的医院工作人员。

2. 在转运交接过程中，应确保患者身份正确。

3. 转运前应确认患者的病情适合且能耐受转运，同时确认需携带的医疗设备及物品，并确认功能完好。

4. 在转运过程中，应确保患者安全、妥善固定，转运人员应在患者头侧，如有坡道，应确保患者头部处于高位。观察生命体征，注意患者的肢体不可伸出轮椅或推车外，注意隐私保护和保暖，并预防意外发生。

5. 在交接过程中，应明确交接内容及职责，并及时记录《手术患者交接单》。

四、注意事项

1. 在手术患者出手术室前，巡回护士检查静脉穿刺部位有无红肿渗漏；妥善固定穿刺针，避免在搬运过程中脱出，穿刺处注明时间和签名。

2. 检查三通侧孔是否封闭。保证三通处于无菌并关闭的状态。

3. 检查各连接口，如有松动，予以拧紧。

4. 检查茂菲氏滴管液平面，保证运送途中有足够的液体量，避免在途中更换液体；运送途中不得加压输液。

5. 检查各引流管，并妥善固定。根据要求，对不同引流管做好标记，具体按高危、中危和低危等进行颜色区分，并注明时间和签名；必要时，根据需要注明内外引流管长度。

第二节　交接班制度

一、目　的

为了确保患者的安全，规范手术室护理人员的交接班行为。

二、内　容

1. 交接班要求

(1)交班者在交班前应完成本班的各项工作，按护理文书书写规范要求做好护理记录。

(2)交班者整理及补充常规使用的物品，为下一班准备好必需用品。

(3)接班者必须按时进手术间，完成各种物品的清点和交接工作。

(4)交接班必须做到书面写清、口头讲清、床前交清。接班者如发现病情、治疗、器械、物品交代不清，应立即询问。接班时如发生问题应由交班者负责，接班后发生问题应由接班者负责。

(5)重大手术原则上不交接班。对特殊患者如需交接班，必须两人在现场共同核对各种物品无误，交清物品摆放位置方可交接班。

2. 交接班内容

(1)交接患者的基本信息，包括患者姓名、病区、床号、术前诊断、手术名称等。

(2)交接手术进展情况，共同清点手术台上的物品。

(3)交接手术护理情况。①交接静脉穿刺部位、输液、输血情况，注意有无动脉穿刺并观察肢端末梢循环情况。②手术体位的交接，查看受压部位。③交接电刀使用情况及负极板放置位置。④交接止血带的使用情况，包括启动使用时间。⑤交接局麻药浓度、用量及注射时间。⑥交接患者所携带的物品(药品、CT、MRI、X线片、水封瓶等)。⑦交接护理记录单和物品使用情况，交接人员双签名，记录交接时间。⑧交接患者术前皮肤情况，术中所采取的压力性损伤防护措施等。⑨交接本手术间物品外借或借入情况。⑩交接患者有无感染等特殊情况。⑪交接患者术中生命体征是否稳定及手术出血量情况等。

第三节 查对制度

一、目　的

为了规范手术室护士在手术过程中执行各项操作，正确执行工作流程，确保护理质量与患者安全。

二、内　容

1. 术前核对患者手腕带、手术患者信息单和住院证。

2. 手术患者核对，包括患者姓名、性别、年龄、床号、住院号、诊断、手术名称、手术部位和标记、术前用药、药物过敏试验结果、禁食情况及四项传染病学检查（乙肝病毒、HIV、梅毒、丙肝病毒），反向核查。

3. 查对患者带入手术室的病历、影像资料、药品、腹带等物品。

4. 检查患者的皮肤准备情况，有无饰物、假牙等物品，全身有无感染症状等。

5. 检查环境安全情况，包括手术用物、仪器功能、无影灯照明情况等。

6. 术前（切开皮肤前），实行“Time Out”制度：巡回护士、麻醉医生和手术医生三方核查确认患者身份、手术方式、手术部位等。

7. 严格执行手术器械与耗材查对，查对灭菌结果、型号、数量等；手术开始前、术中关闭体腔前、完全关闭体腔后、缝合皮肤后、手术结束器械送离手术间前，五次清点核查器械、缝针、敷料，并检查物品的完整性，详细记录于手术护理记录单上并签名。

8. 手术过程中增减物品，洗手护士与巡回护士必须复述一遍并报总数，及时记录。

9. 手术中在手术台上取下的一切物品，不得在手术结束前擅自拿出室外。

10. 凡因病情需要而填入深部组织内的纱布、纱条、纱垫等，应详细记录于护理记录单上，以便取出时核对。

11. 清点物品时发现数目不符，应立即认真查找，不得关闭体腔，必要时行X线拍片，并向护士长报告。若找寻未果，则由主刀医生签字记录备案。

12. 术中给药、输血，按给药、输血护理常规执行。

13. 病理标本查对按标本管理制度操作。

14 术后将患者送回病区前，要查对带回的物品，如剩余的药物、血液制品、病历、影像资料等，进行SBAR交班。

15. 手术收费查对，对各种手术收费，手术室护士应严格按物价局标准执行，专人核对，防止错收，做到规范收费。

第四节　手术安全核查制度

一、目　的

为了确保手术患者正确、手术名称正确和手术部位正确，防止发生手术患者、手术名称、手术部位错误的意外事件。

二、内　容

1. 参与手术安全核查的人员包括具有执业资质的手术医生、麻醉医生和巡回护士（以下简称三方），主持人为麻醉医生、手术医生或巡回护士，三方共同执行并逐项填写《手术安全核查表》。

2. 手术安全核查的时间点为麻醉实施前、手术开始前、患者离开手术室前。

3. 手术安全核查包括对患者身份和手术部位等的核查。

4. 手术安全核查适用于各级、各类手术，其他有创操作应参照执行。

5. 手术安全核查程序如下。

（1）麻醉实施前：三方按《手术安全核查表》依次核对患者身份（姓名、性别、年龄、病案号）、手术方式、知情同意情况、手术部位与标识、麻醉安全检查、皮肤是否完整、术野皮肤准备、静脉通道建立情况、患者过敏史、抗菌药物皮试结果、术前备血情况、假体、体内植入物及影像学资料等内容。

（2）手术开始前：三方共同核查患者身份（姓名、性别、年龄）、手术方式、手术部位与标识，并确认风险预警等内容。手术物品准备情况的核查由手术室护士执行，并向手术医生和麻醉医生汇报。

（3）患者离开手术室前：三方共同核查患者身份（姓名、性别、年龄）、实际手术方式，及术中用药、输血的情况，清点手术用物，确认手术标本，检查皮肤完整性、动静脉通路、引流管情况，确认患者去向等。

三方确认后分别在《手术安全核查表》上签名，核对原则如下。①手术患者均应佩戴有患者身份识别信息的标识，以便核查。②手术安全核查必须按照三阶段依次进行，逐项核对，逐项打钩，不得提前填写表格。③核对患者身份信息，看病历时以术前谈话记录单为依据。④对神志清醒的患者，鼓励患者参与核对，可主动式、开放式询问患者。⑤由麻醉医生或手术医生根据情况需要下达用药、输血医嘱并做好相应记录，由手术室护士与麻醉医生共同核查。⑥术前在病区对手术部位核对正确后，由手术医生进行手术部位标识。⑦手术安全核查巡回护士交接班时，接班者在核对患者的相关信息后，及时在《手术安全核查表》上签名，并注明接班时间。⑧住院患者《手术安全核查表》应归入病历中保管，非住院患者《手术安全核查表》由手术室负责保存1年。

第五节 手术风险评估制度

一、目 的

为了保证医疗质量，保障患者生命安全，手术医生、麻醉医生、手术室护士分别对手术患者、手术效果进行科学客观的评估，并根据患者病情及个体差异的不同制定适合每个患者的详细、科学的手术方案。在患者病情发生变化时，能够及时调整、修改手术方案，使患者得到及时、科学、有效的治疗。

二、内 容

1.手术患者都应进行手术风险评估。

2.手术医生、麻醉医生在对患者进行术前手术风险评估时，要严格根据病史、体格检查、影像与实验室资料、临床诊断、拟施手术风险与利弊进行综合评估。

3.术前，主管医生、麻醉医生和巡回护士应对手术患者按照手术风险评估表内容逐项评估，根据评估的结果与术前讨论，制订安全、合理、有效的手术计划和麻醉方式。

4.手术风险评估表填写内容及流程如下。

(1)评估内容：①属急诊手术的，在“ □”打“√”；②手术切口清洁程度；③麻醉分级(ASA 分级)；④手术持续时间。

(2)具体流程：①术前由手术医生、麻醉医生、巡回护士按照手术风险评估表的相应内容对患者进行评估，做出评估后分别在签名栏内签名。②由麻醉医生根据评估内容计算手术风险分级。具体计算方法：将手术切口清洁程度、麻醉分级和手术持续时间的分值相加，总分 0 分为 NNIS 0 级，1 分为 NNIS 1 级，2 分为 NNIS 2 级，3 分为 NNIS 3 级。③随访：切口愈合与感染情况在患者出院后由主管医生填写。

第六节 手术室压力性损伤皮肤管理

一、目 的

规范手术室压力性损伤的皮肤管理与防护。

二、内 容

(一)压力性损伤

压力性损伤指皮肤或皮下组织由于压力，或复合有剪切力和(或)摩擦力作用而发生在骨隆突处的局限性损伤。

(二)压力性损伤的分期

压力性损伤的分期包括:①1 期;②2 期;③3 期;④4 期;⑤不可分期;⑥深部组织损伤。

(三)压力性损伤各期的特点

1 期:指压不变白的红斑,皮肤完整

局部皮肤完好,出现压之不变白的红斑,深色皮肤表现可能不同;指压变白的红斑或者感觉、皮温、硬度的改变,可能比观察到的皮肤改变更先出现。此期的颜色改变不包括紫色或栗色变化,因为这些颜色变化提示可能存在深部组织损伤。

2 期:部分皮层缺失伴真皮层暴露

部分皮层缺失伴随真皮层暴露。伤口床有活性、呈粉色或红色、湿润,也可表现为完整的或破损的浆液性水疱。脂肪及深部组织未暴露。无肉芽组织、腐肉、焦痂。该期损伤往往是由骨盆皮肤微环境破坏和受到剪切力,以及足跟受到的剪切力导致的。该分期不能用于描述潮湿相关性皮肤损伤,比如失禁性皮炎、皱褶处皮炎以及医疗黏胶相关性皮肤损伤或者创伤伤口(皮肤撕脱伤、烧伤、擦伤)。

3 期:全层皮肤缺失

全层皮肤缺失,常常可见脂肪、肉芽组织和边缘内卷。可见腐肉和(或)焦痂。不同解剖位置的组织损伤的深度存在差异;脂肪丰富的区域会发展成深部伤口。可能会出现潜行或窦道。无筋膜、肌肉、肌腱、韧带、软骨和(或)骨暴露。如果腐肉或焦痂掩盖组织缺损的深度,则为不可分期压力性损伤。

4 期:全层皮肤和组织缺失

全层皮肤和组织缺失,可见或可直接触及筋膜、肌肉、肌腱、韧带、软骨或骨头。可见腐肉和(或)焦痂。常常会出现边缘内卷,窦道和(或)潜行。不同解剖位置的组织损伤的深度存在差异。如果腐肉或焦痂掩盖组织缺损的深度,则为不可分期压力性损伤。

不可分期:全层皮肤和组织缺失,损伤程度被掩盖

全层皮肤和组织缺失,由于被腐肉和(或)焦痂掩盖,所以不能确认组织缺失的程度。只有去除足够的腐肉和(或)焦痂,才能判断损伤是 3 期还是 4 期。缺血肢端或足跟的稳定型焦痂(表现为:干燥,紧密黏附,完整无红斑和波动感)不应去除。

深部组织损伤:持续的指压不变白,颜色为深红色、栗色或紫色

完整或破损的局部皮肤出现持续的指压不变白,呈现深红色、栗色或紫色,或表皮分离呈现黑色的伤口床或充血水疱。疼痛和温度变化通常先于颜色改变出现。深色皮肤的颜色表现可能不同。这种损伤是由强烈和(或)长期的压力和剪切力作用于骨骼和肌肉交界面导致的。该期伤口可迅速发展暴露组织缺失的实际程度,也可能溶解而不出现组织缺失。如果可见坏死组织、皮下组织、肉芽组织、筋膜、肌肉或其他深层结构,说明这是全皮层的压力性损伤(不可分期、3 期或 4 期)。该分期不可用于描述血管、创伤、神经性伤口或皮肤病。

(四)压力性损伤危险因素评估量表

压力性损伤危险因素评估量表(risk assessment scale, RAS)是预防压力性损伤的关键性一步,是有效护理干预的一部分,常用的有 Braden 量表、Norton 量表和 Waterlow 量表 3 种。

目前使用最广泛的是 Braden 量表。

近期,中华护理学会研制出适合手术患者的《CORN 术中获得性压力性损伤风险评估量表》,有待进一步使用和推广。

1. Braden 量表具体评分内容及要求

Braden 量表是由美国 Braden 和 Bergstrom 博士于 1987 年制订的,已被译成日语、中文、荷兰语等多种语言。其由 6 个被认为是压力性损伤发生的最主要的危险因素组成,从患者的感觉、移动、活动能力和影响皮肤耐受力的 3 个因素(潮湿、营养状况、摩擦力和剪切力)6 个方面来进行评估。如果患者不是卧床不起或局限于椅子上("活动"方面的评分为 1～2 分),即这位患者就不会患压力性损伤或患压力性损伤的风险很低,就不必要进行评估。这 6 个方面除"摩擦力和剪切力"一项外,各项得分均为 1～4 分。总分 6～23 分,分数低表示危险性增加。无风险者:总分大于 18 分;低危患者:15～18 分;中危患者:13～14 分;高危患者:10～12 分;极高危患者:小于 9 分。

2. 评估方法

采用询问、观察、检查等方法进行评估。

(1)一问:询问患者或家属其原发病持续时间及治疗结果,询问日常饮食结构、每日饮食量、每日二便排泄状况。

(2)二视:观察患者对疼痛刺激的反应、二便控制情况、意识、瞳孔的变化;观察患者半卧位或坐轮椅时有无下滑现象。

(3)三查:检查患者皮肤温度觉、痛觉;检查患者皮肤弹性和潮湿度;检查患者肢体在平面上的移动能力和空间范围的活动能力。

(4)四论:分析讨论患者的主要问题及其 Braden 量表的计分值。

(5)五断:判断压力性损伤发生的危险性(低度危险、中度危险、高度危险)。

3. 结果判断

Braden 量表总分 23 分,分数越低,发生压力性损伤的危险性越高。结果判断标准:总分≤12 分,具有发生压力性损伤的高度危险;13～14 分,有中度危险;15～18 分,有轻度危险。具体见表 3-6-1 和表 3-6-2。

表 3-6-1 Braden 量表(详细解读)

项目	计分和内容			
感觉(对压力导致的不适的感觉能力)	完全受损,1 分	非常受损,2 分	轻微受损,3 分	无受损,4 分
	由于知觉减退或服用镇静剂,所以对疼痛刺激无反应或者大部分接触床的表面只有很小感觉疼痛的能力	仅对疼痛有反应,除呻吟或烦躁外,不能表达不适,或者身体的 1/2 由于感觉障碍而限制了感觉疼痛或不适的能力	对言语指挥有反应,但不是总能表达不适,或需要翻身,或者 1～2 个肢体有些感觉障碍,感觉疼痛或不适的能力受限	对言语指挥反应良好,无感觉障碍,感觉或表达疼痛不适的能力没有受限
潮湿(皮肤潮湿的程度)	持续潮湿,1 分	经常潮湿,2 分	偶尔潮湿,3 分	很少潮湿,4 分
	在汗液或尿液等制造的潮湿中,患者每次翻身或移动都能发现潮湿	皮肤经常潮湿但不是始终潮湿,至少每次移动时必须换床单	皮肤偶尔潮湿,每天需额外更换一次床单	皮肤一般是干爽的,只需常规换床单

续表

项目	计分和内容			
活动能力（身体的活动程度）	卧床，1分	坐位，2分	偶尔行走，3分	经常行走，4分
	限制卧床	行走能力严重受限或不存在，不能负荷自身重量和（或）必须依赖椅子或轮椅	白天可短距离行走，伴或不伴辅助，每次在床上或椅子上移动需耗费较大力气	醒着的时候每天至少可以在室外行走2次，室内每2小时活动1次
移动（改变和控制身体姿势能力）	完全不自主，1分	重度受限，2分	轻微受限，3分	不受限，4分
	没有辅助时，身体或肢体甚至不能够轻微地改变位置	可以偶尔轻微改变身体或肢体位置，但不能独立完成经常的或明显的躯体位置变动	可以独立、经常、轻微地改变身体或肢体位置	没有辅助时，身体或肢体位置可以经常进行大的改变
营养状况（日常进食方式）	非常缺乏，1分	可能缺乏，2分	充足，3分	营养丰富，4分
	从未吃过完整的一餐，每餐很少吃完1/3的食物，每天吃两餐，而且缺少蛋白质（肉或奶制品）；摄入液体量少，没有补充每日规定量以外的液体；或者肠外营养和（或）主要进清流食，或静脉输液超过5天	很少吃完一餐，通常每餐只能吃完1/2的食物，蛋白质摄入仅仅是每日三餐中的肉或奶制品，偶尔进行每日规定量外的补充；或者少于最适量的液体食物或管饲	能吃完半数餐次以上，每日吃四餐含肉或奶制品的食物，偶尔会拒吃一餐，但通常会接受补充食物；或者管饲或胃肠外营养提供大多数的营养	吃完每餐食物，从不拒吃任一餐，通常每日吃四餐或更多次含肉或奶制品的食物，偶尔在两餐之间吃点食物，不需要额外补充营养
摩擦力和剪切力	有问题，1分	有潜在的问题，2分	无明显问题，3分	无任何问题，4分
	移动时需要中等到大量的辅助，不能抬起身体避免在床单上滑动，常常需要人帮助才能复位。大脑麻痹，挛缩，激动不安导致不断地摩擦	可以虚弱地移动或需要小的辅助；移动时，皮肤在某种程度上与床单、椅子、约束物或其他物品发生滑动；大部分时间可以在床上、椅子上保持相对较好的姿势，但偶尔也会滑下来	可以独自在床上或椅子上移动，肌肉的力量足以在移动时完全抬起身体，在任何时候都可在床上或椅子上保持良好姿势	

表 3-6-2 Braden 量表(简表)

序号	评分内容	评分标准			
		1 分	2 分	3 分	4 分
①	感觉	感觉完全受限	非常受限	轻度受限	未受损害
②	潮湿	一直潮湿	潮湿	偶尔潮湿	很少潮湿
③	活动能力	卧床不起	局限于椅	偶尔步行	经常步行
④	移动	完全不能移动	重度受限	轻度受限	没有改变
⑤	营养状况	营养非常差	可能不足	充足	营养摄入极佳
⑥	摩擦力和剪切力	有问题	有潜在问题	无明显问题	

(五)压力性损伤的预防措施

1. 健康教育

对家属、患者、护工等进行教育是成功预防压力性损伤的关键所在，让他们了解皮肤损伤的原因和危险性，给他们讲解压力性损伤的预防措施及方法，使患者变被动为主动，积极参与自我护理。向患者家属讲解营养的重要性，鼓励其多增加营养。

2. 缓解或移除压力源

(1)适时变换体位：间歇性解除压力是有效预防压力性损伤的关键，每隔 2 小时左右给患者翻身 1 次，护士应掌握翻身技巧及力学原理。患者侧卧时，使人体与床成 30°，并垫软枕头避免髋部受压；在平卧时，患者背部、膝部、踝部垫薄软枕，足底部予以软枕顶住，减轻小腿腓肠肌肉的张力，两小腿之间放软枕；在俯卧时，患者胸部、膝部垫予以软枕；当患者坐在椅子或轮椅上时，让患者每隔 15 分钟换体位，或每隔 1 小时由护士帮助换位和转换支撑点的压力；实行压力性损伤报告制度。对病情危重暂不宜翻身者，每 1～2 小时用约 10cm 厚的软枕垫于其肩胛、腰骶、足跟部以增加局部的通透性，减轻受压部压力。

(2)注意保护患者的骨隆突及支撑区：预防压力性损伤的一个重要环节就是选择一种合适的起压力缓解作用的器具。使用定位器材(如软枕、棉垫等)将易发生压力性损伤的位置与支撑区隔开，身体空隙加软枕支托，避免使用环状器材。国内的减压器材有海绵式褥疮垫、自制水床、脉冲式充气床垫、喷气式床垫、防压力性损伤床、抗菌防臭布等。

(3)避免对局部发红皮肤进行按摩。

3. 避免出现剪切力

床头抬高 30°时，会产生剪切力和造成骶部受压。因此，临床指导患者取半卧位的角度最好不超过 30°，并注意时间不超过 30 分钟。

4. 减轻皮肤摩擦

保持床单清洁、平整、无皱褶、无渣屑，减少其对局部的摩擦。护士在移动患者过程中，避免发生皮肤擦伤，使用保护膜(如透明薄膜)可减少皮肤的摩擦力。

5. 皮肤护理

(1)皮肤的监测：护士要密切注意观察患者皮肤的情况，特别是压力性损伤的好发部位；指导患者或家属如何观察皮肤的情况。

(2)保持皮肤清洁：对多汗患者，定时用温水和中性清洁剂清洁皮肤，及时更换汗湿的被服，保持皮肤干燥。清洁后外涂润肤霜或润肤膏，不要用吸收性粉末来改善患者的皮肤湿度。尽量减少皮肤暴露在失禁、出汗及伤口引流液引起的潮湿环境中。

(3)避免皮肤过度干燥：注意保持病房的湿度和温度。

6. 营养

保持健康均衡的饮食和适当的液体摄入是预防压力性损伤中绝对不可忽视的问题。

(六)对 Braden 量表评分 18 分以下患者的护理建议

对 Braden 量表评分 18 分以下患者的护理建议见表 3-6-3。

表 3-6-3　对 Braden 量表评分 18 分以下患者的护理建议

<table>
<tr><th>患者类别</th><th colspan="2">护理建议</th></tr>
<tr><td rowspan="5">低危患者（15～18分）</td><td>经常翻身</td><td>保护足跟</td></tr>
<tr><td>最大限度地活动</td><td>潮湿管理</td></tr>
<tr><td rowspan="2">如果患者卧床或依靠轮椅，则要使用床面或椅面减压设备</td><td>营养管理</td></tr>
<tr><td>摩擦力和剪切力的管理</td></tr>
<tr><td colspan="2">如果存在其他主要的危险因素（如高龄、饮食量少影响蛋白质摄入、舒张压低于60mmHg、血流动力学不稳定等），则可列入下一危险水平</td></tr>
<tr><td rowspan="5">中危患者（13～14分）</td><td>使用翻身计划表</td><td>保护足跟</td></tr>
<tr><td>使用楔形海绵垫，保证30°侧卧姿势</td><td>潮湿管理</td></tr>
<tr><td>使用床面或椅面减压设备</td><td>营养管理</td></tr>
<tr><td>最大限度地活动</td><td>摩擦力和剪切力的管理</td></tr>
<tr><td colspan="2">如果存在其他主要的危险因素，则可列入下一危险水平</td></tr>
<tr><td rowspan="4">高危患者（10～12分）</td><td>保证翻身频率</td><td>保护足跟</td></tr>
<tr><td>增加小幅度的移动</td><td>潮湿管理</td></tr>
<tr><td>使用楔形海绵垫，保证30°侧卧姿势</td><td>营养管理</td></tr>
<tr><td>最大限度地活动</td><td>摩擦力和剪切力的管理</td></tr>
<tr><td rowspan="2">极高危患者（9分或以下）</td><td>采取以上所有措施</td><td></td></tr>
<tr><td>当患者有不可控制的疼痛，或者翻身导致剧痛加重，或有其他额外出现的危险因素时，使用体表压力缓释设备</td><td></td></tr>
<tr><td colspan="3">气垫床不能替代翻身计划表</td></tr>
<tr><td rowspan="4">潮湿管理</td><td colspan="2">使用隔绝潮湿和保护皮肤的护理产品</td></tr>
<tr><td colspan="2">使用吸收垫或干燥垫控制潮湿</td></tr>
<tr><td colspan="2">如果有可能，找出发生潮湿的原因并避免</td></tr>
<tr><td colspan="2">按照翻身计划表提供床上便盆/尿壶，以及饮水</td></tr>
</table>

续表

气垫床不能替代翻身计划表	
营养管理	增加蛋白质的摄入
	增加热量的摄入以分解蛋白质
	补充多种维生素(必须含有维生素 A,C,E)
	以上措施需迅速执行,以缓解营养缺乏
	咨询营养师
摩擦力和剪切力的管理	床头抬高角度不得超过 30°
	必要时使用牵吊装置
	使用床单移动患者
	如果肘部和足跟易受摩擦,则需保护
其他护理注意事项	不得按摩骨突压红的部位
	不得使用气圈类的装置
	维持足够的水分摄入
	避免皮肤干燥

三、手术室关于压力性损伤预防措施内容

(一)患者评估

1. 将患者送至术前准备室,术前准备室护士对带入压力性损伤和(或)高危压力性损伤的患者(如骨科截瘫、半截瘫患者等)进行压力性损伤评估。

2. 巡回护士在术前对手术患者做《手术患者压力性损伤危险因素评估表》评分,术毕对手术患者皮肤情况进行评估。

(二)有高危压力性损伤风险的手术患者的处理

1. 手术医生在术前谈话时,与手术患者及(或)家属解释发生手术压力性损伤的风险,并签署手术知情同意书。

2. 巡回护士评估发现手术高危压力性损伤患者,做好健康教育,积极落实压力性损伤防护措施,并做好记录。

3. 摆放手术体位时,选择合适的体位垫和其他辅助物进行支撑;特殊体位时,重点保护受压部位的皮肤;骨隆突部位使用乳胶软垫。功能位放置肢体,避免神经肌肉损伤。

4. 在摆放手术体位后,消毒铺巾前,仔细检查床单有无皱褶,有无针头、针筒等杂物;检查管道及心电图连接片有无压迫皮肤。

5. 关注受压点消毒液及冲洗液浸渍皮肤问题,避免潮湿。

6. 术中落实保暖措施。

7. 术中变换可调整体位垫,落实间歇(至少每 2 小时)减压措施。

8. 抬患者时，动作轻柔，防止拖、拉、拽。

(三)压力性损伤患者的护理

1. 带入压力性损伤的患者

(1)术前准备室护士或巡回护士评估后发现有带入压力性损伤的患者，及时与病房护士交接班。

(2)术前准备室护士及巡回护士落实压力性损伤护理措施并记录。

2. 手术室新发生压力性损伤的患者

(1)向护士长及科内伤口(压力性损伤)专科小组成员汇报，并与复苏室、ICU 或病房护士交接班。

(2)在新发与护理相关的压力性损伤后，事件发生者及科内伤口(压力性损伤)专科小组成员在规定时间内上报院内压力性损伤不良事件。

(3)在发生器械相关性皮肤压力性损伤后，事件发生者及科内伤口(压力性损伤)专科小组成员在规定时间内上报不良事件。

(4)请院内伤口(压力性损伤)专职专科成员对科内新发生的压力性损伤进行共同审核，分析压力性损伤发生的原因，并进行跟踪随访，直至压力性损伤愈合或患者离院。

第七节　手术患者体温管理制度

一、目　的

为了规范手术患者体温管理，有效预防体温过低与恶性高热，确保手术患者安全。

二、内　容

体温是生命的重要指征，体温的维持对人体各项机能的正常运转至关重要。Sessler 将体核温度在 34～36℃认定为低体温。有文献报道，50%～70%的手术患者会出现低体温，这是麻醉和外科围手术期常见的并发症。大量研究显示，低体温可引起麻醉药物代谢减慢、凝血功能障碍、免疫功能抑制、增加术后渗血和感染等多种并发症的发生。恶性高热(malignant hyperthermia，MH)是目前所知的唯一可由常规麻醉用药引起围手术期死亡的遗传性疾病。它是一种亚临床肌肉病，即患者平时无异常表现，在全麻过程中接触挥发性吸入麻醉药(如氟烷、安氟醚、异氟醚等)和去极化肌松药(琥珀酰胆碱)后出现骨骼肌强直性收缩，产生大量能量，导致体温持续快速增高，在没有特异性治疗药物的情况下，一般的临床降温措施难以控制体温的增高，最终可导致患者死亡。恶性高热为一种遗传性肌病，以高代谢为特征，在患者接触到某些麻醉药物后可触发，其可在麻醉后数小时发病。非去极化肌松药可延迟其发作。

(一)预防手术患者术中低体温的措施

1. 心理护理

由于术前患者情绪波动，容易导致术中发生低体温，所以术前的心理疏导有助于预防低体温的发生。手术室护士参与术前讨论及对患者术前访视,了解患者的病情,综合评估患者,制定个性化的术中护理方案。同时通过访视时面对面交流,可消除患者对手术室护理人员的陌生感,缓解患者的焦虑情绪,减轻患者由精神因素导致的对冷刺激的阈值下降。

2. 注意覆盖,尽可能减少皮肤暴露

接送患者时,注意给患者保温,冬天加盖毛毯、棉被,不要过多暴露患者。由于躯体暴露后热量容易散失,而且体表温度比中心温度下降速度更快,因此在实施麻醉及手术时,应尽可能减小身体的暴露面积,注意肢体保暖,尤其对小儿、老年人及危重症患者。研究表明,单层覆盖物即能有效降低30%的散热。对于不施手术的部位,用保暖性能好的被服或手术巾遮盖,使之与周围的冷空气隔离,尽量避免弄湿被服,保持手术床的干燥等。对于手术部位皮肤,采用含碘的手术薄膜巾粘贴在切口周围裸露的部位,保护皮肤,减少皮肤散热和手术中无菌单对皮肤的冷刺激。

3. 调节室温

将手术室内温度控制在21~25℃,湿度控制在30%~60%,并根据手术不同时段及时调节温度。对高危患者(婴儿、新生儿、严重创伤、大面积烧伤患者等),除采取上述保温措施外,还需要采取额外预防措施,防止计划外低体温,如可在手术开始前适当调高室温,设定个性化的室温。

4. 加强体核温度监测

体表各部位温度相差很大,室温23℃时,足温为27℃,手温为30℃,躯干温度为32℃,头部温度为33℃,体核温度则比较均衡。体核温度可在肺动脉、鼓膜、食管远端、鼻咽部、口腔、直肠等处测出。口温测量适用于清醒合作的患者;鼻咽部温度测量在人为降温时可较为迅速地反映体温的变化;直肠温度不易受外界因素影响,是比较理想的测量部位。对手术患者应常规监测体核温度,对低体温做到早发现、早处理,防止低体温并发症的发生。

5. 使用加温设备,可采用充气式加温仪等加温设备

充气保温疗法加温稳定有效,是目前认为最有效且可行的方法。优点:采用高对流加温装置,接触面积上半身可达35%,下半身可达36%,升温效果好。充气式保温毯操作方便,重量轻,复温快,其可分为4个不同温度档,可根据不同程度的体温,给予低体温手术患者最佳的保暖措施。充气式加温毯设定合理,能持续维持所设定的温度,不会造成烫伤或温度不够,影响保温效果等不良反应。需注意安全使用加温设备,并按照生产商的书面说明书进行操作,尽量减少对患者的损伤。在使用保温毯时,软管末端空气温度极高,容易造成患者热损伤。不能在没有加温毯的情况下,直接加温或使用时软管与加温毯分离。

6. 减少因消毒液蒸发带走的热量

乙醇在皮肤上迅速蒸发,可吸收和带走大量的热量,使体温在短时间内降低。因此,在手术消毒过程中不采用挥发性的消毒液。

7. 液体的加温

用于静脉输注及体腔冲洗的液体宜给予加温至37℃。这是保持体核温度的有效措施,尤其适用于大量输液、输血时。恒温箱加热静脉输液是方便快捷、行之有效的方法,但在使用过程中要确保恒温箱性能稳定。恒温箱内液体应按入箱时间先后使用,一次放入箱内的液体不要太多,以免所输液体在高温下存放时间太长,加温后的静脉输液袋或灌洗瓶的保存时间应遵循静脉输液原则及产品使用说明。体腔冲洗液可带走大量热量,冲洗体腔的液体

温度以37℃为宜。注意在使用加温冲洗液前,需再次确认温度;装有加温后液体的静脉输液袋或灌洗瓶不应用于患者皮肤的取暖。

8.预防低体温

为预防低体温,需在采用以上综合保温措施的同时,加强对护士使用加温设备的相关知识的培训,使其掌握预防低体温的方法。使用加温设备需做好病情观察及交接班工作。

(二)预防手术患者恶性高热的措施

1.详细询问病史,特别注意有无肌肉病、麻醉后高热等个人史及家族史。

2.对可疑患者,应尽可能地通过术前肌肉活检,进行咖啡因氟烷收缩试验,明确诊断,指导麻醉用药。

3.对可疑患者,应避免使用可诱发恶性高热的药物。

4.密切观察患者病情变化。

5.在麻醉手术过程中,除脉搏、血压、心电图等常规监测外,还应监测呼气末 CO_2 水平及体温。

(三)手术室恶性高热的抢救方法

1.一旦考虑为恶性高热,应立即终止吸入麻醉药,并用高流量高纯度氧气进行过度通气,纠正高二氧化碳血症,并尽快完成手术;尽早降温,可采取使用冰袋、冰水、湿敷、灌肠、输入冰冷的乳酸钠林格氏液等措施;必要时可进行体外循环血液降温。

2.尽早静脉注射骨骼肌松弛剂丹曲洛林等,通过抑制肌浆网的钙释放,抑制骨骼肌的兴奋收缩耦联。丹曲洛林剂量安全范围较大,静脉1~2mg/kg给药,每隔5~10分钟可重复,总量可达10mg/kg。一般用药2~3分钟就能起效,迅速缓解危象,缓解能量消耗,降低体温,减轻肌肉强直。常规剂量下无不良反应,如用量过大也可导致眩晕、嗜睡、肌软弱无力、呕吐、腹泻等。但如果应用时间过迟,周围循环已遭损害或已发生了不可逆性的细胞坏死,则疗效将大受影响。近年来,持续床边血液净化治疗(CRRT)逐渐被广泛用作抢救技术,其在恶性高热患者救治中的应用前景较为光明。但我国恶性高热低发病率的特点限制了对其进行“大规模研究”的可能性。

3.立即开始降温治疗,包括物理降温、静脉输注冷生理盐水、胃内冰生理盐水灌洗、体外循环降温等。

4.尽早建立有创动脉压及中心静脉压监测。

5.监测动脉血气,纠正酸中毒及高钾血症。

6.治疗心律失常。

7 根据液体出入平衡情况输液,适当应用升压药、利尿药等,以稳定血流动力学,保护肾功能。

8.应用肾上腺皮质激素。

9.手术后应加强监护和治疗,以确保患者安全度过围手术期。

第八节 手术物品清点及管理制度

一、手术物品清点制度

(一)目 的

手术物品清点制度的建立是为手术医务人员提供手术物品清点的操作规范,以防止手术物品遗留,保障手术患者的安全。

(二)内 容

1. 清点手术物品

手术台上的任何物品,包括手术器械、缝针、敷料、杂项物品等,必须进行清点。

2. 手术清点责任人

(1)凡有洗手护士带教的护生、进修护士、新护士(指新入科护士及尚未拿到执照的护士)洗手时,带教老师负清点责任。

(2)凡是护生、进修护士、新护士做洗手护士时,双方共同清点,巡回护士负清点责任。

(3)无洗手护士的手术由手术医生与巡回护士负责清点物品。手术医生必须是具备执业执照的本院医生。进修医生、临床实习生、研究生不得参与物品清点。

(4)在清点术中添加的物品时,由巡回护士负责记录,洗手护士负责核对,两人责任同等。

3. 手术物品清点时机

第一次清点:手术开始前。

第二次清点:关闭体腔前。

第三次清点:关闭体腔后。

第四次清点:缝合皮肤后。

如术中需交接班、手术切口涉及两个及以上部位或腔隙,在关闭每个部位或腔隙时均应清点,如关闭膈肌、子宫、心包、后腹膜等。

4. 手术物品清点原则

(1)双人逐项清点原则:清点物品时,洗手护士与巡回护士应遵循一定的规律,共同按顺序逐项清点。没有洗手护士时,由巡回护士与手术医生负责清点。

(2)同步唱点原则:洗手护士与巡回护士应同时清晰说出清点物品的名称、数目及完整性。

(3)逐项即刻记录原则:每清点一项物品,巡回护士应即刻将物品的名称和数目准确记录于物品清点记录单上。

(4)原位清点原则:第一次清点及术中追加需清点的无菌物品时,洗手护士应与巡回护士即刻清点,无误后方可使用。

5. 清点制度

(1) 手术开始前清点:①手术开始前,洗手护士提前 15～30 分钟洗手,整理无菌器械台，保证有充足的时间进行物品的检查和清点。在手术的全过程中，始终知晓各项物品的数目、位置及使用情况。②清点时，洗手护士与巡回护士须双人查对手术物品的数目及完整性。巡回护士进行记录并复述，洗手护士确认。在没有洗手护士的情况下，医生参与清点。

（2）关闭体腔前清点：①在关闭体腔前，手术医生应先取出体腔内所有手术物品，再行清点。②清点前，洗手护士提前整理好所有的物品，分类定位放置。③在关闭体腔前，洗手护士和巡回护士按清点原则清点所有物品（第1次清点），清点正确无误后，告知主刀医生，方可关闭体腔。④清点完毕，巡回护士出示清点单，与洗手护士确认记录的物品型号和数目准确无误（第2次清点）。巡回护士及时签名。⑤当清点数目不符或物品完整性欠缺时，不得关闭体腔，应立即查找，查找无效时，向护士长汇报。

（3）关闭体腔后的清点：①体腔完全闭合后，洗手护士和巡回护士第3次清点物品。要求物品型号和数目与关闭体腔前一致，物品完整无缺损。②在皮肤缝合完毕后，洗手护士和巡回护士第4次清点物品数目与关闭体腔后数目是否一致，是否完整无缺损。③物品清点数量不符或物品完整性欠缺时，应仔细查找，并报告护士长，决定下一步的处理方案。④术毕，洗手护士及时签名。

（4）在器械出手术室前，洗手护士和巡回护士共同清点所有的器械和物品，保证无遗留、无缺损。

（5）特殊手术清点时，除遵循以上清点程序外，还应遵循以下规定。①食管手术：关膈肌时清点缝针、敷料及杂项，关胸前清点所有物品。②多切口手术：在一个部位手术结束后，常规清点该部位所有器械；在另一切口手术时，重新清点该切口所需的器械；手术时，所用的器械和物品均不可拿离手术间。③腹会阴联合直肠癌根治术：肛门部器械单独清点登记。④取髂骨：及时清点纱布、纱垫、缝针等。

6. 清点注意事项

（1）保持手术间整洁，在铺无菌台前，巡回护士注意检查手术间环境，确保地面无缝针、敷料、棉球等物品，保证生活垃圾桶和医疗垃圾桶内干净无物品。

（2）如患者带入创口敷料、绷带等物品，巡回护士应将其装入垃圾袋，并扎紧封口，放在固定地方。对于特殊感染患者所带入的物品，需套两个医用垃圾袋及时处理。

（3）术中未经洗手护士许可，手术医生不得擅自拿取器械、敷料，暂不使用的器械及时交还洗手护士，不得将手术器械堆积在手术野周围，以防器械坠落。缝合完毕，术者及时将针、持针器（要求针、持针器不分离）完整地递给洗手护士。深部手术填入纱布垫或使用血管阻断夹时，洗手护士应做到心中有数，并提醒医生及时取出，以防物品遗留。

（4）如头皮夹类等小物件，需摆放在合适的容器内清点，以防丢失。

（5）原则上禁止使用纱布、纱垫包裹器械或其他物品；如有，包裹的纱布、纱垫数量必须清点（遵循置入手术台的任何物品必须清点的原则）。

二、术中物品管理制度

1. 清点前，打开每块纱布、纱条、纱垫，检查有无异物及完整性并清点数量。

2. 凡术中添加的物品，必须由洗手护士和巡回护士共同清点；巡回护士登记后，由洗手护士核对添加的数字，防止笔误。实习护士、进修护士、新护士不得单独往手术台上添加任何物品。

3. 凡手术台上掉下的纱布、纱条、纱垫、器械、缝针及杂项等，巡回护士应及时捡起放在固定位置，并告诉洗手护士，任何人未经许可不得拿离手术间。

4. 若遇到缝针断裂或缝针丢失，按缝针缺失的处理流程及时寻找。

5. 术中缝针存放需有固定位置，存放于针盒内或持针器上，不得随意放置。对于缝针用量较多的手术，如心脏手术、肝移植手术、血管手术等，可使用一次性吸针板。

6. 手术台上已清点的纱布、纱垫一律不得剪开使用。

7. 术中用过的纱布、纱条、纱垫放在专用的收集袋内。用过的棉球、脑棉片、棉条、体积较小的敷料等整理后放于专用弯盘内，不得随意扔入垃圾桶。

8. 纱布、纱条、纱垫大量使用时，以五或十的整数方式整理和清点，查看完整性，以显影带作为标记。对于脑棉片类无显影标记的，应确保脑棉片完整无缺损；如有缺损，及时做好记号并告诉巡回护士进行查找。

9. 术中送快速病理切片检查时，应将标本放在专用的标本袋内，不能将敷料带出手术间。

10. 如果皮肤消毒需要使用纱布，则必须进行清点登记并由巡回护士妥善保管，不得带出手术间。

11. 术中，洗手护士和巡回护士应时刻关注手术进展情况，并保持手术间干净、整洁。

12. 医生剪引流管侧孔时，应避开手术野，将剪下的残端放置于收集袋。特殊器械上的螺帽、螺钉需拧紧，防止松脱和残留。

13. 除术中医生外，任何无关人员不得向洗手护士索要纱布、纱条、纱垫等物品。

14. 麻醉科使用的纱布应与术中用纱布加以区别，并分开区域放置。

15. 手术未结束时，原则上洗手护士和巡回护士不进行交接班；如遇特殊情况需交接班的，应请示护士长，并且保证洗手护士和巡回护士至少有一人不进行交接班。交接班时，交接人员必须到现场当面点清所有器械和物品，并共同签名。交接班时，特别注意术中所添加物品的名称和数量。

16. 如创口内需填塞纱布、纱条、纱垫、绷带等，均应详细记录。手术结束后，主刀医师签名，以便取出时核对。

17. 洗手护士保持无菌台面干燥整洁，小件物品妥善保管。

18. 洗手护士和巡回护士术前清点时，如发现实际数目与器械卡片不一致，应请第三方人员核实并记录。

三、缝针缺失的预防与处理

（一）缝针缺失的预防

1. 加强洗手护士术中缝针管理，掌握缝针去向，并妥善保管。

2. 加强带教老师对实习生、新护士的带教指导。

3. 遵循选择合适的持针器夹持相应型号缝针的原则，即用粗持针器夹持大的缝针，用细持针器夹持细小的缝针，用血管吻合持针器夹持血管缝线，以防缝针断裂或持针器损伤。

4. 根据组织部位和结构选择大小合适的缝针。如发现缝针已变形，应立即停止使用，更换缝针，严禁用持针器或血管钳进行矫正，以防人为将缝针折断。

(二)缝针缺失的处理

1.若发现缝针缺失，洗手护士估计断裂长度，确认丢失缝针的型号，并报告主刀医生及巡回护士及时查找，查找需按顺序，建议如下。

(1)手术台上：手术野→手术野周围→手术插桌→器械台。

(2)手术台下：敷料桶→手术台四周→手术台外围。

(3)若以上寻找无果，包括针型不完整，则必须在拍片定位下继续寻找。

2.寻找缝针时，暂停手术，保持手术间肃静，禁止喧哗。

3.必要时借助寻针器。

4.如找到缝针，洗手护士与巡回护士共同核对其完整性，并妥善放置，以备清点核查。

5.如未找到缝针，应使用拍片定位再次查找，仍未找到，按要求填写意外事件上报表记录备案，手术医生、巡回护士和洗手护士签全名。

第九节　药品与血液制品的管理

一、手术室药品、血液制品的管理制度

(一)目　的

为了规范手术室药品、血液制品的管理而制定手术室药品、血液制品的管理制度。

(二)内　容

手术室常备的药品以静脉输液和外用消毒药为主。麻醉科是镇痛、镇静等精麻药最为集中的部门。同时，每日手术患者自病房带入手术室抗生素等药物。因此，手术室需要严格的药品管理制度来确保用药安全。

1.药品管理制度

(1)设立药品室、药品柜、手术间麻醉药品车。根据手术室每日手术量和手术种类存放一定基数。

(2)根据药品的种类和用途，做到标识明显和“四定”原则，即定位放置、定人检查、定人保管及定期领取和检查。一旦发现药物有沉淀、变色、过期、标签模糊或经涂改，不得使用，并及时清理。同色同类的口服药，不同剂量应分类放置。

(3)镇痛、镇静等麻药，应根据处方领取药品。设固定专柜，定量加锁存放，专人保管；每班应清点签名，用后经两人核对并保留空安瓿，由医生开专用处方后凭空安瓿向药房领回药物，做好登记。精麻药品注射之后的残余量应弃于下水道销毁并记录，注意需在监控装置下操作。

(4)抢救药品柜内抢救药品要符合要求。

(5)根据药剂科规定定期检查药品质量，及时处理和改进存在的问题。①每种药品标明名称、剂量和基数。②严格交接班，每班清点并签名。

2. 药品使用制度

(1)严格执行三查七对制度。三查:备药时查,给药时查,给药后再次查。七对:核对住院号、姓名、药名、剂量、浓度、时间、方法。

(2)复述。在执行口头医嘱前重复一遍后方可执行。

(3)掌握药物的使用方法和配伍禁忌。

(4)严格遵守给药原则。

(5)在静脉注射麻醉药、强心药、血管活性药及具有协同作用的药品时,要密切观察患者血压、心率等生命体征的变化。

(6)在静脉输液瓶内加入药品时,要标明加入药品的名称、剂量和时间。

(7)血液和输血装置内不能加钙,以防凝血。

(8)禁止将10%氯化钾直接推入静脉,必须稀释后使用。

(9)加强巡视,防止各种栓塞的发生。

(10)静脉药物推注完毕,及时去除注射器。

(11)严格掌握消毒药液的浓度、使用方法和使用部位。

(三)血液制品的管理制度

血液制品的保存方法一般为冷藏。血库与病房、手术室、急诊之间都有一定的距离,有效地避免血液制品在取送过程中因外界影响或震荡而导致红细胞破坏,是血液制品运送中的关键环节。有条件的医院可采用血库到手术室专用传送带。

1. 取血制度

(1)专职取血护士负责取血,每次只取1名手术患者的血液制品。

(2)取血前,核对手术患者的申请单与报告单上的姓名、住院号、血型是否一致。在取血送至手术间后,再与巡回护士核对后签字确认。

(3)严格执行查对制度,取血时认真核对患者的姓名、住院号、科室、床号、血型、血袋号、血量、有效期和手术间等信息。

2. 输血查对制度

(1)严格执行输血三查九对制度。三查:查血液有效期、血液质量、输血装置的完整性。九对:核对受血者姓名、床号、住院号、血液交叉配血试验结果、供血编号、血型、交叉配血试验结果、采血日期、有效期。血袋上受血者和供血者的信息是否与输血申请单上的信息相符。有以上任何情况之一不符,应立即将血液退回血库。

(2)输血前,配血报告必须经两人核对无误后方可执行,输血时需注意观察患者,保证安全。

(3)输血完毕,保留血袋24h,以备必要时检查。

(4)发生输血反应后的应急措施如下。①立即停止输血,更换输液管,输注生理盐水。②报告医生并遵医嘱给药。③若为一般性过敏反应,对情况好转者可继续观察并做好记录。必要时,填写输血反应报告卡,上报输血科。④当怀疑有溶血等严重反应时,按有关程序封存输血器具,保留血袋并抽取患者血样一起送输血科。⑤实施差错防范措施,如患者病历紧随患者本人,不得离开;严格执行输血查对制度。⑥根据医院的规章制度及时上报输血不良反应。

二、药品安全管理制度

(一)目　的

规范手术室药品管理,确保药物安全使用。

(二)内　容

1. 定期检查,计划统领

(1) 药品管理由总务领班专人负责(专人负责的方式每家医院不同),每周一按照《手术室库房药品清点单》盘点所有库房药品,包括药品冰箱内的药物,清点后做好预算,统一领取并登记。

(2) 领入的药品由总务领班(专人)负责核对,检查药品名、浓度、剂量、有效日期、数量,指导工友根据药品标签放置在固定位置。若发现包装破损、药液变质等问题,及时报告护士长,并将药品退回药房。

(3) 未经科室允许不得私自外借药品。

2. 药物放置

(1) 药品放置按有效期先后排列,按近期至远期顺序使用。

(2) 主班(专人)每周一督促工友做好药品柜的清洁工作;药品冰箱每月要除霜,冰箱内放置温度计,温度保持在 2～8℃,主班(专人)护士做好检查和登记。

(3) 每月底由总务护士(专人)整理药品间一次,对药品的有效期进行检查,若发现有过期或变质的药品,需及时更换,防止发生不良反应。

3. 特殊药物标识管理

(1) 高危药物:如缩宫素、肾上腺素等用红色标签标识。

(2) 相似药品:如 5%甘露醇液体与生理盐水冲洗液分开储存,每袋 5%甘露醇液体用黄色标签标识。

4. 手术间药物存放及管理方法

(1) 护士长按照手术间的专科特点,配备相应的药物种类和基数。

(2) 麻醉药品管理:统一由麻醉护士负责。麻醉护士依照手术间备用药品清单,负责每个手术间的麻醉药品、抢救药品、大输液和冲洗用生理盐水的检查和补充。

(3) 麻醉护士长督管检查每个手术间药物使用制度的落实与实施。

5. 药物使用

(1) 严格执行查对制度,检查药品有无变色、混浊及瓶口有无松动等;核对药品的名称、批号、有效期;在用药前、用药中、用药后均核对;用药后保留空安瓿,术后由两人核对后才丢弃。

(2) 术前抗生素应用应在规定的用药时间内执行。

三、药品贮存制度

(一)目 的

规范药品贮存,保障患者安全。

(二)内 容

总则:部门贮备药必须是按规定立即要用的药,同时应是治疗面较宽、副作用较小的药品,由部门负责人书面申请,药房、科主任共同决定,报药事管理委员会批准。

1.药品贮存在阴凉干燥且易取的地方;需冷藏的药品,用冰箱或冷柜单独贮存。

2.需特殊管理的药品须加锁保管。

3.精、麻、毒、放射药品按照国家药品法的规定,用特殊标签区别,保险柜上锁使用。

4.药品摆放应整齐、有序;注射及外用药品分开存放。

5.需避光保存的药品,应放在避光包装容器内保存。

6.过期、变质、被污染、标签丢失、模糊不清或破损的药品应隔离存放,及时退回药房,直到销毁或返还给制造、供应商,并作书面记录。

7.药品只能由相关的医务人员保存和使用。未经许可,任何人不得动用药品。人为因素造成的药品损失,由相关人员按医院制度承担补偿责任。

8.药品贮存条件名词的说明

(1)避光:用不透光的容器包装,如棕色容器或黑纸包裹的无色透明、半透明容器。

(2)密闭:容器密闭,以防止尘土及异物进入。

(3)密封:容器密封,以防止风化、吸潮、挥发或异物进入。

(4)熔封或严封:容器熔封或用适宜的材料严封,以防止空气与水分的侵入并防止污染。

(5)阴凉处:存放间温度不超过20℃。

(6)阴暗处:避光,存放间温度不超过20℃。

(7)凉暗处:存放间温度为2~10℃。

9.备用药品包括抢救车、药品柜、麻醉药及冰箱内的药品,应定点、定位、定量放置,用药后及时补充。各部门应指定专人每天检查1次并记录,检查内容如下。①药品的贮存条件是否合格。②是否过期、变质、标签脱落或模糊不清。③数量是否与药物清单上所列的相符。

10.做到先用近效期药,并做好标识或及时更换。

11.检查及变更药物均要有书面记录。

12.麻醉药物专人专柜保管,班班清点,交接清楚,准确及时清点并记录。使用后及时在使用记录本上签字并登记残余量,补充备用量。

四、血定型、血交叉与输血核对制度

(一)目 的

规范安全用血,保障患者安全。

(二)内　容

1. 血定型和(或)血交叉核对程序

(1)试管上已贴患者血定型和(或)血交叉信息条码、血定型单和(或)血交叉单,与病历上的姓名、床号、年龄、住院号、医嘱进行核对。

(2)携带血定型与(或)血交叉单、已贴患者信息的血试管及患者的病历,在患者床前核对患者的姓名、年龄、住院号及身份识别带。

(3)采血后再次双人核对无误,根据要求(特殊情况除外),患者分别在血定型单和(或)血交叉单上及采血试管的信息条码上按右手食指印。

(4)执行者双人均在血定型单和(或)血交叉单及病历医嘱单上签全名。

2. 输血核对的内容与程序

(1)输血前,双人共同查对以下内容:血型检验报告单上的患者床号、姓名、住院号、血型;查对供血者与受血者的交叉配血结果;检查血袋上的采血日期、有效期;检查血液有无凝血块或溶血,封口是否严密,有无破损;查对输血单与血袋标签上的受血者和供血者的姓名、血型、血袋号及血量是否相符。

(2)输血时,双人共同到患者床边一起核对以上内容,无误后方可输血,输血执行者两人均需在交叉配血报告单及医嘱单上签全名。

(3)输血后,双人再次将血袋标签上的血型、血单上的血型与患者姓名、血型、身份识别带及住院号进行核对。

3. 血定型、血交叉与输血核对制度补充规定

(1)血定型、血交叉与输血均实行双人查对、双执行、双签名原则。

(2)查对者必须是注册护士或执业医师。

(3)必要时,手术医生或麻醉医生共同参与核对。

4. 注意事项

(1)不同患者的血液制品不得混放,切忌过度振荡,以免破坏红细胞。

(2)送入手术间的血液制品最好在手术室内输完。

(3)输血过程严格执行无菌技术,不可随意输入高渗、低渗、酸性、碱性药品,以防血液凝集或溶解。

(4)输注 2 个以上供血者的血时(两袋血之间都必须有生理盐水冲洗管路),应间隔输入少量等渗生理盐水。

(5)输血期间应加强巡视,密切观察患者病情,关注有无输血反应。一旦出现输血反应,及时通知医生,减慢输血速度或停止输血;必要时与输血科联系,保留余血以备检查分析原因,对症治疗和护理,并在记录单上记录。

(6)静脉加压输血时,尽量在便于观察的粗大静脉输注,严密观察,防止血液外渗。

(7)输血后的血袋应集中放置,由勤务人员签收(每家医院情况不同),送回血库保存 24 小时以上,再集中处理。

(8)手术室配备专职取血员。

(9)记录血液制品到达手术间的时间,血液制品必须在 4 小时内输完,以保证质量。

第十节　危急值管理制度

(一)目　的

对检查/检验预警信息的报告进行有效控制和管理,保证将检查/检验预警信息及时报告给临床医生,以便及时、有效地处置,保证患者生命安全。

(二)内　容

1.医务部、质管办在广泛征求临床科室的意见后确定本单位的检查/检验预警信息项目和范围,并根据实际使用情况进行必要的修订。

2.实验诊断中心、影像中心、心电图室等各专业科室的报告及审核人,能够有效识别和确认危急值,并及时告知给相关手术人员(如手术医生、麻醉医生、巡回护士、术前准备室护士等)。

3.手术部人员应知晓本科室的常见危急值的报告项目及内容,员工均有培训记录。麻醉科主任和手术室科护士长定期(每年至少一次)对危急值报告制度的有效性进行评估。

4.危急值报告按程序进行。检查科室一经确定患者为危急值状态,须立即电话通知手术室或PACU护士,在科内专用的危急值记录本内记录报告的日期、时间、患者姓名、病历号、检查项目及结果,以及接电话的医生/护士的姓名和员工号,待接收方确认信息后再挂电话,同时将结果输入联网电脑。

5.危急值接获管理。

(1)手术室、复苏室内备有专用的危急值记录本,接听电话者在专用的危急值记录本上记录接收日期、时间、患者姓名、病历号、检查项目及结果、通知科室员工姓名及员工号,复述确认无误后方可提供给医生使用。

(2)接获危急值后,在麻醉记录单或手术/复苏室护理记录内应有处理情况的记录。

(3)科内保存对所有危急值的记录,有反馈和改进机制并记录。

(4)接到报告电话的护士负责报告的登记,并根据工作程序向医生报告。

(5)接到报告的医生负责患者的处置和(或)病情观察。

(6)预警信息登记表定期进行归档整理,由科室保存。

6.手术区域配有电脑系统,已设置有检查科室电脑输入结果,手术室人员自动接收电脑查询或打印结果,核实患者信息和时间后,供医生使用。可不作电话报告要求[如病理冰冻(看各个医院危急值制定)、临床血液检验等可在手术间内电脑查询或打印]。

7.检查检验预警信息项目(根据各个医院制定的危急值数据)如下。

(1)心电图室预警信息:急性心肌缺血;严重心律失常;阵发性室性心动过速;Ⅱ度以上房室传导阻滞;病窦综合征(心室率<35次/分钟);快速心房纤颤(心室率>150次/分钟);心室扑动,心室颤动;心电图提示严重低钾血症或高钾血症;平板运动试验过程中出现严重不良反应(如心绞痛、血压下降、室性心动过速等);动态心电图出现窦性停搏>3秒或多次>2秒;高度以上房室传导阻滞;尖端扭转性室性心动过速或室速>5秒。

(2)超声影像预警信息:临床未提示的前置胎盘、胎盘早剥;临床未提示的宫外孕;腹腔脏器破裂，腹腔积液；临床未提示的周围血管血栓形成；睾丸扭转；新发现的心腔内异常回声团块（黏液瘤、附壁血栓）；大量心包积液，出现心脏压塞症状；新发现的主动脉夹层分离；EF＜30％，临床诊断未提示心功能不全；严重的节段性室壁运动异常，临床诊断未提示心肌梗死。

（3）影像学预警信息：在检查过程中出现呼吸、心搏骤停者，即刻抢救并报告临床科室；急性脑梗死，经磁共振（弥散成像及 eADC 图）发现的急性脑梗死；急性脑出血（经头颅 CT 检查发现）；脑疝；大量张力性气胸；血气胸；支气管异物；大面积急性肺栓塞；大量心包积液；夹层动脉瘤、胸腹主动脉瘤；急性消化道穿孔；腹部实质性脏器破裂大出血；颈、胸椎椎体爆裂性骨折、脊髓截断伤；全身多处、多发骨折。

（4）检验预警信息如下。

1）血生化：①血钾≤2.5mmol/L 或≥7.0mmol/L；②血钠≤110mmol/L 或≥170mmol/L；③血氯≤80mmol/L 或≥120mmol/L；④血糖≤2.8mmol/L 或≥30mmol/L；⑤血钙≤1.5mmol/L 或≥3.5mmol/L。

2）血气分析：①动脉血 pH＜7.0 或＞7.6；②动脉血 PCO_2＜20mmHg 或＞70mmHg；③动脉血 PO_2＜40mmHg。

3）血常规：①PLT≤20×10^9/L 或≥600×10^9/L；②WBC≤1.5×10^9/L 或≥50×10^9/L；③中性粒细胞绝对值≤0.5×10^9/L；④Hb≤60g/L 或≥220g/L。

4）凝血常规：①FIB≤0.8g/L；②PT≥20s（口服抗凝治疗稳定后除外）；③APTT ≥80s；④3P 阳性。

第十一节　手术标本管理制度

一、标本管理制度

（一）目　的

为规范手术室手术标本管理，避免发生由各种原因引起的标本意外事件，制定标本管理制度。

（二）内　容

1. 管理原则

（1）即刻核对原则：标本取下后，洗手护士应立即与主刀医生核对标本来源。

（2）即刻记录原则：标本取出并核对无误后，巡回护士或其他病理处理者应即刻记录标本的来源、名称及数量。

（3）及时处理原则：标本产生后应尽快固定或送至病理科处理。

2. 洗手护士的工作职责

（1）应遵循即刻核对原则。

（2）在手术台上暂存标本时，洗手护士应妥善保管，根据标本的体积、数量，选择合适的容器盛装，防止标本干燥、丢失或污染无菌台。

3.病理单填写

主管医生负责填写病理单上各项内容,标本来源应与洗手护士核对后签字确认。

4.病理单核对

标本处理者负责核对病理单上各项内容与病历一致,并遵循及时处理原则。

5.标本登记交接记录

应有标本登记交接记录,记录内容包括患者的姓名、病案号、手术日期、送检日期及送检标本的名称、数量,并由交接双方人员签字。

6.术中冰冻标本送检

(1)术前预计送冰冻标本时,主管医生应在术前填好病理单,注明冰冻。

(2)标本切除后应即刻送检,不应用固定液固定。

(3)送冰冻标本前,洗手护士、巡回护士应与主刀医生核对送检标本的来源、数量,无误后方可送检。

(4)术中冰冻标本病理诊断报告必须采用书面形式(可传真或网络传输),以避免误听或误传,严禁仅采用口头或电话报告的方式。

7.注意事项

(1)手术标本不得与清点物品混放。

(2)任何人不得随意取走手术标本,如有特殊原因,需经主管医生和洗手护士同意,并做好记录。

(3)若需固定标本,应使用10%中性甲醛缓冲液,固定液的量不少于病理标本体积的3~5倍,并确保标本全部置于固定液之中。特殊情况(如标本巨大)时,建议及时送检新鲜标本,以防止标本自溶、腐败、干涸等。

(4) 送检标本时,应将标本放在密闭、不渗漏的容器内,与病理单一同送检。

(5) 标本送检人员应经过专门培训,送检时应与病理科接收人员进行核对,双方签字确认。

(6) 病理科接到标本后,逐项检查各标本的各项信息,无误后在标本送检登记本上签名。

(7)所有病理送检单、病理结果报告单、标本袋标签以及标本送检登记本都必须字迹清晰工整、项目齐全。病理诊断报告以正式文字报告为准。

(8)病理标本管理应用信息化管理保证全程闭环。

二、课题标本留取管理制度

(一)目　的

为了规范手术室课题标本留取管理,减少标本意外事件发生。

(二)内　容

1.课题组需要取用手术标本时,应填写病理申请表,并在术前至有关部门审批。

2.标本取用者凭审批表至手术室登记取用者姓名、标本取用范围、取用期限。

3.取用标本需在术前一天征得主刀医生同意,并在手术通知单上注明允许取用标本。

4.手术室收发人员对取标本者进行登记,并核对审批记录及手术通知单上的信息,符合者方可进入手术室取标本。

5.巡回护士凭胸牌核对取标本者身份,在取标本前征得主刀医生同意。

第十二节　化学危险品管理制度

一、化学危险品清单

化学危险品清单见表3-12-1。

表3-12-1　化学危险品清单

名　称		常备库存数量	理化特性
甲醛/福尔马林		根据情况	无色,具有刺激性和窒息性的气体,商品为其水溶液,易溶于水,溶于乙醇等多数有机溶剂,熔点为－92℃,沸点为－19.4℃,属于腐蚀品
乙醇	95%	根据情况	无色液体,有酒香;与水混溶,可混溶于醚、氯仿、甘油等多数有机溶剂;性质稳定,熔点为－114.1℃,沸点为78.3℃,为易燃液体
	75%	根据情况	
免洗手外科手消毒液		根据情况	乳白色,略带刺激性气味,含有酒精成分,不管制

二、化学药剂泄漏的应急程序

(一)应急程序

1.当化学药液喷溅到患者衣物上时,马上将接触的衣物脱下,放在消毒液中清洗消毒。

2.当药液溅到皮肤上时,在第一时间内用大量流动水冲洗,也可用棉花或吸水布吸干皮肤上药液,然后用清水冲洗,千万不要擦拭。

3.通知医生并协助明确液体的性质,遵医嘱进行解毒处理。

4.及时向上级汇报,协助了解事情经过,制定相应措施,总结经验,防止类似事件发生。

(二)化学药剂泄漏处理流程

化学药剂泄漏处理流程见图3-12-1。

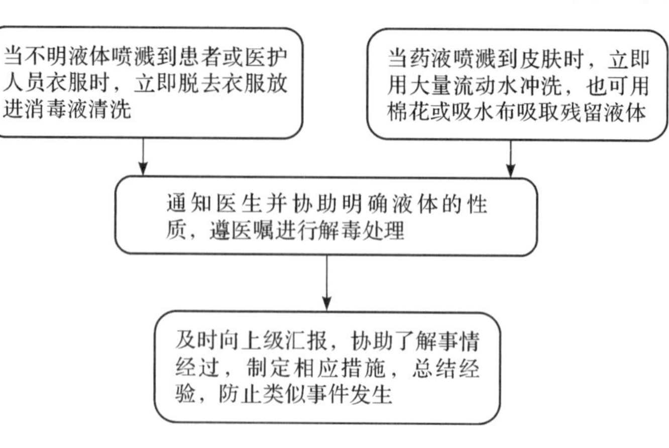

图3-12-1　化学药剂泄漏处理流程

第十三节 医用气体管理制度

医用气体是指医疗方面使用的气体。有的直接用于治疗，有的用于麻醉，有的用于驱动医疗设备和工具，有的用于医学试验和细菌、胚胎培养等。手术室是各类医疗气体集中使用的重要场所。手术室常用的医疗气体主要有氧气、压缩空气、二氧化碳、氮气、氩气等。

(一)手术室医用气体中心供应设计特点

1. 医用中心供氧系统

医用中心供氧系统由中心供氧站、减压装置、管道、阀门及氧气终端等组成。中心供氧站是医用中心供氧系统的核心，站内的氧气通过管道和减压装置输送至手术室各手术间的快速插座终端处，然后通过湿化器供患者吸氧。与传统氧气钢瓶的给氧模式相比较，中心氧供应更为安全，在免去对大量钢瓶设备的需求、节约成本的同时，也省却了氧气钢瓶的存储、搬运等环节的工作量，提高了工作效率。

2. 医用负压吸引系统

医用负压吸引系统的负压源是中心负压真空泵组，是为吸除手术过程中患者的血液、痰液及术中冲洗液等而设计的。中心吸引装置克服了电动吸引机需随用随搬、不能多人共用、消毒不便的缺点。

3. 麻醉废气排放系统

手术室麻醉废气利用压缩空气排放，无须日常保养，废气排放流量可根据手术类型、手术需要进行调节。

4. 医用压缩空气系统

医用压缩空气系统的动力源是中心压缩站的空压机组，通过该机组使空气系统管路达到所需压力值和流量，以供手术医疗设备使用。

5. 医用二氧化碳供应系统

医用二氧化碳供应系统由中心供应站、减压装置、管道、阀门及氧气终端等组成。中心供应站是医用二氧化碳的核心供应系统，站内的二氧化碳气体通过管道和减压装置输送至手术室各手术间的快速插座终端处，然后通过终端接口与设备相连接。

6. 医用氮气供应系统

医用氮气供应系统由中心供应站、减压装置、管道、阀门及氧气终端等组成。中心供应站是医用氮气的核心供应系统，站内的氮气通过管道和减压装置输送至手术室各手术间的快速插座终端处，然后通过终端接口与设备相连接。

(二)手术室医用气体操作规范

手术室医用气体的使用是手术室运行的重要环节，与手术患者的手术、抢救密切相关。保证手术室医用气体质量，优化医用气体使用流程，是手术室医用气体质量管理的核心部分。现将手术室医用气体操作规范总结如下。

1. 手术室医用气源装置应分别设置在手术台患者头右侧顶棚和靠近麻醉机的墙面下

部，距地高度为 1.0～1.2m；麻醉气体排放装置也应设置在手术台患者头侧。

2.洁净手术部医用气体终端接口上应有明显的气体种类标识。各标识字体均采用中英文双重表述方式，字体颜色采用国际通用的方式，用不同颜色区分不同的气体。如二氧化碳为红色，氮气为黑色，氩气为灰色等。

3.若手术室医用气体终端采用插拔式自封快速接头，则应定期用消毒液擦拭该接头，以保证供应气体的清洁、安全。

4.各类手术室医用气体终端接口连接时，应具有唯一性及不可更换性，以保障气体管道连接的正确性，预防错用气体的事故发生。

5.在连接各类医用气体终端接口时，应双人核对，保证气体管道连接正确。

6.每个手术间都应有两套医用气体终端，一套装在吊塔上，一套装在嵌壁终端箱内，一用一备。同类医用气体终端接口应保证 2 个或 2 个以上。使用过程中，若一路接口发生故障，可立即启用备用接口，以保证手术过程及手术患者的安全。

7.手术室医疗气体应设立专人负责制，由特定手术室护士负责整个手术室医疗气体的管理，并在每个手术间的电话本上公布该护士的联系号码，一旦手术间气体使用发生故障，可由手术间护士联系该责任护士，再由该名负责任护士联系医院医疗气体供应中心，通知供应中心工作人员进行检修。

8.设立手术室医疗气体系统定期检修制度，督促医院医疗气体供应中心定期对手术室医疗气体系统进行检修，以保证医疗气体的正常输送。每次检修完毕，检修人员需在检修登记本上登记检修时间、项目并签名。

9.各手术间负压吸引装置应采用一次性可更换负压吸引袋，一人一换，预防交叉感染。

10.制定手术室医疗气体使用应急预案，一旦发生意外事故，应及时启动应急预案，以保证手术的顺利进行，防止手术意外的发生。

参考文献

[1]郭莉，何丽，徐梅，等. 手术室护理实践指南[M]. 北京：人民卫生出版社，2020.

[2]陈肖敏，潘惠英，陈丽莉，等. 手术室护理专科实践[M]. 北京：人民卫生出版社，2020.

[3]齐海燕，胡洁虹，申响玲，等. 手术室专科护理[M]. 兰州：甘肃科学技术出版社，2018.

[4]刘春红，崔秀民，薛莎莎，等. 手术室护理技术与临床实践[M]. 长春：吉林科学技术出版社，2016.

[5]周淑萍，叶国英，韩慧慧，等. 围手术期护理[M]. 杭州：浙江大学出版社，2017.

[6]娇艳京，李雪静，魏彦姝，等. 手术室护理技术规范[M]. 北京：人民卫生出版社，2017.

[7]王静，王艳丽，蔡翠翠，等. 手术室护理用书[M]. 北京：科学技术文献出版社，2020.

[8]江蕊，王冠容，范乐莉，等. 现代实用手术室护理[M]. 北京：科学技术文献出版社，2019.

[9]皮红英，何丽，孙建荷，等. 手术室护理指南[M]. 北京：科学出版社，2017.

[10]王庆梅，曾俊，罗跃全，等. 新编手术室护理学[M]. 北京：军事医学科学出版

社,2014.

[11]黄一凡,张志丽,朱源源,等. 手术室护理[M]. 北京:人民卫生出版社,2017.

[12]高兴莲,郭莉,杨英,等. 手术室专科护理学[M]. 北京:科学出版社,2014.

[13]黄雪冰. 现代手术室护理技术与手术室管理[M]. 汕头:汕头大学出版社,2019.

[14]刘春英,王悦,彭玉娜,等. 手术室护理质量管理[M]. 北京:中国医药科技出版社,2018.

[15]高虹. 实用手术室护理管理学[M]. 天津:天津科学技术出版社,2017.

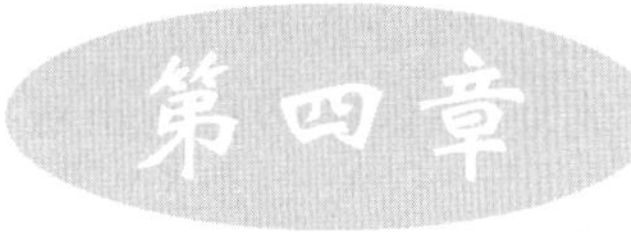

手术室感染控制管理制度

第一节　手术部位感染控制制度

(一)目　的

为加强手术部位感染控制，通过建立并落实手术部位感染预防与控制相关规章制度和工作规范，降低发生手术部位感染的风险。

(二)内　容

1. 根据《外科手术部位感染预防与控制技术指南》《医院感染管理办法》及《医疗废物管理条例》等相关条例，制定本制度。

2. 手术室应当通过有效的医院感染监测、空气质量控制、环境清洁管理、医疗设备和手术器械的清洗、消毒、灭菌等措施，降低发生感染的风险。

3. 连台手术间应及时进行手术间清洁、消毒。当天手术全部结束或感染手术结束后，手术间应严格按照医院感染控制的要求进行彻底清洁、消毒。

4. 手术室应当与临床科室等有关部门共同落实患者手术部位感染的预防措施，包括正确备皮、有效控制血糖、合理使用抗菌药物以及预防患者在手术过程中发生低体温等。

5. 手术室应当严格限制非手术人员的进入。

6. 医务人员在实施手术过程中必须遵守无菌技术原则。

7. 手术室应加强医务人员的职业卫生安全防护工作，制订具体措施，提供必要的防护用品；严格执行手卫生规范，实施标准预防，保障医务人员的职业安全。

8. 手术室的医疗废物管理应当按照《医疗废物管理条例》及有关规定进行分类、处理。

第二节　手术室消毒隔离制度

(一)目　的

本制度参照(卫医政发〔2009〕90号)《医院手术部(室)管理规范(试行)》《医疗机构消毒

技术规范》(WS/T 367—2012)、《医院消毒供应中心》(WS310—2016)。规范手术室各级人员落实各项消毒技术规范,符合医院感染要求,确保手术室工作正常进行,无院感相关意外事件发生。

(二)内　容

1. 工作人员管理

(1) 工作人员应定期接受与其岗位职责相应的岗位培训,正确掌握手术室工作的基本技能、器械消毒灭菌原则、医院感染防控相关知识和技能。

(2) 手术室配备医院感染监控员1名,参与医院感染管理相关会议和培训,负责本科室相关制度的制定和落实,定期自查,及时发现存在的问题,收集资料并持续改进。

(3) 手术室着装要求如下。进入手术室的工作人员应正确穿戴手术室专用的服装、工作鞋和帽子。在执行无菌操作、进入限制区时,应正确佩戴一次性医用外科口罩;外出时,需穿外出服、外出鞋。在处置患者或器械时,如可能有血液、体液、分泌物、排泄物喷溅,应穿隔离衣或防护围裙、戴防护目镜或面屏。工作衣被血液、体液污染时,应及时更换。手术人员在接触疑似为呼吸道传染的患者时应戴N95口罩,遇污染立即更换。开放手术的手术人员应戴防护目镜(戴眼镜者除外)或面屏。

(4) 手术室人员数量要求必须保证有足够的护理人员,护士与手术台之比为3∶1。原则上,巡回护士不能同时兼管2间手术间。

(5) 工作人员患有感冒、腹泻等可能会传播的感染性疾病时,应避免接触患者。有传染性疾病者应休息至无传染性时方可恢复上班。

2. 患者管理

(1) 患者准备。手术患者进入手术室前应更换手术专用衣服,脱去内衣、袜子,戴上一次性帽子。除去假牙、戒指、项链、手表等饰物和贵重物品。

(2) 患者皮肤准备和手术区域皮肤消毒。建议患者手术前一天用抗菌沐浴液沐浴。避免不必要的备皮,确需备皮的应在术前进行,尽量使用不损伤皮肤的方法。首选剪毛器,备皮时间以接近手术时间为佳,术前30分钟以内剔除毛发会降低手术部位的感染风险。皮肤消毒采用5% PVP-I消毒的方法。范围一般扩大至距手术切口15~20cm的区域,以建立适当的无菌安全带。

(3) 规范抗菌药物使用,术前应在划刀前0.5~1小时内预防性给予抗菌药物。

(4) 按照各科手术安排表的台次、洁净手术室的净化级别和手术切口清洁程度安排手术。按照标准预防措施管理每一位手术患者,并做好员工的自我防护。未配备负压洁净手术室的,不能接受经空气传播的感染患者的手术,如开放性肺结核、重症急性呼吸综合征(severe acute respiratory syndrome, SARS)等患者。如有疑似患者,病情允许时,应为患者佩戴一次性医用外科口罩,尽快转至专科医院救治,并汇报医务科、保健科、医院感染管理科。配有负压洁净手术室的,若有疑似或确诊经空气传播疾病的手术患者,严格按负压手术室管理规范执行。

(5) 手术前后,如患者病情允许,应将床头抬高30°。

(6) 注意患者的保暖,为患者提供被子、毯子、冲洗用的温生理盐水、加温机等物品和设备。

（7）1位巡回护士原则上不能同时护理2位手术患者。

3.环境管理

（1）禁止在手术室内摆放水养或土养植物。

（2）禁止在室内及走廊铺设地毯，禁止在手术室入口处放置踏脚垫并喷洒消毒剂。

（3）正压手术间空气净化效果及监测频率符合GB50333的要求。负压手术室管理参照《正负压切换洁净手术室的管理》。

（4）墙面和门窗应保持无尘和清洁。定期进行湿式卫生，拖地的原则为从清洁区至污染区。抹布、拖把头使用后应清洗消毒，晾干或烘干备用。

（5）地面及物体表面管理如下。①非限制区、半限制区地面（如走道、术前准备室、麻醉恢复室、收发室、更衣室、休息室、办公室、洗手间等），每日进行2次湿式卫生，可采用清洁剂辅助清洁。②限制区地面（内外廊）用500mg/L含氯消毒液擦拭消毒，每日早晚2次，遇污染或两台手术之间及时清洁消毒。③限制区内采用脱卸式拖把头清洁地面，使用后及时更换，机洗消毒后使用。地面每季度机洗及打蜡。④限制区以外区域的拖把分色、分区要求与医院其他区域一致。⑤不同区域使用的清洁工具应分开放置，不得用一把拖把连续擦拭不同的手术间，拖地的原则为从清洁区至污染区。使用后的拖把头清洗消毒烘干备用，地巾采用不掉屑纤维材料。⑥桌面、物体表面每天常规进行2次湿式卫生；两台手术之间常规用清水擦拭桌面和仪器设备、输液架、操作台、墙面、无影灯、体位架和体位垫等表面；如有明显血液、体液污染，及多重耐药菌株污染等情况，使用2000mg/L含氯消毒液擦拭消毒。冰箱、温箱、微波炉、柜顶、回风口等处每周进行1次湿式卫生，遇污染随时清洁。储藏柜每周清洁。污物桶每天1次擦拭消毒。接送患者的平车每天擦拭消毒，车轮每次均应清洁，车上物品保持清洁。接送隔离患者的平车用后及时擦拭消毒。⑦常规擦拭消毒可使用500mg/L含氯消毒液，作用时间>10分钟。⑧物体表面有血液、体液污染时，先用吸湿材料除去可见污染物，再用2000mg/L含氯消毒液擦拭消毒，作用时间>30分钟。⑨窗帘每半年清洗1次，床帘每季度清洗1次。

4.物品管理

物品管理遵守《无菌物品的管理》。

（1）手术器械和用品的灭菌要求见《医疗机构消毒技术规范》（WS/T 367—2012）。应选择适宜的灭菌方法，并结合科学的监测手段，保证灭菌效果。能采用压力蒸汽灭菌的物品应避免使用化学灭菌。所有手术器具、器械、材料，包括布巾、纱布、敷料、缝针、刀片等，凡能够耐高温、高湿的物品均采用压力蒸汽灭菌。对不耐热、不耐高温的物品，采用环氧乙烷灭菌或低温等离子灭菌。环氧乙烷灭菌后，必须去除物品上的环氧乙烷残留。

（2）医疗器材和物品在灭菌前，先去除污染，彻底清洗干净。

（3）压力蒸汽灭菌应按规范进行物理、化学、生物监测。①物理监测：每次灭菌应连续监测并记录灭菌时的温度、压力和时间等灭菌参数。②化学监测：每一灭菌包均应进行包内、包外化学指示物监测。将包内化学指示物置于包内最难灭菌的部位。在采用快速程序灭菌时，应直接将一张包内化学指示物置于待灭菌物品旁边进行化学监测。③生物监测：至少每周监测1次。在紧急情况灭菌植入物时，使用含第5类化学指示物的生物PCD进行监测，化学指示物合格可提前放行，应及时将生物监测的结果通报使用部门。在采用快速程序灭菌时，应直接将一支生物指示物置于空载的灭菌器内。

(4) 在使用无菌物品前,应严格检查包装有无潮湿、破损,核对灭菌有效期以及指示胶带与指示卡变色是否均匀一致,是否达到灭菌要求。

(5) 每月进行环境卫生学监测,监测项目包括手、消毒液、净化水、操作台表面、空气、消毒后直接使用的医用器材(如简易球囊)等。

(6) 管理医用织物以及废物。将使用后的医用织物密闭运送至洗衣房清洗消毒。按废物分类原则处理手术废物:将医疗废物置于黄色垃圾袋;将一次性包装材料及生活垃圾置于黑色垃圾袋;将化疗废物置于红色垃圾袋,使用后的锐器置于锐器盒。将感染手术的医用垃圾置于黄色污物袋,外贴隔离标志封闭运送,无害化处理。

5. 标准预防

标准预防遵守《员工职业防护制度》。

6. 感染手术后处理细则

(1) 在隔离患者手术安排表上应注明感染情况,严格隔离管理。感染手术后必须消毒处理,以防止因空气传播或感染器械再使用导致的交叉感染。术后器具和物品应消毒,标本按隔离要求处理,手术间严格执行终末消毒。

(2) 一般感染手术按标准预防措施。

(3) 特殊病原体(如气性坏疽、朊病毒或突发原因不明的传染病病原体)感染手术的终末处理参照以下原则。①按照2016版《医院消毒供应中心管理规范》,朊病毒、气性坏疽及突发原因不明的传染性病原体三类感染属于特殊感染,物品以简单的器械为宜,尽量选一次性包、一次性用物,建议配置巡回护士2名,手术室内外各1名。术后污染的诊疗器械、器具和物品需特殊处理。器械应遵循先消毒、后清洗、再灭菌的原则。②术中注意点:洗手护士尽量将含脓血的物品控制在台上,勿随意放置。地面遇有污染时,用2000mg/L含氯消毒液覆盖30分钟后及时清除。垃圾及用过的布类必须入袋。③术后终末处理:台上器械除清除肉眼可见血迹外,应加清洁包布打包,贴隔离标志并注明隔离种类,密闭运送至消毒供应中心,并与消毒供应中心人员进行当面交接。统一由消毒供应中心进行器械的消毒、清洗、打包灭菌。④器械处理:对于气性坏疽,采用1000～2000mg/L含氯消毒液浸泡30～45分钟后按照标准处理消毒。应先浸泡于1mol/L氢氧化钠溶液内60分钟,再按照标准处理消毒。对于朊病毒、突发原因不明的传染病病原体,应按照国家当时发布的规定要求处理。⑤将术后敷料、吸引瓶及用后一次性用物放入有标记的袋中封口,在其外套黄色医疗垃圾袋,外贴隔离标签,注名感染种类。⑥将污染的被服及手术布类均放入有标记的黄色医疗垃圾袋中封口。其外再套一层黄色医疗垃圾袋,外贴隔离标签,注明感染种类。⑦应将参加手术人员脱去的手套、隔离衣、鞋套等放入黄色医疗垃圾袋中封口,并注意手卫生。⑧送检的标本由门外巡回护士贴好标签并外套一个清洁标本袋,外贴隔离标志并注明感染种类,立即送病理科。⑨将布类、垃圾及时送出手术间,并与清洁部及洗衣房沟通;用2000mg/L含氯消毒液对手术间所有物体表面进行擦拭消毒,包括仪器设备等。⑩先清除手术间一切污染源后,再对空气、墙面和层流回风口用2000mg/L含氯消毒液喷雾,喷雾量为20～30mL/m^3,负压状态下静止30分钟后彻底打扫。持续负压12小时,再按常规清洁打扫。用500mg/L含氯消毒液拖地面,擦拭墙面、仪器设备、台子和层流回风口。切换成正压状态静止1小时后,行第1次空气培养。空气培养后调成负压持续12小时,再行第3次打扫。持续正压1小时后,行第2次空气培养,再持续正压。等待空气培养结果合格后,手术间可重新开放使用。

第三节　无菌物品的管理

(一)目　的

规范手术室无菌物品的存放，使无菌物品安全有效，符合院感要求。

(二)内　容

1. 灭菌与非灭菌的物品应严格分室放置。无菌物品须存放在阴凉、通风、干燥的库房。存放物品的货架应由不易吸潮、表面光洁的材料制成，表面再涂以不易剥蚀脱落的涂料，使之易于清洁和消毒。应将灭菌物品放于离地高≥20cm，离天花板≥50cm，离墙≥5cm处的载物架上，按顺序排放，分类放置，符合医院消防要求并有防尘设施。

2. 无菌包体积不超过$(30\times30\times50)cm^3$，包布大小适宜，整洁无破损，包外的标签应注明名称、灭菌日期、失效期，并签全名。器械包重量不宜超过7kg，敷料包重量不超过5kg。灭菌包中间安放灭菌指示卡，使用时应鉴定灭菌效果。所有器械术后必须在器械洗涤室内处置，禁止在限制区水槽内清洗。

3. 无菌物品分类放置，标签醒目，并每天检查。棉布包装材料有效期为14天，梅雨季有效期为7天；一次性无纺布双层包装，经高温、高压灭菌或低温等离子灭菌后，有效期为6个月；一次性纸塑包装材料经高温、高压灭菌后，有效期为6个月；一次性纸塑包装材料经环氧乙烷灭菌或低温等离子灭菌后，有效期为6个月；硬质容器盒包装材料经高温、高压灭菌后，有效期为1年。

4. 湿包和有明显水渍的包不可作为无菌包使用。灭菌包掉落在地，或误放于不洁之处，均应视为受到污染，不可作为无菌包使用。

5. 运送无菌物品的工具应每日清洗，并保持清洁、干燥。当怀疑或发现有污染可能时，应立即清洗消毒。

6. 拿取无菌物品应严格遵循从左到右、从上到下、从前到后的原则，先用近效期物品，后用远效期物品。在补放无菌物品时，也要严格按有效期顺序放置。每天有专人负责检查有效期，并做好登记。不得有过期物品存放在无菌物品间。

7. 一次性使用无菌医疗物品必须在拆除外包装后才能移入存放间。

8. 一次性使用无菌医疗物品设专室存放、专人管理、专人发放、定期检查有效期、按需进货，避免一次性灭菌物品积压过期而造成不必要的浪费。

第四节　器械清洗、消毒、灭菌及维护保养

(一)目　的

去除医疗器械上的污物，对清洗后的器械进行消毒、灭菌及维护保养，保障器械功能良好。

(二)内　容

1. 医疗器械、器具和物品处理的基本原则

(1)通常情况下,应遵循先清洗后消毒的处理原则。被朊病毒、气性坏疽及突发原因不明的传染病病原体污染的医疗器械、器具和物品应先消毒后再清洗、消毒。

(2)应根据《中华人民共和国卫生行业标准 WS310.1—2016》的规定,选择合适的清洗、消毒或灭菌处理方法。

(3)清洗、消毒或灭菌效果的监测应符合《中华人民共和国卫生行业标准 WS310.3—2016》的规定。

(4)耐热、耐湿的器械、器具和物品,应首选物理灭菌方法。

(5)应遵循标准预防的原则进行清洗、消毒、灭菌。消毒供应中心(central sterile supply department, CSSD)不同区域人员防护着装要求应符合《中华人民共和国卫生行业标准 WS310.2—2016》的规定。

2. 清洗

(1)冲洗:指使用流动的水去除器械、器具和物品表面污物的过程。

(2)洗涤:指使用含有化学清洗剂的清洗用水,去除器械、器具和物品表面污染物的过程。

(3)漂洗:指用流动的水冲洗洗涤后器械、器具和物品上残留物的过程。

(4)终末漂洗:指用软水、纯化水或蒸馏水,对漂洗后的器械、器具和物品进行最终处理的过程。

(5)超声波清洗:指利用超声波在水中振荡产生“空化效应”进行清洗。

3. 清洗后的器械应消毒处理

消毒首选机械热力消毒,采用酸性氧化电位水或取得国务院卫生行政部门卫生许可批件的消毒剂进行消毒。选用湿热消毒法消毒应遵循的原则:消毒后直接使用的诊疗器械 A_0 值应≥3000,消毒后继续灭菌处理的 A_0 值应≥600。

4. 干燥

器械消毒后,使用软水再次漂洗,将漂洗后的器械放入清洁网篮内,送干燥柜烘干;管腔类器械用高压气枪吹干。

5. 灭菌

见本章第二节。

6. 维护保养

(1)人员培训:精密特殊器械应由经专业培训的护士或专洗工人负责处理。

(2)精密特殊器械:如显微器械在运送、分类、清洗等各个环节中,要注意单独处理、轻拿轻放、避免摩擦及相互碰撞,严格使用润滑剂进行器械的保养,头端套上保护帽。

(3)浸泡:各种精密贵重器械在清洗前需要浸泡,目的是使存留在器械表面和器械连接部位夹缝中的污物分解和软化,以便清洗。

(4)清洗:须使用专用的清洁刷,特别对器械轴节、管道、夹缝复杂结构处等,应认真刷洗和反复冲洗。对已生锈的器械切忌用刷子、钢圈刷洗,必须使用符合医疗器械清洗标准的除锈产品,清洗结束后,要彻底烘干各个部位。

(5)上油:①机械清洗后的器械已使用润滑剂进行器械的保养,不用再次上油。②手工清洗后的器械,应使用润滑剂进行器械保养,严禁使用液状石蜡等非水溶性的产品作为润滑剂。③清洗烘干后将专用的润滑油直接喷在贵重的精密器械的各个关节及轴部,防止生锈,延长器械使用寿命,节约成本。④动力系统严格按生产厂家提供的维护保养程序进行保养。

(6)运送和保管:精密贵重器械比较容易损坏,运送摆放时要格外小心,避免摩擦及相互碰撞;尖锐器械尖端及时合拢,必要时套上保护帽,以免器械受到损伤。

第五节　医务人员手卫生管理

(一)目　的

本标准规定了医务人员手卫生的管理与基本要求、手卫生设施、洗手与卫生手消毒、外科手消毒操作规范、手卫生效果的监测等。

(二)内　容

1. 手卫生的管理与基本要求

(1)医疗机构应制定并落实手卫生管理制度,配备有效、便捷的手卫生设施。

(2)医疗机构应定期开展手卫生的全员培训,医务人员应掌握手卫生知识和正确的手卫生方法,保障洗手与手消毒的效果。

(3)医疗机构应加强对医务人员手卫生工作的指导与监督,提高医务人员手卫生的依从性。

(4)手消毒效果应达到如下相应要求。①卫生手清毒,监测的细菌菌落总数应$\leqslant 10cfu/cm^2$。②外科手消毒,监测的细菌菌落总数应$\leqslant 5cfu/cm^2$。

2. 手卫生设施

(1)洗手与卫生手消毒设施:①设置流动水洗手设施。②手术室、产房、导管室、层流洁净病房、骨髓移植病房、器官移植病房、重症监护病房、新生儿室、母婴室、血液透析病房、烧伤病房、感染疾病科、口腔科、消毒供应中心等重点部门应配备非手触式水龙头。有条件的医疗机构在诊疗区域宜均配备非手触式水龙头。③应配备清洁剂。④应配备干手物品或者设施,避免二次污染。⑤应配备合格的速干手消毒剂。⑥手卫生设施的设置应方便医务人员使用。⑦卫生手消毒剂应符合下列要求:a. 应符合国家有关规定;b. 宜使用一次性包装;c. 医务人员对选用的手消毒剂应有良好的接受性,手消毒剂无异味、无刺激性等。

(2)外科手消毒设施:①应配置洗手池。洗手池设置在手术间附近,水池大小、高矮适宜,能防止洗手水溅出,池面应光滑无死角,易于清洁。洗手池应每日清洁与消毒。②洗手池及水龙头的数量应根据手术间的数量设置,水龙头的数量应不少于手术间的数量,水龙头开关应为非手触式。③应配备清洁剂。④应配备清洁指甲用品;可配备手卫生的揉搓用品。如配备手刷,手刷应柔软,并定期检查,及时剔除不合格手刷。⑤手消毒剂应符合国家管理要求,并在有效期内使用。⑥手消毒剂的出液器应采用非手触式。消毒剂宜采用一次性包装,重复使用的消毒剂容器应每周清洁与消毒。⑦应配备干手物品。干手纸应一用一丢弃。⑧应配备计时装置、洗手流程及说明图。

3. 洗手与卫生手消毒

(1)洗手与卫生手消毒应遵循以下原则。①当手部有血液或其他体液等肉眼可见的污染时,应用清洁剂和流动水洗手。②当手部没有肉眼可见污染时,宜用速干手消毒剂消毒双手,代替洗手。

(2)在下列情况下,医务人员应根据情况进行卫生手消毒。①直接接触每位患者前后,从同一患者身体的污染部位移动到清洁部位时。②接触患者黏膜、破损皮肤或伤口前后,接触患者的血液、体液、分泌物、排泄物、伤口敷料等之后。③穿脱隔离衣前后,摘手套后。④进行无菌操作前,或接触清洁、无菌物品之前。⑤接触患者周围环境及物品后。⑥处理药物或配餐前。

(3)医务人员在下列情况下应先洗手,然后进行卫生手消毒。①接触患者的血液、体液和分泌物以及被传染性致病微生物污染的物品后。②直接为传染病患者进行检查、治疗、护理或处理传染病患者的污物之后。

(4)医务人员洗手方法,见本章附录A。

(5)医务人员卫生手消毒应遵循以下方法。①取适量的速干手消毒剂于掌心。②严格按照附录A医务人员洗手步骤进行揉搓。③揉搓时,保证手消毒剂完全覆盖手部皮肤,直至手部干燥。

4. 手卫生效果的监测

见本章附录A和附录B。

第六节 医疗废物的管理

(一)目 的

依据国家相关规定,做好医疗废物源头分类,规范医疗废物处理流程管理,防止手术产生的医疗废物处理不当造成交叉感染、环境污染以及疾病传播,保障手术安全。

(二)内 容

1. 医疗废物概念

手术室的废物应分医疗废物(医疗垃圾)、生活垃圾。医疗废物是指医疗卫生机构在医疗、预防、保健以及其他活动中产生的具有直接或者间接感染性、毒性以及其他危害性的废物,分为感染性废物、损伤性废物、病理性废物、药物性废物、化学性废物等五大类。医疗废物应放置在黄色垃圾袋或锐器盒中,生活垃圾放置于黑色垃圾袋内。

2. 制定并落实管理制度

应有对医疗废物分类、收集、转运、暂存及交接、登记的规定。

(1)制定医疗废物流失、泄漏、扩散和意外事故的应急方案。

(2)专人负责培训,督促相关制度落实。

(3)医疗废物包装袋或者容器应符合中华人民共和国环境保护部2008颁布的《医疗废物专用包装袋、容器和警示标识标准》。

3.处理流程

(1)手术间应放置无盖垃圾桶(袋)、锐器盒等,用于医疗废物和生活垃圾的收集。

(2)分类放置。①黄色垃圾袋应放置被血液、体液污染的敷料、缝线、引流管、密闭式引流瓶及杂项物品等;传染病或疑似传染病患者产生的医疗废物应当使用双层包装物并及时密封。②黄色锐器盒应放置各类锐器。③黑色垃圾袋应放置未被血液、体液、排泄物污染的手术物品的外包装材料。④白色垃圾袋应放置未被污染的输液瓶(袋)。普通患者使用后去除输液管、针头部分,且输注液体内未添加其他药物,按可回收的生活垃圾处理。⑤手术切下不需要做病理检测的肢体等,用黄色垃圾袋包扎后,联系医疗垃圾回收人员及时回收,并做好登记。⑥引流液、排泄物、废弃的化学试剂、废弃的消毒剂等液体应排入污水处理系统。⑦放射性药品应存放在防护容器中,用后剩余的药品必须清点后再存放在防护容器中,按中华人民共和国国务院2012年颁布的《放射性废物安全管理条例》规定运至存放地。

(3)每台手术结束后,及时清空手术间内所有垃圾,并注明手术间号及台次。

4.特殊情况的处理

(1)发生医疗废物流失、泄漏、扩散时,应当立即报告,并上交事件经过记录。

(2)有人员健康损害情况时,需对致病人员提供医疗救护和现场救援等相应紧急处理措施。

(3)当发生医疗废物导致传染病传播,或有证据证明有可能发生传染病传播的事故时,应当按照《中华人民共和国传染病防治法》及有关规定报告,并采取相应措施。

5.注意事项

(1)手术室内医疗废物暂存地应远离手术区域、无菌物品储存区域及生活区。同时应设有醒目标识,有医疗废物分类收集方法的示意图或者文字说明,且定期清洁消毒。

(2)暂存的医疗废物应避免污染储存环境,及时运出。

(3)从患者体内取出的内植物应按医疗废物处理。

(4)放入包装袋或者容器内的感染性废物、病理性废物、损伤性废物不得取出。

(5)所盛装的医疗废物达到包装物或者容器的3/4时,应当使用有效的封口方式。

(6)包装物或者容器的外表面被感染性废物污染时,应当对被污染处进行消毒处理或者增加一层包装。

(7)在进行医疗废物的收集、运送、贮存、处置等工作中,若出现医疗废物渗漏、遗撒等情况,应立即进行污染范围的清洁、消毒。

(8)若怀疑污染范围大或有无法控制的情况,除做好清洁、消毒工作外,需立即通知上级有关部门进行评估,并给予有效的处理,避免污染周围环境。

第七节 员工职业防护

(一)目 的

国务院2008年颁布的《中华人民共和国执业医师法》和2015年颁布的《护士法律法规》明确了医护人员的权益,规范了医护行为,进一步完善了职业防护策略和措施,对于积极依法保障医护人员的职业安全起到了促进作用。

(二)内　容

1. 工作人员管理

(1)工作人员应定期接受与其岗位职责相对应的岗位培训,正确掌握手术室的各种危害因素(包括生物因素、物理因素、化学因素等),掌握员工职业安全防护的相关知识和技能。

(2)手术室配备职业安全监控员一名,参与管理相关培训,负责本科室相关制度的制定和落实,定期自查,及时发现存在的问题,收集资料并持续改进。

(3)防感染:进入污染区,或处置患者和器械时,可能有血液、体液、分泌物、排泄物喷溅,应穿隔离衣或防护围裙,戴防护目镜或面屏。若不慎有血液或者体液溅入眼睛,应立即使用洗眼装置,或者用大量生理盐水或清水冲洗眼睛,检测血液并上报和随访。医务人员若手部皮肤受损,可能有被污染的风险,操作时应戴手套。接触疑似有呼吸道传染病的患者时,应戴N95口罩。此外,开放性手术的手术人员应戴防护目镜(戴眼镜者除外)或面屏。如有污染,立即更换。

(4)防锐器:加强专业业务防护,使用传递盘传递锐器时应谨慎到位,如不慎被刺伤,应立即在流水冲洗下挤出血液(从近心端向远心端),对创面严格消毒,使用药物预防,上报针刺伤事件,进行传染病检查和随访。

(5)防辐射:加强放射卫生防护训练,掌握放射卫生防护知识,加强自身防护意识。术中使用X线机时,医护人员必须采用局部屏蔽或距离防护,穿好铅衣,戴好铅镜,备好铅屏。

(6)防废气:戴好口罩,确保换气通风设备良好。

(7)防化学消毒剂:在使用化学消毒剂时,做好个人防护工作,避免直接接触。若不慎飞溅入眼或皮肤上,应立即用洗眼器或流动水反复冲洗。

(8)防生理伤害:加强业务学习,提高业务水平,适应手术节奏,合理安排休息和工作时间;术中使用弹力袜,工作时尽量保持生理弯曲,适时放松。

2. 环境管理

(1)感染手术间:感染手术应安排在负压手术间或感染手术间进行,手术间挂“隔离”标志,禁止参观。

(2)辐射手术间:有电离辐射的手术安排在辐射手术间,并悬挂“辐射”标志,禁止参观。

(3)空气:正压手术间空气净化效果及监测频率符合《中华人民共和国卫生行业标准》(GB50333－2013)的要求;负压手术间管理参照《洁净手术部建筑技术规范》中有关负压手术室的建筑要求。手术间内使用循环送风系统,保持手术间内空气洁净清新,防止有害气体泄露。

(4)挥发性化学消毒剂应放置于阴凉通风处,集中放置、密闭保存,以免渗漏,造成污染。

(5)地面、桌面和物体表面管理遵守《医院消毒卫生标准》(GB15982－2012)。

3. 物品管理

(1)防感染:严格执行感染手术处理原则,感染及急诊手术均使用一次性物品及敷料。

(2)防锐器:传递锐器要稳、准,使用传递盘。回收处理锐器时谨防刺伤。

(3)防辐射:设置铅墙,观察窗设置在非有用线束投照方向的墙壁上,并具有同侧墙的屏蔽防护效果。术中需要X线透视的,参与手术的医护人员需穿好铅衣,备好铅屏。

(4)防噪音:选择噪音小、功能好的仪器设备。

(5)防废气：将有害气体接于专用的吸收缸，确保换气通风设备良好。

4. 标准预防

标准预防是将普遍预防和体内物质隔离的许多特点进行综合，认为所有患者的血液、体液、排泄物、分泌物均具有传染性。不论其是否有明显的血迹污染或是否接触非完整性的皮肤与黏膜，均需进行隔离。根据传播途径采取接触隔离、飞沫隔离、空气隔离，强调双向预防，其重点是洗手和洗手时机的选择。标准预防面向所有患者，无论疾病是否具有传染性。实施标准预防是医院感染控制的主要策略，是预防医院感染成功而有效的措施。

(1)标准预防操作原则：①针对为患者实施的所有操作过程。②不论患者是否确诊或可疑传染病感染，均需采取标准预防。③预防措施包括洗手、戴手套，必要时穿隔离衣、戴防护面罩和防护眼镜等。在进行任何可能接触患者体液、血液的操作时，须戴手套。污染源可能飞溅到医务人员面部时，需戴防护口罩、防护眼镜。污染源可能大面积飞溅污染身体时，需穿戴隔离衣或者围裙。手部皮肤破损，有可能接触污染源时，需戴双层手套。避免戴已污染的手套触摸清洁的区域或物品。完成操作脱去手套后应洗手，必要时进行手消毒。④在进行侵袭性诊疗、护理操作过程中，应保证光线充足，注意防止锐器伤，使用具有安全性能的注射器、输液器；使用后的锐器直接放入耐刺、防渗漏的锐器盒；禁止将使用后的一次性针头重新套上针头套；禁止用手直接接触使用后的针头、刀片锐器。⑤立即清洁所污染的环境。⑥正确处理废弃物，戴厚质乳胶清洁手套运输废弃物，戴防护眼镜处理体液废弃物。

(2)具体预防措施如下。①洗手(hand washing)：采用七步洗手法，即内、外、夹、弓、大、立、腕。掌握洗手的时机：接触患者前后或从患者身体的污染部位移动到清洁部位时；接触患者的血液、分泌物、排泄物、伤口敷料之后；接触患者黏膜、破损的皮肤、伤口等之后；脱手套后，穿脱隔离衣前后；进行无菌操作接触无菌物品前；处理患者周围环境和物品之后；处理药物之前，需洗手或用快速手消毒剂洗手。②手套(gloves)：在接触患者血液、分泌物、排泄物及破损的皮肤黏膜前戴手套，不仅可以防止疾病从患者传至医护人员；而且可以防止医务人员变成微生物传播的媒介，将从患者或环境中获得的传染原传播到人群中。更换患者必须更换手套，戴手套不能代替洗手。③面罩、护目镜和口罩(masks and shields)：可以防止具有传染性的液体物质飞溅到医护人员的眼、口鼻等黏膜组织。④隔离衣(gowns)：穿隔离衣可以防止医护人员被具有传染性的血液、体液、分泌物、排泄物或其他传染性材料污染。脱去隔离衣后应立即洗手，防止污染环境或交叉感染。⑤可重复使用的设备(reusable equipment)：可重复使用的医疗用物和设备在更换患者时需根据需要进行消毒或灭菌处理。在处理被污染的仪器设备前，应做好防护工作，如防止工作人员皮肤或黏膜暴露、防止工作服污染。可重复使用的利器，应放在特制的防刺容器内，以免将病原微生物传播给其他患者或污染环境，同时方便运输、处理，防止刺伤。一次性使用的锐器(如针头等)应放置在防刺、防渗漏的容器内，并加盖回收。锐器容器盒内放置不能超过容器的2/3，每天更换，妥善回收后进行无害化处理。⑥物体表面、环境、衣物的消毒 (environmental control)：对经常接触的物体表面进行定期清洁，遇污染时消毒；防止医务人员在处理或运输被污染的被服、衣物时发生皮肤暴露，污染工作服或环境。⑦若患者需要急救复苏，采用简易呼吸囊或复苏袋，或其他通气装置代替口对口人工呼吸。⑧医疗废物：按照国家颁布的标准及其相关法律法规进行无害化处理。

附录A(规范性附录)

1. 在流动水下,使双手充分淋湿。

2. 取适量清洁剂,均匀涂抹至整个手掌、手背、手指和指缝。

3. 认真揉搓双手至少15s,应注意清洗双手所有皮肤,包括指背、指尖和指缝,具体揉搓步骤如下。

(1)掌心相对,手指并拢,相互揉搓,见图附A.1。

(2)手心对手背沿指缝相互揉搓,交换进行,见图附A.2。

(3)掌心相对,双手交叉,指缝相互揉搓,见图附A.3。

(4)弯曲手指使关节在另一手掌心旋转揉搓,交换进行,见图附A.4。

(5)右手握住左手大拇指旋转揉搓,交换进行,见图附A.5。

(6)将五个手指尖并拢放在另一手掌心旋转揉搓,交换进行,见图附A.6。

4. 在流动水下彻底冲净双手,擦干,取适量护手液护肤。

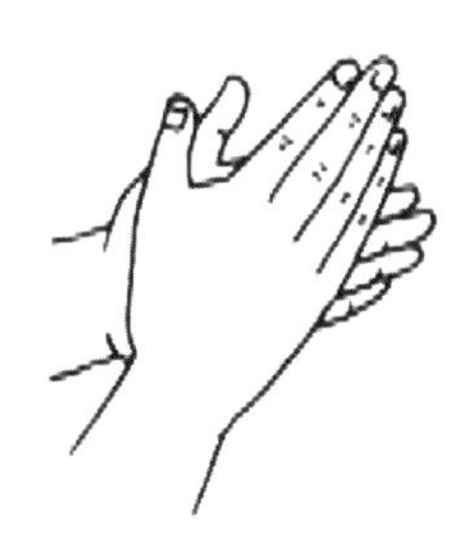

图附A.1 掌心相对揉搓

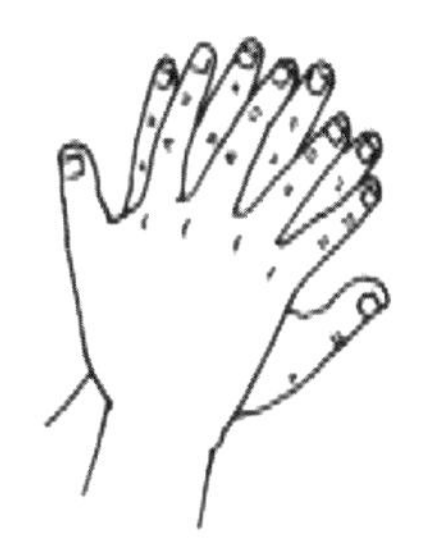

图附A.2 手指交叉,掌心对手背揉搓

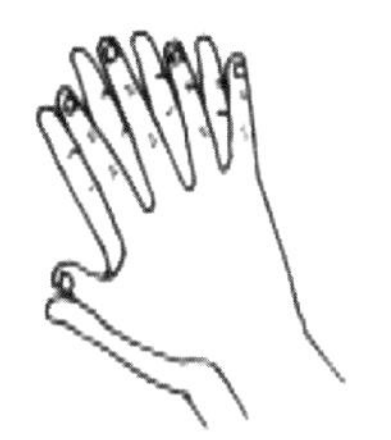

图附A.3 手指交叉,掌心相对揉搓

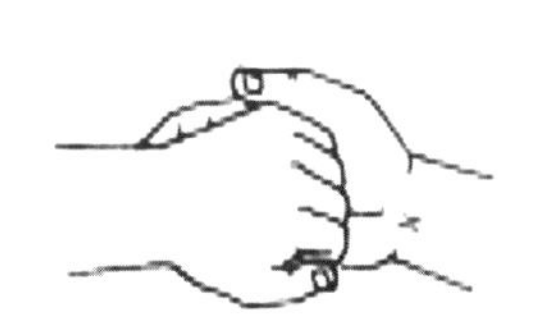

图附A.4 弯曲手指关节在掌心揉搓

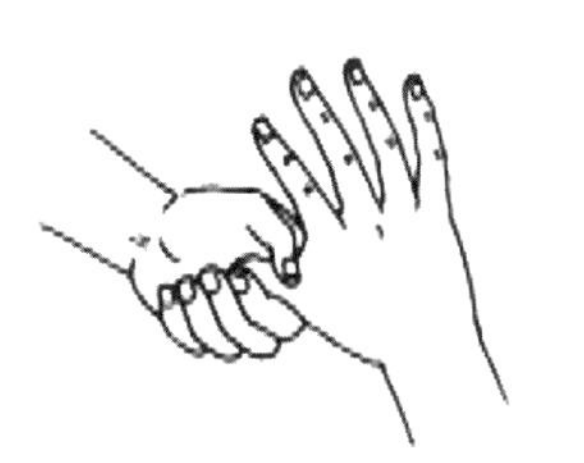

图附A.5 拇指在掌中揉搓

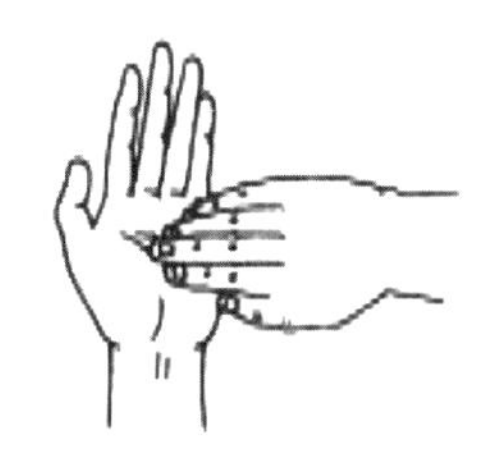

图附A.6 指尖在掌心中揉搓

附录 B(规范性附录)

手卫生效果的监测方法

1. 采样时间

在接触患者、进行诊疗活动前采样。

2. 采样方法

被检者五指并拢,用含相应中和剂的无菌洗脱液浸湿的棉拭子在双手指曲面从指跟到指端往返涂擦 2 次,一只手涂擦面积约为 $30cm^2$,涂擦过程中同时转动棉拭子;将棉拭子接触操作者的部分剪去,投入 10mL 含相应中和剂的无菌洗脱液试管内,及时送检。

3. 检测方法

将采样管在混匀器上振荡 20s 或用力振打 80 次,用无菌吸管吸取 1.0mL 待检样品接种于灭菌平皿,每一样本接种 2 个平皿,平皿内加入已溶化的 45～48℃ 的营养琼脂 15～18mL,边倾注边摇匀,待琼脂凝固,置于 36℃±1℃温箱内培养 48 小时,计数菌落数。

细菌菌落总数计算方法:细菌菌落总数(cfu/cm^2)=平板上菌落数×稀释倍数/采样面积(cm^2)

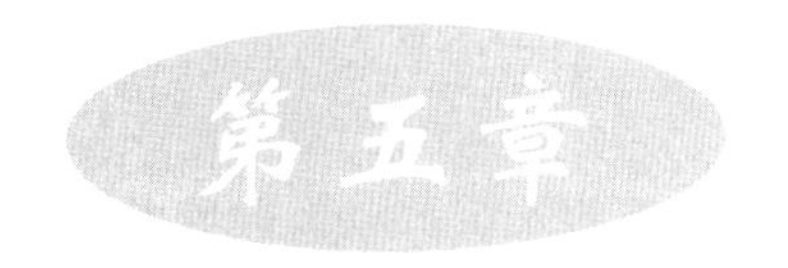

设备和物品管理制度

手术室器械、仪器设备、易耗品较多，设备与物品的管理质量直接影响手术的成败、患者安全及医院的支出，有效的管理可以使设备和物品达到高效利用率，充分发挥其使用价值。

第一节 设备管理制度

(一)目 的

建立设备管理制度的目的是为了规范仪器设备的操作规程，指导手术室护士正确评估、使用和维护仪器设备，减少操作过程中的安全隐患，最大限度地确保使用过程中患者及医护人员安全。

(二)内 容

1. 建立设备档案

(1)每台仪器设备进入手术室后，应将仪器设备名称、型号、生产厂家、购买时间、价格等填写在仪器设备档案上，并将相关资料输入计算机管理。

(2)随机带来的全部资料，如使用说明书、操作手册、维修手册和电路图等，分类放置于临床医学工程部进行集中管理，以便查询和维修。

(3)每台仪器设备由临床医学工程部按固定资产编码，并与仪器设备的预防性维护标签一起粘贴在仪器设备上。

2. 专人保管、专人维修

(1)仪器设备由手术室统一管理，临床医学工程部配备一名设备工程师负责手术室仪器设备的日常维护与修理，手术室可配备一名设备管理员负责仪器设备的日常管理与报修。

(2)每台仪器设备的管理落实到个人，应有专人负责，责任到人，负责人员应定期检查仪器设备的使用情况。

(3)手术室设备工程师定期对所有仪器设备进行检测维护，并有记录。仪器设备使用时，应先检查仪器设备的预防性维护标签是否合格。若存在潜在危险因素，应通知设备管理员，由设备管理员通知设备工程师进行维护和检查，确保仪器设备处于正常的功能状态，并在日检表上记录维护时间或检修时间。

(4)仪器设备统一放置在仪器室或专科手术间,使用后应立即放回原处,每天手术前检查仪器设备功能是否完好,及时发现问题,及时处理,避免影响手术。

(5)手术室仪器设备无特殊情况,未经允许一律不得外借。

3.手术室仪器设备的使用制度

所有仪器设备首次使用前,均需临床医学工程部负责仪器设备的安装、调试、验收及安全监测。

临床医学工程部负责设备的归口管理,包含编号、登账、建档、保养维护和监督检查等。

(1)新仪器设备运行前,应请该仪器设备专业人员对操作人员进行仪器设备性能、使用方法、保养及注意事项的培训。

(2)根据要求制定仪器设备的操作规程、注意事项,并以书面的形式或二维码固定在仪器设备上。

(3)建立贵重仪器设备的使用登记本,记录仪器设备的每次使用日期、使用人员、运作情况等。

(4)每次使用后要立即清洁仪器设备,清理并盘好电源线,放置整齐,以便下次使用。

(5)运行不良或有故障的仪器设备应立即停止使用,并做以下处理。①仪器设备挂上仪器设备故障牌或禁用标记牌,挪离手术区待修,报告护士长及设备相关管理人员。②通知临床医学工程部工程师及时维修。③在日检表上详细记录故障原因、检修时间及维修结果。

(6)任何因仪器设备故障造成的患者损伤和医疗事故都应尽快上报,及时补救处理,并分析原因和改进。

第二节　低值耗材管理制度

(一)目　的

通过加强手术室低值耗材的规范化管理,确保低值耗材的质量及安全,保障手术正常进行,避免物品浪费。

(二)内　容

1.低值耗材必须由医院统一采购,不得自行购入和使用。

2.购买的无菌物品在进入手术室之前应去除外包装箱,并由院内感染科每半年做1次随机抽查。抽查内容包括合格证、注册证及生产许可证是否齐全,包装是否有破损,消毒灭菌标志、监测报告、生产批号、厂址、消毒日期及有效期等是否符合要求。

3.低值耗材均应存放在一次性物品室,该室应设置在手术室的洁净区域,室内保持整洁。无菌物品应放在干净、干燥和无尘的台架上,无菌物品放置应离天花板50cm,离墙5cm,离地20cm,并按失效日期的先后顺序排列,有序使用。

4.设有专人管理,保管人员必须认真负责,严格执行规定,出入库手续健全。不同种类、不同型号的物品分别放置,按有效期先后顺序摆放。及时掌握供应量和有效期。

5.应制订合理的领物计划,设定基数,由器械组长或总务护士负责领取保管,杜绝浪费。

6.每日进行卫生清扫，每周检查有效期，每月按院感要求抽检低值耗材的细菌培养。

7.用过的低值耗材按医用垃圾处理，集中销毁。

第三节 高值耗材管理制度

(一)目 的

加强手术室高值耗材的管理，确保高值耗材的质量及使用安全，防止过期或遗失。

(二)内 容

高值耗材指直接作用于人体的，对安全性有严格要求且价格相对较高的消耗性医疗耗材。每家医院可根据专科性质界定种类范围，主要包括各种胃肠道吻合器、人工晶体、心脏瓣膜、心脏打眼器、人造血管、皮肤吻合器、支架、导管、导丝、球囊、补片、一次性腹腔镜等物品。

1.管理与发放

(1)高值耗材必须由医院统一采购，不得自行购入，院方授权手术室实行二级库管理，预存基数，申领使用。

(2)设立高值耗材库房，由手术器械室专人负责管理，未经允许，手术人员和患者不得携带消耗材料进入手术室。

(3)高值耗材设立入库、出库登记制度，以便进行有效期、数量、价格、规格及型号的查询。

(4)根据用量设立高值耗材基数，不宜过多，以免过期，每日清点，每周申领高值耗材1次，及时补货。

(5)高值耗材在库房内摆放应按失效期前后顺序分科、分类摆放，防止使用混乱而造成高值耗材过期浪费。

(6)将医用特殊高值耗材按手术需要由专人发放或护士领用至各手术间，同时要注明手术台次、患者姓名、耗材品名、型号和数量，并由巡回护士签名。

(7)手术中未使用的医用高值耗材由巡回护士交回发放人员。

(8)手术后，发放人员核对收费单与发放单，要求账物相符，以免遗漏收费或丢失。

(9)保持高值耗材库房清洁、整齐，并定期进行空气培养。

(10)未经医务部门和护士长同意，高值耗材一律不得外借。

(11)晚间或周末设立特殊高值耗材急诊柜及使用登记本，急诊手术使用后，由值班人员登记并签名，次日由管理人员检查、核对、补充。

2.使用与登记

(1)严格按照《医疗器械监督管理条例》(2020年修订)的有关要求使用高值耗材。

(2)严格核对患者的信息。对于患者使用的高值耗材，按规定应将所附条形码贴在病历中，以存档备查。

(3)科室使用高值耗材后，填写高值耗材使用登记单，经手术医生、洗手护士、巡回护士或跟台人员核对后签名，将材料使用情况及时录入电脑，方便出库查询和追溯。

第四节 外来器械、植入物管理制度

（一）目 的

为了确保医疗安全，消除医疗隐患，应对植入物和外来器械进行严格、规范的管理。

（二）内 容

1. 外来器械进入医院之前，必须经过临床医学工程部或采购中心查看相关资料，证件齐全。不得使用未经注册及过期失效或淘汰的医疗器械。

2. 由专业人员对手术医生、手术室护士进行外来手术器械使用的专业培训，以掌握器械的基本性能和操作方法。

3. 加强手术室的管理，当临床需要使用外来器械时，需由使用科室提出申请，经分管院长同意，由临床医学工程部进货，手术室领取。供货公司应提前24～48h将器械送至消毒供应中心进行清洗、消毒、灭菌。

4. 实行专人管理，建立器械核对卡。严格交接手续，器械查对无误后进行登记，双方签字，记录完善。对于生锈或缺损的器械，不予以清洗和消毒灭菌，严禁使用。

5. 消毒供应中心接到器械后，按照清洗消毒流程进行处理，并进行生物监测。待监测结果合格后，方可发放手术室使用，并翔实记录。

6. 建立规范的操作流程、质量控制和追溯机制，发现问题立即启动追溯系统。

7. 手术室在使用前，再次检查器械包的完整性，包内、包外指示卡的情况是否符合灭菌要求。

8. 急诊手术须使用外来器械时，必须履行上述手续。手术室、消毒供应中心人员严格遵守本制度，并要求记录全面，否则后果自负。

9. 器械供应者原则上不允许进入手术室，如为技术人员必须在现场指导器械使用，则应事先通过手术室安排的培训计划，初步了解手术环境和无菌要求后，方可申请，征得手术室护士长同意后进入，每次限1人。

10. 手术室或消毒供应中心不负责保管厂家手术器械。手术结束，对器械进行初步处理后交于厂家，并有交接手续。手术中已使用的一次性器械由巡回护士详细填写物品使用清单，余下的器械送还临床医学工程部。

11. 医务人员在使用植入物前，应严格核对，检查其包装的完好性、有效性，标识齐全清楚，方可使用。植入性材料必须填写植入性材料使用单。

12. 严禁手术人员私自使用未经医院临床医学工程部或采购中心检验的植入物，否则后果自负。

参考文献

[1] 郭莉. 手术室护理实践指南[M]. 北京：人民卫生出版社，2021.
[2] 陈肖敏. 手术室护理专科实践[M]. 北京：人民卫生出版社，2020.

第二篇

手术室临床护理

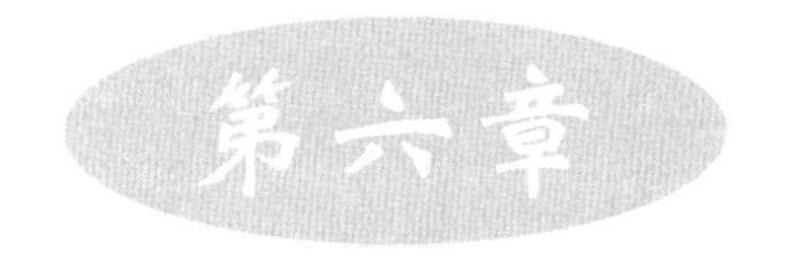

围手术期护理

第一节 围手术期护理的概念和范畴

围手术期护理是指在患者决定入院手术、接受手术以及麻醉苏醒后直至出院的过程中,护理人员运用所学的知识与技能,针对患者存在的健康问题和需要,为患者提供术前、术中、术后各项专业和持续性的护理活动。

现代围手术期的护理工作范畴,从限于手术室内,逐渐扩展和延伸到手术前护理、手术后康复和照护的过程。在此期间,护理团队与外科医疗团队、麻醉团队、围手术期相关后勤辅助人员给患者及家属提供持续的、高质量、优质的服务。围手术期护理是一个动态、连贯、富含知识和技能的过程,需要彼此相互信任、展开团队合作精神。具体工作包括手术前患者访视与评估,手术护理,麻醉后苏醒期照护,术后回访评价等。做好全程无缝链接和照护,才能满足手术患者生理、心理和社会需求,确保患者安全,促进术后康复。

第二节 术前护理

对患者来说,任何手术都是较强的刺激源;对患者和家属而言,都是独特的经历和感受。如何消除或减轻患者对手术的紧张、焦虑情绪,顺畅接受手术,围手术期的术前准备和心理护理显得尤为重要,让患者对手术过程有所了解,缓解心理压力,因此,手术室护士非常有必要开展和实施术前访视和评估。手术室护士与外科医生、麻醉医生、病区护士分工合作,共同做好患者术前各种准备。

一、术前心理准备与护理

1. 充分尊重患者的自主权选择,应在患者“知情同意”的前提下采取诊断治疗措施。

2. 增进与患者及其家属之间的交流,外科医疗团队和麻醉团队应该及时向患者及其家属交代清楚患者的病情、诊断、手术方法、手术必要性、手术效果,以及可能发生的并发症、预防措施、手术危险性、麻醉方案、手术后恢复过程及愈后,以取得信任和配合,使患者愉快地接受手术。

3.护士可采用录像资料、幻灯片等方式，以简明易懂的内容为患者及家属讲解有关知识，让患者更多地了解手术相关知识，有利于患者康复。

4.在上述基础上，手术室巡回护士通过术前一日访视，缓解患者的紧张情绪。术前访视的内容如下。

(1)了解患者及其家属心理活动，缓解患者的焦虑情绪。术前，患者大多会担心手术疼痛、手术情况、手术是否一次成功、肿瘤是否会复发、手术会增加家庭经济负担等。护理人员要真诚面对患者，耐心解释，坚定其对手术的信心。

(2)可向患者及其家属分发有关疾病的宣传资料及相关的图片，做好宣教工作。简单介绍手术室环境，向手术患者介绍进出手术室大致时间、术中体位、术后引流及需要配合的相关内容，解释术后可能在麻醉复苏室、ICU 暂时留观的目的，以取得患者配合。

(3)护士通过阅读病历、询问患者病情、与患者交谈等，了解患者的一般情况、营养状况、精神面貌、皮肤状况(弹性、完整性、过敏史)、身体各功能状况(听力、视力、精神、肢体)、呼吸循环状况、体温、水电解质及相关辅助检查结果等，对患者病情进行评估，为次日手术做出有效计划和相关准备。

二、患者身体准备

1.帮助患者完善各种检查。护士向患者讲解各项检查的意义，帮助和督促患者接受检查。对于留取样本的血、尿、便化验检查，应向患者交代各种标本的采集要求。

2.维持患者良好的生理状态，识别潜在高危因素，帮助患者安全度过手术全过程。

(1)皮肤准备：清除皮肤上的微生物，术前一天要求患者用抗菌沐浴液沐浴，清洁手术野皮肤，修剪指(趾)甲。手术部位涉及大片毛发的，应在病房内剔除，如头颅部位手术、会阴部手术等。尽量避免不必要的备皮；确需备皮的，应在术前即刻备皮或在手术室进行，尽量使用不损伤皮肤的方法(如用剪毛器)，时间以接近手术时间为佳。接近手术时间 30 分钟以内剔除毛发会降低手术部位感染的风险。

(2)胃肠道准备：为防止麻醉或手术中呕吐，患者应按要求禁食、禁饮。结直肠手术时，应行清洁灌肠，并于术前 2～3 天开始服用肠道抑菌药物，减少术后感染的机会。

(3)呼吸道准备：目的是改善通气功能，预防术后并发症。主要措施是术前戒烟，及深呼吸、咳嗽、咳痰训练。

(4)营养评估和支持：提供充分的热量、蛋白质和维生素，并确保患者有充足的睡眠和休息，使患者在身心俱佳的状态下接受手术。

三、术前患者交接与护理

(一)手术患者交接与核查

1.按手术安排表上信息，病房护士核查患者信息和术前准备情况。准备就绪后，手术室工友将患者接至术前准备室，病房护士与准备室护士完成书面和床边交接。

2.准备室护士亲切问候、迎接患者，介绍环境。核对患者身份(姓名、年龄、出生年月、住院号、手术名称、手术部位、部位标记)，确认患者手腕带身份信息与手术总安排表、病历资料相一致。并逐项核查术前准备项目完善情况,医疗文书签署及随身携带物品、药品情况,并签名记录。有条件的医院可配备掌上电脑(personal digital assistant,PDA)进行手腕带身份识别,确保正确的患者、正确的手术名称和手术部位。术前准备项目核查表见表 6-2-1。

表 6-2-1 术前准备项目核查表

病房护士:是	否	不适用	术前准备项目	手术室护士:是	否	不适用
☐			核对患者身份:姓名 住院号 出生日期	☐		
☐		☐	手术部位标记与病历记录一致	☐		☐
☐			手术名称正确	☐		
☐			病史和体格检查	☐		
☐			手术知情同意书	☐		
☐	☐	☐	麻醉知情同意书	☐	☐	☐
☐	☐	☐	输血知情同意书	☐	☐	☐
☐		☐	禁食,禁饮	☐		☐
☐	☐		过敏史(药物皮试结果________)	☐	☐	
☐	☐		术前带药	☐	☐	
☐	☐		术中带药	☐	☐	
☐	☐		心电图	☐	☐	
☐	☐		胸片、CT、MRI 或 B 超等影像学报告	☐	☐	
☐	☐		术前免疫(乙肝、丙肝、梅毒、HIV)	☐	☐	
☐	☐		血常规,血型	☐	☐	
☐	☐		生化全套	☐	☐	
☐	☐		尿常规	☐	☐	
☐	☐		皮肤完整性检查	☐	☐	
☐	☐	☐	皮肤破损危险(如糖尿病,长期使用类固醇,瘫痪或外周循环不足	☐	☐	☐
☐		☐	等)	☐		☐
☐			排空膀胱	☐		
☐	☐		戴手术帽,更衣	☐	☐	
☐		☐	淋浴	☐		☐
☐		☐	除去下列物品:内衣裤,假牙,眼镜,隐形眼镜,首饰	☐		☐
☐	☐		X 片____张,CT 片____张,MRI ____张	☐	☐	
			T ____ P ____ R __ BP __________体重________			
病房护士			日期/时间: 年 月 日 时 分			
术前准备室护士			日期/时间: 年 月 日 时 分			
手术室护士			日期/时间: 年 月 日 时 分			

(二)患者评估与护理

1. 通过交谈和检查病历资料,了解患者病情、手术方式、神志、呼吸、循环、社会心理、皮肤等情况,倾听患者主诉,耐心解答患者的疑问,语调轻柔,有针对性地进行心理疏导,让其了解手术流程,消除患者的恐惧心理,征询其有无特殊需求。

2.保持术前准备室环境安静、有序、整洁，各转运床之间用床帘隔开，注意保护患者的隐私。

3.核对无误后用常规20＃留置针开通静脉通路，遵医嘱进行麻醉前用药和使用术前抗生素，合理控制给药时间，观察用药后的反应。对于术中可能出血较多的手术，建议使用18＃留置针。

4.播放柔和的轻音乐，简要宣教手术过程及麻醉后康复过程，评估、核实患者对术前宣教内容的理解和掌握程度，如对疼痛相关知识、术后深呼吸、肢体活动度等的理解。

5.准备完毕后，对有特殊病情者，随身物品（病历、X/CT片、术中用药等）与麻醉医生、巡回护士进行床边交接，患者入手术室。

6.根据手术进程快慢，接台患者由手术医生和巡回护士共同核对确认，提前30～60分钟通知病房，逐个接至术前准备室。

第三节　麻醉与护理

一、麻醉前准备与护理

麻醉前准备是保障麻醉成功以及患者围手术期安全的重要环节。麻醉前准备包括手术前几天开始的早期准备、手术当天的准备以及实施麻醉前的即刻准备工作，并涉及患者的心理、生理准备，医方的病情评估、麻醉计划制订，以及人员、器材、药品等资源准备。

巡回护士应全面了解患者当天拟施行的麻醉方式，以及患者禁食禁饮、麻醉前各系统的评估状况、麻醉风险分级、麻醉前谈话、知情同意书签署及麻醉前用药等情况。患者入手术室时，协助做好心理疏导和陪伴，减少患者焦虑。了解麻醉团队人员配备情况、资质和处理能力，观察器材、物资到位情况，以及药品是否齐全，共同做好预防和处理可能发生的并发症及危险情况的准备。

二、常用麻醉方法及其护理

从广义上，麻醉可分为全身麻醉（简称全麻）和局部麻醉（简称局麻）两大类。全麻主要作用于中枢神经系统，令患者失去意识。局麻指主要作用于外周神经的麻醉方式，使患者某些部位失去感觉。椎管内麻醉、神经丛神经干阻滞以及末梢神经阻滞麻醉（狭义局麻）和表面麻醉都是局麻的范畴。不同的麻醉方法同时使用称为复合麻醉，复合麻醉可以取长补短。

三、麻醉方法的选择

不同手术可以选择不同的麻醉方式，最终选定哪种方式可以根据患者的意愿、手术医生要求和实际麻醉条件综合考虑。麻醉中的一些特殊技术，如有创监测、降压麻醉、自血回输、血液稀释等，也应该预先有计划。在向患者解释时，应客观地描述麻醉方法。每种麻醉方法都有其优势，也有其并发症和风险。护士应主动了解麻醉特殊技术的应用，并做好相应的配合工作。

(一)椎管内麻醉

1. 椎管内麻醉方法

椎管内麻醉指将药液注射至椎管内不同腔隙，暂时阻滞相应部位的脊神经，使其支配的区域无痛和运动阻滞。椎管内麻醉分为蛛网膜下腔阻滞麻醉(含鞍区麻醉)、硬脊膜外腔阻滞麻醉(含骶管阻滞麻醉)和脊椎硬膜外联合麻醉。椎管内麻醉所需设备少，麻醉恢复期短，同时由于椎管内麻醉时患者能保持清醒，保护性反射存在，保证了呼吸道通畅，避免了全麻的并发症，故适合于需保持清醒的外科手术，以及有全麻禁忌证的患者和门诊手术患者。

2. 麻醉中的配合

(1)蛛网膜下腔阻滞麻醉：①体位以侧卧位最常用。麻醉时，患者取侧卧位，后背部与床面垂直、与床沿靠齐，把腰部向后弯曲，尽量增大椎间隙，便于麻醉医生操作。双膝尽量向腹部屈曲，头颈部向膝部前屈。②严格消毒铺巾。消毒范围为肩胛下角至第 2 骶椎，两侧至腋后线。局部浸润麻醉后，经 $L_{3\sim4}$ 或 $L_{4\sim5}$ 间隙穿刺，观察到清澈、滴流顺畅的脑脊液后注入局麻药。③注入药物后，立即协助患者取平卧位，用针测试麻醉平面，保持仰卧姿势；待麻醉效果延伸至预期部位，药物吸收固定后，再根据手术需要安置适当体位。

(2)硬脊膜外腔阻滞麻醉：①体位同蛛网膜下腔阻滞体位。②严格消毒铺巾，局部浸润麻醉后，经椎间隙进针，到达硬膜外间隙后，经穿刺针插入一根细软的塑料导管，导管连接注射器套管置入，以胶布固定在体表。③协助患者取平卧位后，经导管注入试验剂量的局部麻醉药物，用针测试麻醉平面后，再酌情追加麻醉药物；待麻醉效果延伸至预期部位后，再根据手术需要安置适当体位。

(3)脊椎硬膜外联合麻醉：患者准备同硬膜外阻滞。当硬膜外穿刺针进入硬膜外间隙后，取一根长脊麻针(Sprotte 24G×120mm^2 或 Whitacare 25G)经硬膜外穿刺针内向前推进，直到出现典型穿破硬膜的落空感。拔出脊麻针的针芯，见有脑脊液顺畅流出，即可确认。将麻药注入蛛网膜下腔，然后拔出脊麻针，再按标准方法经硬膜外穿刺置入导管。需再次止痛时，可通过硬膜外导管并按标准方法经其给药达到止痛标准。因脊椎硬膜外联合麻醉起效迅速，所以于产科麻醉，无论是在常规行硬膜外麻醉之前的产程初期，还是临近分娩时，这种联合麻醉技术适用。

3. 椎管内麻醉并发症观察与护理

(1)蛛网膜下腔阻滞麻醉：

1)常见并发症：①血压下降：为最常见的并发症。与麻醉平面升高、交感神经阻滞、血管扩张、回心血量减少、心排血量降低有关。预防及处理：术前快速静脉给予 500～800mL 液体；调整体位，防止麻醉平面过度升高；给予血管收缩药；抬高双下肢增加回心血量。②呼吸抑制：常因麻醉平面过高，肋间神经甚至膈神经受到不同程度阻滞所致。预防及处理：立即抬高床头、给予吸氧，如通气量不足，应予以面罩辅助呼吸，必要时给予气管插管机械通气。③恶心呕吐：因交感神经阻断、迷走神经亢进及牵拉内脏所致；亦常与血压下降有关。预防及处理：维持血压稳定；给予止吐药；暂停牵拉内脏。④头痛：发生率约为 3.5%～11%，好发于女性。可在注药后立即出现，或在麻醉 6～12 小时之后发生。表现为前额跑动性头痛或顶骨痛，持续数天或数星期，可伴耳鸣、恶心、畏光，在直立位时更明显。主要由脑脊液渗漏、压力改变所致。预防及处理：使用管径较细的腰椎穿刺针；术前予以大量静脉补液；术后平卧6～8小时。若发生头痛，平卧休息24～48小时，镇静、镇痛，大量静脉补液，可自行缓解。⑤背痛：由腰椎穿刺损伤或长时间仰卧，造成背部过度负荷所致，可自行缓解。预防及处理：注意穿刺操作轻柔，术中随时提醒洗手护士或手术医生勿将手术器械置于患者身体上。⑥尿潴留：因麻醉剂阻滞感觉神经及交感神经，导致膀胱张力减弱，引起尿潴留。预防及处理：术中、术后监测尿量。若患者无法自行排尿，应导尿。⑦下肢麻痹或肌肉无力：原因有神经损伤、穿刺部位污染。预防及处理：注意严格无菌操作，穿刺轻柔，注药缓慢。

2）护理配合：①去枕平卧6～8小时，防止发生头痛。②协助观察并发症并做好护理。

（2）硬膜外麻醉：

1）常见并发症：①全脊髓麻醉：为最严重的麻醉意外事件，因大量局麻药误入蛛网膜下腔所致。表现为呼吸困难甚至呼吸停止，血压剧烈下降甚至心跳停止。必须争分夺秒地进行有效人工呼吸，维持循环，大量输液，给予适量升压药。如抢救及时，多能缓解。②血压下降：最常见，多发生于老年、体弱、血容量不足等患者进行阻滞胸段脊神经根时。处理方法为控制药量、合理使用升压药、给氧和辅助呼吸等。③呼吸抑制：常发生于颈段和上胸段神经根阻滞麻醉时。预防措施为严密观察呼吸，做好辅助呼吸的准备。④其他：硬膜外导管折断或扭结、脊神经根损伤等。

2）护理配合：①平卧4～6小时，防止血压下降。②协助观察并发症并做好护理。

（3）脊椎硬膜外联合麻醉：常见并发症和护理配合基本同蛛网膜下腔神经阻滞和硬膜外神经阻滞。

（二）全身麻醉

1. 全身麻醉概述

全身麻醉是指通过药物使患者产生可逆性的意识消失，全身失去疼痛感觉。根据主要的给药途径，全身麻醉分为吸入麻醉、静脉麻醉和静吸复合麻醉。麻醉诱导是指通过使用麻醉药使患者由清醒状态转入麻醉状态。麻醉的维持是指通过持续或间断给药使患者保持在麻醉状态。麻醉的苏醒或恢复是指在停止给药后，患者从麻醉状态逐渐恢复意识和感觉，恢复各种生理功能的过程。

2. 麻醉期间监护及协助

麻醉期间监测是麻醉医生的主要职责之一，是及时发现并处理各种危险的前提条件。手术间内的护士协助做好全麻期间患者的观察，若发现异常，及时汇报，主要的监测方法如下。

（1）直观监测：①通过直接看、听、摸等能发现很多有用的信息，从而可以判断患者的状况，如脉搏快慢强弱、肤色肢温、表情语气、胸腹运动、痰鸣鼾音、尿量尿色、出血渗出量等。②围手术期要有工作人员随时观察患者病情，所有监护仪器也都需要有人员监视解读，才能及时发现问题并及时处理。有术中用放射线时，监护人员也不应该撤到视线距离之外；中途暂停手术时，对患者的观察也不能间断。

（2）仪器监测：对所有麻醉患者都应该监测心电图、无创血压、指脉搏氧饱和度。另外，呼气末二氧化碳、有创动脉压、体温、通气量也是很有价值的常用监测指标。其他，如肌松程度监测、血气分析、电解质分析、血常规等也会用到。

1）呼吸系统：监测血氧饱和度（SpO_2）、呼气末二氧化碳（$PETCO_2$）等。利用CO_2吸收红外线量与其浓度呈正比的特性，可以测得呼吸过程中不同时相CO_2的浓度，并描记成图，即呼气末二氧化碳曲线。SpO_2 正常应大于95%;$PETCO_2$ 正常值为35~45mmHg(4.7~6.0kPa)。

2)循环系统:监测心电图、动脉血压、中心静脉压(CVP)等。中心静脉压的正常值为6~12cmH_2O(0.588~1.176kPa)。

3)麻醉深度监测:①麻醉深度是指麻醉药物的浓度足以满足手术的需要,使患者处于一种安全、无疼痛、无不良记忆的舒适状态。麻醉深度的观察和管理是麻醉期间的主要任务之一。②临床上传统的麻醉深度监测主要依靠患者呼吸、心血管、眼、皮肤、消化道及骨骼肌等的反应来综合判断。目前,已有许多仪器逐渐应用于全麻深度监测,比如脑电双频指数(BIS)、脑干听觉诱发电位(BAEP)、体感诱发电位(SEP)、视觉诱发电位(VEP)等,使全麻深度的判断有了量化标准,大大提高了全身麻醉的安全性。③神经肌肉监测:手术中,在使用神经肌肉阻滞剂时,可通过应用神经刺激器发放电冲动刺激神经,测得相关肌肉收缩的力量,来监测神经肌肉接头的功能状态。这样可以使神经肌肉阻滞达到精确化、个体化,也可以评价术后肌肉松弛程度,为拔除气管导管提供依据。④体温监测:术中可采用各种电子温度计,将测温探头置于患者腋窝、鼻咽部、直肠、食管等部位,分别监测体表温度、脑温、中心温度及心脏温度,必要时将其置入肺动脉,监测血液温度。⑤尿量监测:对危重患者、长时间手术及术中大量失血或使用过利尿剂的患者均应测定尿量。尿量是否充足,是循环血量是否足够的指征之一,可指导临床补液。留置导尿管是观察尿量的有用方法。一般情况下,每小时尿量应大于1mL/kg。

3. 全身麻醉并发症的观察和护理

(1)呕吐、窒息:①原因:饱食、腹内压增高、创伤、失血、休克及昏迷患者,某些药物、缺氧和二氧化碳蓄积,均可引起呕吐甚至造成窒息。全身麻醉时容易发生呕吐,导致胃内容物误吸到呼吸道引起窒息。②预防:全麻前应严禁饮食,必要时做胃肠减压。③护理:立即取头低位,头偏向一侧,及时清除呼吸道分泌物。

(2)呼吸道梗阻:原因及护理措施(见表6-3-1)。

表6-3-1 全麻呼吸道梗阻的原因及护理

表 现	原 因	护 理
鼾音	舌后坠	托起下颌;放入口咽或鼻咽通气道;头偏一侧或肩背垫高,取头后仰位
吸气时鸡鸣声	喉痉挛	消除诱发原因;解除呼吸困难,包括吸除咽喉部异物,加压吸氧或药物治疗
湿啰音	分泌物梗阻	及时清除分泌物;吸氧

(3)循环系统并发症:

1)低血压:①原因:麻醉过深、血容量不足、手术中大量出血、循环代偿能力差和手术中牵拉或刺激迷走神经,引起反射性血压下降和心率减慢。②护理:监测麻醉深度,及时补充血容量,采取有效的止血措施,积极抗休克治疗。

2)心搏骤停、心室纤颤:是麻醉和手术中最严重的意外事件。①原因:原因众多,其最容易发生于原有各种器质性心脏病、急性失血、高碳酸血症、高钾血症或低钾血症的患者。②护理:包括气管插管、人工呼吸给氧、心脏按压及强心药、升压药治疗等急救措施。

第四节　术中护理

一、手术间准备与检查

1. 手术间环境

第一台手术开始前30分钟开启净化空调系统,将室内温度调至21～25℃,湿度控制在30%～60%。清洁手术间内设备设施,湿式擦拭无影灯、器械台面等。

2. 设备仪器的准备

根据手术名称、手术方式,检查室内基本设施、专科设备功能状态是否完好,仪器数量是否准确,如手术床、无影灯、电刀、吸引器等,并应有适当的附件,如体位安置用物、衬垫、安全带等。

3. 手术器械的准备

根据手术种类和方法,术前一日准备好基本器械及相应的特殊器械,复阅医生特殊需求卡,备足一次性用物,如手术各种缝线、薄膜、止血材料、手套等。

4. 铺设无菌台

洗手护士铺设无菌手术台,认真核对无菌器械、敷料包及一次性手术用物的灭菌日期、灭菌效果。

5. 其他要求

有预见性地准备相关的急救用物,如血管吻合类器械、缝线等;根据手术需要迅速提供急救的物品和药物。

二、手术患者的核对和评估

(一)接收患者

巡回护士与麻醉医生至术前准备室接收手术患者,按照术前项目核查表上的内容核实患者身份,核查术前各项准备是否完善。

(二)核对方法和内容

1. 身份核对

采用主动询问患者的方式,由患者自述回答姓名、手术名称、手术部位或主刀医生的名字等,以验明患者的身份。对于虚弱、重病、神志不清的患者及婴幼儿,可由家属代述其姓名或核实相关文书记录。核实手腕带上的信息(姓名、住院号、诊断)与病历、手术通知单上及手术安排表的信息是否相一致。床号不能作为识别身份的信息。

2. 核对内容

核对内容包括姓名、性别、年龄、住院号、床号、诊断、手术名称、手术部位、部位标识情况,术前用药、过敏史、备血、皮试、皮肤清洁、术中带药、实验室检查、辅助资料、麻醉以及手术知情同意书等。

3. 了解病情

了解患者的病情,包括手术方式,评估患者神志、呼吸、循环、社会心理、皮肤等情况,做出正确的护理诊断及护理措施。

(三)患者的接入及保护

1. 核对无误后,由巡回护士和麻醉医生将患者接入手术间,接送途中要使用有护栏的推车或轮椅等运输工具,使用安全带和护栏固定好患者,防止患者坠床和摔伤。在重危患者运送途中要注意患者的病情变化,保护各种管道的通畅,确保患者温暖、舒适、安全。

2. 将患者搬运至手术床。在搬运前,要先锁好推车的锁。未使用镇静剂的患者可以自己上手术台。要有一人扶稳推车或担架,另一人站在手术床另一侧接患者,预防发生意外。患者上手术床后,要系好约束带,陪伴在患者身旁,不能让患者单独留在手术间。

3. 注意保温及患者隐私的保护。将患者安置在手术台上后,可解开或松开手术服,为患者及时加盖暖被(不能用羊毛毯或合成材料制的毯子,以免在空气中产生静电),并及时调节室内温度。

三、手术中配合

(一)手术安全核查

手术医疗团队成员包括麻醉医生、手术医生和巡回护士。按手术安全核查单内容在麻醉前、手术开始前、患者离室前分别进行核对;核对由麻醉医生或手术医生主持,三方按手术安全核查表与病历逐项核对,并作一一回答,并在手术安全核查单上签名,确保正确的患者、正确的手术部位和正确的手术方式。

(二)麻醉配合

每个手术患者都会接受某种麻醉。在实施麻醉前,护士要为患者创造一个舒适、安全的环境,保持室内安静,排除任何刺激因素或使患者兴奋的因素,及时关门。在麻醉诱导时,护士不能离开患者,要帮助患者消除恐惧,保障患者舒适和安全。

1. 维持静脉通道通畅,协助患者安置好麻醉体位,辅助麻醉医生静脉给药或添加消毒液和麻醉药。在全身麻醉诱导期间或区域麻醉穿刺操作时,巡回护士要在患者的身边给予心理支持。

2. 备好吸引装置,协助气管插管,使患者头后仰,要保证患者体位固定、安全,气管插管后将气管导管内的内芯拨出,接上氧气,充满气囊,口腔内放入牙垫,辅助用胶布将气管导管与牙垫固定。

3. 观察患者的病情变化,给予保暖,注意患者的隐私保护。

4. 全麻维持期间,协助麻醉医生观察患者的生命体征,及时记录出血量、尿量、冲洗液量等,配合输液输血,遵医嘱用药,并及时报告麻醉医生。

5. 全麻苏醒期间,要守在患者身边,准备好吸引装置,观察患者的病情变化,做好对患者的约束,防止患者因躁动而发生坠床。

(三)术中配合

1. 手术器械和物品的清点

洗手护士至少在手术开始前30分钟进行外科洗手、穿无菌手术衣、戴无菌手套、整理无菌器械台。与巡回护士共同清点器械、敷料、缝针等手术用物,检查其完整性,并及时、准确地记录在手术清点单上。

2. 留置管道

根据手术种类,遵医嘱为患者留置导尿管、插胃管等。

3. 手术体位的安置

手术体位的安置由手术医生、麻醉医生和巡回护士共同完成。体位安置时,尽可能暴露手术野,便于手术操作。同时要保持患者的呼吸、循环功能正常,避免呼吸受限及外周血液回流受阻,避免神经和肌肉过度牵拉受压,保证患者舒适。在保证患者安全的前提下,稳妥地固定患者。

4. 皮肤准备

除剃毛及清洁皮肤外,术前皮肤准备是为减少患者皮肤上的微生物而进行的一个重要步骤。皮肤消毒一般采用无菌肥皂水脱脂及5%PVP-I消毒的方法。范围一般扩大至距手术切口15～20cm的区域,以建立适当的无菌安全区域。一般由手术医生或巡回护士做皮肤准备,清洁消毒从切口部位开始,向外周延展,接触过外周的纱布不可回到切口中心处。

5. 洗手护士配合要点

(1)洗手护士应全面掌握患者的诊断、手术方式、手术步骤、医生特殊需求和物品准备。

(2)具有高度的责任心,严格执行查对制度和物品清点制度。

(3)工作严谨细致,反应敏捷,密切观察手术的进展情况,术中传递用物准确无误。

(4)严格遵循无菌、隔离原则,注意保管好术中切下的任何组织。

6. 巡回护士配合要点

(1)巡回护士确保患者舒适、安全,防止术中发生意外。

(2)巡回护士负责管理、指导、监督手术人员的无菌操作,控制术中参观人员,减少不必要的人员走动,并供应手术所需物品。

(3)严格执行物品清点制度及查对制度,及时标识各手术标本并送检。

(4)手术结束后,包扎患者创口,整理患者随身携带的物品。由麻醉医生和手术医生和(或)巡回护士将患者护送至麻醉恢复室,途中注意患者的转运安全,防止患者因躁动而发生坠床。保持输液管道和引流管通畅。转运医护人员随时观察患者病情的变化,与麻醉恢复室护士做好交接工作。

(四)术后终末处理

1. 关闭无影灯及其他设备。将布类放入污物袋内;器械清点后放入器械盒内送消毒供应中心清洗、打包、灭菌。

2. 整理手术间内物品,医疗废弃物、锐器类物品按规范处理。

3. 清洁手术间器械车、手术床、无影灯、麻醉机等医疗仪器的物品表面。

4. 擦拭墙壁,湿式拖洗地面。

5.手术间内物品归位放置。

6.特殊感染手术后的物品、环境按规范处理。

四、护理记录单的书写

国务院2002年颁布的《医疗事故处理条例》中明确规定,“护理记录是病历的组成部分,护士对患者的护理过程应做到客观记录,患者有权复印病历及医院为患者提供病历复印或复印服务。”病历必须基于事实、简明扼要、及时准确。因此,规范护理记录是执行各项规章制度的重要体现及保护护患关系和双方安全的保证。

(一)护理记录基本原则

护理记录基本原则是客观、真实、准确、及时和完整。

(二)护理记录的方式

1.传统纸张记录方式

传统纸张记录方式是指按不同的护理问题、配合相应的护理措施和护理效果而设立的一套护理记录表格。应符合手术室紧急、快速的工作特点,能使书写者较易达到快而准的效果。

2.电子化护理记录方式

电子化护理记录的版面整洁美观,为点击式操作,可使记录者更加准确、便捷、实时地记录,提高工作效率,又便于资料筛查和统计处理。但需强化保护患者隐私和个人数据的意识,同时注意资料的备份,以保证护理记录单顺利完成。

(三)记录格式要求

1.必须使用黑色钢笔或签字笔。

2.字迹工整、清晰,标点符号正确。

3.书写过程中出现错误的,不得涂改原字迹,不得采用刮、粘、涂等方法掩盖或去除原来的字迹,应在原字上使用平行双划线并签名。

4.不代他人做记录或签名,不得更改他人的原始记录资料。

5.必须连续记录资料,字里行间不得有空格或空行。

6.不得在已完成的记录上补充和更改;如确实需要,应标记补充记录。

7.未注册护士或实习护士的书写项目,必须由具备护士执照的人员审核并签字。

(四)记录的技巧

书写记录应客观、专业、真实、简明扼要、及时、准确、有逻辑性和可读性,记录内容应避免主观性的评价,明确记录事实。

(五)常见的手术室护理记录单

常见的手术室护理记录单有术前访视单、术前患者核对单、术后患者交接单、术中护理记录单、手术安全核查单(见表6-4-1)、手术物品清点单、术后随访单等。

表 6-4-1　手术安全核查单

麻醉实施前	手术开始前	患者离开手术室前
患者姓名、性别、年龄正确： 是 □　否 □ 手术方式确认：是 □　否 □ 手术部位与标识正确： 是 □　否 □ 手术知情同意：是 □　否 □ 麻醉知情同意：是 □　否 □ 麻醉方式确认：是 □　否 □ 麻醉设备安全检查完成： 是 □　否 □ 皮肤是否完整：是 □　否 □ 术野皮肤准备正确： 是 □　否 □ 静脉通道建立完成： 是 □　否 □ 患者是否有过敏史： 是 □　否 □ 抗菌药物皮试结果： 有 □　无 □ 术前备血：有 □　无 □ 假体□/体内植入物□/影像学资料□ 本次手术植入物到位 有 □　无 □ 其他：	患者姓名、性别、年龄正确： 是 □　否 □ 手术方式确认：是 □　否 □ 手术部位与标识确认： 是 □　否 □ 手术、麻醉风险预警： 手术医生陈述： 预计手术时间 □ 预计失血量 □ 手术关注点 □ 其他 □ 麻醉医生陈述： 麻醉关注点 □ 其他 □ 手术护士陈述： 物品灭菌合格 □ 仪器设备 □ 术前术中特殊用药情况 □ 其他 □ 是否需要相关影像资料： 是□　否□ 其他：	患者姓名、性别、年龄正确： 是 □　否 □ 实际手术方式确认：是 □　否 □ 手术用药、输血的核查： 是 □　否 □ 手术用物清点正确：是 □　否 □ 手术标本确认：是 □　否 □ 皮肤是否完整：是 □　否 □ 各种管路： 中心静脉通路 □ 动脉通路 □ 气管插管 □ 伤口引流 □ 胃管 □ 尿管 □ 其他 □ 患者去向： 恢复室 □ 病房 □ ICU 病房 □ 急诊 □ 离院 □ 其他：
手术医生签名： 麻醉医生签名： 手术室护士签名 核查时间：	手术医生签名： 麻醉医生签名： 手术室护士签名： 核查时间：	手术医生签名： 麻醉医生签名： 手术室护士签名： 核查时间：

（六）围手术期护理记录单的内容

1. 术前访视单，内容包括患者的基本资料（姓名、年龄、病区、床号、住院号、诊断、手术名称等），患者的生理、心理状况，对患者的宣教指导内容，对患者术前所需做的准备事项的指导。

2. 术前患者核对单，内容包括患者的基本资料，如姓名、床号、住院号、术前准备条目。

3. 手术安全核查单，内容包括患者的姓名、性别、年龄、床号、住院号、诊断、手术名称、手术部位、手术方式、过敏史、术前备血、手术知情同意等。

4. 术中护理记录单，记录患者在手术过程中接受的护理活动（见表 6-4-2）。

表 6-4-2 手术护理记录单

日期________ 姓名________ 性别________ 住院号________

病区________ 床号____ 手术间____ 术前诊断________

手术名称________________

护理情况

术前：胃管：无/有（病区带入：是/否）；导尿：无/有（病区带入：是/否）

药物过敏史：无/有（________________）

术中：体位：□平卧位 □侧卧位（左侧/右侧） □俯卧位 □截石位 □折刀位 □其他

输血：无/有（红细胞：____U；血浆：____mL；全血：____mL；血小板：____U；

其他：____）

植入物：无/有（植入物名称：________）

气压止血仪：无/有（压力____kPa；第一次充气时间：____；第一次放气时间：____；

第二次充气时间：____；第二次放气时间：____）

术毕：引流管：无/有（总数：____根；□腹腔管 □T 形管 □胸腔管 □脑室引流管

□其他：____）

标本：无/有（数量：____件；标本处理情况：病理/快速冰冻/细胞学/其他________）

主要无菌包：器械敷料完整性核对：□术前 □术后

术前用药：

洗手姓名： 巡回姓名： 交接：无/有 （时间）： 签名：

品　名	术前清点	关前核对	关后核对	术毕核对	品　名	术前清点	关前核对	关后核对	术毕核对
纱布					脑棉片				
纱条					线圈				
纱垫					缝针				
纱球					双针（板）				
三角纱布									
器械类									
刀柄					考克钳				
线剪					大弯				
镊子					扁桃体血管钳				
帕巾钳					持针器				
蚊式血管钳					肠钳				
小弯血管钳					无损伤钳				
中弯					直角小弯				

（1）患者的基本资料，如姓名、住院号、床号、诊断、手术名称等。

（2）术中手术器械、敷料的核对记录，包括术前、关体腔前、关体腔后、术后，共 4 次记录。

(3)术中患者的护理记录,包括负极板安置情况,止血带使用情况(压力、时间),患者输液情况,有关深静脉穿刺、胃管、导尿管等留置情况。

(4)引流管的数量、名称、部位,皮肤保护情况,有无压力性损伤、灼伤。

(5)标本处理记录,如术中冰冻切片、普通标本送检。

(6)植入物的记录,如骨科钢板、人工瓣膜、人工晶体等,需记录植入物的名称、规格、型号、数量、生产厂家等。

(7)记录术前诊断、实施的手术名称,核对记录单的完整性并签名。

5. 术后随访单,反映患者在术后3d内的健康情况、生命体征、伤口愈合情况、伤口护理指导、活动受限的种类及时限、有无并发症的发生、用药指导、饮食指导以及患者对手术室护理的反馈意见。

第五节　麻醉恢复期护理

手术结束后数小时内,麻醉作用并未终止。麻醉药、肌松药和神经阻滞药仍发挥一定的作用,各种保护反射尚未恢复,常易导致患者发生气道梗阻、通气不足、呕吐、误吸、循环功能不稳定、疼痛、寒战、低温、认知障碍等并发症,严重危害术后患者的安全。在20世纪50年代末期,我国仅有几家大医院建立了麻醉恢复室,规模小且管理不规范。此后,借鉴欧美国家先进的管理和技术,经过50多年的发展,逐步完善和规范了麻醉恢复室的管理。患者在麻醉恢复室集中收治监护,由受过良好培训的医务人员管理苏醒期患者,早期识别和及时有效处理各项并发症,防止发生意外。麻醉恢复期护理在确保手术患者舒适安全的同时,在加快接台手术的周转、提高手术间的利用率上也发挥了重要的作用。因此,麻醉恢复期护理是现代围手术期护理的重要组成部分。

一、麻醉恢复期护理范畴

每个医院可根据自身运转情况,结合手术量及人员配备,采取限时或全天开放的方式,确定相应的入科指征。原则上,麻醉恢复室应收住全身和区域麻醉术后的患者,及生命体征不平稳的局麻患者。

二、交接流程

手术近结束时,由巡回护士提前10～20分钟电话通知麻醉恢复室,告知需准备的设备及特殊要求。由麻醉医生评估患者的呼吸、循环等情况,可带气管插管或拔管后送出手术室。术后,患者必须由一名了解术中情况的麻醉医生陪同,手术医生协助送至麻醉恢复室。

(一)交接内容及形式

患者进入麻醉恢复室后,麻醉医生应向麻醉恢复室医生和护士行书面交班及床边口头交班报告,内容包括患者姓名、性别、年龄、简要病史、术前用药、过敏史、手术名称、麻醉方法及术中用药,输血、输液、失血量、尿量,术中并发症及诊治经过,术后恢复中可能发生的其他问题等,专科医生可以通过床边交班和(或)电话方式交代重点关注内容。在听取交班报告的同时，麻醉恢复室护士即开始护理工作，连接氧气及监护仪监测各项指标。

(二)病情观察及记录

1. 入科评估

目前，国内一般采用美国麻醉恢复室 Aldrete 评分标准(见表 6-5-1)，根据患者神志、肌力、呼吸、循环、脉搏血氧饱和度 5 个方面与生命体征相结合的方法进行评估。该评分用于患者入科、常规阶段性评估，直至患者出科。入科时，即刻评估患者的意识状态、心电图、呼吸频率、血压、脉搏血氧饱和度、嘴唇及肢体颜色、神经肌肉及肢体运动恢复情况，评估有无恶心、呕吐及疼痛，观测区域麻醉患者的麻醉平面。并根据各专科手术的情况，有针对性地监测体温、尿量，观察引流管引流液的情况，及出血量、水电解质平衡情况。准确、及时、客观地记录评估的内容，制订该患者在麻醉恢复室的护理计划。

表 6-5-1 美国麻醉恢复室 Aldrete 评分标准

观察指标/评分	0 分	1 分	2 分
肌力(观察肢体自主活动或嘱患者活动肢体)	四肢均不能活动	能活动两个肢体	四肢能活动
呼吸(与咳嗽)	无自主呼吸	呼吸受限	能做呼吸与咳嗽
循环	收缩压波动范围 $>\pm$ 50mmHg	收缩压波动范围 $\pm$ 20～50mmHg	收缩压波动范围 $<\pm$ 20mmHg
神志	对呼唤无反应	呼唤能应答	完全清醒
脉搏血氧饱和度	即使辅助给氧，$SpO_2<90\%$	需辅助给氧，$SpO_2>90\%$	吸室内空气，$SpO_2>90\%$

2. 持续评估及护理

按 Aldrete 评分标准，每隔 15 分钟持续评估并记录，注意患者呼吸、脉搏血氧饱和度、血压、心率、尿量等变化。继续观察手术野及引流的状况，考虑液体平衡，评估恶心、疼痛或心律失常情况并予以治疗。适当采取保暖措施，维持复苏期间呼吸循环的稳定，预见性观察有无麻醉或手术的潜在并发症，及时通知麻醉或手术医生，对症对因处理。

3. 出科标准及评估

在患者清醒后送出麻醉恢复室之前，须经麻醉医生和护士共同评估，达到以下标准方可送出麻醉恢复室：Aldrete 评分标准中 5 项达 9 分或以上，患者神志清醒，定向力恢复，呼吸道通畅，保护反射恢复，肌张力正常，通气功能正常，未吸氧情况下脉搏氧饱和度在正常范围(呼吸空气下 $SpO_2>90\%$，肤色正常)，生命体征稳定至少 1h，术后恶心、呕吐、疼痛均得到有效控制，体温在正常范围。施行区域麻醉的患者，应有感觉或运动阻滞平面恢复的迹象，测定感觉平面在 T_4 以下，方可出科。由麻醉医生签署同意书后出科。

(三)安全转运与交班

1. 病房交接

出科前电话通知病区护士该患者返回病房的时间及需要准备的物品。患者由麻醉恢复室护士和工友送至病区，注意路途转运安全，确保静脉通路及各种管道的妥善固定，防止脱出。对于有呕吐可能者，应将其头偏向一侧，防止误吸和窒息。平车转运途中，注意避免急转弯和车速太快，减少患者晕车、呕吐的发生。到达后，与病区护士做好床边和书面交接。

2. 转科至重症监护室

在麻醉恢复室评分等于或小于 5 分，经治疗无改善迹象或存在其他更严重并发症的患者，经手术医生和麻醉医生共同评估决定，转入重症监护病房进一步治疗。由麻醉医生、恢复室护士、手术室工友一起将患者运送至重症监护室，做好转运路途中的给氧、生命体征维护与监测，确保安全，并与重症监护室医生和护士做好床边和书面交接。

参考文献

[1]朱丹，周力. 手术室护理学[M]. 北京：人民卫生出版社，2009.

[2] 潘惠英，陈肖敏. 围手术期护理技术[M]. 杭州：浙江大学出版社，2011.

[3]钱蒨健，周嫣. 实用手术室护理[M]. 上海：上海科学技术出版社，2005.

[4] 曾因明. 麻醉学[M]. 北京：人民卫生出版社，2008.

[5] 陈肖敏，Jean Burgdorff. 创建麻醉恢复室的护理管理模式[J]. 护理学杂志，2000，15(4)：244-245.

[6] 钟泰迪. 麻醉苏醒期患者的管理[M]. 北京：人民卫生出版社，2003.

[7]姚尚龙. 临床麻醉学[M]. 北京：人民卫生出版社，2004.

[8] 盛卓人，王俊科. 实用临床麻醉学[M]. 第 4 版. 北京：科学出版社，2009.

[9]Lee A. Fleisher. 循证临床麻醉学[M]. 第 2 版. 杭燕南，周大春，LingQun Hu，等. 北京：人民卫生出版社，2010.

[10]杨拔贤，麻醉学[M]. 第 3 版. 北京：人民卫生出版社，2013.

[11]罗秀娴，黄金妹，孙惠平，等. 手术室整体护理联合麻醉护理的效果观察[J]. 中国继续医学教育，2020(8)：195-196.

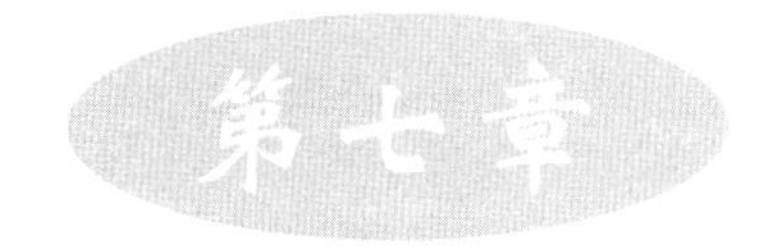

第七章 手术室操作技术

第一节 手术室基本操作技术

一、无菌技术原则

无菌操作技术应用非常广泛。术中无菌操作是预防手术部位感染、保证患者安全的关键之一，也是影响手术成功的重要因素。参加手术的所有人员必须认真对待，互相监督，并遵守以下原则。

1.明确无菌的概念，建立无菌区。无菌台和(或)桌平面以上视为无菌区域。手术人员的手、手术台上的用物如触到或落到台面以下，即视为污染。任何时候，无菌物品疑似污染或接触有菌物品须视为污染，必须更换或重新灭菌。

2.无菌区域使用的所有物品必须无菌。

3.未经使用的无菌手术衣整件视为无菌。医务人员一旦穿上手术衣，以下区域为无菌区域:肩以下、腰以上及两侧腋前线之间;其他区域视为非无菌区域:颈部、肩部、腋下和背部。手术衣袖口必须用手套覆盖。手臂污染应戴无菌袖套或更换手术衣。术中，手套一旦破损或污染，应立即更换无菌手套。

4.在手术铺巾时，应与手术床保持安全距离，器械台与手术切口区域应有四层或以上敷料。保持无菌布类干燥。若布单湿透，要加盖无菌单，必要时更换台面敷料。

5.非手术台上人员应在非无菌区内走动。手术台上人员应按照无菌区域走动要求在无菌区域内走动，禁止在手术间内随意走动或到走廊上。转换位置要遵从以下规则:①背靠背移位;②面对无菌区域移位，让台下手术人员站在一边让位，背对台下手术人员移位。

6.不可从手术人员的背后或头上传递器械和手术用物。

7.手术台上人员不能倚靠在手术台上、患者身上和托盘上;打喷嚏或咳嗽时应将头转离无菌区域。擦汗时，术者应将头侧向一边，离开无菌区域。

8.切开皮肤和皮下脂肪边缘应以生理盐水纱垫保护或使用一次性切口保护器;空腔脏器切开前，周围需用干纱垫保护，避免腔内容物溢出而污染手术区域。

9.限制手术间参观人数，一般不超过3人，参观者距离手术人员30cm以上，减少人员流动,保持手术间门处于关闭状态,回风口无遮挡。

二、外科手消毒

(一)目　的

外科手消毒的目的是去除或杀灭手和手臂皮肤上的暂存菌,减少常居菌,抑制手术过程中皮肤表面微生物的生长,减少手部皮肤细菌的污染,防止病原微生物在医务人员和患者之间的传播,防止术后感染。

(二)用　物

外科手消毒的消毒用品有皂液、擦手纸、外科手消毒液。

(三)操作步骤

外科手消毒的步骤见表7-1-1(以免刷手外科手消毒法为例)。

表7-1-1　免刷外科手消毒方法操作步骤及注意事项

项目	操作步骤	备注
人员准备	更换洗手衣裤,将洗手衣塞入裤内并将衣袖卷起至上臂上1/3处,取下首饰,不涂指甲油,勿外露内衣。戴好口罩、帽子,修剪指甲,并去除指甲缝的污垢	
物品准备	检查外科手消毒设施是否齐全,检查手消毒剂的有效期,并使其处于备用状态	
操作程序	1.用皂液七步洗手法洗手至肘上10cm,约2分钟	
	2.用流动水彻底冲净皂液,用擦手纸擦干双手	
	3.取2mL免洗手消毒液于一手掌心。另一手指尖于该掌心内擦洗。将剩余的免洗手消毒液均匀涂抹于另一手的手掌至肘上10cm	
	4.换手,重复步骤1—3	
	5.再取2mL免洗手消毒液于一手掌心。掌心相对,双手交叉沿指缝相互揉擦;手心对手背沿指缝相互揉擦,交换进行;弯曲各手指关节,双手相扣进行揉擦;拇指在掌中揉擦,交换进行;揉擦手腕部,并交叉进行	
	6.揉擦双手,直至免洗手消毒液干燥	
	7.双手呈拱手状,置于胸前,进入手术间,准备穿无菌手术衣、戴无菌手套	

三、穿无菌手术衣

(一)目　的

穿无菌手术衣的目的是避免和预防手术过程中医护人员衣物上的细菌污染手术切口,

同时保障手术人员安全,预防职业暴露。

(二)用 物

用物包括无菌台、无菌手术衣。

(三)操作步骤

穿无菌手术衣步骤见表 7-1-2。

表 7-1-2 穿无菌手术衣步骤

项目	操作步骤	备注
人员准备	1.态度端正,仪表整洁,戴口罩、帽子	
	2.外科洗手后	
环境准备	选择宽敞的操作空间并面对无菌台	
操作程序	1.洗手护士外科洗手后,从无菌台上方抓取一件无菌手术衣。面对无菌台,双手提衣领,手术衣内面朝自己,轻轻抖开无菌手术衣	手术衣无菌范围:腰以上、肩以下及两侧腋前线之间
	2.将手术衣轻轻抛起的同时,顺势将双手和前臂伸入衣袖内并向前平行伸展。注意手不外露	穿衣时,四周必须有足够的空间,穿衣者面向无菌区。手术衣不得接触地面或周围的人和物,若不慎接触,应立即更换
	3.巡回护士在其背后,从肩部上方手术衣内面轻拉衣袖。交叉系领口带及后方腰带	巡回护士拉手术衣时,不得接触手术衣外面。手术衣袖口必须用手套覆盖。发现手术衣有破损或太短应立即更换
	4.洗手护士戴无菌手套后,解开身体前方的腰带,交由巡回护士用无菌持物钳接取。穿衣者原地转一圈后,接无菌腰带自行系于腰间	穿手术衣后,穿衣者应面向无菌台,双手互握举在胸前或放在胸前口袋里。注意不能靠墙,交换位置时需要背靠背

四、无接触式戴无菌手套

(一)目 的

无接触式戴无菌手套的目的是避免医务人员手部的细菌污染无菌区,避免手术感染,同时保障手术人员安全,预防职业暴露。

(二)用 物

无接触式戴无菌手套的用物包括型号合适的灭菌手套、无菌操作台、无菌手术衣。

(三)操作步骤

无接触式戴无菌手套步骤见表 7-1-3。

表 7-1-3　无接触式戴无菌手套步骤

项目	操作步骤	备注
人员准备	1.仪表整洁,态度端正	
	2.七步洗手法将手洗净擦干(无接触式戴无菌手套应在外科洗手、穿无菌手术衣之后)	
环境准备	操作环境宽敞,整洁	
操作程序	1.取无菌手术衣,双手伸入袖口处,手指不露出袖口	
	2.隔着衣袖左手取右边的无菌手套,反折边扣于右手袖口上。注意手套的手指向上,并与各手指相对	戴完手套后检查手套有无破损
	3.右手隔着衣袖将手套的侧翻折边抓住,左手隔着衣袖,抓住另一侧翻折边将手套翻套于袖口上,手迅速伸入手套内	未戴手套的手不可接触手套外面。已戴无菌手套的手不可接触未戴手套的手和非无菌物
	4.再用已戴好手套的右手,同法戴另一只手套	进腹腔前洗去手套表面滑石粉。接触肿瘤后需更换手套。术中无菌手套有破损或污染,应立即更换

五、铺无菌台

(一)目　的

根据手术需要铺设无菌台,掌握无菌台铺设操作方法;掌握各种无菌物品及手术器械打开置入无菌台的方法;使用无菌单建立无菌区域,建立无菌屏障,防止手术中无菌手术器械及敷料污染,安全有序进行,加强手术器械管理。

(二)用　物

用物包括器械台、无菌持物钳两把、无菌手术包、无菌敷料包、一次性无菌物品。

(三)操作步骤

铺无菌台的步骤见表 7-1-4。

表 7-1-4　铺无菌台的步骤

项目	操作步骤	备注
人员准备	1.素质要求(仪表、态度)	
	2.戴好口罩、帽子,将宽大的洗手衣塞入裤内	
	3.七步洗手法洗手	
环境准备	1.手术前 1 小时开启层流	
	2.检查器械台面是否清洁、干燥	
	3.操作时,禁止闲杂人员随意走动	

续表

项目	操作步骤	备注
操作程序	1.妥善放置器械车	1.将器械台置于空旷处，保持与周围距离≥30cm
	2.将无菌手术包置于器械台中间	2.洗手护士在铺无菌台时，身体不能碰触无菌台
	3.检查无菌手术包及所有无菌物品的名称、有效期及包外化学指示带是否达到灭菌效果	3.铺无菌台时，双手勿跨越无菌区
	4.洗手护士直接用手打开包布外层，按序打开对侧、左侧、右侧、内侧，使之覆盖器械台	4.无菌器械台的铺巾保证4～6层，铺无菌台的无菌单应下垂至桌缘下30cm以上，周围距离要均匀，不垂地。桌平面下视为污染区
	5.用两把无菌持物钳同时夹住无菌手术包内层，并按序打开：右侧→左侧→对侧→近侧	5.洗手护士在移动无菌台时，应手扶桌面平移，不可触及桌平面以下；巡回护士不可触及下垂的手术布单
	6.检查包内高压灭菌指示卡并取出	6.铺好的无菌台超过4h不能用
	7.将无菌敷料包放在合适位置，用左手托起敷料包	7.对于贵重物品及较重物品，由巡回护士打开，洗手护士穿无菌手术衣、戴手套后拿取
	8.直接用手打开外层包布外侧、右侧、左侧后，右手打开内侧反折包布，然后抓住包布四角，轻轻托入无菌台稳妥位置内	8.巡回护士与洗手护士共同核对无菌物品
	9.将一次性无菌物品外包装纸外展，外包装纸打开不超过1/3，用无菌持物钳钳夹入无菌台内	9.保持无菌器械台整洁、干燥

六、女患者留置导尿术

(一)目　的

1.排空膀胱，以免术中误伤。

2.患者昏迷、尿失禁或有会阴部损伤时，保持患者局部干燥、清洁。

3.泌尿系统疾病手术后，促进膀胱功能恢复及切口愈合。

4.抢救休克及危重患者时，可正确记录尿量、尿比重等资料，以观察肾功能情况。

(二)用　物

女患者留置导尿术的物品清单包括：①口罩、帽子；②免洗洗手液；③一次性导尿包；④一次性导尿管；⑤无菌持物钳。

一次性导尿包包含如下物品。①外阴消毒包：小托盘1个、中单1块、乳胶手套1副、碘伏棉球1包、尖头镊子1把、纱布1块。②导尿包：无菌手套1副、洞巾1块、盖盘1个、引流袋1个、10mL生理盐水注射器1副、碘伏棉球1包、圆头镊子1把、尖头镊子1把、大托盘1个、包布1块。

(三)操作步骤

女患者留置导尿操作步骤见表7-1-5。

表7-1-5　女患者留置导尿操作步骤

<table>
<tr><th>项目</th><th>操作步骤</th><th>备注</th></tr>
<tr><td rowspan="3">人员准备</td><td>1.素质要求(仪表、态度)</td><td></td></tr>
<tr><td>2.戴口罩、帽子</td><td>规范穿戴衣裤和口罩、帽子</td></tr>
<tr><td>3.七步洗手法洗手</td><td>严格按照七步洗手法洗手</td></tr>
<tr><td rowspan="2">环境准备</td><td>1.室温要求21～25℃</td><td>避免室温过低着凉</td></tr>
<tr><td>2.保护患者隐私</td><td>尊重患者</td></tr>
<tr><td rowspan="14">操作程序</td><td>1.检查所有无菌物品的名称、有效期,包外化学指示带是否达到灭菌效果,及有无潮湿、破损。检查导尿管型号</td><td rowspan="14">1.用物必须严格消毒灭菌,并按无菌技术操作进行,防止感染。
2.根据患者年龄、体型选择适宜的导尿管,动作轻,按标准进行。
3.对清醒患者要做好解释工作。注意保护患者隐私。
4.插入导尿管未见尿液,可按压耻骨联合处,见尿后才可注入气囊。若尿管误插入阴道,则应更换。
5.手术结束,若患者送离时尿液量＞500mL,则需将引流袋内尿液放空</td></tr>
<tr><td>2.备齐用物,将治疗车推到手术床旁,做好清醒患者的解释工作</td></tr>
<tr><td>3.操作者站在患者右侧,将患者两腿屈曲外展,对好灯光,并注意保暖和保护患者隐私</td></tr>
<tr><td>4. 在小台车上打开导尿包,取出外阴消毒盘,取出小中单垫于臀下</td></tr>
<tr><td>5.戴手套,撕开PVP棉球袋。将消毒盘放置于患者两腿之间,避免接触会阴部</td></tr>
<tr><td>6.消毒原则由上至下,由外向内(阴阜→对侧大阴唇→近侧大阴唇→对侧小阴唇→近侧小阴唇→尿道口直至肛门)。每一个棉球只用1次。将污染的棉球及用过的镊子、手套放于消毒盘内,置于污物袋内</td></tr>
<tr><td>7.用免洗洗手液七步洗手法洗手</td></tr>
<tr><td>8. 在患者两腿之间按无菌原则打开导尿包</td></tr>
<tr><td>9. 用无菌持物钳放入一次性导尿管并取出无菌手套</td></tr>
<tr><td>10.戴无菌手套,取无菌洞巾后退一步打开,竖向铺好,充分暴露尿道口</td></tr>
<tr><td>11.持注射器向导尿管水囊注水10mL,在检查水囊是否漏水后将水抽出备用</td></tr>
<tr><td>12.用无菌卵圆镊夹取硅油棉球或生理盐水棉球,润滑导尿管</td></tr>
<tr><td>13.检查引流袋质量,把引流袋与导尿管连接放于大弯盘内备用,取出PVP棉球放于弯盘</td></tr>
<tr><td>14.以左手拇指、食指分开小阴唇向上提固定,暴露尿道口,右手持无菌镊夹取消毒棉球自上而下、由内向外消毒尿道口、对侧小阴唇、近侧小阴唇、尿道口,消毒后,左手固定、不得松开</td></tr>
</table>

续表

项目	操作步骤	备注
操作程序	15.将放导尿管的弯盘移至近会阴处，右手持无菌卵圆镊将导尿管插入尿道口 4～6cm，见尿后再插入 5～7cm	
	16.插入后用左手固定导尿管，不得松开	
	17.在导尿管水囊端口接注射器注入 10mL 生理盐水，注水后轻轻拉导尿管遇阻力即可。撤离洞巾。根据手术部位和体位合理放置引流袋	
	18.整理用物，脱手套后整理床单位、安置患者体位。在手术护理单上记录导尿管类型、插入者姓名、性别、尿量	

七、手术野皮肤消毒(以腹部为例)

(一)目　的

1.清除手术切口处及周围皮肤上的暂居菌，并抑制常居菌的移动，最大限度地减少手术部位感染。

2.掌握腹部皮肤消毒范围、消毒顺序等知识点。

(二)用　物

无菌持物钳、小台子、治疗车、皮肤消毒包(含 3～4 块纱布、棉签、弯盘、卵圆钳)、无菌手套、5% PVP-I。

(三)操作步骤

手术野皮肤消毒操作步骤见表 7-1-6。

表 7-1-6　手术野皮肤消毒的操作步骤

项目	操作步骤	备注
人员准备	1.态度端正，仪表整洁	
	2.戴口罩、帽子	规范穿戴衣裤、口罩、帽子
	3.七步洗手法洗手	严格执行七步洗手法
环境准备	1. 室温要求 21～25℃	避免室温过高或过低
	2. 暴露手术区域，并做好保暖	避免着凉
	3. 注意保护患者隐私	尊重患者
操作程序	1.检查所有无菌物品的名称、有效期，包外化学指示胶带是否达到灭菌效果，及有无潮湿、破损	腹部手术消毒范围：上腹部手术，消毒范围为上至乳头，下至耻骨联合，两侧至腋中线；下腹部手术，消毒范围为上至剑突，下至大腿上 1/3，两侧至腋中线。皮肤消毒范围应大于手术切口周围 15cm 的区域

续表

项目	操作步骤	备注
操作程序	2.检查小台子是否清洁、干燥，将皮肤消毒包放在小台子上，直接用手打开外层包布	消毒应先从手术野中心开始，自上而下向四周扩展。在污染的手术、感染伤口或肛门处手术、手术消毒应自手术区外周清洁部向感染伤口、肛门、会阴部消毒
	3.用持物钳打开内层包布，查看包内化学灭菌指示剂是否有效	已经接触污染部位的消毒纱布，不能再返擦清洁部位
	4.用持物钳将弯盘内棉签钳出	操作者应与患者消毒部位保持适当的距离，并注意非手术区域的保暖
	5.将小量杯和弯盘放置在台面靠边缘处，以便于倒5% PVP-I时不跨越无菌区	注意无菌操作，不得跨越无菌区
	6.钳取3～4块纱布于弯盘内(纱布的量由手术的消毒范围决定，必要时可增加)，倒适量5% PVP-I	控制消毒液和消毒纱布的量，避免浪费
	7.打开无影灯，将无菌台移至患者右侧床边，暴露好皮肤消毒范围并对好灯光，对清醒患者做好的解释工作	
	8.戴无菌手套，用棉签蘸消毒液清洗脐部	
	9.用持物钳夹取5% PVP-I纱布，从切口中心向周围消毒，最后为会阴部，消毒2遍	范围较大时，为了避免跨越无菌区，腹部消毒可以走到对侧进行消毒
	10.整理用物	

八、手术铺巾(以腹部手术为例)

(一)目　的

掌握正确的手术铺巾的方法。

(二)用　物

无菌持物钳、治疗车、无菌剖腹包。

(三)操作步骤

手术铺巾操作步骤见表7-1-7。

表 7-1-7　手术铺巾的操作步骤

项目	操作步骤	备注
人员准备	1.素质要求(仪表、态度)	
	2.戴口罩、帽子	规范穿戴衣裤、口罩、帽子
	3.七步洗手法洗手	严格执行七步洗手法
环境准备	1.室温要求 21～25℃	注意保暖,并保护患者隐私
	2.保护患者隐私	
操作程序	1.铺皮肤巾顺序为:由洗手护士将皮肤巾递给助手,传递时注意皮肤巾折边方向	除显露手术切口所必需的皮肤以外,其他部位均用无菌巾遮盖,以尽量减少手术中的污染
	2.先铺相对不洁区(如会阴部、下腹部),然后铺上方,再铺对侧,最后铺靠近操作者的一侧	铺巾原则:中等以上手术特别是涉及深部组织的手术,切口周围至少要有 4～6 层,术野周边要有 2 层无菌巾遮盖
	3.另一种方法是先铺对侧、下方、上方,最后铺操作的一侧	铺巾范围:头侧要铺盖过患者头部和麻醉架,下端遮盖过患者足部,两侧部位应下垂过手术床边 30cm 以下
	4.如果操作者已穿好手术衣,则应先铺近操作者一侧,再按顺序依次铺巾。铺好皮肤巾后,用布巾钳固定皮肤巾交角处	铺巾方法:手术区域消毒后,一般先铺手术巾(皮肤巾),再铺中单,最后铺剖腹单
	5.在上、下方各加盖一条中单	铺巾时,助手未戴手套的手不得碰撞器械护士已戴手套的手
	6.取剖腹单,其开口对准切口部位,先展开上端(一般上端短,下端长)遮住麻醉架,再展开下端,遮住患者足部	铺巾前,应先确定手术切口的部位,铺巾外露切口部分的范围不可过大,也不可太窄小。行探查性手术时需留有延长切口的余地。已经铺好的手术巾不得随意移位,如果必须移动少许,则只能从切口部位向外移动,不能向切口部位内移,否则要更换手术巾,重新铺巾
	7.铺切口周围方巾时,应将其折叠 1/4,使近切口部位有两层布	注意遵循铺中原则,避免污染
	8.铺中、大单时,手不得低于手术台平面,也不可接触未消毒的物品,以免污染。第一助手消毒铺巾后,手、手臂应再次消毒后才能穿手术衣、戴手套,继续手术	

九、手术隔离技术

(一)目　的

明确手术中的无菌操作原则、手术隔离原则,为手术室护士在护理操作过程中提供统一规范的指导建议,防止或减少手术部位的病原微生物的感染、播散以及肿瘤的转移和种植,为患者提供更加安全、可靠的手术保障。

(二)内　容

1. 范围

无菌操作技术适用于所有有创操作的全过程。手术隔离技术适用于所有消化道、呼吸道、泌尿生殖道等空腔脏器手术的全过程,适用于恶性肿瘤手术的全过程。

2. 手术隔离技术

手术隔离技术(operation isolation technique)是指在无菌操作原则的基础上,外科手术过程中所采取的一系列隔离措施,将肿瘤细胞、种植细胞、污染源、感染源等与正常组织隔离,以防止或减少肿瘤细胞、种植细胞、污染源、感染源的脱落、种植和播散的技术。

3. 无菌区域

无菌区域(sterile area)指经过灭菌处理而未被污染的区域范围。

4. 隔离区域

在外科手术时,凡接触空腔脏器、肿瘤组织、内膜异位组织和感染组织等的器械、敷料均被视为污染,被污染的器械和敷料所放置的区域即为隔离区域(isolation area)。

5. "烟囱"效应

空气(包括烟气)靠密度差的作用,从通畅的流通空间沿着通道很快扩散或排出的现象,即为"烟囱"效应(the chimney effect)。

6. 子宫内膜异位症

子宫内膜异位症(endometriosis, EM)是指具有活性的子宫内膜组织(腺体和间质)出现在子宫体以外的部位。子宫内膜异位症是育龄女性的常见病及多发病,虽呈良性病变,但具有类似恶性肿瘤的种植、侵袭及远处转移能力。

7. 腹壁切口子宫内膜异位症

腹壁切口子宫内膜异位症(abdominal wall endometriosis, AWE)是盆腔外子宫内膜异位症的特殊类型,主要见于剖宫产术后,是剖宫产术的远期并发症之一。

8. 空腔脏器

相对实体脏器而言,空腔脏器(hollow organ)是指管腔状或脏器内部含有大量空间的脏器,如消化系统的胃、肠、胆囊、阑尾,泌尿系统的膀胱,生殖系统的子宫等。

9. 空腔脏器手术

空腔脏器手术(hollow organ surgery)是指食管、肺、胃、胆囊、肠道、子宫、膀胱等部位的手术。因为这些脏器大多在距体表较深处,内部含有大量的空间,或者通过狭小的通道与外界相通,所以常规的手术前准备不能进行有效的消毒,而使空腔内部物质成为无菌手术的污染来源。

10. 外科手术部位感染

外科手术部位感染(surgical site infection, SSI)分为切口浅部组织感染、切口深部组织感染、器官/腔隙感染。

11. 创伤

创伤(trauma)是指机械力作用于人体所造成的损伤,它可以按伤口是否开放、致伤部位、致伤因子等进行分类。

12. 清创术

清创术(debridement)是指在创伤后早期充分清除坏死或失去生机的组织、血块、异物等有害物质，控制伤口出血，尽可能将已污染的伤口变为清洁伤口，争取为伤口早期愈合创造良好的局部条件。

13. 外科感染

外科感染(surgical infection)是指需要外科治疗的感染，包括创伤、手术、烧伤等导致的感染并发症。

14. 清洗伤口

清洗伤口(clean the wound)时，去掉覆盖伤口的敷料，用3%过氧化氢溶液冲洗伤口，再用无菌生理盐水冲洗干净，除去伤口内的污血、血凝块和异物。

15. 清理伤口

清理伤口(clean up the wound)是指在麻醉状态下消毒皮肤，铺盖灭菌手术巾，切除伤口周围不整皮缘，清除血凝块和异物，切除失活的组织并止血。

16. 同期手术

同期手术(homochronous operation)是指2种或2种以上术式同时进行、一次完成的手术。如不同切口级别Ⅰ类(清洁)切口与非Ⅰ类(清洁一污染)切口的手术同期进行，肿瘤手术合并非肿瘤手术同期进行。同期手术是外科治疗的一种选择，应严格把握手术的适应证及禁忌证。

17. Ⅰ类(清洁)切口

Ⅰ类(清洁)切口(clean incision)是指手术未进入感染炎症区，未进入呼吸道、消化道、泌尿生殖道及口咽部位所形成的切口，如颅脑、视觉器官、四肢躯干及不切开空腔脏器的胸、腹部手术切口，以及闭口性创伤手术。

18. Ⅱ类(清洁-污染)切口

Ⅱ类(清洁-污染)切口(clean-pollution incision)是指手术进入呼吸道、消化道、泌尿生殖道及口咽部位所形成的切口，但不伴有明显污染。例如无感染且顺利完成的胆道、胃、肠道、阴道、口咽部手术。

19. Ⅲ类(污染)切口(pollution incision)

有急性炎症但未化脓区域的手术；开放性创伤手术；胃肠道内容物有明显溢出污染；术中有明显污染，如开胸心脏按压。

20. Ⅳ类(污秽－感染)切口(pollution-infection incision)

有失活组织的陈旧创伤手术；已有临床感染或脏器穿孔的手术，如各个系统或部位的脓肿切开引流、化脓性腹膜炎等手术切口均属于此类。

(三)措　施

1. 手术无菌操作原则

(1)明确无菌概念：建立无菌区域，分清无菌区、相对无菌区、相对污染区的概念。无菌区内无菌物品都必须是灭菌合格的。无菌操作台边缘平面以上属无菌区。无菌操作台边缘以下的铺单治疗中不可接触及也不可再上提使用。任何无菌操作台或容器的边缘，以及手术台上穿着无菌手术衣者的背部、腰部以下和肩部均视为相对无菌区，取用无菌物品时不可触及以上部位。若无菌包破损、潮湿或可疑污染,均视为污染。

(2)保持无菌物品的无菌状态:手术中若手套破损或接触到污染物品,应立即更换无菌手套;无菌区的铺单若被浸湿,应加盖无菌巾或更换无菌单;严禁跨越无菌区;若有疑似被污染,应按污染处理。

(3)保护皮肤及切口:皮肤消毒后,贴皮肤保护膜,保护切口不被污染。切开皮肤和皮下脂肪层后,边缘应以生理盐水纱布垫遮盖并固定;条件允许者,建议使用切口保护套,显露手术切口。凡与皮肤接触的刀片和器械不应再用,延长切口或缝合前再次消毒皮肤。手术中途因故暂停时,切口应使用无菌巾覆盖。

(4)正确传递物品和调换位置:术中手术人员调换位置应“背向”移动。传递器械和物品时,应从手术人员胸前通过,不得从手术人员背后或者头部传递。

(5)减少空气污染,保持洁净效果:手术间的门随时保持关闭状态;控制人员数量,减少人员流动,保持手术间安静;手术床应在净化手术间的手术区域内;回风口无遮拦。

2. 手术隔离技术

(1)建立隔离区域:明确有瘤、污染、感染、种植概念;在无菌区域建立明确隔离区域;需隔离器械、敷料放置在隔离区域,分清使用,不得混淆。

(2)隔离前操作:切口至器械台加铺无菌巾,以保护切口周围及器械台面,隔离结束后撤离。

(3)隔离操作:①隔离开始的时间包括明确切开肿瘤组织时,胃肠道、呼吸道、宫腔、阴道、食管、肝胆胰、泌尿道等手术穿透空腔脏器时,组织修复、器官移植手术开始时。②被污染的器械、敷料应放在隔离区域内,注意避免污染其他物品,禁止再使用于正常组织。③切除部位断端应用纱布垫保护,避免污染周围区域。

第二节　常用设备操作技术

一、电动手术床

(一)结构及配件

1. 床体结构组成

床体结构由支撑部分、传动部分和控制部分组成。

(1)支撑部分:主要包括台面、升降柱、底座三部分。

(2)传动部分:按传动原理可分为液压、机械和气动三种传动结构,大多数手术床采用液压传动原理。

(3)控制部分:控制手柄(有线/无线)、控制面板、脚踏控制器、辅助/备用控制按钮。

2. 配件组成

(1)手术床台面可由多块不同功能的支撑板组成,如头板、背板、腰板、腿板、臀板、足板等。

(2)底座部分一般包括脚轮和刹车锁定装置。

(3)控制部分有带线遥控手柄、无线遥控手柄、脚踏控制器、辅助/备用控制按钮。

(二)适用范围

电动手术床能适应各种手术体位要求，几乎适用于所有手术，根据产品结构、组成、配件不同可适用于各种特殊手术。

1. 主要功能

电动手术床的主要功能有上下升降、前后平移、前后倾、左右倾，及头板、背板、腰板、脚板大角度移动前后倾、折刀位、反折刀位、左右倾等，见图 7-2-1。

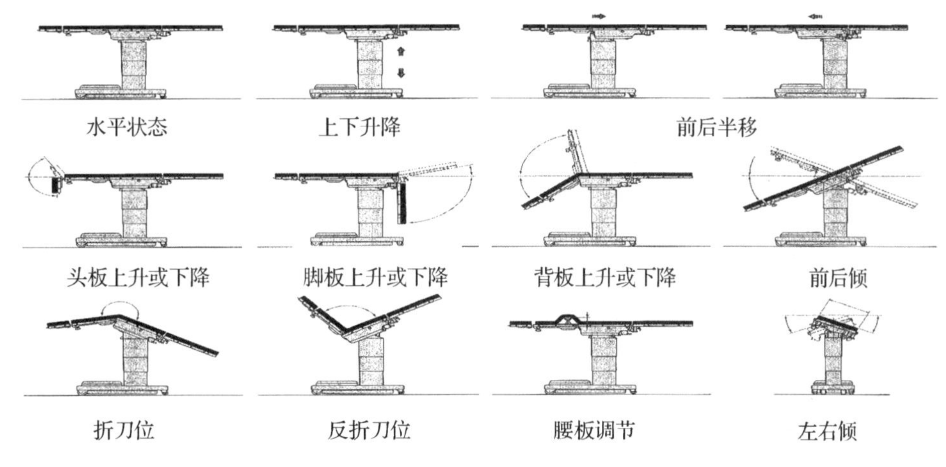

图 7-2-1　手术床主要功能

2. 适用于特殊手术的其他功能

(1)可透 X 线：适用于骨科、血管造影、结石造影手术等。

(2)可安装头架：适用于脊柱外科、神经外科等。

(3)可安装牵引架：适用于下肢骨折手术等。

(三)操作步骤

连接好电源线→打开电源开关，指示灯亮→锁定刹车→启动控制手柄按复位键→安装所需配件，选择动作按钮→手术结束后按复位→手术床降至最低→解锁，关闭电源。

(四)注意事项

1. 控制手柄

(1)有些手术床有驱动按钮，需两键同时按住才能启动。

(2)有些手术床必须在手术床完全锁定时才能使用按钮。

(3)遥控手柄易坏，应固定位置放置，防水、防摔。

(4)辅助控制器为独立的应急控制盘，在遥控器失灵时可以启用，可以调整各种体位。

(5)蓄电池控制手柄在充电后一般可使用 1 周，电池使用寿命一般为 2 年。

2. 床板支撑强度

床板支撑强度一般以 135kg 为基准，最大承重参考手术床使用说明书。现代手术床为了可透视，大面积选用树脂材料，降低了手术床的强度。使用中要注意厂家标识的支撑强度，不可将所有重量集中在某个点，并要考虑术中施加的外力。

3. 使用专用配件

每种品牌的手术床应使用其专用配件，不应挪用、混用，以免延误手术时间，甚至损坏配件。

4. 手术结束将床保持在最低水平位

电动手术床采用液压原理，应经常检查油箱。将床面降到最低，查看油箱内液压油的剩余量(应保持在油位线以上)。观察机油是否因长时间使用而发生乳化，如已乳化，应立即更换。

5. 防水防潮

手术应酬使用完毕后，应保持清洁干燥，不应喷洒或冲洗底座，防止电控系统短路损坏、零件生锈或发生故障。

6. 专人定期维护保养

若发现问题，应及时通知医学工程技术人员对手术床进行维修检查，以保证正常使用。对新进电动手术床开展专题培训，请厂方技术人员讲解使用方法、注意事项与维护方法等有关知识，规范手术床使用流程，让使用人员能熟练掌握电动手术床及配件的正确使用方法，减少错误操作。

(五)清洗、消毒

1. 定期保养、清洁手术床及配件

应做到每周或每半个月彻底清洁手术床 1 次；手术多时，每日清洁 1 次。

2. 保护床垫

使用一次性防水床单，避免术中污染床垫。

3. 清洗方法

清洗手术床时，应先解锁手术床，切断电源，拆卸配件。配件可用水冲洗，用碱性或中性清洁剂清洗、晾干，关节上油。床板等用酒精等中性或碱性洗涤剂擦拭，可喷涂消毒药水，忌用强腐蚀性或酸性的清洁剂和消毒液。严禁用水冲洗底座。

(六)故障排除

1. 遥控手柄故障

若遥控手柄发生故障，会造成床面功能无法实现，或者床面操作失控。在排查故障时，主要检查面板按键是否损坏、电路板是否完好及遥控手柄连线的通断情况。如无电源指示灯亮，检查电源线、电源开关，旋紧控制手柄接口，重启控制手柄：如床体功能能实现，则说明指示灯坏；如不能实现，应为控制板电路坏。

2. 油路故障

缺油、油管漏油等会造成功能不能完全实现或者功能完全不能实现。主要表现为电动手术床无法上升、平移等，或者速度缓慢。有时可见底座油漏出。

3. 电路故障

电路故障包括电源故障、电磁阀故障、继电器故障、PC 板故障及 PLC 控制板故障等。电磁阀故障的发生率比较高，是检修的重点。

二、无影灯

(一)结构及配件

手术无影灯是外科手术中使用的照明灯具(见图 7-2-2)。其原理是光相互折射而冲淡影子。其有无影、冷光、高照度等特点,并有手术要求的色温。无影即手术的照明区域内不应有医生的头、手和手术器械的影子,以保证清晰地看到手术内腔的器官、组织和血管,以及内腔深部的情况。由旋转体、平衡体和灯头三部分组成。

(1)旋转体:工作原理是旋转臂绕主轴 360°旋转,根据不同手术室的手术床位置,使无影灯转到医生所需要的位置。

(2)平衡体:通过对压缩弹簧所产生的弹簧力来平衡无影灯灯头在不同位置所需的平衡力。

(3)灯头:一般由单个或多个灯头组成,分为母灯和子灯。

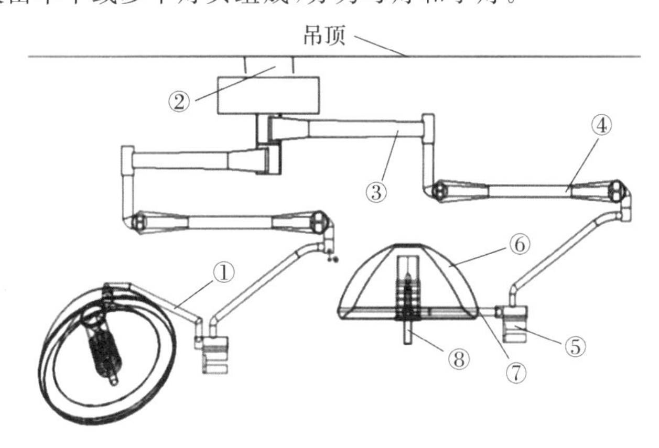

图 7-2-2 无影灯

①连接臂;②固定座;③水平臂;④平衡臂;⑤开关盒操作面板;⑥灯体;⑦吊臂;⑧无菌手柄

(二)适用范围

可用于所有的手术,除外管道内照明,如食管、气管、胆管等。

(三)原 理

按反射原理,无影灯可分为多孔型整体反射式无影灯和单孔型整体反射式无影灯;按冷光源,可分为普通型、冷光型、LED 型无影灯;按是否可移动,可分为吊臂固定式和移动式无影灯。LED 型无影灯光照度均匀性明显优于整体反射式无影灯,在色温、色差、使用寿命、环保节能、体积、安全性、操控性等方面优于传统灯,在长时间工作时眼睛不易产生疲劳感,且造型绚丽,是目前最为引人注目的行业热点,具体见图 7-2-3 至图 7-2-5。

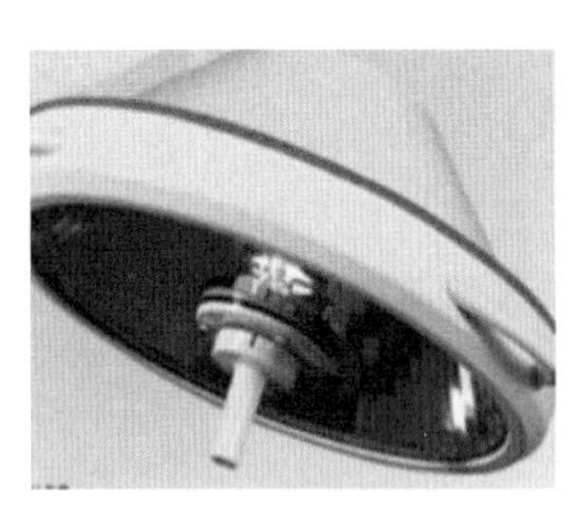
图 7-2-3　整体反射式无影灯

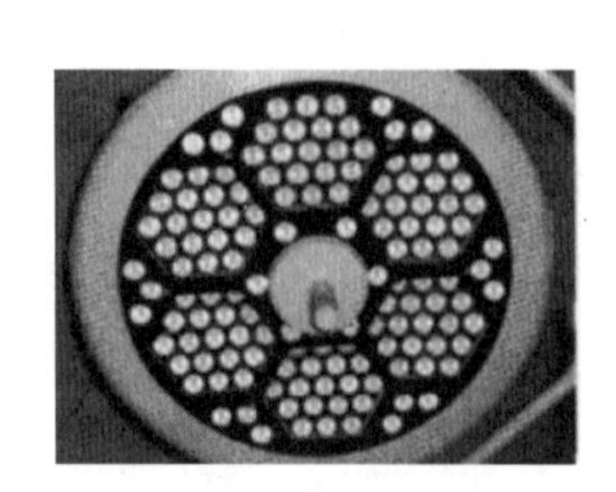
图 7-2-4　LED 型无影灯

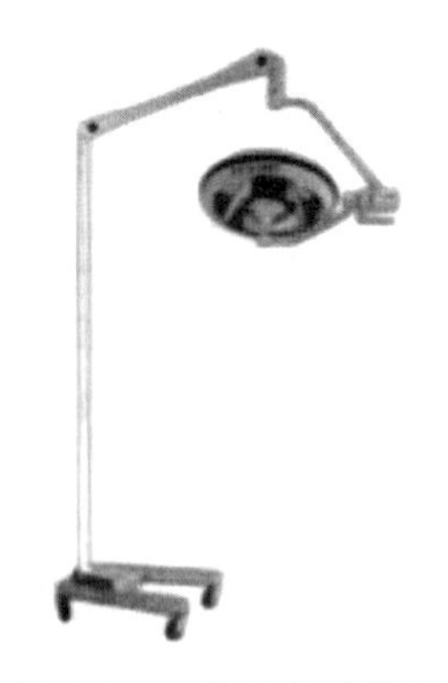
图 7-2-5　移动式无影灯

(四)操作步骤

1. 使用前做好准备工作,包括调节灯头至所需位置,确保灯头能稳定地停留在所需位置,并注意双灯的平衡臂不冲突。打开手术灯的电源开关,检查电源指示灯是否正常启动,确保灯头能正常使用。

2. 安装消毒手柄。无菌人员安装消毒手柄时需听到"咔嚓"声,或螺纹旋转固定牢固,并试拉手柄,确保不会跌落。

3. 调节到所需亮度,旋转手柄,聚焦灯光。术中,根据手术部位随时调节灯头照射部位。

4. 手术结束,将亮度调至最低,关闭开关,拆卸手柄。手术结束后,应将灯头上推,避免手术灯灯头碰伤经过人员的头部。

(五) 注意事项

1. 更换灯泡时,必须先切断安装在墙上的 220V 电源开关,待灯泡冷却后才能更换;不可用手直接拿捏灯泡,以免指纹留在新灯泡上而影响冷光源。

2. 如发现滤光玻璃损坏,应及时通知厂方修复,否则可能引起肌体组织烧伤。

3. 做好无影灯的主、副灯泡切换。无影灯内有两只灯泡,分别为主灯泡和副灯泡。主灯泡正常工作时,操作板上主灯指示灯亮;但在主灯泡损坏后,智能电路能自动切换到副灯泡工作,同时操作板上副灯指示灯亮。如果系统没有自动切换灯泡,请轻按操作面板上主、副灯泡切换键进行手动切换。

4. LED 型无影灯启动和关闭时间长于其他无影灯,不应频繁按钮而导致使用寿命缩小。

5. 灯的光照亮度应适宜,亮度过亮和长时间使用会导致术者远视。

(六)清洗、消毒

1. 每日手术结束后,对灯体、平衡臂、连接臂、水平臂做整体清洁;手术中若有污染,及时清洁。

2. 清洁方式包括外壳清洁、灯面板清洁,严禁用水冲洗无影灯外壳及控制面板等部位。

(1)外壳清洁:用弱碱性溶剂(肥皂水)擦洗外表,避免使用含氯洗液(伤金属)和酒精洗液(伤塑料和油漆)。

(2)灯面板清洁:灯面板采用高分子材料制成,表面若有严重污物或擦毛,对冷光源有很大的影响。在清洁时,只能用中性清洁剂和无杂物的干净的软布进行擦洗。擦拭玻璃防护片表面时,严禁用力压表面。

3.无菌柄消毒。一般可采用高温、高压消毒(请详见使用说明书),但注意消毒时手柄上不能压重物,否则会引起手柄变形。

(七)故障排除

1.主灯泡不亮,副灯泡亮

ZF系列无影灯的电路控制中有自动切换的功能,主灯泡损坏时,副灯泡会亮,以确保手术正常进行,等手术结束,应立即换主灯泡。

2.灯不亮

打开顶部罩壳,检查保险熔丝是否熔断,供电电压是否正常,如果两者均无问题,请找专业人员进行维修。

3.变压器损坏

造成变压器损坏的原因一般有两种,即供电电压问题和电路短路引起超大电流,后者应该请专业人员进行维修。

4.熔丝经常损坏

检查在用的灯泡是否按说明书规定的额定功率配置,配置过大功率的灯泡会超过熔丝额定电流的容量而造成熔丝损坏。检查电源电压是否正常。

5.无影灯转动一下角度,灯不亮

这主要是因为无影灯吊臂两端的传感器在使用一段时间后会发生接触不良现象,这种情况应该请专业人员来保养维修。

6.无影灯移位

较大的手术无影灯在使用一段时间后,因内灯头分量较重,故需要较大的摩擦力来定位,会产生移动,可采用旋紧上部定位螺丝以加大摩擦力的方法解决。

7.孔式灯亮度变暗

冷光孔式无影灯的反光玻璃碗采用的是镀膜技术。国内镀膜技术一般只能保证2年寿命;2年以后,镀膜层就会发生问题,反光变暗、起泡等。因此,碰到这种情况需要调换反光玻璃碗。

三、吊　塔

(一)结构及配件

1. 吊塔主体结构(见图7-2-6)包括:①防尘罩;②两个机臂(双臂);③悬吊管;④箱体(配有气源终端、电源插座、视频接口、网络接口、搁板、抽屉、导轨、显示器支架等)。

2. 配件见图7-2-7至图7-2-9。

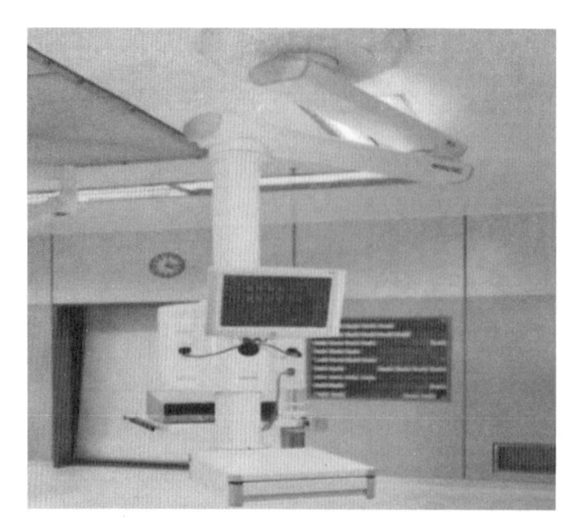

图 7-2-6　吊塔主体

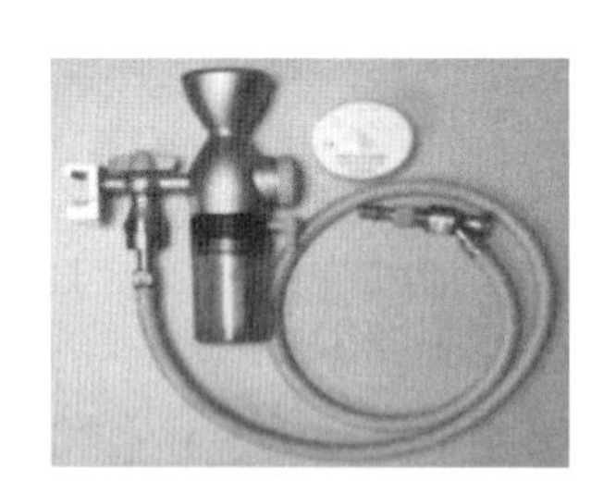

图 7-2-7　挂架式负压调节阀

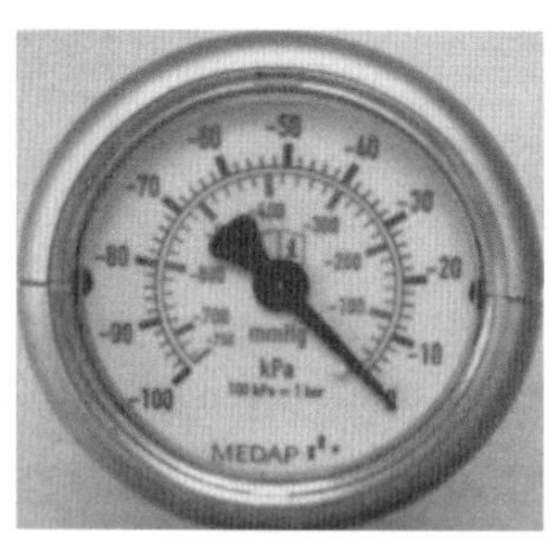

图 7-2-8　压力表(0～100kPa)

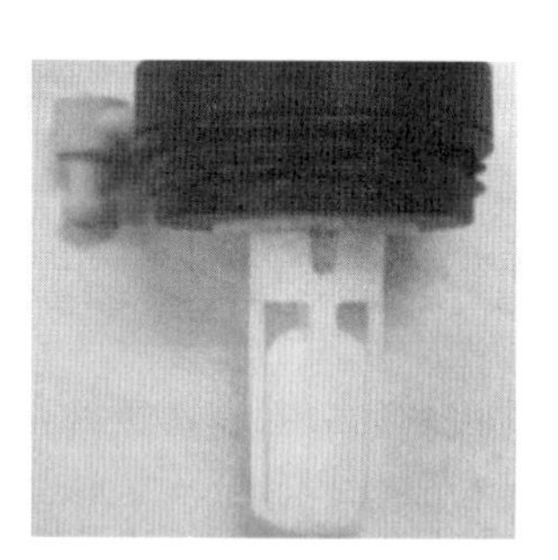

图 7-2-9　防倒吸阀

(二)适用范围

吊塔适用于手术室、ICU、急诊科,为患者治疗提供电源和气源等。

(三)操作步骤

1.根据隔板上手柄移动吊塔主体。
2.通过旋转作用力(约为 80～110N)按住手柄,将吊塔左右移至预期位置。
3.释放手柄,使医用吊塔固定到位。
4.将用户设备的电源线插到分配模块的插座上。
5.若要断开电源线,应抓住插头并拔出。切勿握住电缆来拔出电源插头。
6.电气接头不应过载(每条电路的最大载荷为 230V,3700W;或者 100V,2000W)。
7.气体供应。通过将它插入并固定在适当的插座上来连接气体。确保连接无松动并且固定到位。
8.断开连接的方式取决于气体终端插座类型。
9.对于终端插座,按下插座周围凸起的释放按钮,并从插座上拔出来。

(四)注意事项

1.由于负压吸引终端在术中具有吸痰、吸液功能,且细菌与病毒会附着飞沫残留在负压吸引终端内腔，所以术后要注意吊塔气体终端的清洁，以防细菌、病毒在负压终端内滋生、繁殖，感染医护人员，危及生命，进而长期污染整个手术部。

2. 严格依照厂家提供的负重极限以及旋转角度参数执行。

3. 悬臂式吊塔的悬臂不能阻挡手术室的排风口，以防止意外泄露的麻醉废气以及室内空气外排受阻。

4. 无特殊情况下，请勿将双悬臂吊塔的双悬臂完全重叠摆放，以免影响净化手术室的洁净气流走行而降低净化级别。吊塔悬臂尽量不进入送风天花板区域内。

5. 切勿用酸性物质对吊塔进行清洗、消毒；气体终端要定期消毒，以防止污染手术室。

6. 请勿将液体浸入电源插座，防止电源短路。

7. 请勿将电刀负极板连接线缠绕在操作平台导轨上，以防止在工作状态下产生耦合电流。

8. 请勿自行拆卸吊塔，如有任何问题，请与供货商联系。

（五）清洗、消毒

1. 在开始清洁前，应确保已断电并且环境照明设备已降温（如已安装到系统上）。断开分配模块上所有的气体和电气连接器。如果要清洁电气连接器，应切断机臂电源。切勿让水渗入各个部件。

2. 应密封医用吊塔，以防止污垢渗入。医用吊塔的内部或打开着的塑料盖无须清洁。为了避免损坏机臂，医用吊塔内部必须由医疗设备公司授权的客户服务技术人员进行清洁。

3. 建议在肉眼无法看到的医用吊塔小块区域内测试清洁液以确认其兼容性。可使用医院常用的最温和、非腐蚀性的溶液清洁安装组件。

4. 切勿浸泡医用吊塔或让液体渗入医用吊塔。

（六）故障排除

吊塔故障排除方法见表 7-2-1。

表 7-2-1 吊塔故障排除方法

问题	原因	纠正措施
机臂转动困难	分配模块过载	检查并减轻分配模块的载荷
	制动器过紧	检查、调整制动器。如有必要，应进行更换
	气闸故障：电动气动制动系统电气故障	联系医疗设备公司维修部门
无法固定机臂	制动器磨损或调整不当	检查、调整制动器。如有必要，应进行更换
	气闸故障	联系医疗设备公司维修部门
分配模块旋转不当	分配模块过载	检查分配模块；如有必要，应减轻其载荷
分配模块刮碰周围物体	止动器设置不当或尚未设置	设置、调整止动器
涂料受损或剥落	设备刮碰周围物体	设置、调整止动器
	修补涂料脱落处	
系统潮湿	漏气或气封故障	联系气体供应商

四、高频电刀

(一)结构及配件

1. 高频电刀主机(见图 7-2-10)包括：①双极控制器；②单极切割控制器；③单极凝血控制器；④REM 报警指示灯。

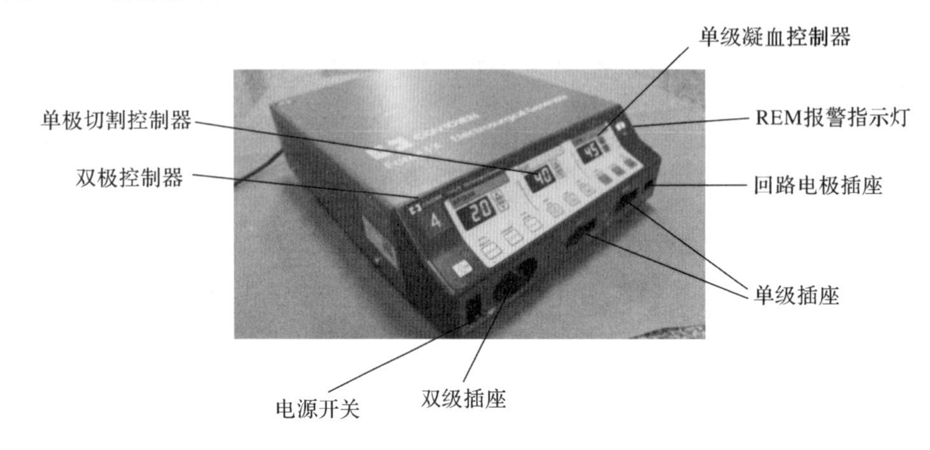

图 7-2-10　电刀主机

2. 高频电刀配件由单双极手(脚)控器械、单(双极)脚控开关、患者回路电极板组成。

(1)电刀正面板：由双极控制器、切割控制器、凝血控制器、单双极器械插座、电源开关、REM 报警灯、CEM 指示灯、患者回路电极板插座、调用按键组成(见图 7-2-11)。

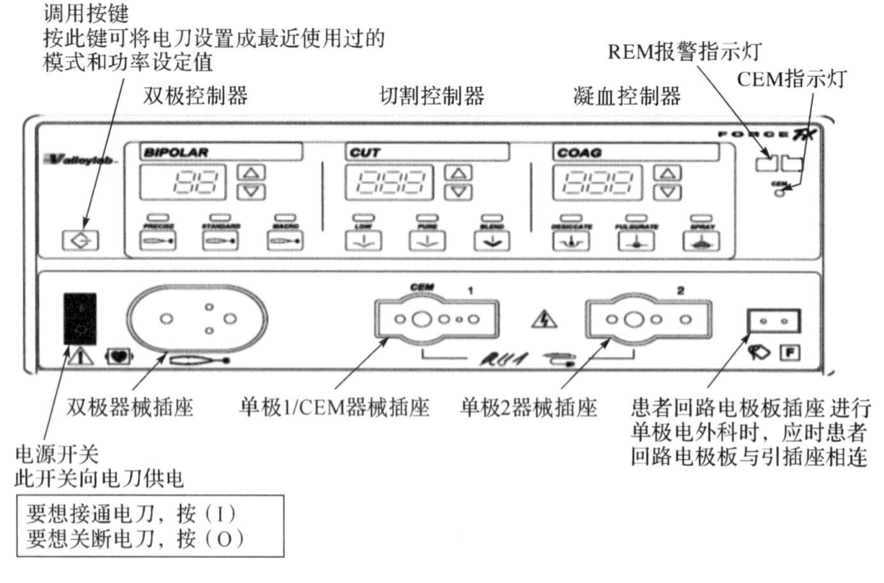

图 7-2-11　电刀正面板

(2)电刀后面板:由音量控制开关、选件装配面板、单双极脚控开关插座、等电位接地端组成(见图7-2-12)。

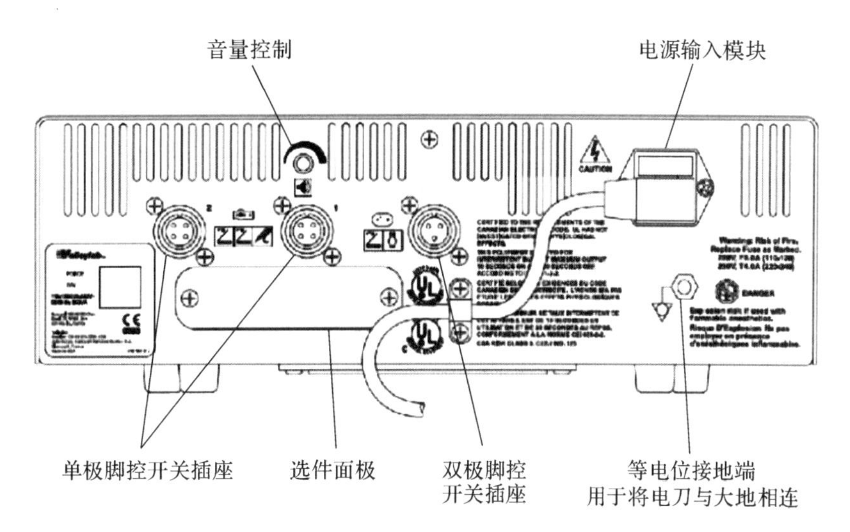

图 7-2-12 电刀后面板

(3)双极控制器:见图7-2-13。

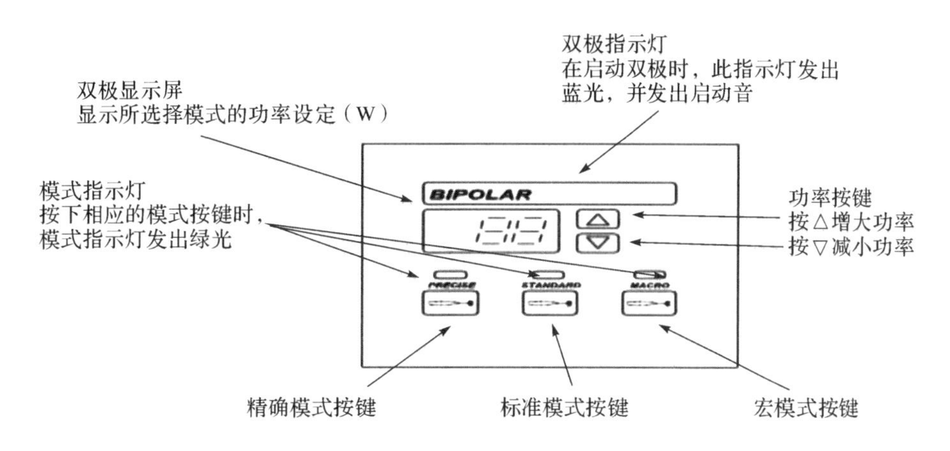

图 7-2-13 双极控制器

(4)单极切割控制器:见图7-2-14。

(5)单极凝血控制器:见图7-2-15。

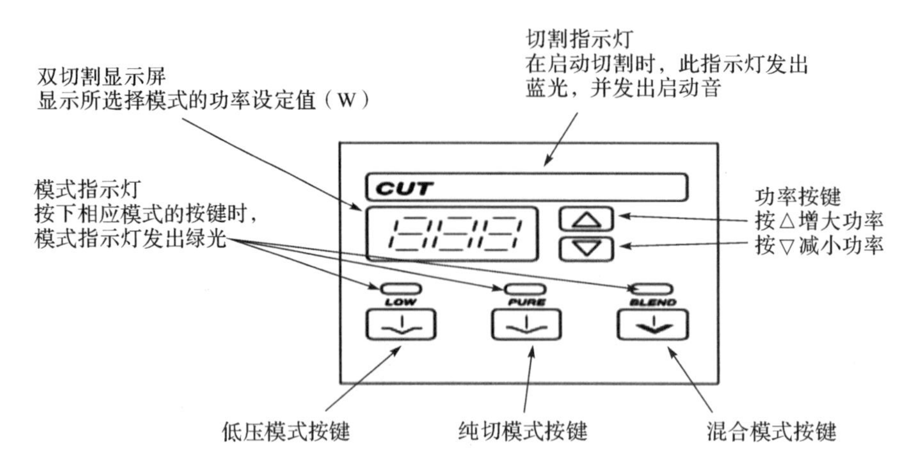

图 7-2-14 单极控制器

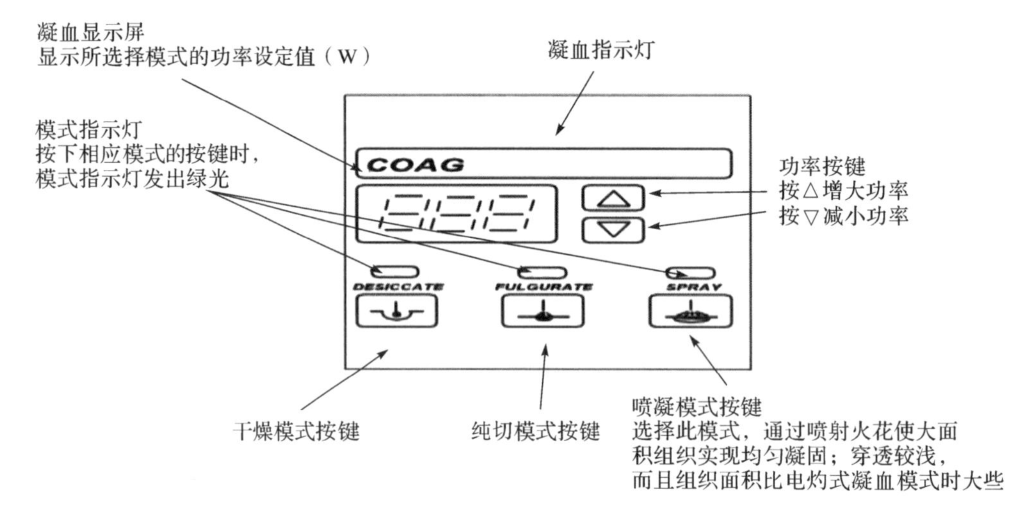

图 7-2-15 单极凝血控制器

(二)适用范围

1. 单极电刀

单极电刀可同时进行切割和凝血。目前，单极电刀不仅广泛应用在直视手术，如普通外科、心胸外科、五官科、妇产科、泌尿外科等临床外科，还可应用于各种内窥镜手术，如腹腔镜、前列腺切镜、膀胱镜、宫腔镜等手术；但对安装心脏起搏器的患者禁止或慎用单极电刀。

2. 双极电刀

双极电刀的主要功能是凝血。其适用于精细组织和部位的手术，如神经外科的各类手术，整形外科手术，耳鼻喉科手术，及骨科的颈椎、腰椎、脊髓手术，并且其适用于安装心脏起搏器的患者等。

(三)操作步骤

1. 使用前请详细阅读操作手册，严格按操作规程操作。

2.根据手术需要将脚踏开关及单极、双极或超声电外科手术器械连接到相应插座。如果进行单极手术，则将REM回路电极板与前面板上的患者回路电极板插座连接。

3.打开电刀电源开关，确认自检成功完成，此时患者回路电极板会报警，REM红灯闪亮；将患者回路电极板贴在患者身体适当位置，此时REM报警解除，绿灯闪亮。为了保证负极板与患者良好接触，应将负极板贴于毛发少、肌肉丰富的非关节处和不易被液体污染的距离切口较近的位置。

4.左边的蓝色部分为双极电凝，有3个模式(从左至右，以下均同)，分别为精确双极、标准双极、宏双极。中间黄色部分为单极电切，有3个模式，分别为低压切割、纯切、混切。右面蓝色部分为单极电凝，有4个模式，分别为低压凝血、电灼式凝血、喷凝式凝血。长按电灼式凝血按键2s可以选择LCF电灼式凝血模式，此时屏幕会出现“L”字样表示选中。根据手术需要选择相应的双极模式、切割模式和凝血模式。

5.电刀所有功率的调节均由触摸按键控制，指示屏旁边的上下箭头用来调整相应的功率大小。按面板左边的调用按键(RECALL键)可以恢复上次关机前操作时所设的功率值。

(四)注意事项

1.检查确认所有的电线连接无误，刀笔、极板性能良好。

2.如果开机后显示错误信号，请关掉电刀，更换新的电刀笔或电极板，然后再开机。

3.如果错误持续，则需要对电刀进行维修。

(五)清洗、消毒

1.断开附件的连接

关掉电刀的电源，从患者身上拆除回路板。断开所有附件与前面板的连接。如果附件为一次性使用的，则根据使用说明处置使用后的附件。如果附件可重复使用，请根据生产商的说明对附件进行清洗、消毒。存放使用过的脚踏开关。

2.清洗电刀

清洗前，请关闭电源，拔掉电源插头。用温和的清洗剂或湿布擦拭电刀表面和电源线。防止液体流入机壳。禁止使用腐蚀剂、消毒液(如福尔马林)、溶剂或其他可能擦伤面板或损坏电刀的物质清洗电刀。

3.消毒

一般情况下，电刀主机不需要消毒处理。电刀笔为一次性使用。

(六)故障排除

故障排除方法见表7-2-2。

表 7-2-2 电刀常见故障排除

情况	可能的原因	解决办法
异常的神经肌肉刺激(立刻停止外科手术)	金属之间打火花	核查与电刀、患者回路电极板以及激活电极的所有连接
	凝血过程中可能出现	在电灼式凝血和喷凝式凝血模式下,使用低功率设定值或选择干燥模式
	异常的50～60Hz漏电流	请与医院生物医学工程部或设备公司联系以求帮助
电刀接通后没有响应	电源线未接好或墙壁插座有问题	核查电源线连接(电刀和墙壁插座)。将电源线连接至完好的插座
	电源线有问题	更换电源线
	保险丝抽屉开着或保险丝熔断	关闭保险丝抽屉。更换被熔断的保险丝
	内部部件故障	使用备用电刀。请与医院生物医学工程部或设备公司联系
电刀已打开,但不能完成自检	软件故障	关闭电刀,然后再将其打开
	内部部件故障	使用备用电刀。请与医院生物医学工程部或设备公司联系
电刀已打开,并已启动附件,但电刀没有输出	脚控或手控器械有故障	高频电刀。核查并且纠正所有附件的连接。如果电刀仍不工作,更换附件
	不兼容的脚控开关	不同电刀使用不同的脚控开关
	连接在单极1脚控开关插座内的脚控开关正被单极2插座内的外科手术器械使用	将脚控开关连接至单极2脚控开关插座,或将器械连接至单极1插座
	连接在单极2脚控开关插座内的脚控开关正被连接在单极1/CEM插座内的器械使用	将脚控开关连接至单极1脚控开关插座,或将器械连接至单极2插座
	功率设置太低	增大功率设定值(功率设定值建议根据切割组织设定)
	存在报警条件	核查切割显示屏上的警报号,对照厂家对系统报警号的设置
	内部部件故障	使用备用电刀。请与医院生物医学工程部或设备公司联系
	机架接地连接出故障	核查并纠正监测器和电刀的机架接地连接,核查室内其他电气设备是否有接地故障
	电气设备在不同的物体上接地,而不是公共接地。电刀可能对不同接地物体间造成的电压差值做出反应	将所有电气设备插入同一位置的电源,请与医院生物医学工程部或设备公司联系

续表

情况	可能的原因	解决办法
电刀已打开，并已启动附件，但电刀没有输出	监测器故障	更换监测器
	金属之间打火花	核查与电刀、患者回路电极板以及附件的所有连接
	电灼使用了高功率设定值	在电灼模式下使用低功率设定值或选择干燥模式
	操作室内的电气接地线不一致	确认所有的地线都尽可能短，并且都通同一接地金属物
	如果电刀工作时干扰持续存在，表明监测器对发射的频率有响应	请医院生物医学工程部与监测器生产厂家一起核查。有些生产厂家提供了用在监测器引线上的射频扼流圈滤波器。该滤波器可减小电刀工作时的干扰，并可减小在监测器电极位置上发生电外科烧伤的可能性
心脏起搏器干扰	虚连或金属间打火花	核查激活电极导线及患者回路电极板导线的连接。可能有必要重新调节心脏起搏器
	在单极电外科手术过程中，从激活电极流向回路电极板的电流流经的地方离心脏起搏器太近	若有可能，使用双极器械。如果必须使用单极器械，请将患者回路电极板安放在离手术部位尽可能近的地方。确认从手术部位至患者回路电极板的电流通道不经过心脏附近或放置心脏起搏器的位置。手术过程中，应始终监测带有心脏起搏器的患者，并且备好除颤仪。在计划对带有心脏起搏器的患者使用电外科手术器械时，应与心脏起搏器的生产厂家或医院的心脏科联系
植入型心律转复除颤器(ICD)启动	ICD被高频电刀启动	停止手术，并与ICD生产厂家联系以获得指导

五、超声刀

(一)结构及配件

超声刀的构成主要有主机、手柄、连接线、刀头系列及脚控电缆线、脚踏开关(见图7-2-16)。主机为高频，由计算机控制电能量。腔镜凝固剪可转换钝面、平面、线剪面3种刀头形状。

(二)适用范围

超声刀通过超声频率发生器(电能变机械能)作用于金属探头(刀头)，以超声频(55.5kHz)致刀头机械振荡(50～100μm)，继而使组织内水汽化、蛋白氢链断裂，从而使蛋白凝固、血管闭合，达到切开、凝血的效果。其优越性主要在于切割准确、可控制凝血、无烟、少焦痂、无传导性及组织损伤(对组织远端的热传导和损伤远远小于电刀)，特别适用于重要脏器附近的分离及装有心脏起搏器患者的手术。超声刀可广泛应用于各种外科内窥镜及其他手术。

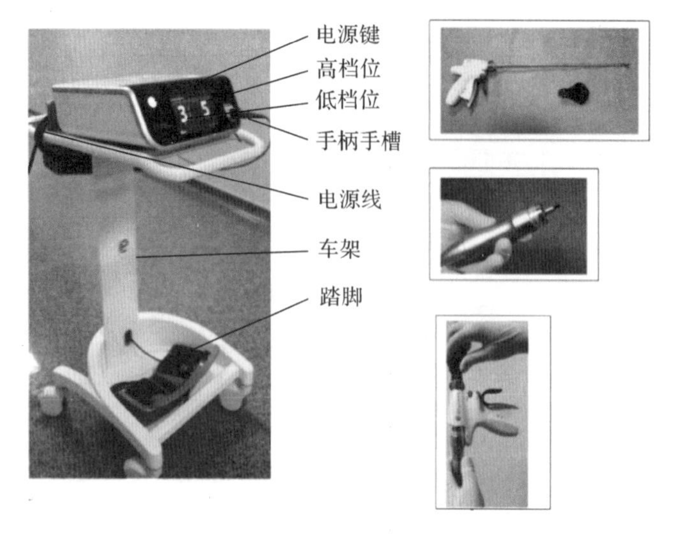

图 7-2-16 超声刀主机、踏板及刀头

1. 耳鼻咽喉科手术，包括扁桃体切除术、悬雍垂腭咽成形术、腮腺肿瘤切除术等。
2. 头颈外科手术，包括甲状腺切除术、颈部淋巴清扫术等。
3. 乳腺外科手术，包括乳腺癌根治术、乳房肿块切除术、腋窝淋巴清扫术等。
4. 肝胆外科手术，包括肝脏切除术等。
5. 胸外科手术，包括食管癌根治术、肺癌根治术、纵隔手术等。
6. 腹部外科手术，包括胃癌根治术、直肠癌切除术等。

(三)操作步骤

1. 在主机后面接电源线，不要与高频电刀使用同一个插线板，最好单独使用一个电源线。

2. 接脚踏（两个插孔，可任选一个）。主机部分，红点对红点（拔出时需注意，为锁簧装置）；脚踏部分，用力按紧电缆线接口再旋紧。

3. 接手柄，主机部分平口对平口（即白点对白点）插入。

4. 安装刀头（①＋②＋③）。①adapter 转换帽（10mm 多用剪）；②blade 刀头；③click 扭力扳手（听到“咔咔”两声）。

5. 安装刀鞘。两嘴打开；刀头并齐；对准刀面（任何一个面，靠近圆点一面为钝面）；锁定刀头（拔掉定位针）。

6. 打开电源，主机自我检测 3～5 秒后，“STANDBY”灯亮。

7. 调整功率（默认值为 Level 3 和 Level 5）。

8. 按“STANDBY”键，“READY”键亮。

9. 脚踩脚踏开关，开始自检，主机发出自检音，屏幕出现沙漏；自检 5 秒左右，听到正常音后方可使用。需张开刀头，在空气中自检。

(四)注意事项

1. 预运行的诊断测试

(1)在按“STANDBY”键后就可执行。

(2)必须完成整个测试过程,否则测试会再重复。

2. 刀头必须在空气中,钳口张开

(1)测试可由脚控或手控操作。

(2)机械能会通过刀头,不要用手触摸。

3. 使用手柄连接器定位

(1)确定手柄完全插入连接处。

(2)如果发生故障,用“STANDBY”键清除。

(3)在“READY”状态下,能感觉到测试时进入刀头的能量(像一个脉冲)——这是正常和安全的。

(4)不能闭合空踩、夹持金属及骨头,不能用于输卵管的闭合。

(5)不要试着去演示所有的7个故障信息和如何去排除故障。

(6)在超声刀运行的时候,不要进行系统诊断。

(7)错误可以由“STANDBY”键清除。

(五)清洗、消毒

1. 使用时,最好把组织钳夹在刀头前2/3的部位。

2. 使用时,每隔10～15分钟把刀头浸在水中,踩脚档并轻轻抖动,把刀头里的组织和血块冲出,以免堵塞。

3. 清洗10mm超声刀刀芯时,用软布轻擦,切忌用刷子刷洗,以免损伤硅胶环而影响功率。

4. 刀头用完后宜马上清洗,避免血块凝固而影响清洗效果。

5. 把刀头浸泡在适酶中(酶与清水的比例为8mL∶1000mL),浸泡时间在1分钟以上,以分解血液和蛋白。

6. 在空气中测试时,须将刀口张开。

7. 刀头不可用高温、高压灭菌,可用环氧乙烷、过氧化氢灭菌;手柄可用高温灭菌、高压灭菌、环氧乙烷灭菌、过氧化氢灭菌。

(六)故障排除

故障排除见表7-2-3。

1. 温度过高(持续工作时间过长,到达100℃时会自动报警):应在水中冷却,降温。

2. 刀头夹有异物:在水中踩脚档振动一下,或用针把刀头的异物勾出来。

表 7-2-3　超声刀故障排除

故障部件	可能的原因	排除
主机	坏	呼叫专业维修
主机温度	无通风/坏	清除排风口/呼叫专业维修
手柄	坏	连接/更换
手柄温度	高温高压灭菌/坏	冷却/更换
器械	连接/塞住/坏	连接/清除/更换
脚控	启动	清除/更换
手控	启动	清除/更换

六、内窥镜

内窥镜包括腹腔镜、宫腔镜、胃镜、肠镜等，本部分内容以腹腔镜为例。

(一)结构及配件

1. 腹腔镜的设备

(1)腹腔镜镜头：①0°镜；②30°斜视镜；③45°斜视镜；④70°斜视镜。

(2)内窥镜摄像系统：包括以下几个方面。①监视器：接收摄像头和信号转换器输入的视频信号。②摄像头：与腹腔镜目镜连接，将腹腔镜图像以电信号方式输入信号转换器，摄像度在 450 线以上，是摄像系统的核心。③信号转换器。

(3)冷光源系统：主要包括冷光源机和光导纤维，用于腹腔镜手术的冷光源输出。功率均在 150W 以上。

(4)二氧化碳气腹系统：由气腹机、二氧化碳钢瓶、2.5m 长硅胶管和弹簧气腹针组成。建立气腹的目的是为检查或手术提供宽广的空间和视野，也是避免意外损伤其他脏器的必要条件。成年人腹内压力应＜15mmHg(1mmHg＝133.322Pa)。

(5)单、双极多功能高频电刀：腹腔镜手术所使用的高频电刀，可选用开放手术所用的电刀。

(6)冲洗、吸引装置。

(7)超声刀：原理是通过超声频率发生器使金属刀头以 55.5Hz 的超声频率进行机械震荡，使与刀头接触的组织内的水分子汽化、蛋白质氢键断裂、细胞崩解、组织被切开或者凝固、血管闭合，从而达到切割组织和止血的目的。

(8)血管闭合系统：是一种新型的腹腔镜手术止血设备。其工作原理是使血管壁的胶原融合，从而使血管封闭。它可以封闭直径在 7mm 以下的血管和组织束，无须事先分离及碳化。与双极电凝相比，其可以明显减轻组织热损伤。

(9)选配设备：包括录像机、盘式记录仪、静像视频打印机、腹腔镜用超声波诊断装置、腹腔镜用纤维胆管镜、集总监控中心等。

2. 腹腔镜器械

(1)穿刺器：包括穿刺器内芯和套管。套管是器械出入的通道，其中有 1 个活动阀门可防止气体漏出。根据手术中置入手术器械的不同，其外径可以为3～35mm。

(2)气腹针：是穿刺法建立气腹时使用的最常用、最安全的器械。它由钝头、带有弹簧的内芯和锐利的外套针组成。

(3)抓持器械：是腹腔镜手术中最常使用的器械，由手柄、可旋转器械轴和各种工作头部组成。根据器械头端的形状和对组织是否造成损伤，其可分为有创和无创两类。

(4)手术剪：用于腹腔镜下组织的锐性分离，包括弯剪、直剪。

(5)止血用器械：包括单极电钩电铲、双极电凝钳、钛夹和钛夹钳、超声刀、血管结扎束等。

(6)吸引和冲洗管：用于冲洗腹腔和吸引腹腔内的液体，以暴露手术野。

(7)腹腔镜拉钩：如扇形拉钩、库氏拉钩。

(8)缝合和结扎器械：包括持针器和打结器。

(二)适用范围

腹腔镜的应用范围正在逐步扩大。腹腔镜外科已不仅仅局限于胆囊切除，已逐渐扩展到胆管切开取石、胆管癌切除、脾切除、肝叶切除、胃穿孔缝合修补、胃高位迷走神经切断、阑尾切除、左或右半结肠切除、直肠癌根治术、疝修补术，妇科疾病的治疗，如卵巢囊肿剥除、盆腔粘连分解、输卵管通液、子宫肌瘤切除、宫颈息肉切除，泌尿科的精索静脉曲张结扎、盆腔淋巴清扫、肾切除、肾囊肿去顶等手术，还可用于慢性腹痛、外科急腹症的诊断及处理，腹部外伤的诊断，腹部肿瘤的诊断与分期鉴别，诊断性的活体组织检查等。

(三)操作步骤

1.检查各仪器电源插头与仪器是否插好，将仪器接通电源。

2.将二氧化碳气体(钢瓶或中心供气)与气腹机相连，打开二氧化碳气体(钢瓶或中心供气)开关。

3.打开气腹机电源开关，气腹机自检完成后待用。在气腹针穿刺成功确定进入腹腔后，打开进气开关。

4.将摄像头的目镜端用镜头纸擦掉灰尘，套以无菌塑料套。将摄像头机器端水平插入机器接口中，打开摄像机及监视器开关。

5.将导光纤维插入冷光源机的光纤接口中，打开电源开关。在镜头进入腹腔前，打开冷光源开关。

6.将单极电刀负极板贴于患者身上肌肉丰厚处，将单极电凝线与单级电刀机器相连，打开电源开关。也可根据手术需要向上或向下调节电切或电凝输出。

7.手术结束后，关闭单极电刀电源，拔掉单极电凝线和负极板线。

8.关闭冷光源时，先调低冷光源亮度，再关闭冷光源开关。

9.关闭气腹机的步骤：关闭进气开关→关闭二氧化碳桶开关→打开气腹机进气开关→放余气→关闭进气开关→关闭气腹机电源开关→将二氧化碳桶与气腹机分离。

10.关闭摄像机、监视器电源开关。切断仪器电源。将电源线盘好系于仪器后，将仪器归位。

(四)注意事项

1.内窥镜下操作与直视操作不仅有深浅巨细的差别,更有视觉、定向和运动协调上的差别。为配合默契,传递器械时必须要达到平面视觉的适应,定向和协调的适应。因此,手术中护士应能掌握显示屏观看并能主动快速传递手术所需物品。

2.手术护士应有高度的责任心,能熟练掌握各器械名称、用途、拆洗和安装方法,能排除仪器的常见故障。

3.冷光源灯泡的亮度可自动调节,且有灯泡寿命的显示。金属卤素灯泡寿命一般为250h,氙气灯泡寿命为500h。

4.在使用冷光源时,冷光源机发出的强光直接照射眼睛,可能导致视网膜受损。在接冷光源后,电线末端温度会升高,可能会烧伤患者或医护人员,甚至可能烧着手术巾。因此,在冷光源使用过程中,主机应放置于通风、散热的台车上,以延长使用寿命。另外,减少冷光源无效工作的时间,以相应延长灯泡寿命。

5.在使用二氧化碳气腹机前,应注意各接头及高压泵管是否连接牢固,检查气腹机工作是否正常。若有不安全因素,应在修理调试后方可使用。充气导管要求无菌。气腹机各参数的安全范围:腹腔压力一般维持在12～14mmHg,最大值设在15mmHg;每分钟的最大流量可在0～35L自动调节。当腹腔压力过高时,气腹机会报警并自动减压。充气过程必须由慢到快,使气体缓慢进入腹腔,防止腹压急剧升高。

6.使用电刀时应注意以下事项。

(1)负极板要紧贴患者肌肉最丰富、距离手术部位较近处,以缩短安全回路的距离。

(2)输出功率不得大于200W,功能调试要由小到大进行。

(3)所有电缆、插头、器械绝缘部分要完好。使用时,电极不能接触其他金属部分。在电极与被电凝组织完全接触后,才能通电流使用。

(4)电凝止血效果不佳时,应改用其他止血方法,不可任意延长电凝止血时间。

(5)作用电极接触组织的面积不可过大,接触直径大小以小于3mm为宜。整个操作必须在手术医生视野范围内进行。

7.超声刀的使用可以使(与电刀相比)烟雾减少,组织损伤小,无游离的能量,不会有电流经过患者身体。

8.手术护士应掌握手术中仪器的使用方法和注意事项,指导或协助医生正确使用,以免在使用过程中因操作不当损坏仪器及器械。

9.中转开腹时,洗手护士应将台上的器械及时撤下,换上开腹器械,并与巡回护士清点纱布、器械等。撤下的器械不可拿出手术间,以便手术结束时查对。

(五)清洗、消毒

1.手术中要爱护器械,使用得当。用后认真用清水刷洗,用气枪吹干后上油,以防受潮生锈。

2.每次手术完毕后,应逐一检查仪器性能是否完好,再切断电源。保持仪器的清洁,监视器、录像设备、气腹机、电凝器等在手术完成后擦净仪器上的灰尘,用防尘罩遮起来,妥善保存,防止损坏。

3. 器械可采用高压灭菌;不耐高压的器械用环氧乙烷、低温消毒柜灭菌。

(六) 故障排除

内窥镜常见故障及排除见表 7-2-14。

表 7-2-14 内窥镜常见故障及排除

故障部件	现象和可能的原因	排除
摄像线破损	图像模糊、不稳定,摄像线磨损,生锈	更换新摄像线
光学部件故障	光学部件脏污,远端或近端的透镜表面有刮伤,光学通道上有裂缝,纤维导像束断	擦净污渍,更换光导纤维或更换灯泡
器械故障	器械未专用,使用不当或质量不过关	正确使用或重新更换
镜头故障或模糊	一般为镜面被射频消融器等动力系统损坏,或发生跌落撞击,或镜身发生扭曲等	更换镜头,必要时送厂家检修

七、电子胆道镜

(一)结构和配件

1. 主机包括显示器、操作键盘、摄像系统、冷光源主机(见图 7-2-17 和图 7-2-18)。

2. 电子胆道镜包括镜头、摄像系统、光导纤维、负压吸引孔、活检及进水孔、取石篮、活检钳(见图 7-2-19)。

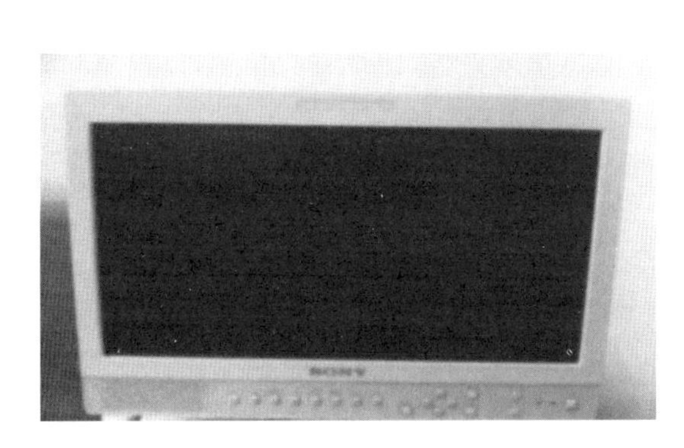

图 7-2-17 显示器

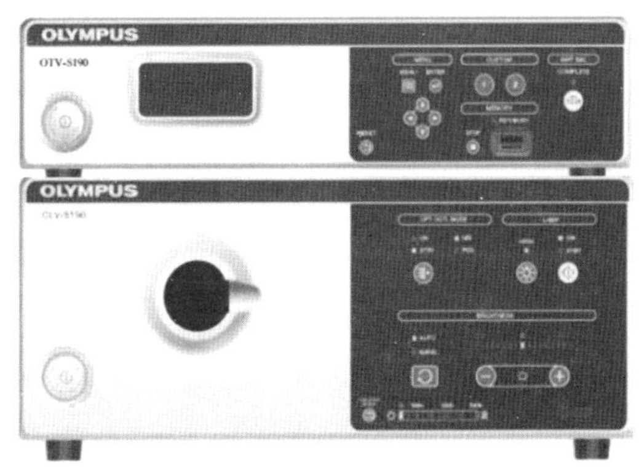

图 7-2-18 摄像系统和冷光源主机

(二)适用范围

电子胆道镜可用于胆总管良性、恶性病症的诊断(观察和活检),胆总管结石的观察和治疗(用鳄口钳挟碎结石,用篮型碎石钳回收结石等)。

(三)操作步骤

1. 连接各仪器电源插头。

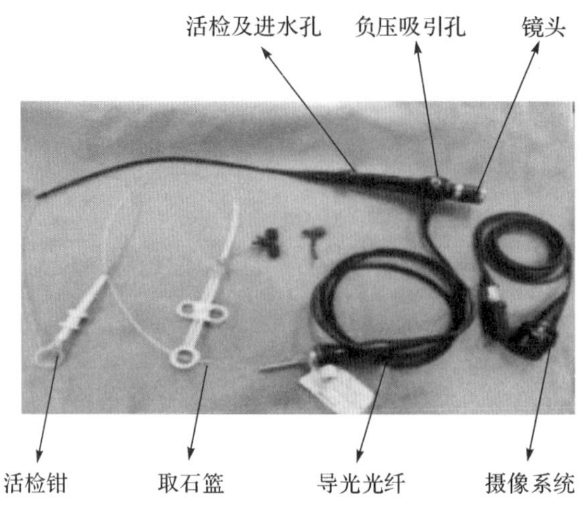

图 7-2-19 胆道镜器械

2.将胆道镜冷光源光纤点对点连接至冷光源主机。

3.连接摄像头与镜头。

4.打开冷光源主机及显示器开关,对白平衡。

5.连接冲洗管。

6.完成手术操作后,将冷光源亮度调至最小值,关闭主机及显示器开关。

7.断开电源,将设备清洁后归位。

8.及时将镜头送消毒供应中心清洗消毒,摄像头清洁后放于托盘内备用。

(四)注意事项

1.在钳子管道中插入手术附件时,应保持镜子前端角度平直,即没有打角度,以避免附件刮伤内部管道。

2.镜子内部为玻璃纤维、塑料管道及橡胶部件,应谨慎使用,避免弯折,如确需盘曲,盘曲半径不得小于25cm,插入管不得弯曲呈锐角。

3.暂不使用时,请在专用内窥镜储存柜中垂直悬挂,并保持内窥镜内外管道干燥。

4.每次清洗前,认真检查内窥镜外观,若发现异常或破损,避免全身浸泡、清洗和消毒,应使用湿棉布擦拭干净,并电话通知厂家相关工程师。

5.在操作过程中,如需送镜,请尽量用手或者其他具有柔软先端部的器械送镜,严禁使用具有坚硬、锐利先端部的钳子或镊子送镜。

6.在连接适配器和镜子时,必须注意用力均匀,平稳旋转至卡口尽头,严禁在适配器连接不到位的情况下使用胆道镜,以防止意外掉落。

7.在镜子和适配器悬挂于台车时,应将台车推至安全位置并将镜子放置平稳,注意避免人为碰撞导致内窥镜损坏。

8.内窥镜清洗时,请确认ETO帽已经取下;而在进行低温等离子及环氧乙烷等需预抽真空的消毒时,请确认ETO帽已经盖上。

(五)清洗、消毒

1. 由专业人员进行清洗,首先需检查 ETO 帽是否已经取下。用流动水、软布清洗镜体表面,加压冲洗镜筒,刷洗配件。

2. 检查密闭性。在每次使用后及消毒前,应检查密闭性。若发现漏气,应送修。

3. 在用环氧乙烷或低温等离子消毒时,务必将 ETO 帽盖上。低温等离子采用单独、长循环程序灭菌。

(六)故障排除

1. 管道堵塞

吸引管路不通多数是因为吸进了一些异物(如棉球、纱布条或息肉等)。在修理的过程中一定要注意,不管是气管、水管还是钳子管(吸导管)堵塞,都不能用钢丝粗暴地穿、用力地通,否则会损坏光导纤维、传像束。必要时送维修中心进行维修。

2. 先端部破裂

(1)造成先端部破裂的常见原因是使用不当,主要有浸泡时未取下 ETO 帽,灭菌时未盖上 ETO 帽;使用中操作不当,使用抓钳送头端等。先端部一旦破裂,就应送修,否则易损坏光导纤维。

(2)出现针孔是由于弯曲部的金属纺织网的钢丝有断丝,断一根则出现两根断头,使用中弯曲的部分弯曲时,断头将橡皮扎成小孔,这用肉眼看不到,必须送维修检查漏点。

(3)在纤维内窥镜的蛇管插入体腔内后,若发现有云雾现象,则是由针孔造成的;若出现大量的水珠,则是由橡皮裂纹造成的,会出现彩虹或黑色的霉斑,应送维修中心进行维修。

3. 冷光源故障

若冷光源出现故障,应送维修中心进行维修。

八、手术显微镜

(一)结构及配件

1. 手术显微镜由机械系统、照明系统、光学系统、观察系统、显示和记录系统组成。

(1)机械系统:由底座、行走轮、制动闸、主柱、旋转臂、横臂、显微镜安装臂、水平 X－Y 移动器及脚踏控制板等组成。横臂一般设计成两组,目的是使观察显微镜能够在尽可能大的范围内迅速移至手术部位上空。水平 X－Y 移动器则可将显微镜精确定位于所需要的位置。脚踏控制板除控制显微镜上下左右移动调焦外,还可进行显微镜放大、缩小变率的变换。机械系统是手术显微镜的骨架,确定了显微镜的活动范围(见图 7-2-20)。

(2)照明系统:由主灯、副灯、光缆等组成。常用的光源是卤素光源,因其产热所以需要散热装置来降温。新产品采用冷光源,用光导纤维将光线引入镜体,不宜升温。照明方式可分为内照明和外照明两种,光源从物体的旁边或上面照明物体,靠进入物镜的反射光成像。

(3)光学系统:由镜体,目镜,目镜镜筒,物镜,变倍组合镜片,助手镜及其他装置(如分光镜),镜身倾斜及旋转装置等组成。

(4)观察系统:由物镜、变倍系统、分光器、节目物镜、专项棱镜及目镜组成。

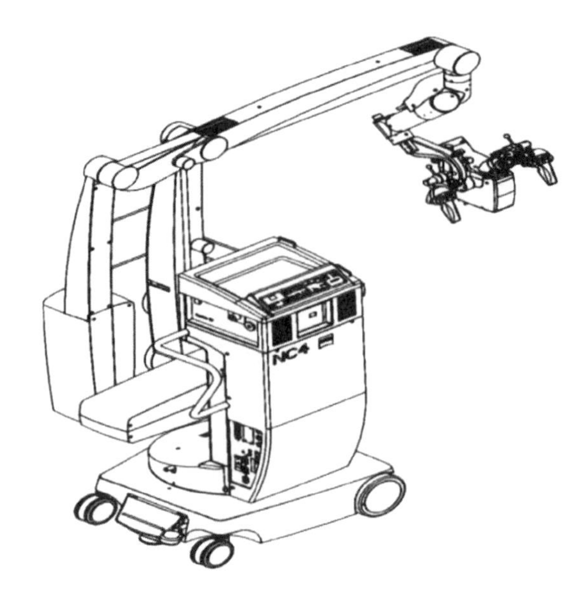

图 7-2-20　手术显微镜

(5)显示和记录系统：由摄像头、转换器、光学接口和显示器组成，用光学接口将显微镜和CCD摄像头相连，可使手术情况在电视监视器上直接显示出来，供多人同时在监视器上观察手术情况，适用于教学、科研及临床会诊。

2. 手术显微镜的附属配件有各种放大倍数的物镜和目镜、示教镜、参观镜、摄像、摄影、显示器等。

(二)适用范围

手术显微镜已成为一种常规医疗设备，主要供医院各临床科室进行手术与检查使用。主要应用于眼科、神经外科、五官科、骨科、整形外科、血管外科等精细手术，尤其血管、神经、肌腱等精细部位的手术。

(三)操作步骤

1. 取下显微镜保护套、镜头盖。

2. 放松底座的刹车装置→收拢各节横臂→旋紧制动手轮→推至手术床边合适位置。

3. 插上电源插座→接通电源→打开显微镜开关→检查功能是否正常→灯亮即可。

4. 用无菌透明保护套把显微镜的镜头及前臂包好，再将镜头下相应的薄膜剪去，以方便术者在无菌状态下随意调节。

5. 根据手术部位安放显微镜，满意后将底座的刹车刹牢，并旋紧各制动手轮。

6. 手术开始后，协助术者将镜头调节至功能位。光源的调节应从最小的亮度开始，根据术者的瞳距和眼睛的屈光度进行调节，调至合适亮度，再调节物镜焦距，达到最大清晰度。

7. 手术结束后，巡回护士先将亮度调至最小，再关显微镜开关，最后撤离电源，扣上镜头盖，套上保护罩，整理归位。

(四)注意事项

1.手术显微镜结构精确复杂,应注意正确的使用、维护和保养方法。禁止采用高温、高压或蒸熏等方式消毒,因为高压会使旋钮变形、镜片分离。

2.注意防尘、防潮、防高温或温差剧变。

(1)使用完毕,用防尘布罩盖住显微镜,保持光学系统的清洁。

(2)透镜表面定期用橡皮球将灰尘吹去,然后用特定的擦镜纸轻轻擦拭镜头表面,从中央到周边反复轻抹至干净,切勿擦拭镜头内面,以免损伤透镜。勿用乙醇、乙醚、丙酮擦拭显微镜镜身。

(3)平时每天用拭镜纸擦拭镜头表面即可。

(4)显微镜存放间应有空调,空调调节的相对湿度不超过60%,以保持仪器的干燥;暂不使用的光学部分应放置于干燥箱或干燥瓶内,同时加入硅胶干燥剂;若镜筒内受潮,应将目镜、物镜、示教镜等卸下,置于干燥箱内干燥后再使用。

3.显微镜应防止震动和撞击,宜在固定手术间放置,避免反复移动。每次使用完毕后,收拢各节横臂,拧紧制动旋钮,锁好底座的固定装置。

4.导光纤维和照明系统保护不良和使用时间过久,会导致光通量下降,严重影响光照强度。使用时,切勿强行牵拉和折叠。使用完毕后,理顺线路,不要夹压或缠绕于支架上。导光纤维的两端要定期清洁,防止污染和积尘。

5.保持各部位的密封性,严禁随意拆卸目镜、示教镜等可卸部分;拆卸后要立即加防护盖。若显微镜的密封性被破坏,外界的潮气进入仪器内,可造成内部发霉、生锈。

(五)清洗和维护

1.清洗

透镜表面定期用特定擦镜纸擦拭,保持干净。用防尘布罩盖住显微镜,保持光学系统的清洁。

2.维护

(1)显微镜的照明灯泡的寿命因工作时间不同而不同。若灯泡损坏需更换,则一定要对系统清零,以免给机器带来不必要的损失。每次开关机时,要将照明系统开关关闭或亮度调到最小,以避免突然的高压冲击损坏冷光源。

(2)为了满足手术过程中对手术部位的选择、视野大小及清晰度的要求,医生可通过脚踏或手柄控制板调节位移光圈、焦距、高低等。调节时要轻动、慢进,到达极限位置时,要立即停止,超时空转会损坏电机而导致调节失灵。

(3)显微镜使用一段时间后,关节锁会出现过死或过松的现象,这时仅需根据情况使关节锁恢复正常工作状态。每次使用显微镜前应常规检查各关节部位有无松动现象,以免在手术过程中造成不必要的麻烦。

(4)每次使用完后,应用脱脂棉清洁剂擦去显微镜上的污垢;否则,时间过长不易清洁。用显微镜罩罩好,将其摆放在通风、干燥、无尘、无腐蚀性气体的环境中。

(5)建立保养制度,由专业人员定期进行保养、检查调整,并进行必要的机械系统、观察系统、照明系统、显示系统、电路部分的检修及维护。

总之,在使用显微镜时操作要谨慎,不可粗暴。要延长手术显微镜的使用寿命,必须要靠工作人员认真的工作态度和对显微镜的爱护,使其处于良好的运行状态中,才能更好地发挥作用。

(六)故障排除

1. 镜片表面污渍的处理

镜片表面的污渍通常是水和血。大多情况下可以用水或酒精去除。最好不要用含二甲苯、氨水、氯水、环氧乙烷等的有机溶液擦拭镜片,以免破坏镜片的镀膜层。如果水和酒精都无法去除污垢,可以试着用洗洁精擦拭,其主要成分是十二烷基苯磺酸钠、脂粉醇乙醚硫酸钠,为弱碱性溶液。擦完后先用水擦几次,然后用酒精+乙醚混合液擦几遍,最后风干。

2. 机械故障

由于机械力导致的变形、位移而引起光学系统的改变是显微镜比较严重的故障,其会导致光学轴发生改变,图像模糊不清。图像有时一半清晰,另一半不清晰;调整焦距后,原来不清晰的另一半变清晰,而原来清晰的一半又不清晰了。我们一定要避免这类事件的发生。

3. 电子系统故障

电子系统故障时,一是要看电源是否正常;二是要看保险好坏,手动或脚动开关是否正常。控制线断开、机械锁定或限位是否保护,均是常见故障;配有荧光屏的显微镜,要根据成像过程逐一排除故障。

九、高压灭菌锅

(一)结构及配件

高压灭菌锅包括主机、卡式灭菌盒、废水桶(见图7-2-21)。

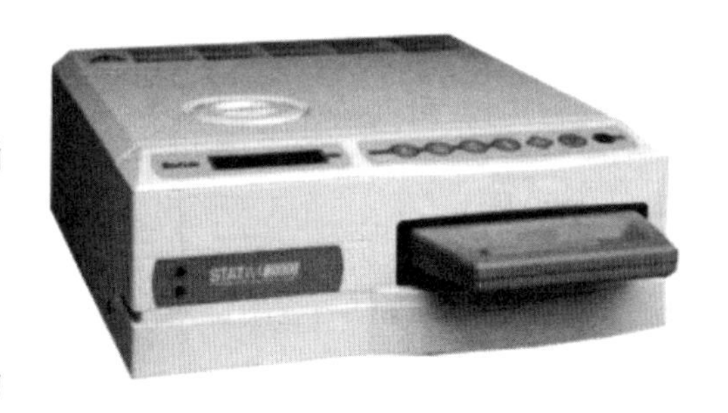

图7-2-21 小型快速高压灭菌锅

(二)适用范围

高压灭菌锅适用于耐高温、高压灭菌物品的灭菌。

(三)操作步骤

1. 开机前检查

检查水平显示仪中的气泡是否位于中央,水箱中的水有无超过探针平面,废液瓶中的水量是否在“MAX”与“MIN”标志之间。

2. 打开电源开关

屏幕提示“SELECT A CYCLE”即选择程序。

3. 关上灭菌盒

整齐地放入需要灭菌的物品,放平除湿金属片;关闭卡式灭菌盒时,将盖子和盒的连接处对合好后慢慢合上盖子,直至锁住把手,此时可以听见空气从盒内排出的声音;如果关上时遇到阻力,请重新打开灭菌盒,检查盒内物品是否摆放过高,除湿金属片是否放平,盒尾部卡锁是否正确。

4. 插进灭菌盒

(1)一只手握住灭菌盒的手柄，另一只手提起灭菌盒的提手(见图 7-2-22 和图 7-2-23)。

(2)把灭菌盒的后部插入机器内，再把提手放到灭菌盒的前部。

(3)轻轻地向里推动灭菌盒，直到听见咔嗒声。

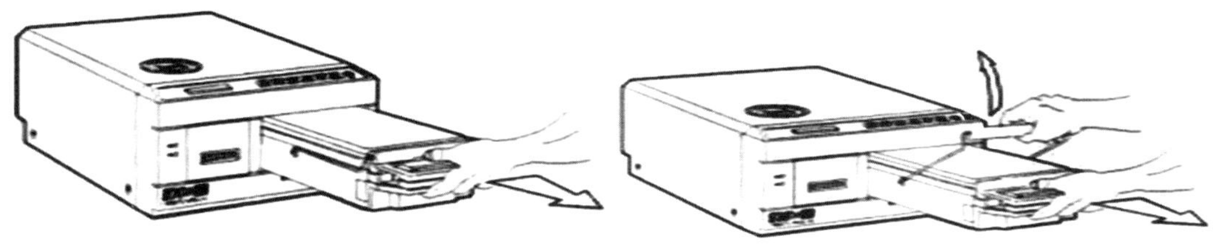

图 7-2-22 手握住卡式灭菌盒手柄

图 7-2-23 手提起卡式灭菌盒提手

5. 选择灭菌程序

在面板上选择灭菌程序后，按下“裸消键”(线剪键)，再按下绿色“START”启动键(见图 7-2-24)。

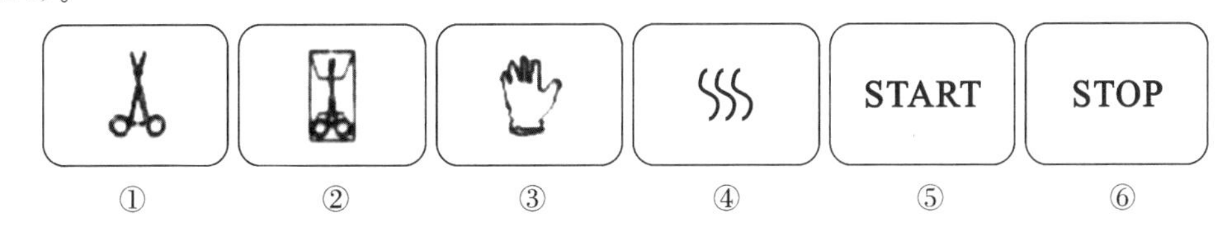

图 7-2-24 灭菌程序选择

①非包裹性器械灭菌；②包裹性器械灭菌；③橡胶/塑料；④非包裹大型有腔器械灭菌；⑤开始键；⑥停止键

6. 停止灭菌程序

约 10 分钟后，当屏幕提示“DRYING”(正在干燥)时，按下红色“STOP”停止键(右数第一个)；约 30 秒后，当屏幕提示 “SELECT A CYCLE”(选择一个灭菌程序)时，取出灭菌盒。

7. 取出灭菌盒

(1)一只手握住灭菌盒的手柄向外平拉。

(2)当灭菌盒部分露出来时，另一只手抓住灭菌盒的提手，轻轻向上提起后再同时向外拉。

(3)将提出的灭菌盒放在平坦的工作台上(内窥镜灭菌后最好 3～4 分钟后再拉出，或取出灭菌盒后放在隔热垫上)。

8. 打开灭菌盒

打开盒子前，应将灭菌盒放置在稳定的平面上。

9. 灭菌盒归位

轻轻平行地将灭菌盒插入灭菌锅内，此时可以感觉到探针和蒸汽管进入灭菌盒的轻微抖动(见图 7-2-25)。

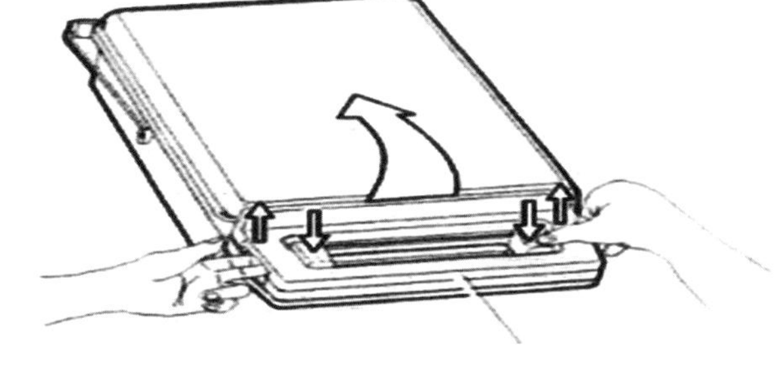

图 7-2-25 灭菌盒归位

(四)注意事项

1.开机前检查。

(1)检查水平显示仪中的气泡是否位于中央或右前方1/4处(调整3个活动脚座可以调节水平仪气泡位置)。

(2)检查水箱中的水是否超过探针平面。如果水位不到水位线以上,打开机器顶部的蓄水箱盖,向箱内缓慢注入无菌蒸馏水(最多4L)。不能使用去离子水或去矿物质水以及过滤水。在任何情况下,严禁使用自来水。注水时,请使用漏斗,防止水溅出。重新注水后,请及时盖上水箱的盖子,防止其他液体或物质进入。

(3)检查废液瓶中的水量是否在"MAX"与"MIN"标志之间(每次给蓄水箱注水时,先倒空废液瓶)。废液瓶内可加自来水,但所加液平面不低于"MIN"线处。最好能在瓶的溶剂中加入少量灭菌剂,切勿在灭菌锅工作时打开废液瓶。

2.打开灭菌盒。在打开灭菌盒前将其放置在稳定的平面上,并遵循以下步骤。

(1)双手同时分别放于灭菌盒的两边。

(2)将食指放于夹缝中,拇指放于拇指垫的相应位置上。

(3)下压拇指,抬拉食指直到灭菌盒打开。

(4)抬高盒盖将其从灭菌盒上拿下放在平面上,拿出已灭菌的器械(小心烫伤)。

3.灭菌结束后,在干燥程序(DRYING)中可随时终止(STOP),然后请按照上述"(三)操作步骤"中第7、8条取出并打开灭菌盒。

4.机器不用时,要将灭菌盒放松,将其向外拉出约3cm。

5.不是每件器械、橡胶和塑料物品都可以进行蒸汽灭菌,请参照物品制造商的说明书,以确保物品不因蒸汽灭菌而受损。一般可以用高温高压的标志,如"AUTOCLAVE"或134℃/273℉。

6.在将器械放入灭菌盒之前,要冲洗干净器械上的污物。对于带有润滑油的器械,必须擦掉润滑油;不要将不同类型的器械或物品混在一起进行灭菌。

7.器械摆放在灭菌架上时,器械之间、器械与灭菌盒壁之间应留有一定的空间。

(五)清洗和消毒

每周至少用不含氯的洗涤剂清洗灭菌盒内部一次。每周用无味的液体皂给灭菌盒的密封圈润滑一次。灭菌工作结束后,可将液体皂涂在灭菌盒盖内显露出来的密封圈部分和盖后部的接口处。使用前,再冲洗干净所有的肥皂残痕,并且不装器械让机器运转一个循环。这样可以延长密封圈的使用寿命。

(六)故障排除

故障排除与中英文对照说明见表7-2-5。

表 7-2-5 快速消毒锅使用说明中英文对照

英文	中文
SELECT A CYCLE	选择一种消毒程序
UNWRAPPED 135℃ for 3.5min	未包装器械 135℃ 3.5 分钟
WRAPPED 135℃ for 6min	包装器械 135℃ 6 分钟
RUBBER AND PLASTICS 121℃ for 15min	橡胶及假体 121℃ 15 分钟
HEAVY DUTY UNWRAPPED 135℃ for 6min	大量未包装器械 135℃ 6 分钟
START	开始
STOP	停止
INSERT CASSETTE	插入灭菌盒
UNWRAPPED WARMING UP	未包装器械正在加热
PLEASE WAIT	请等待
NOT STERILE	未消毒
REMOVE CASSETTE	取出灭菌盒
CONDITIONING 98℃	盒内 98℃
PRESSRUISING 117℃	盒内加压，117℃
STERILISING 136℃ 226kPa 3：30	正在灭菌，136℃，226kPa，3 分 30 秒
VENTING 124℃	减压排气，124℃
DRYING	正在干燥
CYCLE COMPLETE	程序结束
CYCLE FAULT	消毒循环故障
NOT STERILE	不灭菌
CYCLE FAULT12	消毒循环故障
WATER QULITY IS NOT ACCEPTABLE	使用的水不符合标准
EMPIY WASTE	倒空废水瓶
REFIL RESERVOIR	加入蒸馏水

十、加温仪

(一)结构及配件

加温仪由主机、备件(喷嘴、软管、电源线、手推车等)和保温毯组成(见图 7-2-26 和图 7-2-27)。

(二)适用范围

给手术中或麻醉苏醒患者加温。

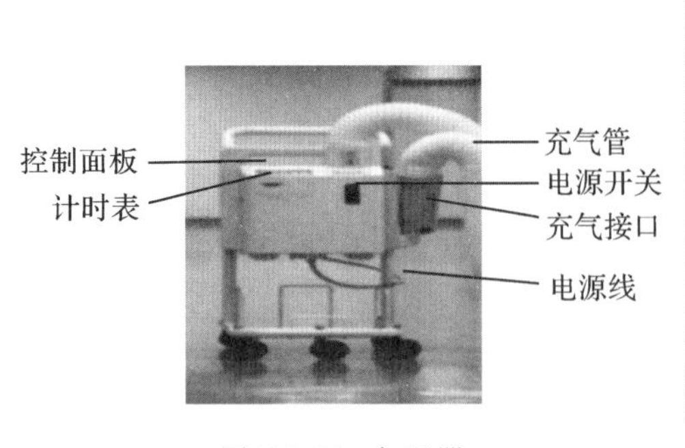

图 7-2-26　加温器

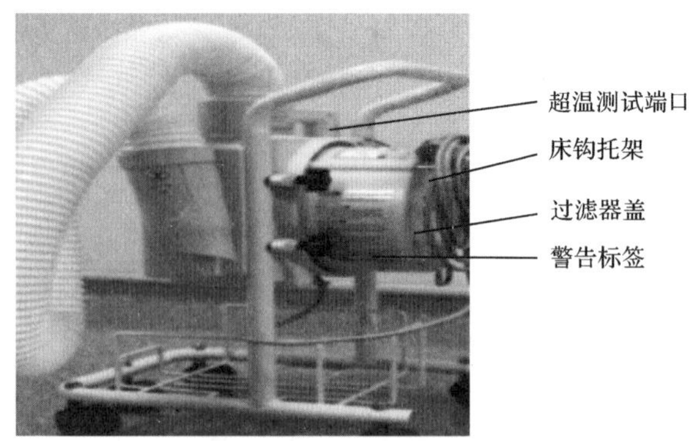

图 7-2-27　加温器附件

(三)操作步骤

1.首先评估患者是否处于低温状态，以及患者是否需要使用保温机。

2.将升温系统固定于床尾方便医务人员操作的地方，固定脚轮，防止保温机滑动。

3.将保温毯平铺于患者身体上，使带有孔眼的一面直接接触患者。

4.将自充式通气软管的前端喷嘴与毯被的开口连接紧密，确保固定牢靠。

5.把升温系统的电源线插入适当的电源插座内，并将电源线靠病床固定好，防止中途断电。

6.加热温度通过按钮面板来控制。温度设定：低温档：32℃±2℃；中温档：38℃±2℃；高温档：43℃±2℃；快速升温档：45℃±1℃。

(四)注意事项

1.喷嘴不得直接对准患者，否则可能造成患者灼伤。

2.电源通过位于升温系统前面板上的一个往复式电源开关来控制。开始工作时，按电源开关到“ON”(接通)位，控制面板上的低温信号灯将亮起，设备将在低温模式下开始压缩空气。选择温度时，要有良好的判断。如果不确定设置值是否正确，请咨询主治医师。

3.在患者复温过程中，须严格监控患者情况。注意患者是否会出现升温导致的血管扩张，以及是否可能出现血压降低。如有变化，立即停止复温并通知医生进行排查。如复温过程中达到体温预定值，将温度调低或直接关闭机器结束复温。

4.结束治疗后密切观察生命体征变化并做好相应的记录。

5.加温仪可能有造成火灾的危险。应防止保温毯材料接触激光或电外科通电电极，因其可能会导致快速燃烧。

6.可能有灼伤的危险。不得直接对开放性伤口加热。在使用升温系统时，应盖住患者全部伤口，否则可能灼伤患者。在用血管手术钳夹四肢动脉时，应该慎用，或者考虑终止继续对患者使用。

7.对于局部缺血的四肢，禁止使用升温系统，否则可能导致患者被灼伤。

8.当用于有严重外周血管疾病的患者时，应该进行严密监控，因为有导致患者灼伤的风险。

9.禁止只通过升温系统软管来为患者加温，因为可能导致热损伤。在升温治疗之前，务必把软管连接到棉毯上。

10.磁共振成像扫描期间，不能用升温系统，因为升温系统可能影响磁共振成像。

11.升温系统装有空气过滤器，但是，在使用升温系统时，还应考虑空气传播污染的风险。

12.不得将任何液体喷淋、泼洒或溅落到升温系统，及其附件、接头、开关或外壳开孔上。

13.确保患者身体干燥，否则升温系统可能会无效。

(五)清洗、消毒

保温毯为一次性使用；主机和配件每次使用后用清水擦净；如有体液污染，用含氯消毒液擦拭后再用清水擦净。

(六)故障排除

如果升温系统出现功能异常，应断开电源停止使用，并通知销售/维修中心。该设备应由经过授权的维修人员维修。

十一、高速气钻

(一)结构及配件

1.工作原理是利用惰性气体(氮气)，通过压缩气体沿加压槽推动螺旋浆，驱使转轴和马达高速旋转，再传递驱动附件及钻头高速转动进行手术操作。

2.基本构造包括气源、减压阀、脚控开关、输气缆线、高速压缩气动马达、马达排气软管连接扩散器机座、扩散器(见图 7-2-28)。

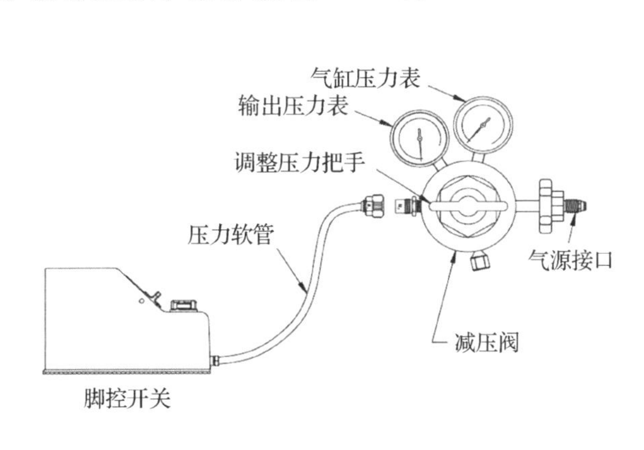

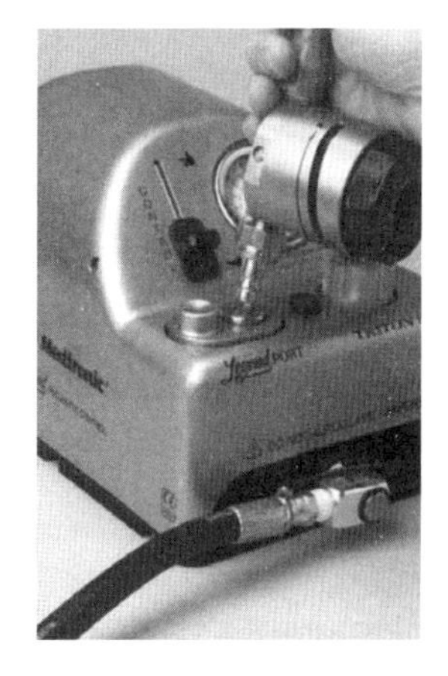

图 7-2-28　高速气钻

3. 配件组成包括气动控制器一脚踏、润滑油扩散器、主机手柄、连接柄、磨头、铣刀头。

(二)适用范围

高速气钻适用于神经外科、脊柱外科、骨科、颌面外科、整形外科手术。

(三)操作步骤

1.安装步骤

(1)在安装之前,检查设备是否齐全,如脚踏、润滑油扩散器、马达、驱动附件、钻头等。

(2)将脚踏的输气管接口与中央供气的氮气接口相连接。

(3)将马达连接在脚踏上。注意:取出马达时需按住旁边的按钮,不能硬拔。

(4)将扩散器插在脚踏上,在开锁位插到底,旋转锁定。如果医院多次使用,则在每次使用之前必须在扩散器的内圈滴10滴专用润滑油。润滑扩散器不能耐受高压,拆卸时,切记须取下再清洗、消毒。

(5)手术台上安装驱动附件及钻头。①直形驱动附件(AS09):先安装附件,再插入钻头或铣刀,旋转锁定(如图7-2-29)。②角度驱动附件(AA10):先将附件连接上马达,旋转锁定,再插入钻头,旋转钻头锁锁定(如图7-2-30)。③铣刀驱动附件(AF02):先插入钻头,再将铣刀附件安装上马达,旋转锁定。取下铣刀驱动附件时,需要提拉安全装置,不能硬拽(图7-2-31)。所有附件钻头装好之后,还需要轻轻拔一下钻头,检查是否锁定,然后运行马达,并检测是否发烫,如发烫速度很快,说明钻头没有锁定好,需重新装配测试。

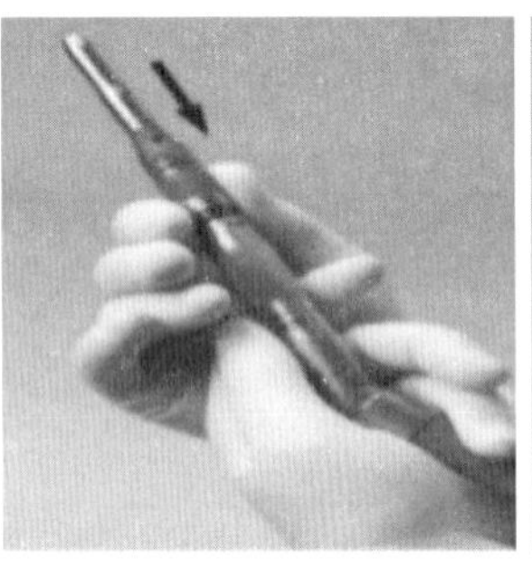
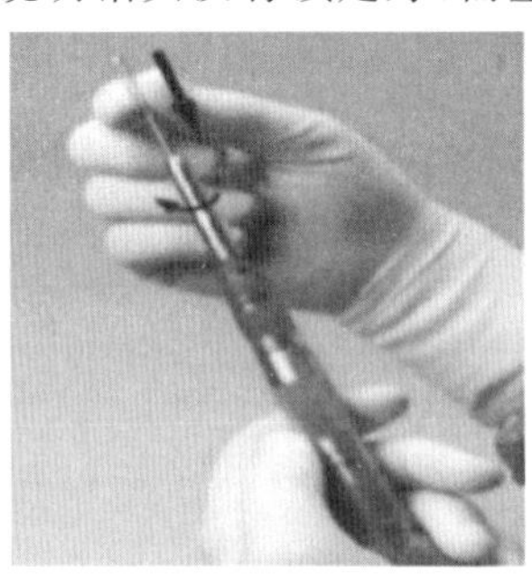
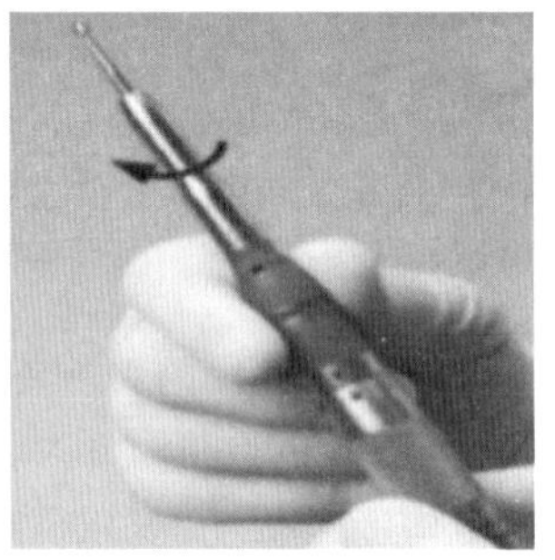

图7-2-29 安装钻头

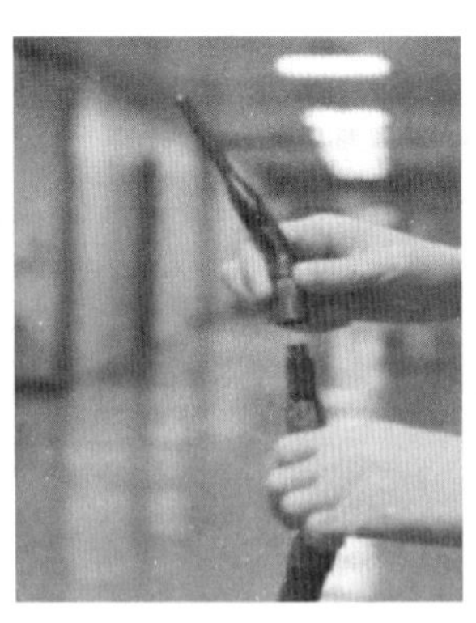
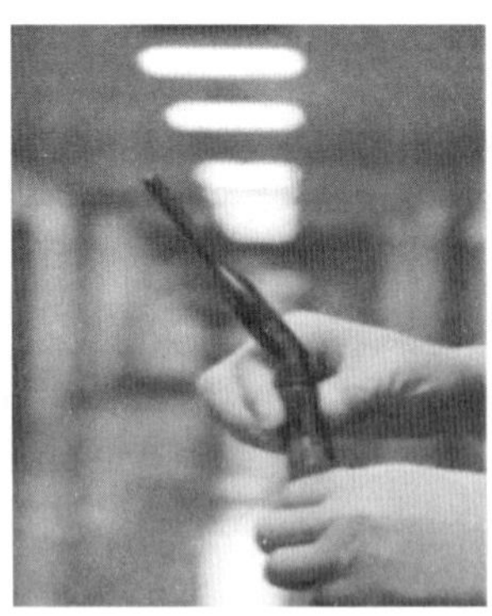
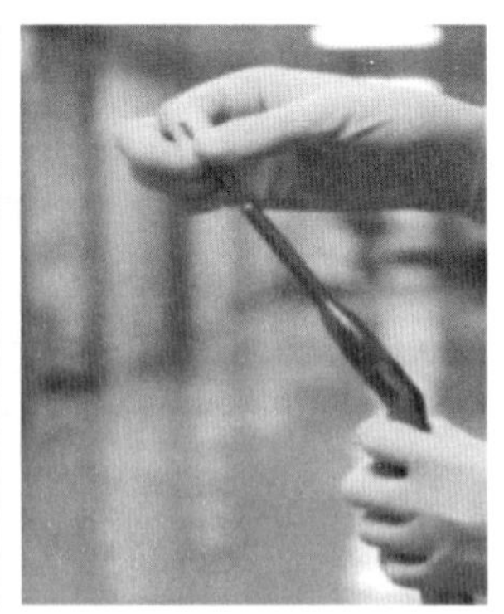

图7-2-30 安装角度驱动件

2.拆卸步骤

(1)关闭氮气瓶开关,按脚踏中央黑色按钮放气。

(2)卸下马达。

(3)取下润滑油扩散器。

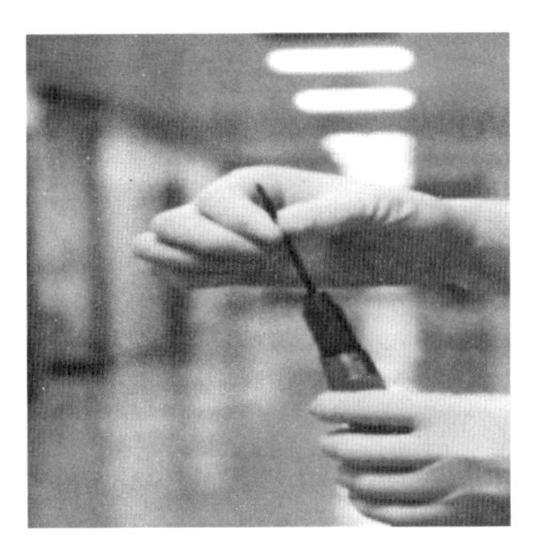
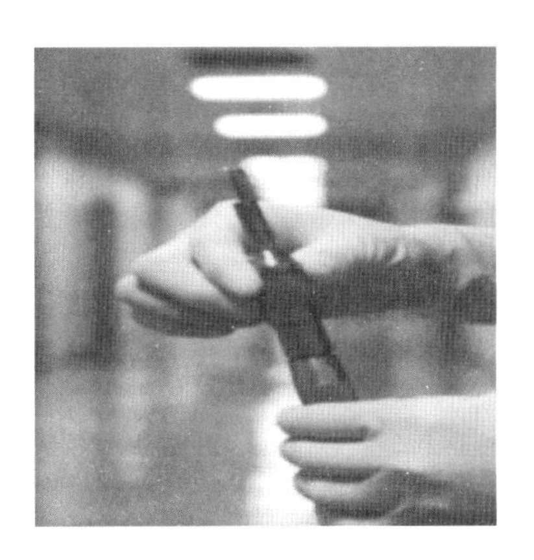

图 7-2-31 安装铣刀

(4)拆卸驱动附件和钻头。

(四)注意事项

1.使用中确保转速的高效率和安全性。钻孔时，钻头侧面具有强切割力，顶端对致密软组织有保护作用；铣颅骨时，如遇阻力，不可强行向前用力，宜稍后退，以前后7°前进。使用过程中，无须用力前压，接触骨质即可切割。

2.压力调节在0.8～1MPa。使用前，向润滑油散器内滴10滴专用润滑油试运转，确保马达附件钻头锁定、不发烫。使用后，用多酶液清洗后彻底干燥，并上清洁油，润滑油扩散器不得消毒。一个钻头使用不超过5次，否则会损坏附件轴承和马达。

3.严禁浸泡任何设备，每次术前都必须加润滑油(润滑油扩散器为一次性产品)，应当将润滑油加到正确的位置，气源应为氮气或经过过滤干燥的压缩空气。

(五)清洗和消毒

1.在不拆卸的情况下，用蘸有外科手术清洗液的抹布清洗马达、附件、脚踏等的外表面。

2.用清洁毛刷清洗附件内部。清除滞留在管道内的残渣。用镊子和酒精棉清洗附件内壁，擦拭马达夹头。

3.用自来水充分冲洗附件。

4.用气枪吹附件，或用烘干箱烘干(温度：112℃；时间：20～30分钟)。

5.将润滑油喷入马达前端钻头孔中，安装附件钻头。旋转钻头，开锁附件。

6.所有配件都可采用高温、高压或环氧乙烷、低温等离子消毒，润滑油扩散器不得消毒。

(六)故障排除

1.中空附件损坏判断：一般是轴承损坏，敲击观察，刀头反插。

2.非中空附件无法运转问题的处理：角度附件、自停开颅器等，出现杂质结块，锈死附件的问题，需要喷油，才能运转。

十二、自动气压止血带

(一)结构及配件

1. 控制主机见图 7-2-32。

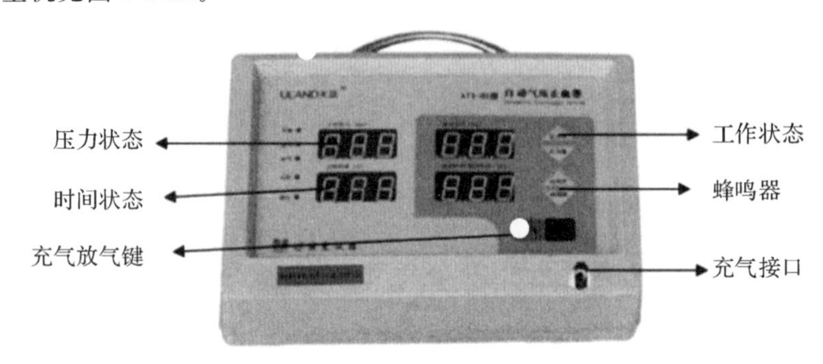

图 7-2-32　电动气压止血带

2. 配件包括气路连接管、止血袖带、可移动带储物筐支架(见图 7-2-33)。

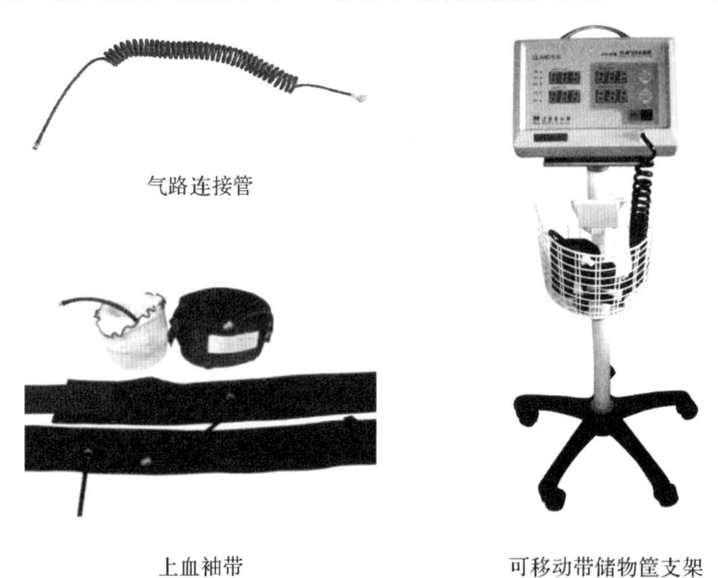

图 7-2-33　止血仪配件

(二)适用范围

适用于骨科、烧伤科、整形外科等各类四肢手术。

(三)操作步骤

1. 开机
接通电源,打开电源开关,检查各显示窗口的显示功能是否正常。

2.止血袖带的选择和安放

选择合适的止血袖带,排空袖带内剩余空气。

3.连接止血袖带和控制主机

用气路连接管正确连接止血袖带和主机上的气嘴。

4.设定工作压力

按压相关按键设定止血工作压力。通常,成人上肢压力为30kPa(225mmHg)左右,不超过46kPa(350mmHg);下肢压力为50kPa(375mmHg)左右,不超过为70kPa(525mmHg)。

5.设定工作时间

按压相关按键设定止血工作时间。连续加压时间:上肢不得超过60分钟,下肢不得超过90分钟。如果预期手术时间超过上述时限,则必须放气进行10分钟或以上时间的血液重灌注,再进行下一个周期的充气加压,如此反复。

6.驱血

按规定方法进行肢体驱血。

7.充气

按压充气按键,控制主机开始对止血袖带进行充气加压。

8.术中压力调整

通过按压相关按键可以在任何时候调整止血设定压力。

9.术中时间报警和调整

设定时间倒计时至10分钟、5分钟、1分钟时,蜂鸣器会以不同间隙的5次蜂鸣形式进行提醒。操作者可根据手术实际情况作时间调整。通过按压相关按键可以调整剩余工作时间。

10.放气

按压放气按键,控制主机对止血袖带开始放气。

11.移除止血袖带并关机

待止血袖带工作压力释放为0后,立即移除止血袖带、气路连接管,并关闭控制主机电源。

(四)注意事项

1.止血带系统必须保持正确标定并在工作状态。必须对附件进行常规性的泄漏检查和其他检查。控制主机应该每6个月进行一次压力刻度校准。

2.止血袖带要严防被刺,因此,靠近设备的布巾钳的操作要非常小心。有橡胶、硅胶内囊的袖带,其内囊必须被外套完全包封,以防止内囊像气球一样膨胀及发生爆裂。

3.止血袖带必须捆扎在肢体合适的位置。绝不可将止血带袖带放置于腓骨神经区域之上或者膝、踝关节之上。

4.不可挪动已经充气加压的袖带或调整其位置,以防产生剪切力损伤其下组织。

5.局部缺血时间过长会对组织、血管和神经造成暂时或者永久的伤害。压力过高可能导致止血带麻痹。压力不足将导致肢体主动充血,引起不可逆的功能丧失。

6.充气必须快速完成,使动、静脉几乎同步阻断。

7.选择合适尺寸的袖带，使得袖带绑扎后有相当于1/4周径的重叠区。重叠区过大可能导致袖带翻滚和层叠，导致肢体不可预料的压力分布。袖带下的皮肤必须通过袖带平滑、不起皱褶的绑扎来防止机械损害。如果止血带绑扎于一些能掉出宽松纤维物（比如纤维网兜）的材料上，那么这些纤维可嵌入袖带的雌雄粘贴带，并将降低有效性。可以使用弹力筒状织物作为一种垫衬。在止血带压力释放后，必须将已放气的袖带和其下的任何绑带或者保护套马上彻底移除。即使轻微的静脉回流阻力，也有可能导致手术区域充血和血液淤积。

8.如果在手术前进行皮肤准备，则必须注意袖带位置不可有液体流经或者聚集，以防化学灼烧。

9.无论何时释放止血袖带压力，必须保护伤口以防止血液涌回。如果需要，可抬高患肢。抬高患肢有助于减轻止血带压力释放时的短暂疼痛。如果压力释放3～4分钟后，肤色没有全面恢复，则应该将肢体调整至略低于体位的位置。

（五）清洗和消毒

1.止血带控制主机外部和气路连接管外部可以使用含有适量中性洗涤液的布清洁。气路连接管内部不用清洁。

2.织品止血袖带可水洗，可采用低温灭菌，不可使用压力蒸汽灭菌。

3.硅胶止血袖带可水洗，可采用低温灭菌及压力蒸汽灭菌。

（六）故障排除

1.开始充气后，若止血带压力在相当一段时间内达不到设定的压力值，或止血带加压稳定后突然出现压力下降而不能维持在设定压力值，则进行以下操作。

（1）首先查看气泵有无工作，如气泵没有工作迹象，更换控制主机。

（2）在气泵工作的情况下，可断定是因为气路存在较严重漏气现象。依次检查止血袖带、袖带和气路连接管的接口处（注意O形密封圈是否磨损）、气路连接器和主机气嘴的接口处（注意O形密封圈是否磨损）是否有泄漏；如有泄漏，更换处理。

2.按下放气键后，压力没有下降，则进行以下操作。

（1）检查气路连接管有无缠绕、折叠现象，并进行排除。

（2）直接将气路连接管从控制主机气嘴分离。

3.开机后，在没有连接止血袖带，且控制主机气嘴和大气相通的情况下，工作压力窗口显示的压力值大于2kPa。若压力值存在偏差，不可使用，立即更换控制主机。

4.若充气后能达到设定压力，但到达设定压力的充气时间明显要比正常情况下长，则应该怀疑压力值存在严重偏差，不可使用，立即更换控制主机。

参考文献

[1]中华护理学会手术室专业委员会编制，郭莉，等. 手术室护理实践指南[M]. 北京：人民卫生出版社，2021.

[2]陈肖敏，等.[M]. 北京：人民卫生出版社，2021.

[3]李莹嘉，张吉蓉，冀楠，等.全程无菌管理在手术室护理管理中的应用分析[J]. 内科，2017，12(4)：582-584.

[4]梁淑增，刘志云，张淑香，等. 手术室全程无菌管理预防无菌手术感染的效果及影响因素分析[J]. 国际护理学杂志，2017，36(2)：271-288.

[5]Anderson Tiffany N，Hasty Brittany N，Schmiederer Ingrid S，et al. A generalizable multimodal scrub training curriculum in surgical sterile technique[J]. MedEdPORTAL：the Journal of Teaching and Learning Resources，2021，17.

[6] EdwardP，DinahG. Teaching health care students hand hygiene theory and skills：a systematic review[J]. International journal of environmental health research，2021.

[7] SamiyaK，TerriS，ShawnS， et al. Reappraising elements of the Aseptic Technique in Dermatology：a review[J]. Dermatology practical & conceptual，2021，11(1).

[8]《智能手术部管控系统专家共识》专家组，郭莉，何丽，裴宇权，等.《智能手术部管控系统》专家共识(一)[J]. 中国医疗设备，2021，36(7)：4-8.

[9]郭大为，陈婕卿，张弓，等. 电动手术床在临床使用中的问题与对策探讨[J]. 中国医疗设备，2017，32(8)：152-155.

[10] Liu P， Zhang Y， Zheng Z， et al. LED surgical lighting system with multiple free-form surfaces for highly sterile operating theater application[J]. Applied Optics，2014， 53(16)：3427-3437.

[11] Beijing Smtp Technology Co. Ltd.； Researchers Submit Patent Application，" Ultrasonic Scalpel Bit， Ultrasonic Vibration Propagation Assembly And Ultrasonic Hemostasis And Cutting System"， for Approval (USPTO 20200022720)[J]. Technology News Focus，2020.

[12] Kaan Hung Leng， Ho Khek Yu. Towards achieving mastery in advanced endoscopic procedures：Standardized training programs and improved endoscopic systems [J]. JGH Open，2021，5(7).

[13] Olympus Corporation； Patent Issued for Endoscopic System With Speckle Reduction Unit (USPTO 10，542，865)[J]. Journal of Engineering，2020.

[14]刘袁君，朱宇，王春华，等. 电子胆道镜联合体内冲击波碎石治疗肝胆管残留结石的体会[J]. 中国微创外科杂志，2017，17(9)：856-858.

[15]张磊，宋晓静，周文策，等. 十二指肠镜、电子胆道镜和腹腔镜序贯治疗胆总管结石合并胆囊结石 834 例临床观察[J]. 临床肝胆病杂志，2014，30(5)：428-430.

[16] Ma L， Fei BW. Comprehensive review of surgical microscopes：technology development and medical applications[J]. Journal of biomedical optics，2021，26(1).

[17]陈国胜. 高压蒸汽灭菌锅使用中的几个潜在安全问题及防范对策[J]. 生物学教学，2017，42(11)：70-71.

[18]气压止血带在四肢手术中应用的专家共识[J]. 中华麻醉学杂志，2020，40(10)：1160-1166.

[19]姜泽宇，王文波. 气压止血带在膝关节置换术中应用的研究进展[J]. 临床骨科杂志，2021，24(2)：292-296.

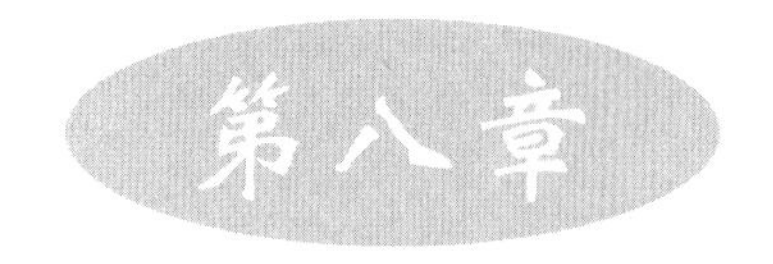

第八章 手术体位安置

手术体位是指术中患者的位式,由患者的卧姿、体位垫的使用、手术床的操纵三部分组成。正确的手术体位可获得良好的术野暴露(尤其是深部手术),防止神经、肢体等意外损伤的发生,缩短手术时间。反之,则可能造成手术操作困难,可能导致重要器官损伤、大出血或其他严重后果。因此,必须熟练掌握手术体位的摆放。常用的手术体位包括仰卧位、俯卧位、侧卧位、膀胱截石位、半坐卧位及坐位等。

第一节 手术体位安置原则

一、合理选择手术体位

手术体位的选择要根据手术患者的病情、患者的自身条件以及手术的性质来定。

二、体位舒适

保持床单平整、干燥、柔软。

三、保持功能

手术体位的安置应考虑对患者呼吸、循环、生理功能及皮肤的影响,保持肢体的功能体位。

四、患者安全

合理安置患者的体位并妥善固定,约束带不可过紧,患者体表不可接触金属物品,以免术中被电灼伤。

五、便于操作

既要达到最佳的手术视野显露,方便手术医生操作,也要便于麻醉医生在术中观察患者情况。

六、协调一致

应在手术医生、手术护士与麻醉医生三方共同参与并互相协调下，完成合理的体位安置。

七、隐私保护

在不影响体位安置的前提下，尽可能地减少患者私密部位的暴露，以保护患者隐私。

八、规范管理

体位用物应做到一用一清洁，并能定点放置，定时维护，专人管理。

第二节　常见手术体位用具

一、常用手术体位垫规格和用途

随着医用技术的发展，手术体位垫的材质及性状也在发生变革，从力学、手术患者的舒适度、个体差异上，选择的空间较以前有所拓展。常用体位垫规格及用途见表 8-2-1。

表 8-2-1　常用体位垫规格及用途

名称	长(cm)	宽(cm)	厚(cm)	用途
大软枕	60	35	9	侧卧位时垫于腋下胸部
中软枕	40	26	5	侧卧位时放于两下肢接触处
甲状腺软枕	40	20	7	垂头仰卧位时用于垫高肩部
薄软枕	40	26	2	心脏手术时用于垫高胸骨
肩垫	22	10	3	保护肩峰受压
沙袋	20	15	6	支撑部分身体重量及固定身体
袖套	60	15	1	避免上肢与麻醉架接触
头圈	外径 23cm，内径 8cm			避免气道及耳廓受压

二、体位用具的保养

按照物品存放原则，将手术体位用具存放于专用仪器间或手术间的专用清洁柜内，每天使用前后都必须清点和登记。体位用具使用后，需用清洁布擦拭清洁。如遇乙肝三系阳性患者或特殊感染患者，必须按照规定的终末处理原则进行处理。

第三节　常见手术体位安置

一、标准仰卧位

(一)适应证

标准仰卧位主要适用于口腔颌面部、胸腹部、四肢等的手术。标准仰卧位见图 8-3-1。

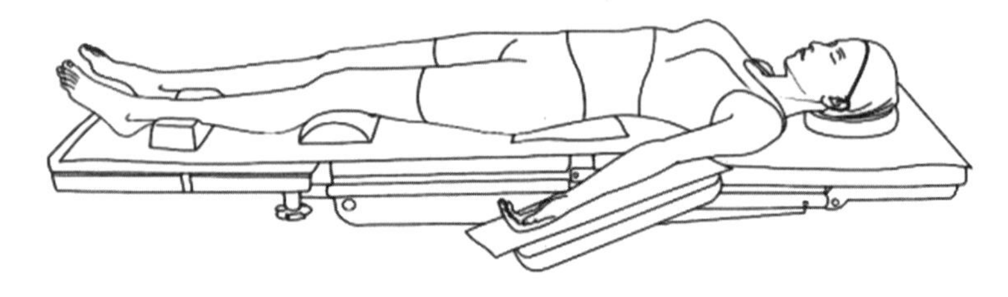

图 8-3-1　标准仰卧位

(二)摆放用物

头圈、臀垫、腘窝垫、足踝垫、约手单、束腿带。

(三)摆放方法

1. 床单位平整,头部垫头圈,臀部垫臀垫。
2. 患者平卧于手术床上。
3. 双上肢自然平放于身体两侧,并置于约手单内固定。
4. 腘窝处置腘窝垫,双侧足跟处垫足踝垫。
5. 膝部用束腿带固定。
6. 覆盖棉被,注意保暖。

(四)护理问题及措施

1. 将双上肢置于约手单内前,确保外周静脉及桡动脉管路通畅,妥善固定,防止管路滑脱,并注意防止皮肤压力性损伤。
2. 上肢如需外展,外展角度应≤90°,以免引起臂丛神经损伤。
3. 手术时间过长时,保护后枕部、骶尾部及其他骨隆突部位,适时减压。
4. 束腿带过紧会造成肢体血液循环受阻,固定时应增加束腿带的接触面积,松紧适宜。
5. 患者皮肤应避免接触金属物品,以防电灼伤。
6. 体位摆放时,应保持头、颈、胸呈水平功能位。

二、头(颈)后仰卧位

(一)适应证

头(颈)后仰卧位主要适用于甲状腺、气管切开、咽喉、颈椎前路等的手术。手术体位见图 8-3-2。

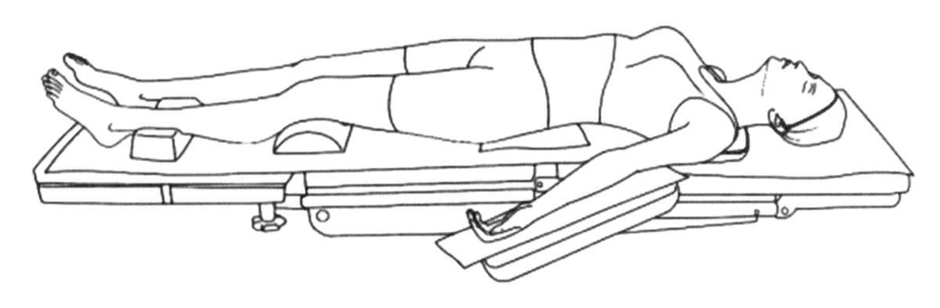

图 8-3-2 头(颈)后仰卧位

(二)摆放用物

头圈、肩垫、臀垫、腘窝垫、足踝垫、约手单、束腿带。

(三)摆放方法

1. 床单位平整,头部垫头圈,臀部垫臀垫。
2. 患者平卧于手术床上。
3. 肩部垫肩垫。
4. 双上肢自然平放于身体两侧,并置于约手单内固定。
5. 腘窝处置腘窝垫,双侧足跟处垫足踝垫。
6. 膝部用束腿带固定。
7. 覆盖棉被,注意保暖。

(四)护理问题及措施

1. 肩垫要安置妥当,避免颈部过度拉伸,颈后适当加垫小软垫,避免颈部悬空。
2. 双上肢置于约手单内,确保外周静脉及桡动脉管路通畅,妥善固定,防止管路滑脱,并注意保护三通连接管,防止三通连接管与皮肤接触压力过大而引起压力性损伤。
3. 保护气管导管人工鼻,防止压迫额面部引起压力性损伤。
4. 当手术时间过长时,注意保护后枕部、骶尾部及其他骨隆突部位,适时减压。
5. 束腿带过紧会造成肢体血液循环受阻,固定时应增加束腿带的接触面积,松紧适宜。
6. 患者皮肤应避免接触金属物品,以防电灼伤。
7. 使用眼膜保护双眼。
8. 体位摆放时,应保持头、颈、胸呈水平功能位。

三、侧头仰卧位

(一)适应证

侧头仰卧位主要适用于乳突、颌下腺、腮腺、颅脑等头颈部手术。手术体位见图 8-3-3。

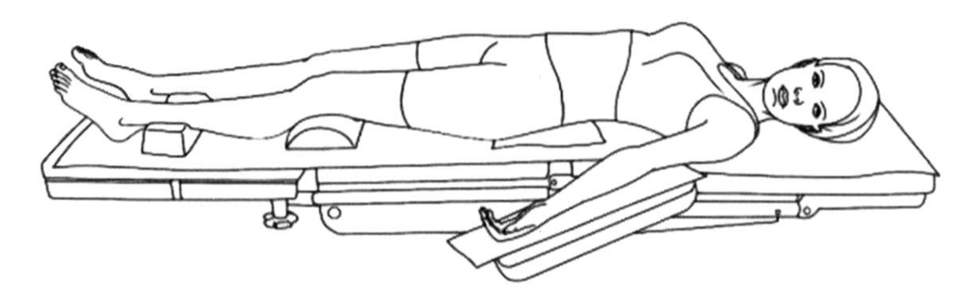

图 8-3-3 侧头仰卧位

(二)摆放用物

头圈、肩垫、臀垫、腘窝垫、足踝垫、约手单、束腿带。

(三)摆放方法

1.床单位平整,头部垫头圈,臀部垫臀垫。
2.患者平卧于手术床上。
3.麻醉后头偏向健侧,患侧肩下垫肩垫,患侧在上,充分显露手术视野。
4.双上肢自然平放于身体两侧,并置于约手单内固定。
5.腘窝处置腘窝垫,双侧足跟处垫足踝垫。
6.膝部用束腿带固定。
7.覆盖棉被,注意保暖。

(四)护理问题及措施

1.将健侧耳朵置于头圈内,防止压伤耳部,必要时可用脱脂棉包裹健侧耳部。
2.非耳内手术的患者,在患侧耳内塞脱脂棉球,防止消毒液流入耳内。
3.将双上肢置于约手单内,确保外周静脉及桡动脉管路通畅,妥善固定,防止管路滑脱,并注意保护三通连接管,防止三通连接管与皮肤接触压力过大而引起压力性损伤。
4.保护气管导管人工鼻,防止压迫额面部而引起压力性损伤。
5.保护骶尾部及其他骨隆突部位,适时减压。
6.束腿带过紧会造成肢体血液循环受阻,固定时应增加束腿带的接触面积,松紧适宜。
7.患者皮肤应避免接触金属物品,以防电灼伤。
8.使用眼膜保护双眼。
9.体位摆放时,应保持头、颈、胸呈水平功能位。

四、人字分腿仰卧位

(一)适应证

人字分腿仰卧位主要适用于甲状腺、胃、肝等的腔镜手术。手术体位见图 8-3-4。

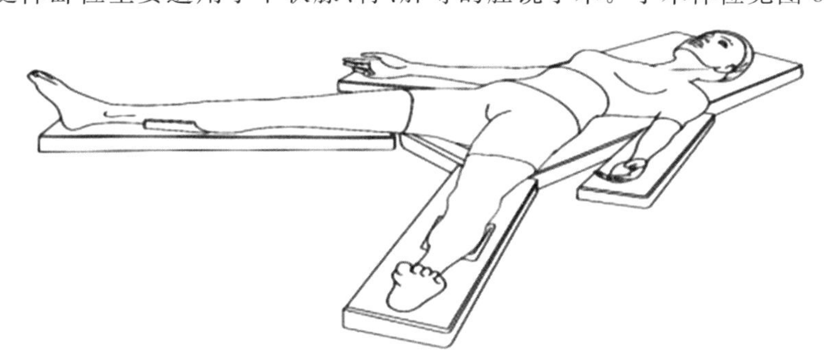

图 8-3-4 人字分腿仰卧位

(二)摆放用物

头圈、臀垫、腘窝垫、足踝垫、约手单、束腿带。

(三)摆放方法

1. 床单位平整,头部垫头圈,臀部垫臀垫。
2. 患者平卧于手术床上,打开腿板呈 45°夹角固定,将双脚分别置于腿板上,双侧膝部分别用束腿带固定。
3. 双上肢自然平放于身体两侧,并置于约手单内固定。
4. 腘窝处置腘窝垫,双侧足跟处垫足踝垫。
5. 覆盖棉被,注意保暖。

(四)护理问题及措施

1. 将双上肢置于约手单内前,确保外周静脉及桡动脉管路通畅,妥善固定,防止管路滑脱,并注意保护三通连接管,防止三通连接管与皮肤接触压力过大而引起压力性损伤。
2. 保护骶尾部及其他骨隆突部位,适时减压。
3. 脚板打开角度勿过大,防止拉伤及损伤神经。
4. 束腿带过紧会造成肢体血液循环受阻,固定时应增加束腿带的接触面积,松紧适宜。
5. 患者皮肤应避免接触金属物品,以防电灼伤。
6. 体位摆放时,应保持头、颈、胸呈水平功能位。

五、标准侧卧位

(一)适应证

标准侧卧位主要适用于肺、食管、肾脏等的手术。手术体位见图 8-3-5。

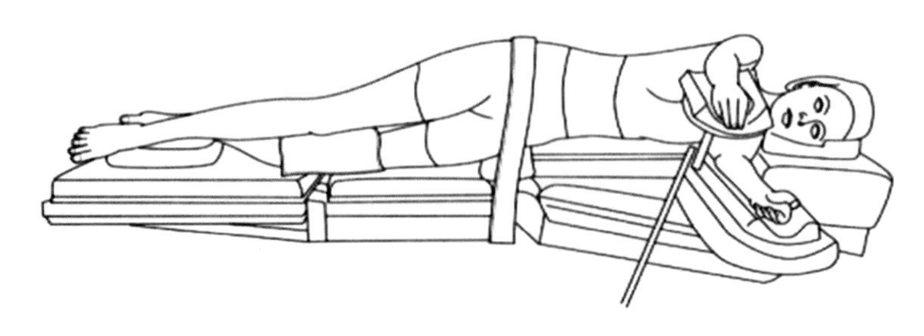

图 8-3-5 标准侧卧位

(二)摆放用物

头圈、臀垫、侧部支撑垫、腋垫、薄软垫、搁臂架、搁手板、束腿带。

(三)摆放方法

1.床单位平整，头部垫头圈，臀部垫臀垫。

2.患者平卧于手术床上，正确固定搁手板及搁臂架。

3.麻醉后，患者取健侧卧位，患侧朝上。

4.腋下垫腋垫，根据患者体型及手术需求调整腋垫位置。

5.两臂自然前伸，分别置于搁手板及搁臂架上，调整搁臂架高度，使上侧肩部伸展，胸廓不受压，并妥善固定。

6.将侧部支撑垫置于患者胸腹部、背部，并用床单包裹固定。

7.在下肢膝关节、踝关节处加垫薄软垫。

8.束腿带一根固定膝部，另一根固定骨盆处。

9.覆盖棉被，注意保暖。

(四)护理问题及措施

1.将健侧耳朵置于头圈内，防止压伤耳部，必要时可用脱脂棉包裹健侧耳部。

2.保持床单及衣物平整，避免压力性损伤。

3.双上肢与身体垂直，患侧手臂与肩高度一致，防止损伤臂丛神经，约束带松紧适宜，以免损伤尺桡神经。

4.双上肢远端关节应稍高于近端关节。

5.注意保持侧部支撑垫对身体的支撑固定。

6.束腿带过紧会造成肢体血液循环受阻，固定时应增加束腿带的接触面积，松紧适宜。

7.患者皮肤应避免接触金属物品，以防电灼伤。

8.使用眼膜保护双眼。

9.肾脏输尿管手术时，健侧下肢应自然弯曲，患侧肢体取伸直功能位。其余手术时，健侧伸直，患侧自然弯曲。保持头、颈、胸呈水平功能位。

六、骨科体位架式侧卧位

(一)适应证

骨科体位架式侧卧位主要适用于骨科人工髋关节置换手术。手术体位见图 8-3-6。

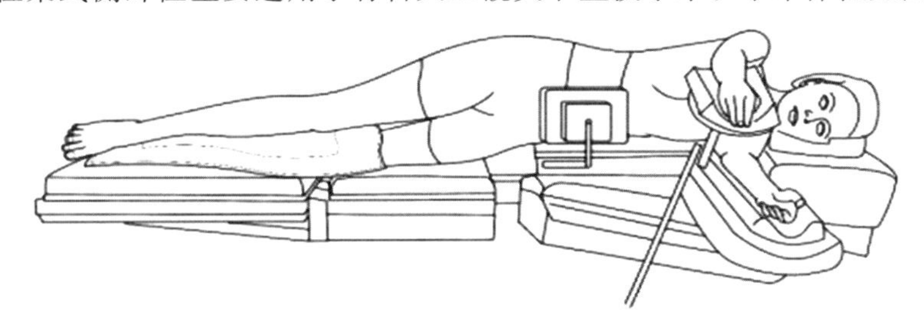

图 8-3-6 骨科体位架式侧卧位

(二)摆放用物

头圈、臀垫、侧部支撑架、腋垫、薄软垫、搁臂架、搁手板、束腿带。

(三)摆放方法

1.床单位平整,头部垫头圈,臀部垫臀垫。

2.患者平卧于手术床上,正确固定搁手板及搁臂架。

3.麻醉后患者取侧卧位,患侧朝上。

4.腋下垫腋垫,根据患者体型及手术需求调整腋垫位置。

5.两臂自然前伸,置于搁手板及搁臂架上,调整搁臂架高度使上侧肩部伸展,胸廓不受压,并妥善固定。

6.耻骨联合及骶髂部位用侧部支撑架固定妥当。

7.在健侧膝部上方置薄软垫并用束腿带固定。

8.覆盖棉被,注意保暖。

(四)护理问题及措施

1.将健侧耳朵置于头圈内,防止耳部压伤,必要时可用脱脂棉包裹健侧耳部。

2.保持床单及衣物平整,避免压力性损伤。

3.双上肢与身体垂直,患侧手臂与肩高度一致,防止损伤臂丛神经,约束带松紧适宜,以免损伤尺神经和桡神经。

4.双上肢远端关节应稍高于近端关节。

5.检查并调整侧部支撑架至最佳位置,松紧适宜,防止会阴部受压。

6.束腿带过紧会造成肢体血液循环受阻,固定时应增加束腿带的接触面积,松紧适宜。

7.患者皮肤应避免接触金属物品,以防电灼伤。

8.使用眼膜保护双眼。

9.健侧肢体自然弯曲,患者身体保持在同一水平位。

七、标准截石位

(一)适应证

标准截石位主要适用于直肠、膀胱、前列腺、尿道、阴道等手术。手术体位见图 8-3-7。

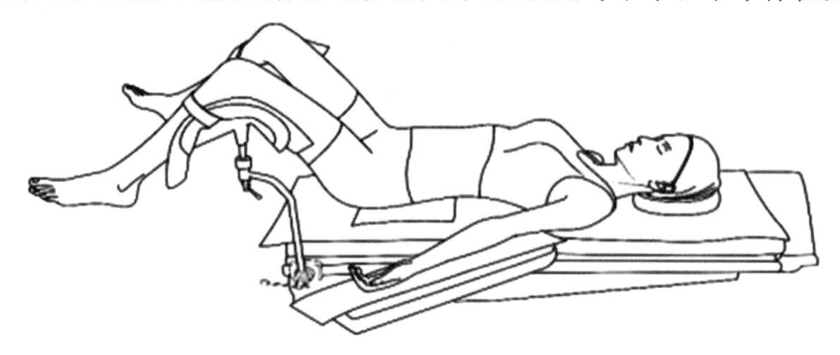

图 8-3-7 标准截石位

(二)摆放用物

头圈、臀垫、截石位搁腿架、束腿带。

(三)摆放方法

1. 床单位平整,头部垫头圈,臀部垫臀垫。
2. 患者平卧于手术床上。
3. 双上肢自然平放于身体两侧,并置于约手单内固定。
4. 取下腿板,固定搁腿架,将双腿置于腿托上,调整位置用束腿带固定。
5. 覆盖棉被,注意保暖。

(四)护理问题及措施

1. 将双上肢置于约手单内前,确保外周静脉及桡动脉管路通畅,妥善固定,防止管路滑脱,并注意保护三通连接管,防止三通连接管与皮肤接触压力过大而引起压力性损伤。
2. 上肢手术如需外展,外展应不超过 90°,以免引起臂丛神经损伤。
3. 双下肢外展应不超过 90°,防止大腿内收肌拉伤。
4. 患者皮肤应避免接触金属物品,以防电灼伤。
5. 术中确保搁腿架固定牢固,防止滑脱。
6. 术中提醒手术医生勿压迫患者膝部,防止出现意外。
7. 妇科、直肠等手术时,应放置肩托,防止头低脚高位时患者下滑。

八、标准俯卧位

(一)适应证

标准俯卧位主要适用于脊柱后路等腰背部手术。手术体位见图 8-3-8。

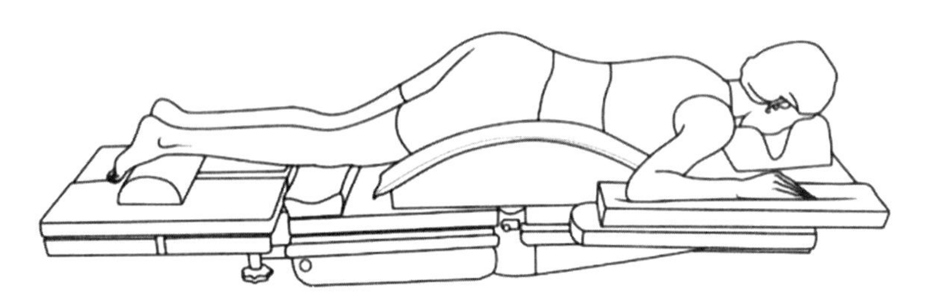

图 8-3-8 标准俯卧位

(二)摆放用物

头圈、搁手板、胸垫、腰垫、膝垫、足踝垫、束腿带。

(三)摆放方法

1. 床单位平整,将头圈、胸垫、腰垫、膝垫、足踝垫放置在手术床适当的位置。
2. 患者在转运床上麻醉后,俯卧于手术床上。
3. 双上肢自然旋转前伸置于搁手板上并妥善固定。
4. 将各体位垫调整至最佳位置。
5. 覆盖棉被,注意保暖。

(四)护理问题及措施

1. 双上肢放置前伸时,注意保持功能位,防止关节脱位及神经损伤。
2. 在安置体位前,应除去患者衣物并保持床单位平整。
3. 在转动患者身体时,应使头、颈、胸、腰保持在同一轴线转动。
4. 男性患者应防止会阴部受压,女性患者防止乳房受压。
5. 患者各部位皮肤应避免有异物压迫,避免接触金属物品。
6. 注意保护患者双眼。时间过长时,各受压部位适时减压。
7. 术中保持脚趾悬空,防止受压。保持胸腹部悬空,以免影响呼吸。
8. 使用消毒液时,应避免消毒液流入会阴部引起灼伤。

九、头架式前冲俯卧位

(一)适应证

头架式前冲俯卧位主要适用于脊柱颈椎后路、后颅等手术。

(二)摆放用物

马蹄形头架(点式头架)、胸垫、腰垫、膝垫、足踝垫、束腿带。

(三)摆放方法

1. 将胸垫、腰垫、膝垫、足踝垫放置在手术床适当的位置,床单位平整。将头架妥善固定在手术床上。

2.患者俯卧于手术床上。

3.患者头部置于马蹄形头架U形圈内，调整位置并妥善固定。将双上肢置于约手单内固定。

4.将各体位垫调整至最佳位置，用束腿带固定双腿。

5.覆盖棉被，注意保暖。

(四)护理问题及措施

1.注意头面部骨隆突部位与马蹄形头架U形圈接触面的压力性损伤防护。可事先用褥疮贴保护妥当。

2.转动患者身体时，应使头、颈、胸、腰保持在同一轴线转动。

3.将双上肢置于约手单内前，确保外周静脉及桡动脉管路通畅，妥善固定，防止管路滑脱，并注意保护三通连接管，防止三通连接管与皮肤接触压力过大而引起皮肤压力性损伤。

4.男性患者应防止会阴部受压，女性患者应防止乳房受压。

5.患者各部位皮肤应避免有异物压迫，避免接触金属物品。

6.术中保持脚趾悬空，防止受压。保持胸腹部悬空，以免影响呼吸。

7.安置妥当后再次检查患者双眼是否受压，气管导管是否通畅。

十、沙滩椅位

(一)适应证

沙滩椅位主要适用于肩关节镜等肩部手术。手术体位见图8-3-9。

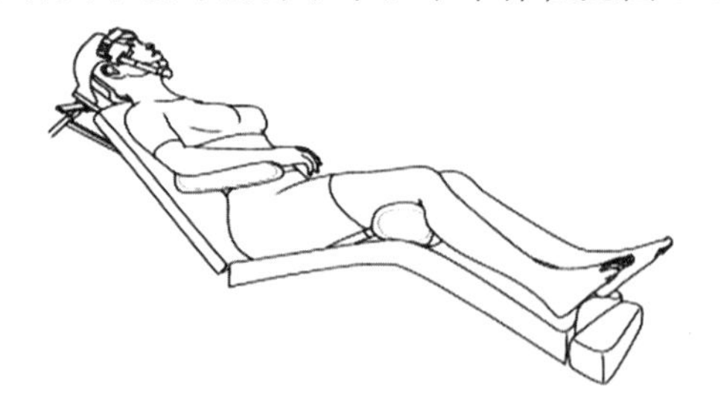

图8-3-9 沙滩椅位

(二)摆放用物

专用沙滩椅手术床、头架、侧挡板、沙滩椅背、上臂支臂架、小软枕、大软垫、束腿带。

(三)摆放方法

1.将沙滩椅背安装到手术床上，床单位平整。

2.患者平卧于手术床上，患侧肩膀平床沿。

3.麻醉后用头托束带将头部初步固定。

4.依次将背板抬高60°，头低脚高30°，双下肢下垂30°，患者上半身至90°坐位。

5.在患侧安装支臂架和挡板,患侧前臂自然屈于胸前。健侧前臂垫一软枕并用约手单固定于手术床旁。

6.腘窝垫软垫,用束腿带固定。

7.覆盖棉被,注意保暖。

(四)护理问题及措施

1.在转换患者体位时,应特别注意保护患者的头部及颈椎。在消毒铺巾前,再次确认各部件固定牢固。

2.在变化体位的过程中,应密切注意患者生命体征的变化,操作宜缓慢进行。

3.在安置体位前,应除去患者衣物并保持床单位平整。

4.将健侧上肢置于约手单内前,确保外周静脉及桡动脉管路通畅,妥善固定,防止管路滑脱,并注意保护三通连接管,防止三通连接管与皮肤接触压力过大而引起压力性损伤。

5.患者各部位皮肤应避免有异物压迫,避免接触金属物品。

十一、牵引床手术体位

(一)适应证

牵引床手术体位主要适用于股骨颈、股骨粗隆、股骨干骨折复位固定等手术。

(二)摆放用物

头圈、搁手板、专用牵引床、牵引床配件。

(三)摆放方法

1.安装好牵引床主配件,床单位平整。

2.患者在转运床上麻醉后,平行搬运至牵引床上,头部垫头圈。

3.健侧上肢外展并置于搁手板上,患侧上肢用包布或者薄软垫包裹并固定于麻醉头架上。

4.双下肢悬空,臀部齐床下缘,会阴部放置会阴阻挡柱。

5.足部用棉纸或棉垫包裹加以保护套入牵引足靴,松紧适宜,固定于牵引架上。

6.将牵引杆长度及牵引脚架高度调整至适当位置。

7.在透视下牵拉骨折端,调整牵引装置直至骨折复位,锁紧各关节。

8.覆盖棉被,注意保暖。

(四)护理问题及措施

1.在使用前,确保牵引床配件齐全,功能完好。

2.将患侧上肢置于麻醉头架时,应用棉纸或包布包裹,避免裸露皮肤直接接触金属头架,头架高度应与患者上臂长度相适宜。

3.搬运患者时需多人配合搬运,平稳过床,上脚架前须有专人支撑双下肢。

4.会阴阻挡柱应用软垫保护,以减轻牵拉后对会阴部的挤压,特别注意对男性患者阴囊的保护。

5. 须将足部妥善固定于牵引足靴内，防止牵拉过程中脱出足靴而引起损伤。

6. 术中C臂机透视过程中，要注意保持手术区域的无菌状态。

7. 术中操作牵引床需使用微调功能。

第四节　手术体位相关并发症与预防

为提高患者的舒适度以及减少各种并发症的发生，手术室护士应加强防护意识，熟练掌握摆放各种体位的操作方法、熟知体位安置不当易导致的并发症及预防措施，避免造成患者的意外损伤，提高手术的安全性及成功率。

一、常见的手术体位相关并发症

因手术体位不当引起的并发症可分为两大类，即生理性并发症和解剖性并发症。生理性并发症多由重力因素和反射因素引起，主要表现为呼吸功能和循环功能的改变；而解剖性并发症可由压迫、牵拉和限制等因素引起，主要表现为周围神经、血管和软组织等的损伤。

（一）生理性并发症

1. 呼吸系统并发症

手术体位对呼吸的影响主要来自地心引力和机械性干涉两方面。血管中的血液和胸腹腔的脏器（或巨大肿块或妊娠末期子宫）均可随体位改变而产生相应的引力，对胸腹腔和膈肌产生相应的压力作用。如体位垫安置不当、术中体位改变或俯卧位时患者自身体重压迫胸腹壁等，均为体位因素干扰的常见原因，这些干扰可使胸廓和膈肌的活动受到限制，膈肌上升使胸廓容积减小，辅助呼吸机的有效性减退，肺泡受压萎缩，呼吸道无效腔、阻力和顺应性改变，导致肺内血容量改变或肺血管瘀血以及肺通气和灌流比例变化。

（1）肺通气不足：任何压迫或限制胸廓活动以及影响膈肌收缩的因素，均可导致胸廓-肺顺应性降低，引起肺通气不足。早期影响可能轻微，但随着手术时间的延长，患者可出现缺氧和二氧化碳蓄积。

（2）呼气性呼吸停止：在患者从仰卧位至坐位或头高位的体位改变过程中，其膈肌下沉、肺泡持续性扩张、肺泡牵张感受器持续兴奋，可通过迷走神经反射导致呼吸停止。一旦发生呼吸停止，可通过压迫上腹部以抬高膈肌或注射大量阿托品进行治疗。

（3）上呼吸道梗阻：在侧卧位、俯卧位或坐位中，如果患者头颈前屈过度，容易导致上呼吸道梗阻，即使已经行气管插管，也有导管折曲梗阻的可能。

（4）肺部疾病播散或窒息：痰多、咯血或支气管胸膜瘘的患者，在取健侧卧位后，患侧的脓、痰、血容易侵入健侧引起疾病播散，如果突然大量涌出，易导致急性窒息。

（5）误吸、窒息：术前禁食不严或上消化道出血的患者，如果存在体位安置不当而出现呼吸困难、腹压升高，容易发生胃内容物反流而引起误吸，严重时可导致窒息甚至猝死。

2. 循环系统并发症

循环系统并发症表现多样，麻醉后因血管扩张，血管运动中枢功能减弱，循环代偿功能削弱，如果突然改变体位或搬运患者，往往可诱发急性循环功能不全或血压骤降，甚至导致猝死。心肺功能低下的患者,术中长时间过度抬高或快速放平双下肢时,可造成急性肺水肿或顽固性低血压。妊娠子宫压迫腹腔内大血管时,仰卧位可导致回心血量减少;截石位双下肢抬高可导致回心血量增加,加重心肌负荷;俯卧位体位不当可导致下腔静脉受压。

(1)有效血容量减少、低血压:下肢的潜在储血容量可达600mL,在取坐位或头高脚低位时,血液容易淤积于身体的低垂部位,从而出现严重的低血压。为防止出现此类并发症,可用弹力绷带包扎下肢,减少血液淤积。

(2)急性循环功能不全、血压骤降:在麻醉状态下,患者循环代偿功能减弱,如果突然改变体位或搬动患者,可诱发急性循环功能不全或血压骤降,甚至导致猝死,多见于血容量不足、血管紧张度减退、心肌明显劳损或贫血、虚弱等患者。

(3)急性肺水肿、顽固性低血压:截石位时,如果将双腿抬高,回心血量可显著升高,对于心肺功能低下的患者,可能超出其心脏负荷而引起急性肺水肿。如将抬高的下肢放平,有效循环血量可骤减,出现血压下降,甚至出现顽固性低血压。

(4)产妇仰卧低血压综合征:妊娠末期的产妇取仰卧位时,巨大的子宫压迫下腔静脉而使回心血量骤减,可引起血压下降甚至循环虚脱。此时,使产妇改取左侧卧位,或将子宫向左侧推移,或向上托起子宫,即可缓解症状。

(5)血压骤升:巨大腹腔肿瘤的患者,在仰卧位时可能因肿瘤压迫腹主动脉而引起血压急剧升高,严重者可继发左心衰竭。

(6)血管并发症:取截石位时,膝部压迫过紧,可造成下肢静脉血栓形成,搁腿架对动脉的压迫会引起小腿血液循环障碍,尤其在老年患者,有可能导致腘动脉栓塞而引起小腿坏死。上肢长时间过度外展、外旋,可引起手指坏死。长时间头低位可引起面、颈、眼部充血水肿甚至脑水肿。

(二)解剖性并发症

1. 周围神经损伤

麻醉状态下变动或固定患者体位时,患者肌肉松弛,生理反应减弱,如果着力点不当,导致软组织、神经或血管所受的压力和牵张力超过其代偿程度即可引起损伤。尤其是位置浅表的周围神经,可因体位安置不当而造成损伤,这些损伤常好发于臂丛神经、尺神经、腓总神经和腘神经,表现为不同程度的神经功能障碍。

(1)颈丛神经损伤:在头低脚高位,患者上肢被固定而身体下滑时,颈丛神经可受到牵拉而引起损伤。

(2)臂丛神经损伤:当上肢外展角度大于90°或取颈仰卧位时,颈部后垂角度过低,可使臂丛神经被过度牵扯且处于缺血状态而发生损伤。

(3)尺神经损伤:肘关节长时间过度屈曲造成尺神经牵拉,或仰卧位时上肢约束不当使床缘压迫尺神经沟所致。

(4)腓总神经损伤:由于腓总神经围绕腓骨小头后过腘窝走行,位置浅表,所以易受压造成损伤。取截石位时,搁脚架位置过高而牵拉腿部软组织,使受力处压力增大;双大腿外展角度过大也可导致膝部偏向脚架一侧边缘而受压。

(5)腘神经损伤:取截石位时,搁脚架托于腘窝的位置不当容易造成腘窝受压,引起腘神经损伤;手术中,术者压迫患者膝部也可引起腘神经受损。

2. 血管损伤

体位安置不当可造成患者血管受压,主要是上下肢动脉受压,引起供血不足,受压肢体缺血甚至坏死。如静脉受压,则导致血液回流障碍,血液凝结引起深静脉血栓,严重者可造成小腿筋膜室压力过高,导致小腿筋膜室综合征。

3. 颈椎损伤

在全麻状态下,颈部肌群肌张力减弱甚至丧失。在搬动患者或变换体位时,若发生过度牵拉等错误操作,有可能引起颈椎脱位,颈椎间盘破裂或突出,并可造成颈髓损伤,严重者可导致高位截瘫。

4. 皮肤损伤

皮肤损伤多见于骨隆突部位,如髋、髂、骶、足跟或头枕等处受到长时间压迫后,容易出现皮肤损伤。年老体弱、手术时间过长、约束带过紧、手术床垫过硬时,更易发生皮肤损伤。另外,助手挤压,不自觉地将双手及前臂倚靠在患者身体上,也是造成挤压伤的一个重要原因。局部皮肤长时间受压可出现红肿、水疱,严重者可发生皮肤坏死等。

5. 器官受损

患者取俯卧位时,男性外生殖器和女性乳房容易受挤压而损伤;取侧卧或俯卧位时,由于头圈或头托大小不合适或者放置不当,导致眼睛受压,可造成眼球损伤中角膜擦伤,严重者可导致失明;取骨科牵引位时,女性会阴部及男性阴囊易受压损伤;取侧卧位时,使用侧卧位支架的压力过大也可引起男性外生殖器损伤。

6. 关节脱位

由于全麻下患者肌肉张力丧失,所以若在搬动患者时过度扭拧头部,可造成患者颈椎脱位;若过度牵拉四肢、用力过猛,可造成患者四肢关节脱位。

二、常见体位相关并发症的预防对策

1. 做好“一评四防”。“一评”即术前认真检查,评估患者皮肤;“四防”即防坠床、防压力性损伤、防意外烧伤、防结膜炎等。

2. 术前认真评估患者全身情况,手术中仔细观察,及时处理,及时汇报,并及时记录体位相关并发症。

3. 摆放体位前,应通知麻醉医生,以保护患者头部及各种管道(如气管导管、输液管道等),防止管道脱落、颈椎脱位等意外发生。

4. 体位安置完成后,检查床单是否平整、清洁、干燥,患者身体与床面是否呈点状接触,检查患者身体间、身体与手术床、身体与金属物品等是否接触,防止患者局部压力性损伤和意外烧伤的发生。

5. 手术中注意保持患者皮肤干燥,防止消毒液、渗液、冲洗液、汗液等浸湿床单,避免压力性损伤及意外烧伤。

6. 手术中头低位时尽可能垫高头部,以防止长时间头低位引起眼部并发症。

7. 在手术允许的情况下,每 2 小时适当调整体位,以缩短局部组织的受压时间。手术结束应检查评估皮肤情况并记录。

8. 仰卧位时,在患者的骨隆突处(如枕部、肩胛、肘关节、骶尾部、足跟部等)垫软枕,防止发生压力性损伤。肘、膝关节自然弯曲,不可过分拉直,以免发生关节强直。约束带应松紧适度,以防造成肌肉扭伤。保持手术床面清洁、平整,防止损伤皮肤。

9.患者处于侧卧位时,头圈高度要适宜,防止颈部扭曲、肩部过度受压。腋下垫胸垫时,注意避免损伤腋下血管和神经。耳廓、脚踝部、两腿膝关节之间放置海绵垫。骨盆固定时,避免压迫会阴部。两侧手臂平行外展,与身体长轴形成的夹角小于90°,上方的肢体高度低于肩部。固定躯干的约束带松紧适度。

10.在为患者摆俯卧位时,身体的主要受力点是前额、两侧颧骨、两侧肩峰前侧面、两侧肋骨、髂前上棘、膝、胫前等部位,要注意观察受压部位,预防压力性损伤的发生。注意头架不要压迫双眼,及时处理口、鼻分泌物。软枕宽窄适度,以免腹部受压而影响呼吸。男性注意不要压迫阴茎,女性注意保护乳房。双足略抬高,垫软枕,使双脚悬空,避免脚趾受压。

11.取膀胱截石位时,搁腿架高低适中,根据患者情况调整角度,不可过分外展,以免拉伤。头下枕头圈或垫软枕,保护枕部。保持手术床清洁、平整、干燥,避免局部皮肤受压。

参考文献

[1] 中华护理学会手术室护理专业委员会.手术室护理实践指南[M].北京:人民卫生出版社,2020.

[2] 宋烽.实用手术体位护理[M].北京:人民卫生出版社,2012.

[3] 巫向前,赵爱平.手术室护理学[M].北京:人民卫生出版社,2012.

[4] 潘惠英,陈肖敏.围术期手术护理技术[M].杭州:浙江大学出版社,2011.

[5] 吴孟超,吴在德.黄家驷外科学[M].北京:人民军医出版社,2008.

[6] 朱丹,周力.手术室护理学[M].北京:人民卫生出版社,2008.

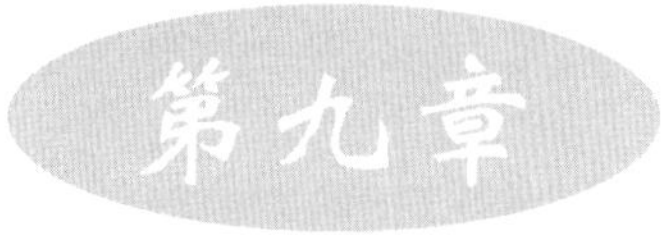

手术切口与缝合

第一节　手术切口缝合与配合

一、手术切口分类

根据外科手术切口微生物污染的情况,外科手术切口可分为清洁切口、清洁-污染切口、污染切口、感染切口。

1. 清洁切口

清洁切口又称Ⅰ类手术切口,是指未进入感染炎症区,未进入呼吸道、消化道、泌尿生殖道及口咽部位的手术切口,如甲状腺大部切除手术、垂体瘤切除手术、室间隔缺损修补术。

2. 清洁-污染切口

清洁-污染切口又称Ⅱ类手术切口,是指进入呼吸道、消化道、泌尿生殖道及口咽部位,但不伴有明显污染的手术切口。皮肤不容易彻底灭菌的部位、6 小时内的伤口经过清创术缝合、新缝合的切口又再度切开者,都属于此类,如胃大部切除术、无污染的阑尾切除术、食管癌根治术。

3. 污染切口

污染切口又称Ⅲ类手术切口,是指手术进入急性炎症但未化脓区域,开放性创伤手术,胃肠道、尿路、胆道内容物及体液有大量溢出污染或术中有明显污染(如开胸心脏按压)的手术切口,如急性阑尾穿孔化脓切除术。

4. 感染切口

感染切口又称Ⅳ类手术切口,是指有失活组织的陈旧创伤手术;已有临床感染或脏器穿孔的手术,如感染坏死的清创截肢手术。

二、手术切口选择原则

1. 切口应尽量接近手术区,并能充分显露术野,为外科操作提供足够的空间。

2. 切口宜选择易关闭、缝合后张力小、愈合牢固、并发症少的部位,并适时兼顾美观。

3.尽可能按皮纹线(Langer 线)切开皮肤,便于切口愈合,减轻瘢痕形成,最大限度地恢复功能和外观。

4.手术切口长短主要根据病变的部位、性质和患者的机体条件而决定。需要扩大手术范围时,切口应能向相应方向延伸。

5.尽量避免对手术区神经、血管和肌肉的损伤。

三、常见手术切口

手术切口的选择取决于多种因素,应根据原发病和并发病变的部位,诊断的确定性,拟施手术的种类、大小和难易程度,病情的缓急,患者的体态,腹壁的厚薄,有无腹部手术史(腹壁瘢痕、预计腹腔内粘连情况)等,选择适当的切口和路径。下文以腹部手术切口为例,对手术切口进行阐述。

(一)腹部手术切口的选择

腹部脏器众多,解剖比较复杂,选择手术切口除满足一般要求以外,要更加重视切口的可延扩性,以及手术后对腹壁张力的影响和愈合的牢固性。各种腹部手术切口的优势和不足如下。

1.纵切口

纵切口是最常使用的切口类型,其优点是解剖层次少,出血少,进腹快,便于延长,关腹也快;缺点是需承受较大的腹壁侧向张力,术后疼痛较重,较易裂开,日后形成疝的概率也较大,尤其是在下腹部的纵切口。

(1)正中切口:为沿腹前壁正中线所做的纵行切口。切口层次由浅至深依次为皮肤、浅筋膜、腹白线、腹横筋膜、腹膜下筋膜和壁腹膜。此切口因位于腹白线上,无腹肌、大血管和神经经过,故组织损伤少,操作简便,可迅速切开进入腹腔,进入最为快捷,损伤、出血最少,能显露大半个腹腔,且切口可向上下方快速延长,术中如需延长切口,可绕脐部切开。腹部正中切口特别适用于腹部创伤的紧急探查;但腹白线处血运较差,愈合慢,抗张能力弱,容易裂开并成疝。适用于胃、十二指肠、小肠、结肠手术。

(2)旁正中切口:为距腹前正中线旁约 1～2cm 的纵行切口。切口层次依次为皮肤、浅筋膜、腹直肌鞘前层,向外牵开腹直肌后再切开腹直肌鞘后层、腹横筋膜、腹膜外脂肪和壁腹膜。此切口对腹壁神经和血管的损伤很少,避开白线,保留了肌肉(不切开腹直肌),具有神经损伤小的优点,又增加了缝合后的腹壁层次,减小了裂开及疝形成的可能性。切口位置的选择余地很大,几乎可用于腹部的所有手术;不足之处是对侧显露稍差,不如正中切口操作简便。旁正中切口同样适用于胃、十二指肠、小肠、结肠手术。

(3)经腹直肌切口:为经由腹直肌的纵行切口。切口层次与旁正中切口相同,但需切开腹直肌,且对腹壁血管、神经有一定损伤,切口愈合受到一定影响。其虽然可提供较好的显露,但损伤了相应的肌肉和神经,且削弱了抗张能力,远不如旁正中切口合理。

2.横/斜切口

横/斜切口在上、中、下和左、右腹部均可施行,也可同时切开两侧腹部。其需要切断和分离腹直肌及侧腹壁的肌肉才能进入腹腔。优点是可同时显露左右侧脏器,切口方向与神经走向基本一致,与腹壁张力的方向相同,因此其损伤神经少,切口疼痛轻,且不易裂开,愈后瘢痕小。缺点是切断腹壁肌肉易出血,开腹与关腹费时较多。

(1)上腹部横切口:呈凸弧形(屋脊形切口),适用于对剑突至脐间距离较短的肥胖患者行胃、十二指肠和胰腺手术。对于预计手术范围大(如手术涉及增大的左肝)或操作困难(如手术在肝门部)的患者,也可采用上腹部横切口。

(2)下腹部横切口:呈凹弧形(弧顶朝向耻骨联合),多用于需做广泛游离、切除的高位或低位大手术,如盆腔广泛淋巴结清扫手术等。

(3)斜切口:位于上、下腹的一侧,其方向有 2 种,可从内上斜向外下,或由外上斜向内下。切口的方向和部位不同,对神经、肌肉的损伤有差异。其优点是可充分暴露腹腔两侧较为固定的脏器,如阑尾、胆囊、脾脏等。缺点是操作较纵切口费时多,且易出血,但是麦氏切口无此缺点。常用的斜切口有以下 2 种。①肋缘下切口:为自剑突下 2cm 处起斜向外下,距肋弓下缘 2~3cm 所做的弧形切口。切口层次依次为皮肤、浅筋膜、腹直肌鞘前层、腹直肌、腹直肌鞘后层及壁腹膜,向外侧延长尚需切开腹外斜肌、腹内斜肌、腹横肌,可分为左右斜切口。该切口的优点是在肝、胆、脾手术中暴露良好。这些切口虽然大多需要在多个层次离断肌肉,但与血管、神经走向大致平行,对它们的损伤较少,对血运影响小。因此,愈合较快且较牢固,裂开、形成疝的概率小。同时,手术后疼痛较轻,影响患者咳嗽较少,因而肺部并发症较少。不足之处是进腹和关腹比较费时,需要切断较多肌肉,出血较多,不便于向下方延长。该切口适合于肝、胆、脾的手术。②右下腹斜切口:又称阑尾切口(麦氏切口),是切除阑尾的经典切口,也适于盲肠造口术或人工肛门造瘘术。操作过程为在右髂前上棘与脐连线的中、外 1/3 交点处,做垂直于此连线的斜切口。切口层次为皮肤、浅筋膜、腹外斜肌腱膜、腹内斜肌与腹横肌、腹横筋膜、腹膜外脂肪和壁腹膜。此切口所经各层肌纤维方向交叉重叠,应顺纤维方向逐层分开肌肉而不是切断肌肉(所谓的“格子状”切口),术中未切断神经,故愈合较好,对组织的损伤最小,优点较多。在不得不扩大切口时,向上可以切断部分腹外斜肌和腹横肌,向内可以切开腹直肌鞘外缘和部分前、后鞘,将腹直肌推向内侧,仍然可以获得右中下腹部的良好显露,完成回肠、盲肠、升结肠、子宫、附件等的手术。

3. 胸腹联合切口

胸腹联合切口能为上腹部尤其膈下区提供最佳的显露。右侧胸腹联合切口可用于右半肝切除和极量肝切除,特别是在病变位于右肝顶部和后侧或邻近第二肝门时;有时也用于原位肝移植术。左侧胸腹联合切口可用于解剖困难的食管下段和近端胃肿瘤切除术或粘连严重的巨脾切除术。其缺点是创伤过大,关闭切口费时,术后疼痛较剧烈,并发症较多。因此,凡能通过腹部切口完成的手术,尽量不用胸腹联合切口。

4. 非典型的相对复杂的切口

例如从直切口向一侧垂直或斜行扩大的(T 形,L 形)切口,为个性化的切口选择,只用于某些困难的手术。

(二)诊断不够明确的开腹探查切口选择

腹部创伤或其他急腹症,定性或定位不够明确时,探查切口的选择很重要。探查切口更强调满足重点部位甚至全腹腔探查的需求,强调切口的可延伸性,紧急手术时还要考虑进入和关闭腹腔的便捷性。正中(上腹部)切口或旁正中切口是最常用的探查切口。旁正中切口优先选择右侧,因为右侧脏器受累的机会比左侧要大一些。一般在最可能接近病变的平面先切开一段,其长度应能允许医生将手伸入腹腔;然后根据探查所见,适当延长切口。如果探查发现该切口确实不适宜实施,则将其关闭另做切口,不要做对腹壁组织损伤很大的纵横交错的非规范切口。对于开放性腹部创伤,不能通过扩大腹壁已经污染的创口进行探查和手术,而应另做切口;原创口应在手术结束前清创缝合,也不宜用作引流物的出口,否则极易造成感染且难以愈合。

(四)再次手术的切口选择

手术后早期再次手术的目的是处理手术并发症,如误伤、感染、梗阻等,目标明确,比较单纯。手术后期再次手术一般是要解决比较复杂的后遗问题,需要仔细研究、设计。

1.手术后1周内再次剖腹,可用原切口,此时腹腔只有纤维素性粘连,容易钝性分开。

2.手术后2～3周再手术,大多仍可用原切口,但此时部分粘连已不能钝性分离,需要额外细致、谨慎地操作,尽量避免损伤。

3.手术后3个月左右再手术,原切口周围粘连紧密,需另做切口。

4.手术后6个月以上再手术,粘连已经定型和部分吸收,一般又可以采用原切口。若设计新的切口,首先要满足拟行手术的需求,同时要处理好与旧切口的关系,避免与旧切口形成锐角交汇,也不宜过于邻近原切口做平行切口,以免导致相应区域组织缺血、愈合不良或功能障碍。

四、手术切口的护理配合

(一)腹正中切口的护理配合

正中切口是通过腹白线所做的切口,分为上腹部正中切口和下腹部正中切口两种。前者自剑突至脐,后者自脐至耻骨联合。另有全长正中切口,自剑突至耻骨联合,中间绕脐而过。

1.适用范围

上腹部手术、下腹部手术。

2.手术体位

仰卧位。

3.消毒范围

(1)上腹部手术:上平乳头连线,下平耻骨联合,两侧至腋中线。

(2)下腹部手术:上至剑突水平,下至大腿上1/3,两侧至腋中线。

4.铺巾

将4块开刀巾铺于切口四周,3块中单分别平铺于切口上下缘及床尾,最后铺大洞巾,贴上手术薄膜。

5.手术步骤及护理配合

手术步骤及护理配合见表9-1-1。

表 9-1-1　上腹部正中切口的手术步骤及护理配合

手术步骤	护理配合
(1)开腹 ①于腹正中线切开皮肤、皮下组织。 ②切开腹白线。 ③打开腹膜。 ④保护切口。 ⑤探查腹腔	清点物品数目。 ①递23#刀片切开皮肤和皮下组织直至腹白线，用1#线结扎出血点或电凝止血。 ②递中弯血管钳夹持，电刀切开并延长，递甲状腺拉钩牵开暴露。 ③推开腹膜外脂肪组织，递中弯血管钳提夹切口两侧，更换刀片切开一小口，手指探查后用电刀向上、下延长切口。 ④递切口保护器置于腹腔，外圈摊平于切口四周；或者递大三角针、7#线将2块干纱垫分别缝合于腹膜边缘，并外翻。 ⑤递生理盐水协助术者洗手，更换生理盐水纱条纱垫，递腹腔拉钩或自动拉钩协助暴露
(2)关腹 ①冲洗腹腔。 ②缝合腹膜。 ③缝合腹白线。 ④冲洗切口。 ⑤缝合皮下组织。 ⑥缝合皮肤	①递温生理盐水(肿瘤患者用蒸馏水)冲洗，清点物品数目。 ②递中弯血管钳数把，依次钳夹腹膜边缘，用大圆针7#线间断缝合，或用0#可吸收缝线连续缝合。 ③递大圆针7#线间断缝合，或用0#可吸收缝线连续缝合。 ④递生理盐水冲洗，再次清点物品。 ⑤撕去手术薄膜，用PVP-I消毒皮肤，递大圆针1#线间断缝合或者用4-0可吸收缝线连续缝合。 ⑥递大三角针1#线间断缝合，用有齿镊对合皮肤，用PVP-I棉球消毒切口，敷贴覆盖。最后清点物品

(二)腹旁正中切口/腹直肌切口的护理配合

腹旁正中切口和腹直肌切口可根据需要位于左侧或右侧，上、中或下部。其区别在于：腹旁正中切口在切开腹直肌前鞘后从中线分离腹直肌并向外牵开，而腹直肌切口在切口位置(中线旁3～4cm)钝性分离腹直肌。体位、消毒范围、铺巾同腹部正中切口。具体见表9-1-2。

表 9-1-2　腹旁正中切口/腹直肌切口的手术步骤及护理配合

手术步骤	护理配合
(1)开腹 ①于腹正中线旁2cm切开皮肤、皮下组织。 ②切开腹直肌前鞘。 ③牵开腹直肌，旁正中切口从中线分离；腹直肌切口从中线旁1～2cm分离。 ④于中线旁1～2cm切开腹直肌后鞘及腹膜。 ⑤保护切口。 ⑥探查腹腔	清点物品数目。 ①递23#刀片切开皮肤和皮下组织直至腹直肌前鞘，用1#线结扎出血点或电凝止血。 ②更换刀片切开一小口，用电刀向上、下延长切口，递甲状腺拉钩牵开暴露。 ③递中弯血管钳提起腹直肌前鞘的内侧缘，递刀柄将腹直肌内缘向外侧剥离，显露腹直肌后鞘。递刀柄在腹直肌中间劈一小口直达后鞘，然后用刀柄和手指顺肌纤维方向钝性分离，遇小血管先用2把血管钳钳夹，用组织剪剪断，用1#线结扎或电凝止血。 ④递中弯血管钳提夹切口两侧，更换刀片切开一小口，手指探查后用电刀向上、下延长切口。 ⑤递切口保护器置于腹腔，外圈摊平于切口四周；或者递大三角针、7#线将2块干纱垫分别缝合于腹膜边缘，并外翻。 ⑥递生理盐水协助术者洗手，更换生理盐水纱条纱垫，递腹腔拉钩或自动拉钩协助暴露

续表

手术步骤	护理配合
(2)关腹 ①冲洗腹腔。 ②缝合腹直肌后鞘及腹膜。 ③缝合腹直肌前鞘。 ④冲洗、缝合	①递温生理盐水(肿瘤患者用蒸馏水)冲洗,清点物品数目。 ②递中弯血管钳数把,依次钳夹腹膜边缘,用大圆针、7#线间断缝合,或用0#可吸收缝线连续缝合。 ③递大圆针、7#线间断缝合,或用0#可吸收缝线连续缝合。再次清点物品。 ④递生理盐水冲洗;撕去手术薄膜,用PVP-I棉球消毒皮肤,递大圆针、1#线间断缝合皮下或者用4-0可吸收缝线连续缝合;递大三角针、1#线间断缝合皮肤,用有齿镊对合皮肤,用PVP-I棉球消毒切口,敷贴覆盖。最后清点物品

(三)肋缘下切口的护理配合

肋缘下切口可位于右或左侧肋缘下,对肥胖而肋角宽广的患者尤为适用。其体位、消毒范围、铺巾同正中切口。具体见表9-1-3。

表9-1-3 肋缘下切口的手术步骤及护理配合

手术步骤	护理配合
(1)开腹 ①于肋缘下2横指做与之平行的斜形切口,切开皮肤、皮下组织。 ②切开腹直肌前鞘及腹外斜肌腱膜。 ③分离腹直肌内、外侧缘,沿切口方向切断腹直肌。 ④切开肌腱膜,按肌纤维方向分离腹内斜肌和腹横肌。 ⑤沿切口方向切开腹直肌后鞘及腹膜。 ⑥保护切口,探查腹腔	清点物品数目。 ①递23#刀片切开皮肤,更换刀片,递有齿镊、电刀切开皮下组织,递甲状腺拉钩牵开;用干纱条拭血,遇出血点递小中弯血管钳夹,用1#线结扎或电凝止血。 ②递甲状腺拉钩牵开,用电刀切开,电凝止血。 ③递甲状腺拉钩牵开,用2把中弯血管钳钳夹,用组织剪剪断,4#线结扎。 ④递电刀切开,手指钝性分离,用甲状腺拉钩或腹腔拉钩牵开。 ⑤递2把中弯血管钳提夹切口两侧,递23#刀片切开一小口,手指探查后用电刀向上、下延长切口。 ⑥递切口保护器置于腹腔,外圈摊平于切口四周;或者递大三角针、7#线将2块干纱垫分别缝合于腹膜边缘,并外翻;递生理盐水协助术者洗手,更换生理盐水纱条纱垫,递腹腔拉钩或自动拉钩协助暴露
(2)关腹 ①冲洗腹腔。 ②缝合腹直肌后鞘及腹膜。 ③缝合腹横肌、腹内外斜肌腱膜、腹直肌前鞘。 ④冲洗、缝合切口	①递温生理盐水(肿瘤患者用蒸馏水)冲洗。清点物品数目。 ②递中弯血管钳数把,依次钳夹腹膜边缘,用大圆针、7#线间断缝合,或用0#可吸收缝线连续缝合。 ③递大圆针、7#线,间断、依次、分层缝合。再次清点物品。 ④配合同表9-1-2第(2)条 ⑤最后清点物品。

(四)胸腹联合切口的护理配合

胸腹联合切口可位于左侧或右侧,一般经第7、8肋间或切除第7、8肋骨经肋床进胸。如为腹腔内病变,先行剖腹探查,确定病变可以切除且显露不够时再开胸。

1. 适用范围

主动脉、食管、胃、横膈等手术。

2. 手术体位

45°半侧卧位。

3. 消毒范围

上界至肩部,后界至后背中线,下界至耻骨联合。

4. 铺巾

中单对折先垫于背侧,其余同正中切口。胸部和腹部各贴一薄膜。

5. 手术步骤及护理配合

胸腹联合切口的手术步骤及护理配合见表 9-1-4。

表 9-1-4 胸腹联合切口的手术步骤及护理配合

手术步骤	护理配合
①标记切口,经第 7 肋间进胸,腹部切口可为胸部切口向内下方延伸,直至腹正中线,也可与腹部预做的直切口相连	递标记笔
②切开腹壁各层探查	同腹正中切口或腹直肌切口
③按标记线切开胸腔皮肤皮下组织和腹外斜肌	递 23#刀片切开皮肤,更换刀片,递有齿镊、电刀切开皮下组织,递甲状腺拉钩牵开;用干纱条拭血,递中弯血管钳钳夹后,用 1#线结扎或电凝止血
④依次切开背阔肌、前锯肌	递电刀切开各层肌肉组织,用中弯血管钳钳夹出血点,用 4#线结扎
⑤经肋间或肋床进胸	递电刀切开第 7、8 肋间肌及胸膜一小口,待肺萎缩后,用电刀扩大胸膜切口而进胸;若经肋床进胸,则对准第 7 肋做切口,将肋骨膜切开、剥离,最后递咬骨剪切除一段肋骨,残端涂骨蜡止血
⑥切开膈肌,暴露胸腔	递组织剪或电刀切开膈肌,用中弯血管钳夹膈肌血管,用 4#线结扎;用纱条保护切口,安放胸腔自动牵开器
⑦缝合切口 a. 缝合膈肌 b. 冲洗胸腔,放置胸腔引流管 c. 关闭胸腔,缝合胸膜及肋间肌 d. 缝合各层肌肉 e. 关闭腹腔 f. 缝合皮下组织、皮肤,覆盖伤口	清点物品数目。 ①递长平镊、穿有 7#丝线的大圆针或 0#吸收线做 8 字缝合。 ②递温生理盐水或蒸馏水冲洗胸腔,递中弯血管钳自第 8 或第 9 肋间隙腋中线平面戳穿胸壁引出胸腔引流管,递穿有 7#丝线的大三角针进行固定。清点器械、纱布等物品数目。 ③递穿有 10#丝线的大圆针间断缝合,穿过上一肋的上缘和下一肋的下缘,作为预置缝线,悬吊约 4~5 针。递肋骨吻合器拉拢肋骨,用穿有 7#丝线的大圆针间断缝合或者用 0#吸收线,结扎预置缝线。再次清点物品数目。 ④递生理盐水冲洗伤口,用有齿镊协助,用穿有 7#丝线的大圆针间断缝合各肌层。 关腹配合同表 9-1-2 第(2)条中的②③④ 递 PVP-I 棉球消毒皮肤,用穿有 1#线的大圆针缝合皮下组织,用穿有 2#线的大角针缝合皮肤,用有齿镊对合皮肤,用 PVP-I 棉球消毒伤口,敷贴覆盖。最后清点物品数目

(五)后外侧切口的护理配合

1. 适用范围

后外侧切口为胸外科最常用的切口之一,包括左胸及右胸后外侧切口,适用的手术包括各种肺切除术、食管手术、纵隔肿瘤切除、动脉导管未闭结扎术等。

2. 手术体位

健侧 90°侧卧位。

3. 消毒范围

上界至颈部和上臂上 1/2 处,下界达右侧或右侧腋中线季肋缘,前于胸骨旁线,后过脊椎达对侧腋后线。

4. 铺巾

首先用 2 块中单对折分别垫于前后两侧术野下方手术台与患者之间;再用 4 块开刀巾铺于切口四周,再覆盖中单和大洞巾,贴上手术薄膜。

5. 手术步骤及护理配合

后外侧切口的手术步骤及护理配合见表 9-1-5。

表 9-1-5 后外侧切口的手术步骤及护理配合

手术步骤	护理配合
(1)开胸 ①切开皮肤及皮下组织,从肩胛区至肩胛下角方向约 2 横指处与肩胛骨后缘相平行作切口,并沿相应肋骨或肋间向前延伸达腋前线。 ②逐层切开斜方肌、背阔肌、前锯肌、菱形肌,直达胸外筋膜。 ③于肩胛骨下,确定外侧预切除肋骨并标记。 ④进入胸腔: a. 切除肋骨进胸法,通常切除第 5 或第 6 肋骨。 b. 经肋床保留肋骨进胸。 c. 肋间进胸。 ⑤处理胸膜粘连,暴露胸腔并保护	清点物品数目。 ①递短有齿镊协助,用 23# 刀片切开皮肤,用电刀切开皮下组织,纱条拭血,如有出血,递电凝止血或递中弯血管钳钳夹,用 1# 线结扎。 ②递有齿镊夹持提起肌肉,用中弯血管钳游离,用电刀切断各肌群。 ③递肩胛骨拉钩抬起肩胛骨,术者插入手指,辨认拟切除肋骨,递电刀切开骨膜。 ④递扁桃体剥离子按照上缘自后向前、下缘自前向后的方法剥离肋骨骨膜,递咬骨剪将肋骨两端截断,骨蜡止血;如骨残端不平,用大咬骨钳咬平,肋间血管用大圆针、7# 线缝扎或电灼止血。递电刀切开上缘肋骨膜,用咬骨剪切断肋骨的后端。递电刀切开肋间肌,沿下一肋骨的上缘进入。 ⑤递组织钳协助,用长组织剪及特殊纱布粒或三角纱布钝性分离粘连,若有出血则递电凝止血,用 2 块干纱条保护创口,用胸腔自动拉钩撑开胸腔(摇柄放于患者背侧)

续表

手术步骤	护理配合
(2)关胸 ①冲洗胸腔。 ②放置胸腔引流管,分别于第2肋间和腋中线第7、8肋间放置上、下胸管。 ③关闭胸腔,缝合胸膜及肋间肌。 ④缝合各层肌肉及皮下组织。 ⑤缝合皮肤,覆盖伤口	①递温生理盐水(肿瘤患者用蒸馏水)冲洗,清点物品数目。 ②递PVP-I棉球消毒皮肤,用11#刀片切一小口于第8或第9肋间隙腋中线平面,用中弯血管钳戳穿胸壁引出胸腔引流管,递大角针、7#丝线于皮肤固定2针,清点器械、纱布等物品数目。 ③递大圆针、10#丝线间断缝合穿过上一肋的上缘和下一肋的下缘,作为预置缝线,悬吊约4~5针,递肋骨吻合器拉拢肋骨,用大圆针、7#丝线间断缝合或者用0#吸收线结扎预置缝线。再次清点各物品数目。 ④递生理盐水冲洗伤口,用有齿镊协助,大圆针、7#丝线间断缝合或者用1#吸收线缝合各肌层。 ⑤递PVP-I棉球消毒皮肤,用大圆针、1#丝线缝合皮下组织,用大角针、2#丝线缝合皮肤,用有齿镊对合皮肤,递PVP-I棉球消毒伤口,敷贴覆盖。最后清点物品数目。

(六)前外侧切口的护理配合

1. 适用范围

前外侧切口适用于肺上叶、中叶切除术,前纵隔肿瘤手术,心包剥离及心搏停止紧急开胸术。

2. 手术体位

45°半侧卧位。

3. 消毒范围

上界至颈部和上臂上1/2处,下界达腋中线季肋缘,前界至健侧腋前线,后界过背正中线。

4. 铺巾

先用2块中单对折分别垫于前后两侧术野下方手术台与患者之间,后用4块开刀巾铺于切口四周,再覆盖中单和大洞巾,贴上手术薄膜。

5. 手术步骤及护理配合

前外侧切口的手术步骤及护理配合见表9-1-6。

表 9-1-6 前外侧切口的手术步骤及护理配合

手术步骤	护理配合
(1)开胸 ①切开皮肤、皮下组织，一般从胸锁关节下第 4 或第 5 肋间进胸，自胸骨缘开始向下做弧形切口，男性应于乳头下 2～3cm，女性应绕过乳房下缘，向后至腋中线。 ②逐层切开胸大肌、胸小肌和部分前锯肌。 ③于前外第 4 或第 5 肋间隙进胸。 ④保护切口，暴露胸腔	清点物品数目。 ①递短有齿镊协助，用 23＃刀片切开皮肤，用电刀切开皮下组织，纱条拭血，如有出血递电凝止血或递中弯血管钳钳夹，1＃丝线结扎。 ②术者两指垫于各肌群下，用电刀切开肌肉组织，遇出血点递中弯血管钳钳夹，用 1＃丝线结扎或电凝止血。 ③递电刀切开肋间肌，用组织剪剪开胸膜，前至胸骨旁，后至腋后线。 ④递 2 块干纱条保护切口，用胸腔自动拉钩撑开切口
(2)关胸 ①缝合肋骨 4～5 针预置。 ②缝合胸膜及肋间肌。 ③缝合深部肌肉。 ④缝合浅层肌肉及皮下组织。 ⑤缝合并对合皮肤，覆盖伤口	清点物品数目。 ①递大圆针、10＃线间断缝合，血管钳悬吊。 ②递肋骨吻合器拉拢肋骨，用大圆针、7＃丝线间断缝合或者用 0＃吸收线连续缝合，打结预置线，再次清点各物品数目。 ③递生理盐水冲洗伤口，用有齿镊协助，用大圆针、7＃丝线间断缝合或者 1＃吸收线缝合各肌层。 ④递 PVP-I 棉球消毒皮肤，用大圆针、1＃线缝合皮下组织。 ⑤递大角针、2＃线缝合皮肤，用有齿镊对合皮肤，递 PVP-I 棉球消毒伤口，敷贴覆盖。最后清点物品数目

(七)胸骨正中切口的护理配合

1. 适用范围

胸骨正中切口适用于绝大部分心脏直视手术、心包剥离术、前纵隔肿瘤手术、胸腺摘除术等。

2. 手术体位

仰卧位，肩背正中放置 1 长条软枕，使胸骨向前突出。

3. 消毒范围

上界至颈颌部及上臂上 1/3 处，下界至腹部脐连线，左右至双腋后线。

4. 铺巾

先用 2 块中单对折分别垫于左右两侧术野下方手术台与患者之间，后用 4 块开刀巾铺于切口四周，再覆盖中单和大洞巾，最后粘贴薄膜。

5. 手术步骤及护理配合

胸骨正中切口的手术步骤及护理配合见表 9-1-7。

表 9-1-7 胸骨正中切口的手术步骤及护理配合

手术步骤	护理配合
(1)开胸 ①自胸骨切迹下两指至剑突,纵行切开。 ②首次手术患者开胸: a. 游离胸骨后组织,使胸骨与纵隔胸膜分开,上起胸骨上凸,下至剑突。 b. 切开胸骨骨膜,沿正中线锯开胸骨。 c. 显露胸腺、前纵隔及心包。 d. 剪开并悬吊心包,显露心脏。 ③再次手术患者开胸: a. 按原切口进入,从胸骨表面由浅入深纵行锯开胸骨。 b. 提起胸骨,分离胸骨后粘连。 c. 牵引心包,显露心脏	清点物品。 ①递短有齿镊,用 23＃刀片切开皮肤,电刀逐层切开皮下组织及肌层,纱条拭血,电刀止血。 ②首次手术患者开胸:a. 递甲状腺拉钩牵开皮肤,用小直角小弯撑开胸骨上凹;用组织钳钳夹剑突,线剪剪除,长镊柄分离胸骨后组织。b. 递电刀切开骨膜,胸骨锯尖端置入胸骨后纵行锯开胸骨,电灼止血骨蜡涂封骨髓腔止血。c. 递 2 块纱条保护切口,用胸骨自动拉钩撑开胸骨。d. 递无损伤镊夹持,用组织剪剪开心包,用中圆针、7＃丝线缝合心包悬吊于胸壁皮肤。 ③再次手术患者开胸:a. 递钢丝剪剪断钢丝,用钢丝持针器逐根拔除。b. 递摇摆锯自胸骨表面平行锯开胸骨(防止因粘连损伤心脏及血管)。c. 递拉钩牵开,用电刀或组织剪锐性分离。d. 递中圆针、7＃丝线缝合心包与胸壁皮肤
(2)关胸 ①缝合心包,留一小口子放入引流管。 ②放置心包引流管和胸骨后引流管。 ③胸骨止血。 ④关闭胸腔: a. 缝合胸骨并止血。 b. 对合胸骨,关闭胸腔。 ⑤缝合骨膜、结缔组织与皮肤	清点物品数目。 ①递中圆针、4＃丝线间断缝合。 ②用 PVP-I 棉球消毒胸腔低位皮肤,用 11＃刀片切 2 个小切口,用中弯血管钳戳穿皮肤引出胸腔引流管,用大角针、7＃丝线固定引流管各 2 针。 ③递骨蜡封涂骨髓腔或电灼止血。 ④关闭胸腔:a. 递胸骨钢针对称缝合 5～6 针,尾端递柯克钳夹,遇出血用电凝止血或缝扎止血,引流管放置妥善。b. 对合牵拉并拧紧胸骨钢丝,剪去多余部分钢丝,末端用粗头持针器拧至水平位。清点物品数目。 ⑤用大圆针、7＃丝线间断缝合骨膜及各层组织,用 4＃丝线缝合皮下组织,用大三角针、4＃丝线缝合皮肤,或用 4/0(26mm 针)滑线缝合皮肤。最后清点物品数目

第二节 缝合与修补材料

一、缝合方法分类

1. 按缝线连续与否,分为间断缝合与连续缝合。
2. 按缝线走向与组织间的位置关系,分为水平褥式缝合与垂直褥式缝合。
3. 按缝合时的形态,分为毯边缝合、“8”字缝合、荷包缝合、半荷包缝合。
4. 按切口形状,还有某些相应的特殊缝合方法,如三角形创缘缝合法等。

二、缝合技术操作要求

1.组织分层对合。良好的组织分层对合是达到最佳愈合的前提。

2.缝合方法选择适当。正确的缝合方法是做好缝合的基本条件。

3.操作正确。进针、出针、缝线走向、缝合深度、缝合的外翻或内翻等,均必须符合不同组织和器官的相应要求。

4.针距、边距适当。根据具体情况决定针距和边距的大小,并做到均匀一致。缝合太密或太稀均不利于组织愈合。在保证创口能良好闭拢的前提下,缝线愈少愈好,以减轻组织对异物的反应。

5.缝合材料选择得当。对不同组织应选择不同的缝合材料,以达到缝合严密、牢固和术后恢复满意的效果。

6.结扎张力适当。组织的愈合是借助缝线的暂时拉拢,使组织间产生纤维性粘连而愈合,而不是靠缝线的绑扎,结扎张力不宜太大或太小。

三、组织对合原则

无论采取何种方式,良好的组织对合必须遵循以下原则。

1.保护血供。任何方式的手法缝合或机械缝合都会造成缝合区域内组织的局灶性缺血。在保证伤口足够的缝合张力和充分对合的前提下,应尽可能减小缝合密度、骑跨组织量和缝线的拉力。

2.清除坏死组织和异物。清除所有失活组织以及外来异物是伤口愈合过程所必需的,这在外伤性伤口的缝合中尤为重要。

3.伤口边缘密不留死腔。伤口内死腔是影响伤口愈合过程的一个重要病理因素,缺乏血供的脂肪层尤其容易形成死腔。

4.缝合张力充分而必要。缝合张力只要胜过组织张力,能维持组织对合直至伤口愈合即可。尽管对合组织和消除死腔均需要足够的缝合张力,但在缝合的组织上施加过度的张力,不仅可造成组织缺血坏死,而且缝合切割组织会造成伤口裂开或吻合口渗漏。

5.选择缝合材料和缝合方式。合适的缝合材料便于外科医生对合创缘、精确吻合、控制出血、减少创伤和消除死腔,从而促进组织愈合。各种缝合材料均为异物,应尽量减少其用量。应根据对合组织的特性、抗张强度等因素,合理选择缝合方式、缝针密度和缝合张力。一般情况下,缝合的针距应与伤口到每针缝线间的距离大致相等,过密的缝合容易导致缝合的失败。

四、手术缝针的类别

1.按针尖分类

(1)圆针:为圆锥形针尖及圆滑针体,能轻易地穿透组织,无切割作用,孔道小而损伤轻。多用于缝合皮下组织、胃肠道、胸腹膜、血管、神经鞘等。

(2)圆钝针:为圆钝针头及圆滑针体,组织损伤最小,用于钝性分离和缝合脆性组织,如肝脾手术。另外,钝针的另一特点是操作时不易刺伤操作人员。由于各种血液传染病的流行，所以国外越来越多医师选用圆钝针缝合组织。

(3)角针：为针尖及针体截面均呈三角形的针，其针尖锋利，刃缘具有切割性，易于穿透坚韧强厚、难以穿刺的组织。但在针道下会留下较大的孔道，易破坏周围的组织、血管，损伤较大，多用于缝合皮肤、骨膜、腱膜、软骨、瘢痕组织等。角针又分为正角针及反角针，反角针的损伤略小于正角针。

(4)圆体角针：为切割性针尖及圆滑的针体，穿透性能优异，很容易穿透致密和坚韧的组织，而对组织损伤极小。圆体角针最初用于心血管手术中硬化或钙化组织的缝合，后来也广泛用于致密结缔组织的缝合，尤其是筋膜、腹膜和肌腱。

(5)铲针：为铲形针尖及薄而扁平的针体，能提供精细手术所需的最高平稳度，特别适合眼科使用。

2. 按针体分类

按针体分类有弯针、直针两种，直针在临床上较少使用。弯针在配合持针器使用时，缝合速度较快，是较常用的缝针。弯针根据针体弧度可分为 1/4 弧、3/8 弧、1/2 弧、5/8 弧等。

3. 按针眼分类

(1)有眼针：为密闭眼，针眼部分有如家用缝针，是一个密闭的孔洞，有圆形、椭圆形及方形几种，缝线必须穿过针眼才能缝合。

(2)法式列缝针：为隙裂眼，针眼部分呈开衩状，缝线可自针眼末端卡入针眼中。

(3)无损伤针：无针眼，针与线直接连接在一起成为连续的整体，即无损伤缝合针线，成品为单端附针、两端附针及缝合后轻扯便可将缝针与缝线分离的缝针设计。多用于血管吻合及管状或环形构造，亦可用于连续缝合，如肠道吻合和心脏手术时。

4. 其他吻合器

(1)金属皮夹：常装入特制的钉匣内，用特制持夹钳夹住金属皮夹，多用于缝合皮肤及矫形外科。

(2)引线针：有手把，前段为扁圆钝弯形针尖及针身，常用于深部组织的血管结扎，不易割伤，便于操作，常用于肝脏手术。

五、缝针的选择

缝针的选择应根据人体组织、脏器及血管等的脆弱程度而定，选用时必须注意针尖的锐利程度及针眼的大小，避免造成组织损伤；根据组织脏器部位的深浅，注意缝针的弧度。

(1)采用精选的铁合金制成，不易生锈与腐蚀，可避免组织的感染及损伤。

(2)应坚韧且具有弹性，弯曲时不容易断裂。

(3)针尖部分应尖锐，容易穿过组织。

(4)缝针的粗细与缝线的粗细一致，以减少对组织的伤害。

(5)无菌、抗腐蚀，防止微生物或异物进入伤口。

(6)视不同的组织需求，选用外形及大小适宜的缝针。当缝合针短时，弧度越大越适合于缝合深部组织；对于脆弱、精细的组织(如血管、神经、心脏、肠壁等)，应选用针径较细的缝针。

六、手术缝线

古人在公元前2000年就开始使用线绳对动物的肌腱、伤口进行缝合，并从中得知拉近伤口可以帮助止血及伤口愈合，但是由于没有好的消毒、灭菌条件，止血及缝合技术一直没有较大的进步。

（一）缝线的定义

缝线是用于结扎（系缚）血管或对合（缝合）组织，使之适当结合的任何线性材料。

（二）缝线的作用

1. 提供组织再生时所需的适当张力。
2. 借由组织的密合，促使组织再生及复原。
3. 结扎血管，用以止血。
4. 减少疤痕生长。

（三）缝线的型号及抗张力强度

1. 型号

缝线的型号表示缝合材料的直径。公认的外科惯例是选用能使所修补的损伤组织恰如其分地结合的线径最细的缝线。在对组织进行缝合时，这种惯常做法可使创伤减小到最低限度。缝线的尺寸规格均用数字标示，随着缝线型号"0"个数的增加，其直径逐渐变细。型号越小，缝线所具有的抗张强度越小，即零越多，缝线越细、抗张力强度越小。目前，医用缝线均采用美国药典（U. S. Pharmacopeia，USP）标准，其与国内丝线、羊肠线传统标准及英国药典（British Pharmacopeia，BP）标准型号有一定差别。

2. 抗张力强度

线的抗张力强度可用打结时缝线断开前所承受的力（以磅来表示）加以表示。需修补组织的抗张力强度（其承受应力的能力）是手术医生选择缝合材料型号和抗张强度的先决条件。公认的准则是缝线的抗张力强度绝不应该超过组织的抗张力强度。但是，缝线应至少与它所穿行的正常组织一样强韧。随着时间的推移，组织会减弱缝线强度，因此缝线失去强度与获得强度的相对速率十分重要。

七、缝线的分类

手术缝线的种类很多，分类方法也有多种，可按其性质和制作方法分类。

1. 按性质分类

根据能否被机体组织吸收，缝线分为可吸收缝线和不可吸收缝线。

（1）可吸收缝线：由天然材质加工制成或人工合成。天然材质制成的成品包括各种羊肠线、铬肠线等；人工合成的成品主要有聚甘露醇酸缝线、聚甘醇碳酸缝线、聚二氧杂环己酮线等。

（2）不可吸收缝线：由天然材质加工制成、人工合成或直接由金属制成。天然材质制成的成品如丝线和棉线等；人工合成的成品主要有聚丙烯缝线、聚酯线和聚丁酯缝线等；金属材料的缝线有钢丝等。

2. 按制作方法分类

根据制作方法，缝线可分为单股纤维缝线和多股编织纤维缝线。

（1）单股纤维缝线：由单根丝制成，不含隐匿的微生物，摩擦系数低，能平滑穿过组织，组织拖曳极低，组织损伤小，尤其适用于心血管手术、整形手术等。

（2）多股编织纤维缝线：采用多股纤维紧密编织而成，强度高，通常比单股纤维缝线更易于操作和打结，打结能稳定地保持原状。其上多加有特殊的润滑涂层，能顺利通过组织，拖曳低，并可降低毛细作用。

3. 按缝线的使用方式分类

根据使用方式，缝线可分为需打结缝线和免打结缝线。

（1）需打结缝线：传统的缝线需要通过打结技术安全闭合伤口，支持患者愈合。

（2）免打结缝线：通过无须打结的技术安全闭合伤口，支持患者愈合，伤口闭合速度可提高 50%，有可能减少因打结而引发的并发症。

八、缝线的性能

（一）可吸收缝线

可吸收缝线是目前较理想的一种缝线，由健康哺乳动物的胶原或人工合成的多聚体（聚羟基乙酸包膜）制备而成。天然的可吸收缝线是通过人体内酶的消化来降解缝线纤维。而合成的可吸收缝线则通过水解作用，使水分逐渐渗透到缝线纤维内而引起多聚体链的分解。与天然的可吸收缝线相比，合成的可吸收缝线植入后的水解作用可引起较轻的组织反应。

1. 天然的可吸收缝线

天然的可吸收缝线包括外科羊肠线，其又可分为普通肠线和铬肠线。两者均由高度纯化的胶原加工而成。外科羊肠线的吸收速率取决于线的类型、组织类型、组织状况以及患者的全身状态等。外科羊肠线可用于感染伤口的缝合，但其吸收速率此时明显加快。目前，大型综合医院不再使用医用肠线，其已经被合成的可吸收缝线取代。

2. 合成的可吸收缝线

合成的可吸收缝线有表面光滑、吸收快、损伤小、组织反应小的特点。其型号有 0～9-0 号。针有大圆针、小圆针与三角针之分，使用时应根据临床用途进行选择。常用于肠道、胆道、肌肉、关节囊、子宫、腹膜等组织脏器的缝合，也用于眼科和烧伤整形科手术。

（1）涂层可吸收缝线：是由丙交酯和乙交酯（polyglactin 370）共聚物加上硬脂酸钙所制成的多股编织可吸收缝线，有紫色和无色两种。其优点为：穿过组织流畅；打结平稳，定位准确；减少钳闭组织的倾向；可用于感染伤口的缝合。缝合后第 14 天，涂层可吸收缝线的抗张强度保留约 75%。缝合后第 21 天，6-0 或更粗型号缝线的抗张强度保留约 50%，而 7-0 或更细缝线的抗张强度则仅保留 30%左右，并且其张力强度在 30 天时丢失约 95%。40 天以内，缝线几乎不被吸收。56～70 天时，缝线被吸收殆尽。涂料的吸收亦非常迅速，估计也在 56～70 天。可吸收缝线最适用于缝合筋膜，也可作为皮下（真皮内）包埋缝线。在用作真皮缝线时，其不会被快速吸收。如果放置在靠近表皮的部位，可能被压出或挤出，但很少发生缝线脓肿。

(2)快吸收缝线:为缝线的一种快速吸收的状态,在第5天可保留其原始张力强度的50%,在第14天失去所有的张力强度。快吸收缝线的特色是在12~14天内开始降解。因此,这种缝线适用于表面皮肤和黏膜撕裂的缝合,因该部位的缝线较难拆除或会造成损伤。

(3)单股可吸收缝线:研发于1993年,是由羟基乙酸和己内酯的聚合物制成的缝线,是新一代的单股可吸收缝线。这种单纤维缝线柔韧性强、操作方便、易于打结、组织内不起化学作用、可如期吸收。第7天时,可保留原始强度的50%~60%;第14天时,强度降低到20%~30%;第21天时,强度消失;第91~119天时,缝线被完全吸收。适用于除神经、血管、眼科及显微外科手术以外的皮下缝合、软组织对合及结扎等。

(4)编织可吸收缝线:是由乙醇酸的聚合体制成的缝线。其作为第1种可吸收缝线材料出现在1970年。在14天内,其保留张力强度的50%。7天内无法被吸收;至15天才开始有被吸收的迹象;在术后第30天,被吸收达到高峰;而约在术后的第60~90天,缝线被安全吸收,其吸收速率比合成的单股可吸收缝线快,但比带涂层可吸收缝合慢。编织可吸收缝线多用于包埋的皮下(真皮内)逢线。编织可吸收逢线的编织特性使得细菌可以包埋在逢线纤维内,增加了伤口感染的概率。其高张力强度和低弹性强度增加了其切割组织的趋势,如果放置太靠近表面,逢线可被压出或挤出,但很少发生缝线脓肿。

(5)合成的单股可吸收逢线:是由聚合的二氧六环酮制成的一种单股可吸收逢线。它集松软、柔韧和单纤维结构等特征于一体,吸收性能良好,能维持伤口抗张强度6周以上(为其他合成的可吸收逢线的2倍),组织反应轻微,对细菌的亲和性低。缝合后第14天,保留约70%的抗张强度;第28天时,保留50%的抗张强度;第42天时,保留25%的抗张强度。术后90天内,缝线几乎不被吸收;6个月后,被安全吸收。其适用于需长时间维持高张力的组织(如筋膜)的缝合。同时,因为它是单股缝线,所以细菌黏附生长的机会较少,且不切割组织,可以安全地用于污染伤口的缝合,不会引起缝线脓肿。但其打结的牢固性较差,有时需连续打6或7个结才能保证其牢固性。

(6)长期吸收的编织合成缝线:可以用于愈合存在问题或软组织缝合较为困难的患者。该缝线在可吸收缝线与不可吸收缝线之间架起桥梁,其张力强度在第6周为原张力强度的90%;3个月,为80%;6个月,为60%。尽管是编织的,但是缝线有涂层,能顺利通过组织。

(二)不可吸收缝线

不可吸收缝线不被活体组织所消化吸收,也不会被水解。一般来说,不可吸收缝线在人体内的留置时间超过1年后,仍保存大部分的原有质量,并且部分或可完全地保持其初始功能。其适用于如下情况的缝合:①皮肤缝合,在伤口愈合后即拆除;②体腔内的缝合,将长留于组织内;③对可吸收缝线过敏、疤痕体质或有组织肥大的患者;④固定除颤器、起搏器、药物释放器等暂时性装置时的缝合。

1. 天然的不可吸收缝线

(1)丝线:由天然的单纤维蚕丝经捻搓或编织工艺加工而成,初始的丝线是白色的,经过植物色素染成黑色后制成手术缝线。分为板线和团线两种。其优点是柔软强韧,容易操作,在组织内反应小,但在体内不吸收而形成异物,手术感染后会影响切口愈合。丝线是使用最广的不可吸收缝线,除胆道、泌尿道及组织有感染时不可使用丝线外,其余组织皆可使用。

常用型号为“3-0”“0”“1”“4”“7”“10”号，线长60cm或70cm。团线型号与板线相同。目前有条件的医院已较少使用团线，其已被一次性医用板线所取代。丝线不允许重复消毒使用，以免影响拉力。

(2)合金缝线：外科不锈钢缝线的基本特性包括无毒、易弯、纤细等。单纤维和捻搓型多纤维两类缝线具有抗张强度大、组织反应低、打结便利等优点。只要缝线不断裂，组织的抗张强度就极少改变。不锈钢缝线可用于腹壁缝合、胸骨缝合、皮肤缝合、减张缝合，以及各种矫形外科和神经外科手术。操作过程中必须小心，防止戳破手套而造成发生感染及血液暴露的风险。

2. 合成的不可吸收缝线

(1)尼龙线：由合成的聚酰胺聚合物制成。尼龙线是第1种合成的不可吸收缝线，出现在1940年。它可以是单股的(黑色、绿色、无色)，也可以是编织的(黑色、白色)，因组织反应低、强度高而被广泛应用。单股尼龙缝线可用于大血管的缝合，或者作为表皮缝线用于切口的缝合。埋置的缝线每年通过水解失去其20%的强度，感染率很低。单股尼龙缝线相对较硬，由于其具有恢复原形或脱结的倾向，所以在结扎时应多打几次结。单股尼龙缝线为高强度且极少引起组织反应的尼龙线，其中非常纤细的型号(9-0,10-0)染成黑色后常用于眼科和显微外科手术。聚酰胺线由尼龙纤维细丝精密编织而成的，外加涂层以改善其可操作性。尼龙线的外观、手感和操作均如丝线，但强度更大，组织反应更轻微，可用于适合多股不可吸收缝线的任何组织。

(2)聚酯纤维线：为由聚酯制成的紧密编织多股缝线。其操作和打结性能好，结的牢固性特别好，是缝合人造血管的最佳材料。聚酯纤维线能持久地保留在体内，提供精确而均一的张力，极少发生破损，术后无须因刺激性而考虑去除缝线残端。眼科手术后，聚酯纤维线几乎不引起烧灼痛和瘙痒。由于未经涂层，所以聚酯纤维缝线穿过组织时的摩擦系数较高。聚酯纤维线经聚异丁草丹(polybutilate)涂层，可顺利拆除，容易通过组织，具有优越的柔韧性和可操作性，能平稳地结扎系紧。缝合材料和涂料的药理学特性均不活跃，组织反应轻微，可在体内长时间地维持其强度。聚酯纤维线主要用于心血管外科(如血管吻合、人造血管或瓣膜)的缝合等。聚酯纤维线也可与Teflon(特氟龙)或聚酯衬垫片配套使用。聚酯衬垫片作为缝线下面的支撑物能防止邻近脆弱组织的撕脱。聚酯衬垫片常规应用于瓣膜手术，在瓣膜环极度畸形、扭曲或遭破坏的情况下使用。聚丁酯缝线被认为是改良的聚酯缝线，由对苯二酸酯和聚丁烯对苯二酸酯组成。

(3)聚丙烯(polypropylene)缝线：又名滑线，通过聚丙烯的聚合而制成，是一种特别惰性的单股缝线，可保留其张力强度。聚丙烯缝线因为是单股线，所以很难打结。但其较柔软，比其他单股缝线易操作。在使用聚丙烯缝线打结时，需将手湿润后操作，防止拉断。聚丙烯缝线的感染性很小，可用于具有并发症的污染部位的缝合。聚丙烯缝线表面十分光滑，可以顺利通过组织并保持一定程度的可塑性，但材料表面光滑使得打结容易滑脱。聚丙烯缝线的组织反应很小，可在组织中无限长时间保留。其已被广泛应用于普外科、心血管外科、整形外科及眼科手术。

九、缝线的选择

缝线的选择应以缝线在物理、生物学上的特性与愈合过程的关系为根据，应确保缝线强度能维持到组织恢复足够的力量使伤口自然愈合为止。对于永远无法恢复到术前力量的组织，应选择能长期维持强度的缝线。若缝线被安置在能迅速愈合的组织内，则理想的缝线应为张力失去速度与组织恢复力量的速度一致，且能被组织完全吸收，组织相容性好，一旦伤口愈合，组织内便不复存在异物。因此，外科医师必须熟悉不同组织器官的愈合速度及各种缝线材料的特性，选择合适的缝线。缝线选择原则包括如下几点。

1. 凡愈合迅速的组织，特别是不应留有异物的部位，如胃肠道、胆管、泌尿道内层、子宫肌层等，应选用可吸收缝线缝合。因为异物在高浓度晶体液中会造成沉淀或成为结石形成的核心，所以在泌尿道、胆道等部位更应使用极易吸收的缝线。

2. 对于愈合缓慢及缝线过早吸收可发生危险后果的组织，如筋膜、软骨、韧带、肌腱、支气管、食管及长期固定的移植物等，通常应选用不可吸收缝合。

3. 老年、糖尿病、肥胖症、呼吸系统疾病、营养不良、感染及衰弱等，均会影响术后伤口愈合的速度和过程，选择缝线时应特别注意。

4. 对可能污染的或已感染的伤口，应选用单股纤维缝线或可吸收缝线缝合，应避免使用多股纤维缝线，因为它可能使受污染的伤口发生感染。

5. 注重整容效果的伤口在缝合后需长期保持伤口闭合，且应避免受到刺激，故应选用最细的、组织反应最低的单股纤维缝线（如尼龙聚丙烯线），还应避免做皮肤缝合，尽量做皮下缝合。

6. 关于缝线规格，应选用与组织原有韧性相当的最细的、组织反应最小的缝线，必要时可使用加强性缝线缝合。

十、缝线的灭菌

手术用缝线都以独立的包装成品出售。这些无菌品大多采用钴^{60}或氧化乙烯（EO gas）进行灭菌处理。可吸收缝线不可以用高温灭菌，因为潮湿及热度都会破坏缝线的张力强度，使缝线的品质遭到破坏。因此，无菌包装缝线最好在确定使用时才拆封，不可在用其他方法灭菌处理后使用，以免损其张力强度而危害患者的生命安全。

第三节　吻合器类型与操作

外科手术常需吻（缝）合以重建组织器官的连续性，因而吻合是手术成功的关键之一。吻合器的诞生，代替了消化道重建中传统的手工缝合的方法。新一代吻合器的精心改进，使吻合器更加安全，操作更加简便，进一步缩短了手术时间，提高了手术质量。随着技术的发展，越来越多型号的一次性使用吻合器被运用到临床，并获得满意的效果。

一、应用范围及适应证

（一）应用范围

吻合器常应用于普通外科、胸外科、泌尿外科。

(二)适应证

1. 直肠前切除术、乙状结肠-直肠吻合术。
2. 胃切除术、胃空肠或空肠-空肠吻合术、全胃切除术、胃减容术。
3. 食管癌切除术、食管-胃吻合术。
4. 脾切除术、贲门周围血管离断术、胃减容术。
5. 肠部分切除术后小肠与小肠的吻合、小肠与结肠的吻合。
6. 直肠黏膜切除术。
7. 膀胱全切小肠代膀胱术中肠功能的重建。
8. 肾切除术、部分肾切除术。
9. 肺楔形切除术、肺段切除术、肺叶切除术、全肺切除术、肺减容术等。

二、原理与性能

外科吻合器是应用两排相互间隔的环形或直线切割吻合器进行吻合，吻合的同时由环形刀或直刀片在缝合钉内缘切除多余组织而形成吻合口。其吻合口牢固可靠，止血效果亦较好，缝合一次完成，操作方便。

临床上使用的一次性吻合器有管型消化道吻合器、直线切割吻合器、肛肠吻合器、直线型吻合器、腔镜型吻合器等不同类型。不同吻合器性能比较见表9-3-1至表9-3-9。

表9-3-1　国产吻合器分类及适用范围

类别	吻合器外径(mm)	吻合口内径(mm)	吻合器钉数(个)	色标	适用范围
26号	26	15	16	无	食管吻合术
28号	28	17	16	无	食管、胃、空肠吻合术
31号	31	18	16	无	食管、胃、空肠吻合术
34号	34	21	20	无	结肠-直肠吻合术

表9-3-2　某进口吻合器各种型号

类别			吻合器外径(mm)	吻合口内径(mm)	吻合器钉数(个)	色标	适用范围
弯型	直型	腹腔镜					
CDH21	SDH21	ECS21	21	12.4	16	浅绿	消化道重建术中的各种吻合
CDH25	SDH25	ECS25	25	16.4	20	白色	
CDH29	SDH29	ECS29	29	20.4	24	蓝色	
CDH33	SDH33	ECS33	33	24.4	28	深绿	

表 9-3-3 某进口品牌 1 吻合器及钉仓特征

型号	色标	适配钉仓	适用范围
TLV30	红色	TRV30	肺血管关闭
TL30	灰色	TR30	肺叶/全肺切除术
TLH30	黄色	TRH30	
TL60	灰色	TR60	
TLH60	黄色	TRH60	
TL90	灰色	TR90	
TLH90	黄色	TRH90	

表 9-3-4 某进口品牌 1 弧形切割吻合器及钉仓特征

型号	色标	适配钉仓	适用范围
CS40G(凯途)	绿色	CR40G	直肠癌根治术

表 9-3-5 某进口品牌 1 圆形痔吻合器特征

型号	色标	适用范围
PPH03	深绿	吻合器痔上黏膜环切术(直肠黏膜环切术)

表 9-3-6 某进口品牌 1 直线型切割吻合器及钉仓特征

型号	色标	适配钉仓	缝合厚度(mm)	适用范围
TLC55	蓝色	TCR55	1.5	食管癌根治术、胃切除术、胃空肠吻合术、肺叶/全肺切除术、结肠癌手术、膀胱癌手术等
TLC55	绿色	TRT55	2.0	
TLC75	蓝色	TCR75	1.5	
TLC75	金色	TCD75	1.8	
TLC75	绿色	TRT75	2.0	
TLC10	蓝色	TCR10	1.5	
TLC10	绿色	TRT10	2.0	

表 9-3-7 某进口品牌 2 吻合器特征

类别	吻合器外径(mm)	吻合口内径(mm)	吻合器钉数(个)	色标	适用范围
21 号	20.8	11.8	16	水蓝	颈部吻合、胃减容手术
25 号	24.8	15.3	22	白色	上消化道、小肠手术
28 号	28	18.2	26	蓝色	上消化道、小肠手术
31 号	31.5	21.4	30	绿色	下消化道手术

表 9-3-8　某进口品牌 2 直线切割吻合器(GIA)

型号	色标	适用部位	适用范围
GIA80-3.8	蓝色	一般组织	同强生 TLC75
GIA80-4.8	绿色	较厚的组织，如纤维化的肺组织、胃幽门	肺楔形切除术、肺减容术等。可配合奈维(肺修补材料)使用

表 9-3-9　某进口品牌 2 吻合器(TA)：可更换钉仓(M)

型号	色标	钉脚高度	适用部位	适用范围
TA30-3.5	蓝色	3.5mm	一般肺、胃肠组织	肺叶切除术
TA30-4.8	绿色	4.8mm	幽门、胰头、主支气管、远端直肠等	全肺切除术

1. 可以看出，临床上吻合器的型号是根据吻合器的外径来决定的。可根据吻合口的大小决定使用何种型号的吻合器。

2. 组织的厚度、特性、长短等决定吻合器的长度和钉脚高度。

3. 不同手术选择不同的吻合器。

三、操作方法

以吻合器食管胃吻合术为例，对操作方法进行阐述。

1. 在切除病变段食管后，于残端做荷包，用荷包线和荷包钳(EH40)做荷包缝合。

2. 通常用圆形吻合器做食管吻合，将钉砧头小心地植入食管残端的荷包内，收紧荷包线，打结。

3. 顺时针旋转器身尾部的调节钮，使穿刺器缩回，再从胃前壁的临时切口植入吻合器，如贲门未被吻合器关闭，则可从贲门残端口植入吻合器。

4. 逆时针旋转器身尾部的调节钮，将穿刺器从胃底(或者是胃后壁)穿出，直至术者看到穿刺器上的橘红色区域露出为止。

5. 这时可以轻轻地将吻合器器身与钉砧头接合，听到“咔嗒”声表示对合成功。

6. 顺时针旋转器身尾部的黑色调节钮，注意不要扭曲胃与食管。将指示窗内的红线调整到绿色安全区域内，再根据组织的厚度调整该红线的具体位置。如果指示窗内的红线未进入绿色安全区域，则安全开关不能被打开。击发时手中有落空感，并听到清晰的“咔嗒”声，表示吻合完成。

7. 这时首先关上保险开关，然后逆时针方向旋转器身尾部的黑色调节钮 0.5～1 圈，将红色指示线退至绿色范围外。左右轻晃或轻轻旋转就可以很容易地将器械退出。

8. 检查上、下两个吻合圈必须是完整无缺损的。常规检查吻合口，在正常情况下不须做加强缝合。

四、仪器的特点

1. 可根据组织厚度调节钉仓的关闭高度。

2.无唇边钉砧可确保吻合器易于退出,且最大限度地减少组织创伤。

3.不同规格可适用于不同的内腔直径,供手术医生选择。

4.有垫圈的,击发时有声响提示。

5.钉砧头荷包线打结凹槽,使荷包线在打结时更容易且不脱落。

6.手柄两侧有图文说明,便于手术医生正确地操作。手柄符合人体的工程学设计,使握手柄更舒服,单手击发更容易。

7.吻合器应一次性使用,使用后注意集中毁形,避免不法分子再次使用。

参考文献

[1]中华护理学会手术室护理专业委员会. 手术室护理实践指南[M]. 北京:人民卫生出版社,2021.

[2]黄志强. 黄志强腹部外科手术学[M]. 长沙:湖南科学技术出版社,2020.

[3]魏革,刘苏君,王方. 手术室护理学[M]. 北京:化学工业出版社,2020.

[4]郭莉,徐梅. 手术室专科护理[M]. 北京:人民卫生出版社,2019.

[5]谢小华,钮敏红. 专科护理配合流程及指引[M]. 长沙:湖南科学技术出版社,2021.

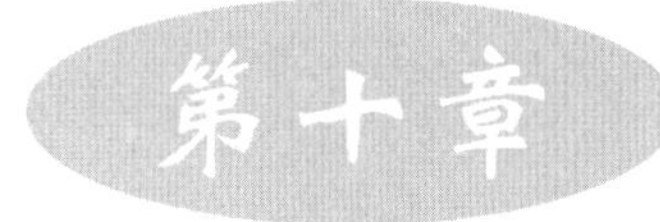

应急管理

第一节　手术室应急预案

手术室意外事件管理是手术室安全管理的重要内容。意外事件管理的最终目标是防范意外事件发生，降低风险，提高安全性。手术室应制定明确的应急流程，建立和完善汇报制度，手术室护士应具备较强的处理突发意外事件的能力，使损失降至最低。

手术室应急预案主要包括火灾应急预案、停电应急预案、中心供氧突然停止应急预案、中心吸引突然停止应急预案等，具体流程应根据每家医院的实际情况重新调整，一般内容如下。

一、火灾应急预案

手术室助氧燃烧的高危因素包括以下几个方面。①设备因素：包括电线破损、电刀、激光、冷光源、取暖设备等，如电刀头没有安插到电刀笔筒、冷光源束打开接触到铺巾等。②危险化学品：如含酒精的皮肤消毒液等。③手术室易燃材料：如纸质手术铺巾、纸质垃圾等。④助燃物质：氧气。

（一）手术室常用消防器材与设施

手术室常用消防器材与设施应标注存放的位置、种类和数量，便于使用。主要的消防器材与设施有以下类型。

1. 灭火器、手动和自动报警装置、消火栓、烟雾探测器及喷淋装置、防烟面罩、应急灯等疏散逃生工具。

2. 火警逃生线路图、消防器具位置和使用示意图、消防通道。

（二）发生火灾时应遵循的原则

当手术室发生火灾时，应遵循“RACE”原则，即救援（rescue）、报警（alarm）、限制（confine）、灭火或疏散（evacuate）。

1. 救援（rescue）：立即终止手术，保护患者，采用平车推、工作人员抬、背、抱等方式迅速将患者转移至安全地带。

2. 报警(alarm):利用就近电话或消防手报按钮,迅速向消防控制中心报警,报警时讲清部门、起火部位、火势大小、燃烧物质和报警人姓名,并通知邻近部门关上门窗、熟悉灭火计划和随时准备接收患者。

3. 限制(confine):关闭门窗及防火门,防止火势蔓延。关闭氧气、压缩空气、空气净化总开关。停止使用吸入性麻醉气体。

4. 灭火或疏散(evacuate):当发生火灾时,注意及时沟通和疏散。指导现场人员用面罩或湿毛巾捂住口鼻,以降低重心的姿势冲出火场;疏散时应指导现场人员使用楼梯,禁止使用电梯。

(三)建立火灾应急小组

火灾应急小组成员包括手术室护士长、麻醉科主任、麻醉医生、手术医生、手术室领班、护士、工人,各司其职,各执其政,具体职责分工如下。

1. 手术室护士长、麻醉科主任

麻醉科主任、手术室护士长是部门防火负责人和总指挥,负责报告并指挥火灾预案的启动,安排工作人员实施具体的救援工作,有秩序地组织人员疏散;检查并确认有无遗留人员。疏散结束,必须清点患者和工作人员数量,并向上级报告。

2. 麻醉医生

麻醉医生停用吸入性麻醉,立即脱开麻醉机,使用简易呼吸器或呼吸皮囊转移患者,转移途中注意观察患者的病情变化,安全转移后及时记录。

3. 手术医生

手术医生立即评估患者病情及手术状态,尽快处理或简单包扎/覆盖后进行患者的转运,转运途中注意观察和处理患者的病情、伤口,妥善放置引流管,评估并决定转移的地点。

4. 护士

护士在协助医生保护患者、确认报警、限制、灭火等救援工作落实的同时,准备转运设备,组织好手术患者的转运,如直接用手术床或平车转移患者离开现场;如火势较大,可用床单将患者抬离现场。做好病历资料的保管和转移。

5. 工人

共同协助做好人员疏散。

(四)火灾应急流程图

火灾应急流程图见图 10-1-1。

二、停电应急预案

(一)停电应急预案

1. 应急供电系统

医院应备有两套供电系统,其中一路是应急供电系统,突发停电时,电路可在短时间内自动切换,一般在 10 秒钟以内,以保证手术室工作的顺利进行。

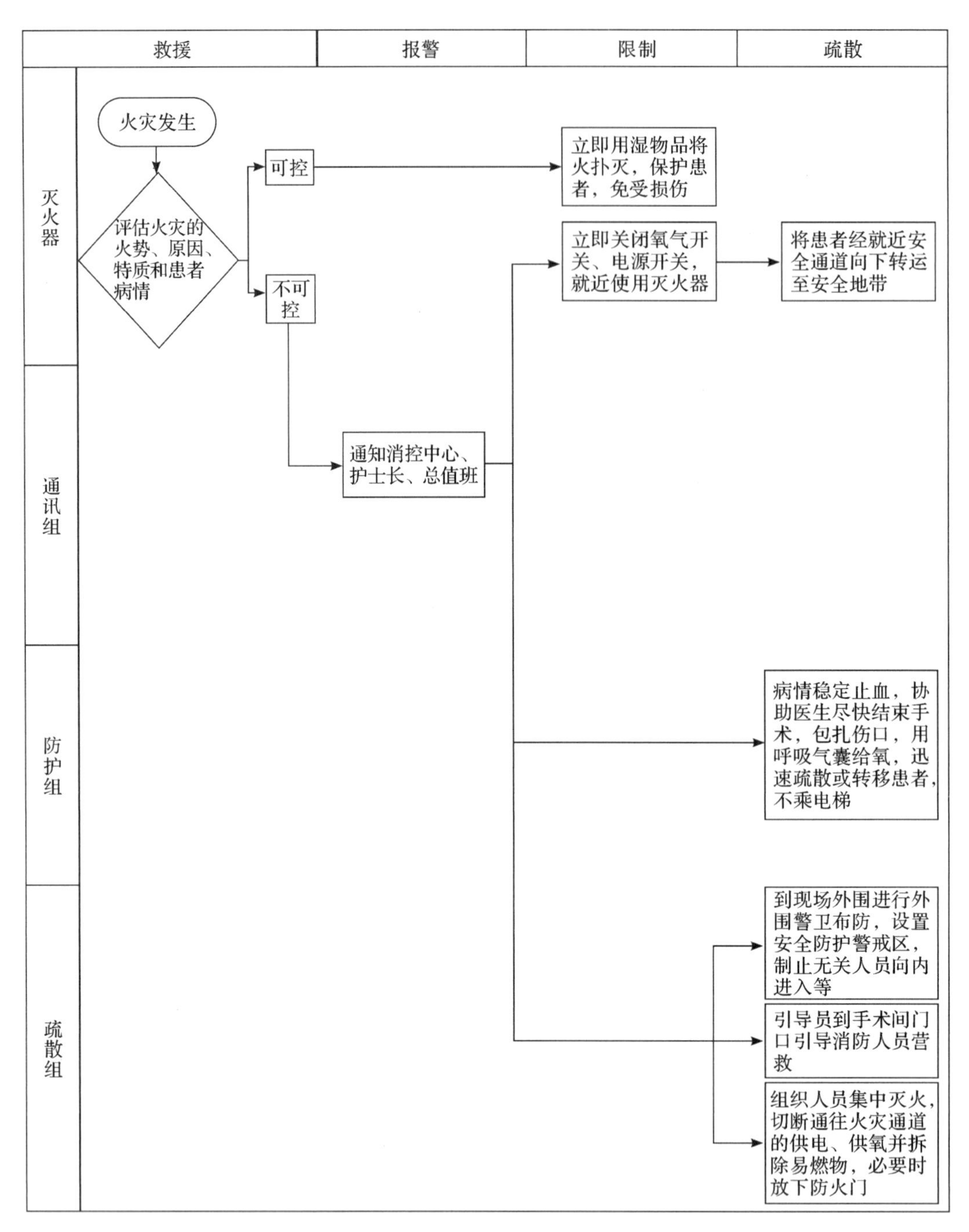

图 10-1-1　火灾应急流程

2. 应急电话准备

手术室应将应急系统人员（包括行政总值班、电工、后勤维修以及设备科人员）电话公布、张贴于护士站和护士长办公室，以便手术室工作人员随时取用。

3. 检查和登记

手术室应每天有专人负责检查，包括术前准备室、手术室和术后麻醉恢复室的应急灯、

UPS功能情况等，并做好登记。

4. 停电类型

(1)停照明电：包括无影灯、日光灯全停。

(2)停电源插座供电：所有墙壁和吊塔上的电源插座。

5. 采取措施

(1)立即使用应急灯替代无影灯照明。

(2)立即使用应急灯作为手术间、护士站、术前准备室、麻醉恢复室等区域的普通照明。

(3)已经开始的手术以最快的速度完成，或采用UPS供电支持手术完成。

(4)没有开始的手术，包括已经麻醉好的手术患者，在不能立即复电的情况下，由护士长或科主任立即通知领导或相关管理部门，必要时做出停止手术的决定。

(5)对于一些特殊的手术患者，向院领导汇报，决定是否需要转院手术(无菌巾覆盖，麻醉监护下转运)。

6. 特殊设备应急

(1)心脏体外循环手术：停电后，体外循环机将在20分钟以后停止运作(蓄电池只能工作20分钟)，如果评估手术不能在20分钟内完成，会造成患者死亡。

(2)内窥镜手术：停电后，机组立即停止工作，手术无法操作。如患者病情允许，建议等待一定的时间，向相关管理部门或院领导汇报，做出是否改变术式的决定。

(3)显微手术：停电后，显微镜立即停止工作，眼科手术无法进行；其他如脑外等显微手术只能在肉眼下操作，需做出是否终止手术的决定。

(4)普通手术：电刀停止工作，无法止血，可采用结扎、压迫、止血药物、止血材料等方法止血。

(5)吸引器：如墙式中心吸引和电动吸引均停止工作，手术台上只能用针筒抽吸、敷料吸干等方法替代；麻醉科呼吸道吸引存在困难，可用针筒抽吸。

(6)麻醉机：能保持氧气供应。在蓄电池充足的情况下，麻醉机通常可工作20分钟左右。部分型号的麻醉机无蓄电池，具体根据麻醉科实际情况决定。对全麻患者，随即进行手控呼吸准备，人工测血压、脉搏和观察生命体征。重大手术不能用此方法长时间维持。多数型号的监护仪无蓄电池，部分转运用的监护仪可用蓄电池工作30分钟左右。

7. 构建指挥小组

指挥小组成员包括麻醉科主任、手术室护士长、手术室值班护士、麻醉医生、手术医生、工人以及总务维修人员。

(1)指挥领导：现场由麻醉科主任、手术室护士长担任总指挥，上报总务科、护理部、医务科及总值班后，由相关责任人负责。

职责：掌握现场情况，根据情况做出决策，下达指令，统一调配UPS电源及移动无影灯、电动吸引器，并优先提供给危急手术或大出血手术，保证手术安全、顺利完成，迅速有序地组织和恢复供电，保证用电通畅，维护秩序。

(2)成员：包括手术室的值班护士、麻醉医生、手术医生、工人、总务维修人员。下设现场紧急处理组(麻醉科主任、护士长，及手术间的巡回护士、洗手护士、麻醉医生、手术医生)、应急抢修组(医院总务维修科)、秩序维护组(巡视护士、准备室护士、工人)。

(3)各组分工事项：具体如下。①现场紧急处理组：负责人为护士长、麻醉科主任。成员包括手术间的巡回护士、洗手护士、麻醉医生、手术医生。职责：发现停电者，首先应立即启用人工照明（手电筒、应急灯），评估停电范围，上报护士长、麻醉科主任等相关负责人，并做好手术间内手术患者的相关工作。护士长了解停电情况后立即到达现场，统一调配 UPS 电源，保证手术安全顺利完成。②应急抢修组：负责人为总务维修组组长。成员包括总务维修人员。职责：接到停电报修电话后，立即组织人员实施抢修行动，并及时向指挥小组汇报情况，切换医院应急供电（应急供电切换在 10 秒内完成），必要时向供电部门发出求援，事后总结应急救援工作经验教训。③秩序维护组：负责人为护士长、麻醉科主任、巡视麻醉医生、巡视护士。成员包括准备室护士、手术室工人。职责：向术前准备室的手术患者做好解释工作，安抚患者及其家属的情绪，加强手术室的巡视，做好防火、防盗工作。

8. 处置流程

（1）启用人工照明，评估停电范围：①每个手术间内都定点放置一个应急灯，由手术间组长每月月初负责充电，每周检查性能，一旦房间停电，立即启用人工照明。②若单个手术间停电，应立即检查是否为跳闸。若是跳闸，先关闭仪器电源，合上电闸后打开仪器电源，检查仪器性能，调整参数，完成手术。若不是跳闸，在条件允许的情况下，可将患者移至其他手术间进行手术；在条件不允许的情况下，立即将 UPS 电源推至手术间使用，并拨打总务维修科电话，报告护士长和麻醉科主任。③大范围停电，立即向护士长、麻醉科主任报告，拨打总务维修科电话，上报总务科、护理部、医务科及医院总值班，由护士长统一调配 UPS 电源。

（2）分工与职责：

1）发现停电者：负责启用人工照明，评估停电范围，拨打维修电话，同时报告护士长。

2）巡回护士职责：①关闭所有正在使用的仪器、电器的电源开关。②如果是大手术或出血多，立即去取 UPS 电源，保持其功能在备用状态。③加强巡视和病情观察，配合麻醉医生做好人工呼吸及抢救工作。④如果患者病情允许，建议等待一定的时间，必要时做出改变术式的决定。⑤恢复供电后打开仪器电源，检查仪器性能与运转情况。⑥记录停电过程及时间、手术进展和患者情况。

3）洗手护士职责：①协助手术医生采取结扎、大纱垫压迫、止血药物、止血材料等方法止血。②当中心吸引器同时停止，出血量多时，用 50mL 注射器抽吸。必要时用 UPS 供电的电动吸引器或转运吸引器。③注意保护好切口，避免感染。

4）麻醉医生职责：①安慰患者，做好解释工作。②麻醉机在蓄电池充足的情况下，可工作 20 分钟左右，如麻醉机无蓄电功能，应人工测量血压、脉搏，严密观察病情。③保持患者呼吸道通畅，必要时用 UPS 供电。

5）准备室护士职责：①大范围停电时，向术前准备室患者做好解释工作，安抚患者及其家属的情绪。②暂停将未手术的患者接入准备室。

6）护士长、麻醉科主任职责：①立即进行救援工作的人员分工。②掌握各手术间手术情况，统一调配 UPS 电源。

（3）不同手术的应急处置：非紧急情况需暂停手术操作。①心脏体外循环手术：停电后，体外循环机将在 20 分钟以后停止运作（蓄电池只能工作 20 分钟），需优先提供 UPS 电源。②内窥镜手术：机组立即停止工作，手术无法操作。如病情允许，建议等待一定的时间，必要时做出改变术式的决定。③显微手术：显微镜立即停止工作，眼科手术无法进行；其他，如脑外等显微手术，统一调配 UPS 电源及电动吸引器。④普通手术：电刀停止工作，无法止血。

可采取结扎、压迫、止血药物、止血材料等方法止血。

(二)停电应急流程

停电应急流程见图 10-1-2。

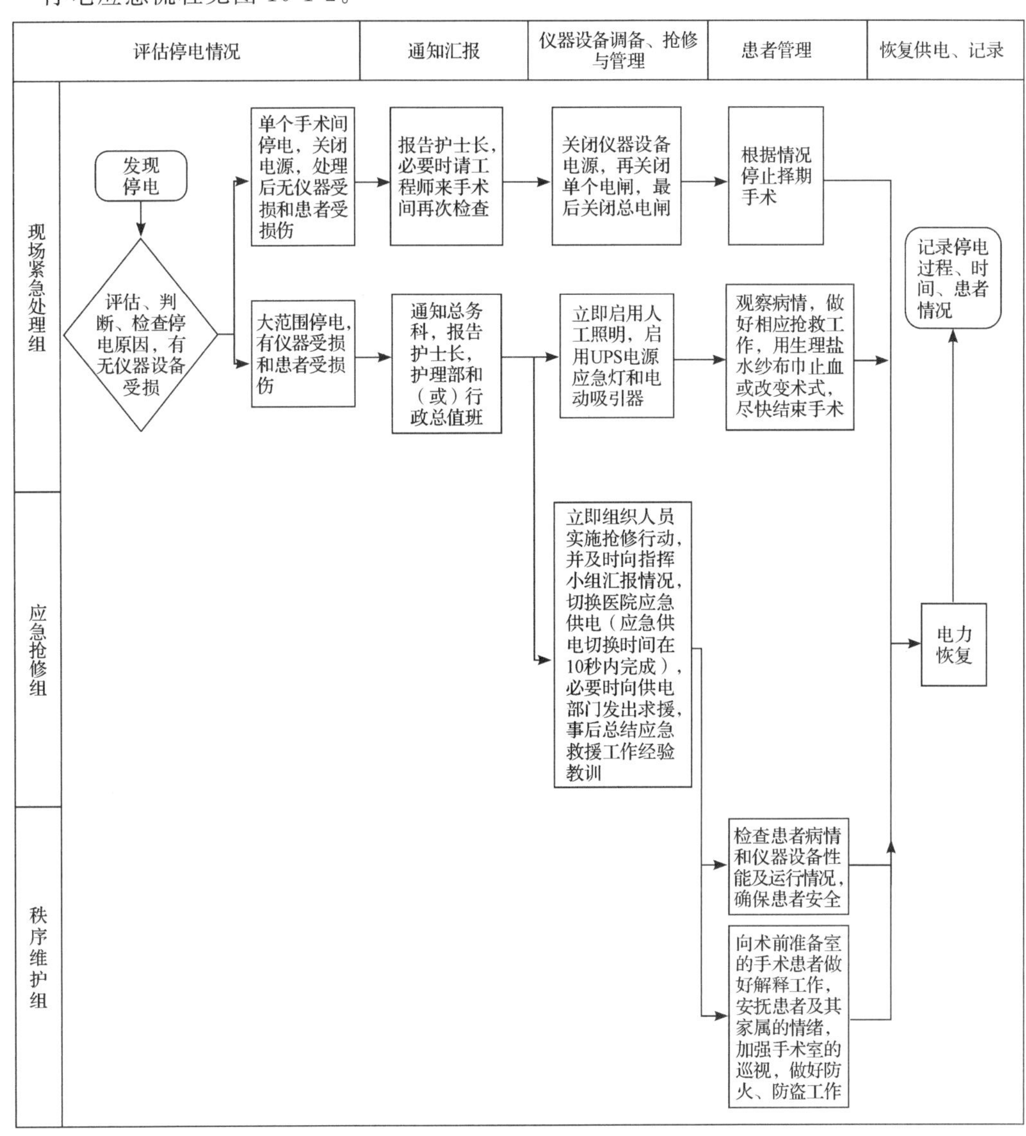

图 10-1-2　停电应急流程

三、中心供氧突然停止应急预案

(一)中心供氧突然停止应急预案

1. 设备与设施

设备与设施包括氧气筒和氧气枕，氧气筒配齐氧流量表、氧气管和湿化瓶；氧气枕充满氧气，处于备用状态。供氧设备由专人管理、定点放置、定期检查，使其处于备用状态。

2.构建小组

中心供氧停止应急预案小组成员包括麻醉科主任、手术室护士长、手术室值班组长、麻醉医生、工人、中心供氧室值班人员。

(1)指挥领导：现场由麻醉科主任、手术室护士长担任总指挥；上报总务科、护理部及总值班后，由相关责任人负责。

职责：掌握现场情况，根据情况做出决策，下达指令，统一调配瓶装氧气，优先提供给全麻手术患者，保证手术安全、顺利完成，维护秩序。

(2)成员：包括手术室值班组长、麻醉医生、工人、中心供氧室值班人员。下设现场紧急处理组(麻醉科主任、手术室护士长、手术间巡回护士、麻醉医生、工人)、应急抢修组(医院总务维修科)、秩序维护组(巡视护士、巡视麻醉医生、准备室护士、工人)。

(3)各组分工事项：

1)现场紧急处理组：负责人为麻醉科主任、手术室护士长。成员包括手术间巡回护士、麻醉医生、工人。职责：发现停氧者(一般为麻醉医生)首先应评估停氧原因，是麻醉机原因还是中心供氧中断，上报相关负责人，并做好全麻患者的人工气道管理；麻醉科主任了解停氧情况后立即到达现场，统一调配瓶装氧气，保证手术安全、顺利完成。

2)应急抢修组：负责人为总务维修组组长。成员包括中心供氧值班人员。职责：接到停氧电话后，立即按照故障情况配合协助修复，并及时向指挥小组汇报情况。若维修人员不能自行排除故障，要立即上报，及时联系供氧设备安装公司提供技术支持或来院抢修，事后总结应急救援工作经验教训。

3)秩序维护组：负责人为麻醉科主任、手术室护士长。成员包括准备室护士、手术室工人。职责：向术前准备室的手术患者做好解释工作，安抚患者及其家属的情绪，加强手术室的巡视，做好防火、防盗工作。

3.处置流程

(1)应急供氧物品的准备：①根据各医院手术量和中心供氧突然停止的发生率等实际情况配置相应数量的备用物品，氧气筒分别放置在医院指定手术间或特定区域，配齐氧气减压阀、氧流量表、湿化瓶和氧气连接管道，放置于麻醉复苏室的器械柜里，并与麻醉机相匹配。②复苏室和每个手术间的氧气枕应处于充满氧气的状态。③呼吸囊挂在每个手术间的麻醉机后面。④设专人管理，定点放置、定期检查，使应急供氧物品均处于备用状态。

(2)评估停氧原因：①如麻醉机不能自检，压力表显示压力低，应立即检查氧气接头与氧气管道。若为损坏或漏气，应更换麻醉机或手术间完成手术麻醉，并于术后请设备维修科检测，查明原因。②如为中心供氧故障，应使用呼吸囊，同时拨打中心供氧应急电话，报告麻醉科主任、护士长，并上报总务科、护理部及总值班。对全麻手术患者，可使用瓶装氧气应急，保证手术安全进行。

(3)分工与职责：

1)发现停氧者首先应评估停氧原因，立即电话通知中心供氧值班人员，通知护士长、麻醉科主任、总值班。

2)巡回护士职责：①查明原因，确定为非短暂停氧，立即将备用的氧气瓶推入手术间。②密切观察病情，对清醒患者给予安慰、解释；对全麻患者，则协助麻醉医生使用简易呼吸囊供氧。③记录停氧的时间、原因。

3)麻醉医生职责:①安慰患者,做好解释工作,评估患者需氧情况。②对非插管全麻患者,使用备用瓶装氧气吸氧;对插管全麻患者,手控呼吸,使用备用瓶装氧气供氧,尽快结束手术,停用肌松药,使患者恢复自主呼吸。③停氧期间,手术间麻醉医生不得离开手术间,严密观察患者病情变化及手术进展,并做好记录。

4)准备室护士职责:①中心供氧中断时,向术前准备室患者做好解释工作,安抚患者及其家属的情绪。②暂停将需要全麻的未手术患者接入术前准备室。

5)手术室护士长、麻醉科主任职责:①立即进行救援工作的人员分工。②掌握各手术间手术情况,做好全麻手术患者的抢救工作。

(二)中心供氧突然停止应急流程图

中心供氧突然停止应急流程见图 10-1-3。

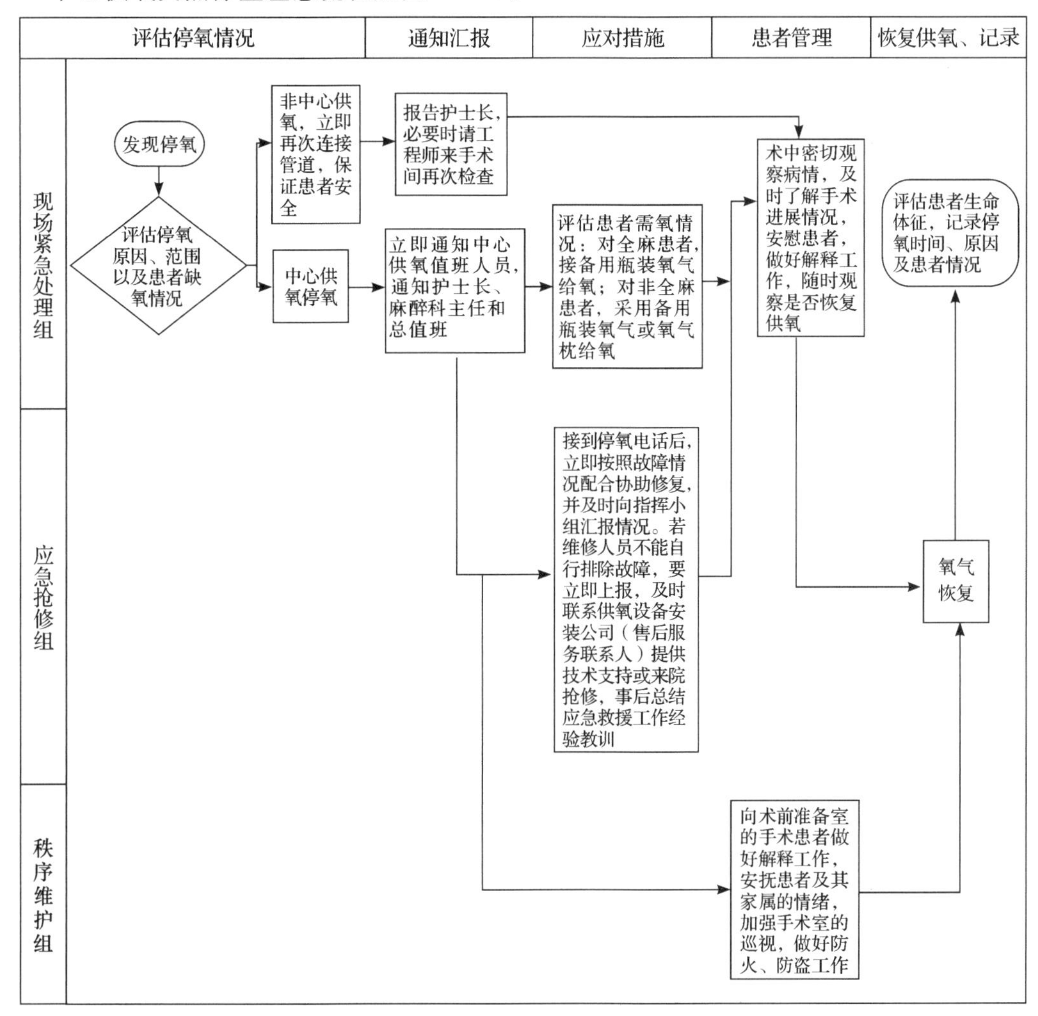

图 10-1-3　中心供氧停止应急流程

四、中心吸引突然停止应急预案

（一）中心吸引突然停止应急预案

1. 物资与设备

手术室根据手术间和手术量准备一定数量的移动式电动吸引器。根据手术室情况设专人管理，定点放置、定期检查，使其处于备用状态。

2. 构建小组

（1）指挥小组：

1）指挥领导：现场由麻醉科主任、手术室护士长担任总指挥；上报总务科、护理部及总值班后，由相关责任人负责。职责：掌握现场情况，根据情况做出决策，下达指令，统一调配移动式电动吸引器，提供给出血量较多的患者，保证手术安全、顺利完成，维护秩序。

2）成员：包括手术室值班组长、麻醉医生、工人、总务维修科人员。下设现场紧急处理组（手术室护士长、麻醉科主任、手术间巡回护士、麻醉医生、工人）、应急抢修组（医院总务维修科）、秩序维护组（巡视护士、巡视麻醉医生、准备室护士、工人）。

（2）各组分工事项：

1）现场紧急处理组：负责人为麻醉科主任、手术室护士长。成员包括手术间巡回护士、麻醉医生。职责：发现吸引中断者首先应评估原因，是吸引装置问题还是中心吸引中断所致，上报相关负责人。麻醉科主任、手术室护士长了解情况后立即到达现场，统一调配移动式电动吸引器，保证手术安全顺利完成。

2）应急抢修组：负责人为总务维修组组长。成员包括总务维修值班人员。职责：接到中心吸引中断的电话后，立即按照故障情况配合协助修复，并及时向指挥小组汇报情况。若维修人员不能自行排除故障，要立即上报，及时联系负压设备安装公司（售后服务联系人）提供技术支持或来院抢修，事后总结应急救援工作经验教训。

3）秩序维护组：负责人：麻醉科主任、手术室护士长。成员包括准备室护士、手术室工人。职责：向术前准备室的手术患者做好解释工作，安抚患者及其家属的情绪，加强手术室巡视，做好防火、防盗工作。

3. 处置流程

（1）应急负压吸引物品准备：①根据手术量和中心吸引突然停止的发生率等实际情况配置备用物品，配备电动吸引器若干台，分别放置于急诊手术间、仪器间。②设专人管理，定点放置、定期检查，使其处于备用状态。

（2）评估吸引中断的原因：①如为个别吸引装置问题，立即更换备用的吸引装置，保证手术顺利进行，确保患者安全。②如为中心吸引故障，立即使用电动吸引器，同时拨打总务科维修电话，报告麻醉科主任、手术室护士长，并上报总务科、护理部及总值班，保证手术安全进行。

（3）分工与职责：

1）发现吸引中断人员：首先应评估吸引中断的原因，立即电话通知总务科值班人员，通知手术室护士长、麻醉科主任和总值班。

2）巡回护士职责：①查明原因，确定为中心吸引中断，在大手术或出血量较多时，立即将备用的移动式电动吸引器推入手术间。②密切观察患者病情,对清醒患者给予安慰、解释。③记录中心吸引中断的时间、原因。

3)麻醉医生职责:① 密切观察患者病情,安慰患者,做好解释工作。②无移动式电动吸引器且患者呼吸道分泌物较多时,吸痰管可接注射器抽吸。③中心吸引中断期间,手术间麻醉医生不得离开手术间,严密观察患者病情变化及手术进展,并做好记录。

4)洗手护士职责:在没有移动式电动吸引器且术中出血较多时,协助手术医生用 50mL 注射器抽吸血液。

5)准备室护士职责:①中心吸引中断时,向术前准备室的患者做好解释工作,安抚患者及其家属的情绪。②暂停将需要中心吸引的未手术患者接入准备室。

6)手术室护士长、麻醉科主任职责:①立即进行救援工作的人员分工。②掌握各手术间手术情况,做好大手术及出血量较多手术患者的抢救工作。

(二)中心吸引突然停止应急流程图

中心吸引突然停止应急流程见图 10-1-4。

五、突发群体伤应急预案

(一)突发群体伤应急预案

手术室护士长根据医院的具体情况制订详细的突发群体伤应急预案,主要分日间、夜间和周末应急预案。

1. 日间(周一至周五)应急预案

(1)手术室领班接到通知后,立即通知手术室护士长安排手术间和人员,按照急诊、重症优先原则,可要求择期手术让台,将第 1 位急诊患者安排至最近手术间。

(2)立即评估各手术间择期手术的进展情况,协调安排急诊手术及人员。

(3)在接到急诊室的电话通知后,立即准备物品,根据患者的病情和手术种类,按需安排人员赴急诊室进行床边手术急救。

2. 夜间和周末(节假日同周末)应急预案

值班人员接到通知后,立即准备物品,周一至周五首先安排当班护士手术;人员不够时立即呼叫副班;再不够时,呼叫其他科室成员前来帮助。突发群体外伤时,要同时报告手术室护士长,以得到人员安排上的支持与决策。科室制度上要求手术室护士手机必须开启备用。非休长假的护士,通信设备保持处于工作状态。所有员工在任何情况下必须服从召回上班的安排。

(二)突发群体伤应急流程

突发群体伤应急流程见图 10-1-5。

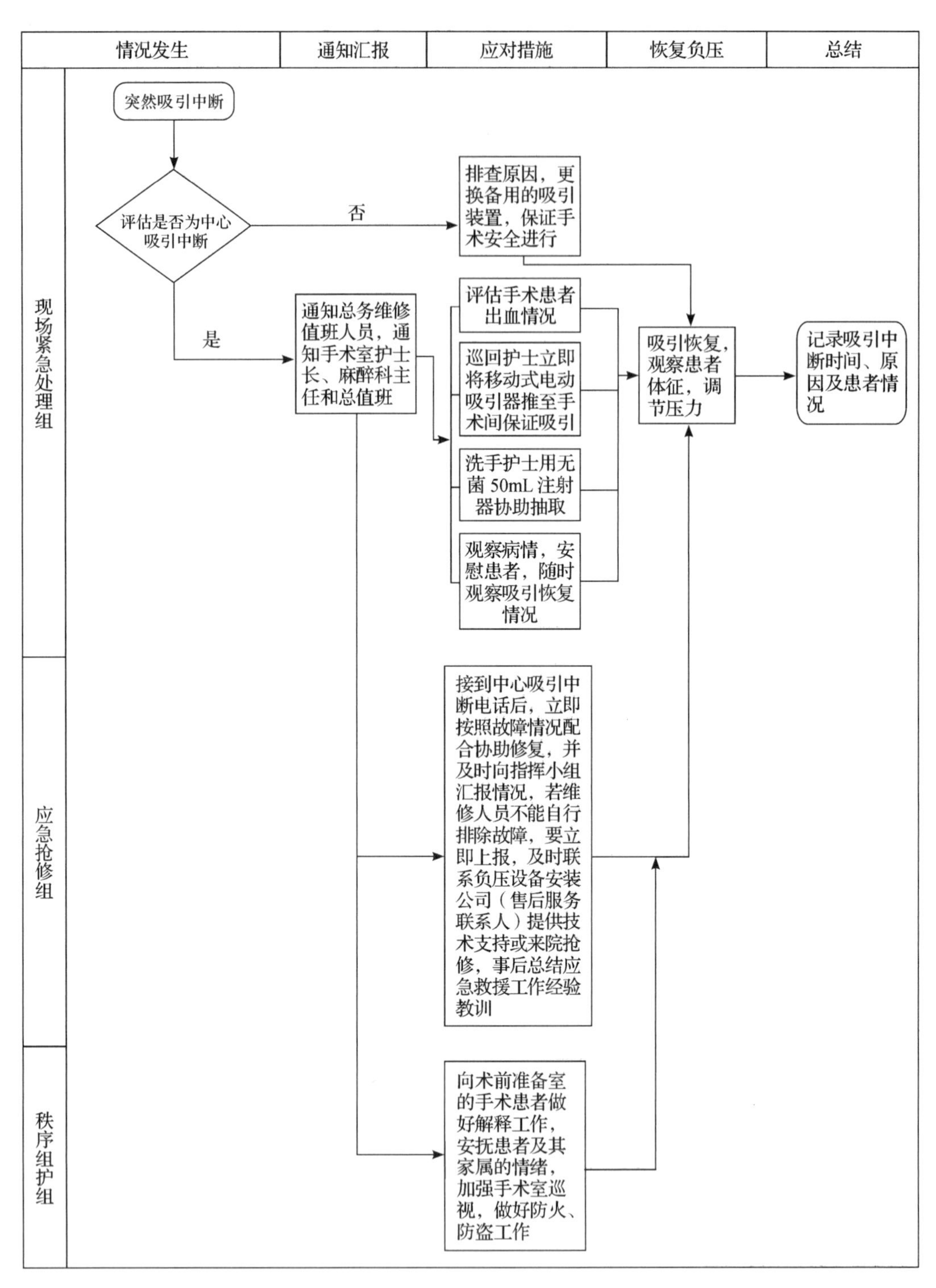

图 10-1-4　中心吸引停止应急流程

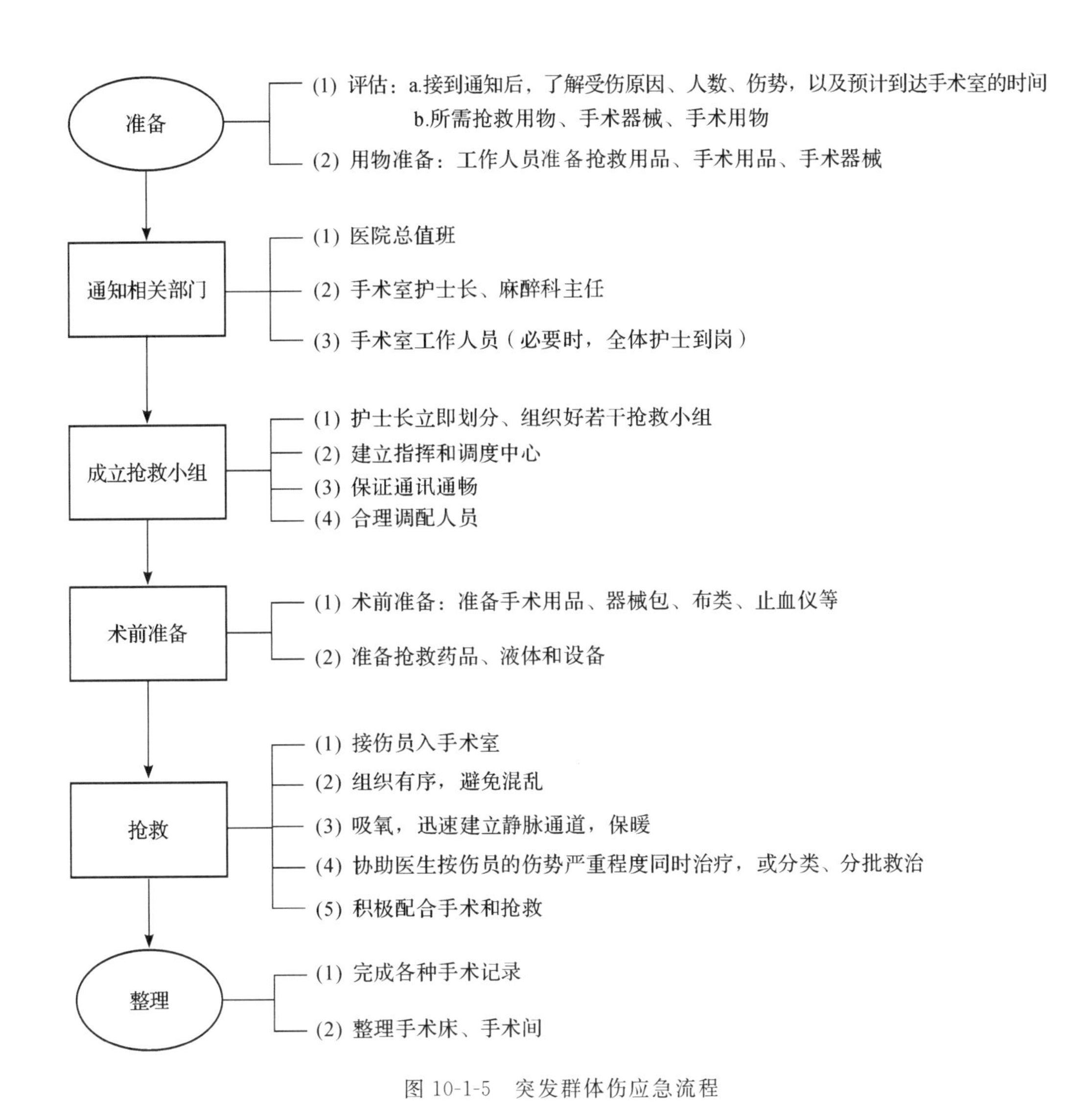

图 10-1-5　突发群体伤应急流程

六、设备故障应急预案

(一)适用范围

设备故障应急预案是为应对手术室设备故障、不能正常使用、影响手术的正常进行而制订的预案。

(二)具体措施

1.遵守医院和科室的设备故障应急预案。

2.故障发生时间分日间和夜间(周末或节假日同夜间)两种情况。

(1)日间(周一至周五)处理措施:①检查并设法排除故障。②通知器械领班/总务领班。③如有备用设备,立即更换使用。④通知负责科室设备维修保养的专职工程师。⑤通知护士长。

(2)夜间(周末或节假日同夜间)处理措施:①检查并设法排除故障。②通知手术室晚班领班或值班主班。③如有备用设备,立即更换使用。④如没有备用设备,通知设备维修科值班人员。⑤必要时通知护士长。

(三)设备故障应急流程

设备故障应急流程见图 10-1-6。

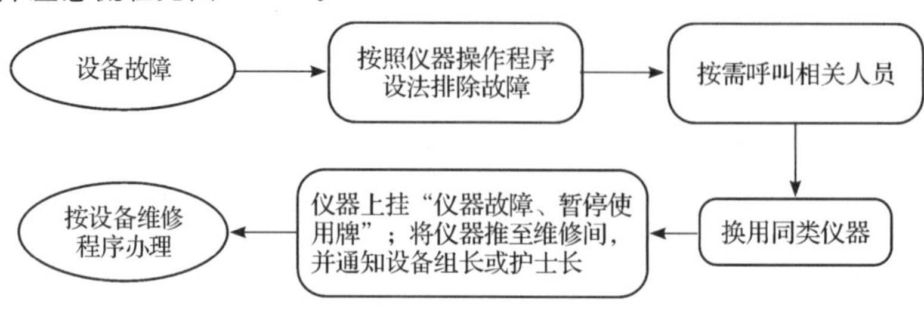

图 10-1-6 设备故障应急流程

第二节 常见手术患者急救制度和流程

一、手术患者急救制度

(一)目 的

1. 为围手术期患者急救提供基本原则和指导。
2. 围手术期护士在急救时明确自身的职责。

(二)完善手术室急救设施设置

1. 手术室

(1)完善每个手术间内急救设施,备有麻醉机、监护仪和各种气道管理用物。

(2)备全各种麻醉药物及急救药物。

(3)备全手术室急救设施,包括除颤仪、电动吸引器。

(4)准备急救器械,包括开腹包,开胸包,开颅包,骨科上肢包、下肢包,椎间盘包,气切包及用物,各种型号气切套管等。

2. 麻醉复苏室

(1)按医院急救委员会制订的统一标准设置急救器材和药品。

(2)麻醉复苏室应配有除颤仪、抢救车(内置各种抢救用物及药物)、急诊气管插管箱、简易呼吸皮囊、各种型号口咽通气道、呼吸机(麻醉机)等。

(三)急救设施的使用与管理

1. 手术室急救设施

(1)所有急救设施和(或)器械均要放置在固定位置,每次使用后清洁消毒,然后及时归位;除颤仪常规定点放置,备用的电动吸引器放于设备贮藏间。

(2)每班检查所有急救用物及仪器功能状态,以备使用。

(3)检查时,若发现有物品、器械缺少,要及时补充;临近有效期的物品、器械要及时使用或更换;在发生急救器械和(或)设备故障时,应及时通知负责本部门设备维修的医学工程部人员。

(4)每天由白班的固定人员测试除颤仪,并有记录。

(5)在大出血手术时,若发生墙式中心吸引故障,可用电动吸引器应对。

(6)设备科按医院相关制度定期检查、维修急救设施(每月1次),并做好记录。

2. 麻醉复苏室急救设施

(1)将除颤仪、抢救车、急诊插管箱、呼吸机放置在麻醉复苏室的固定地方,抢救车内的物品、药品应按医院统一标准放在车内指定的位置。

(2)将简易呼吸皮囊挂于监护床头(按监护床和呼吸皮囊的配备比例为2∶1)。

(3)每个监护床头柜内应备有各种不同型号的口咽通气道。

(4)每月清点抢救车内物品、药品数量及有效期,并记录在相应的表格内。

(5)每班清点简易皮囊、插管箱、除颤仪,并测试以上仪器的功能状态,每班记录。清点时,若发现物品、药品缺少,要及时补充;临近有效期的物品、药品应及时使用或更换;急救器械和(或)设备有问题的,应及时通知负责本部门设备维修的医学工程部人员。

抢救设施仅供抢救时使用,一般不得外借;若确要外借,必须经护士长同意,同时科内还需留有同样的一套,且功能状态完好。抢救结束后,当班护士应在本班内及时补齐抢救车内和(或)插管箱内用物,做好以上急救设施的日常维护保养,用后及时清洗消毒。其中,除颤板用肥皂水或清水纱布擦拭;简易皮囊及加压面罩用后送中心消毒供应中心清洗消毒,并每月做细菌培养,结果需符合院感质控要求;喉镜的喉镜柄用75%酒精棉球擦拭,金属喉镜片送消毒供应中心清洗消毒。医学工程部按医院内相关制度定期检查、维修急救设施(每年1次),并做好记录。

(四)人员培训与管理

所有围手术期护士参加全院的心肺复苏(cardiopulmonary resuscitation, CPR)、基础生命支持(basic life support,BLS)培训与考核(每2年1次)。

1. 手术室护士

(1)参加手术室的急救培训课程,并通过考核。

(2)参加院内BLS课程培训。

(3)可选择参加院内高级生命支持(advanced life support, ACLS)课程培训。

2. 麻醉复苏室护士

(1)每2年参加全院的CPR、BLS培训与考核。

(2)应具有ACLS的有效资格证书,并及时复阅,通过考核。

(3)通过麻醉复苏室的急救设施使用培训与考核(每年1次)。

(4)通过围手术/麻醉各种并发症观察及护理常规考核(每年1次)。

3. 急救相关人员

急救相关人员包括麻醉复苏室住院医生、麻醉科一唤和二唤值班医生、责任护士、麻醉复苏室其他护士、主管医生、护士长、发送调配部/辅助技工。

（五）急诊手术安排原则

1. 每天有专门急诊手术间。
2. 当有 2 台及以上急诊需同时进行时，择期手术让台。
3. 按照患者情况，麻醉医生会诊后考虑安排患者的手术次序。

（六）急救状态时的职责

1. 麻醉医生

(1) 获取患者的相关信息，评估患者，给予合适的麻醉方式。

(2) 手术过程中，当有心肺骤停等危急情况发生时，麻醉医生是整个手术组抢救的指挥者，具有指导和协调作用。

(3) 维持气道通畅及良好的通气状态，维持循环功能稳定。

(4) 采取合适的通气方式（口咽通道、简易呼吸皮囊、气管插管、呼吸机）。

2. 洗手护士

(1) 接急诊手术通知，按需准备手术用物、器材，避免浪费。

(2) 尽早刷手上台，等待患者到达。

(3) 严格遵循无菌技术操作原则。

(4) 遇有心肺骤停等危急情况，立即进行 CPR。

(5) 在麻醉医生的指导下，参与抢救。

3. 巡回护士

(1) 接急诊手术通知，按需准备手术用物、器械。

(2) 辅助洗手护士铺设无菌台，做好常规清点工作。

(3) 巡回护士是整个手术间环境的管理者和控制者，督促手术间内手术医生、麻醉医生的无菌操作执行情况。

(4) 在手术开始前、开始时和开始后，经常巡视和评估用物是否足够，及时给洗手护士添加用物且不浪费。

(5) 当有心肺骤停等危急情况发生时，及时呼叫并获得帮助。

(6) 在麻醉医生的指导下，参与抢救，提供抢救所需的各种物品、器材。

(7) 辅助麻醉医生准备并执行各项急诊操作（准备气管插管用物、药物，吸引器，胸外按压，开放另一条静脉通路等）。

4. 主管医生

(1) 根据病情，按拟定的急诊方案施行手术。

(2) 观察患者对麻醉的反应，经常就术中所观察到的情况与麻醉医生沟通。

(3) 当患者有心搏骤停等危急情况发生时，即刻进行 CPR，参与抢救。

(4) 抢救后，在手术病程录上作相应记录，记录内容包括复苏过程和抢救结果。

5.护士长

(1)协助抢救工作,并且保证此区域有足够的抢救人员。

(2)控制和管理环境,保证麻醉复苏室正常护理工作的开展。

(3)可作为手术室工作咨询人员。

二、大出血、休克急救流程

大出血、休克急救流程见图10-2-1。

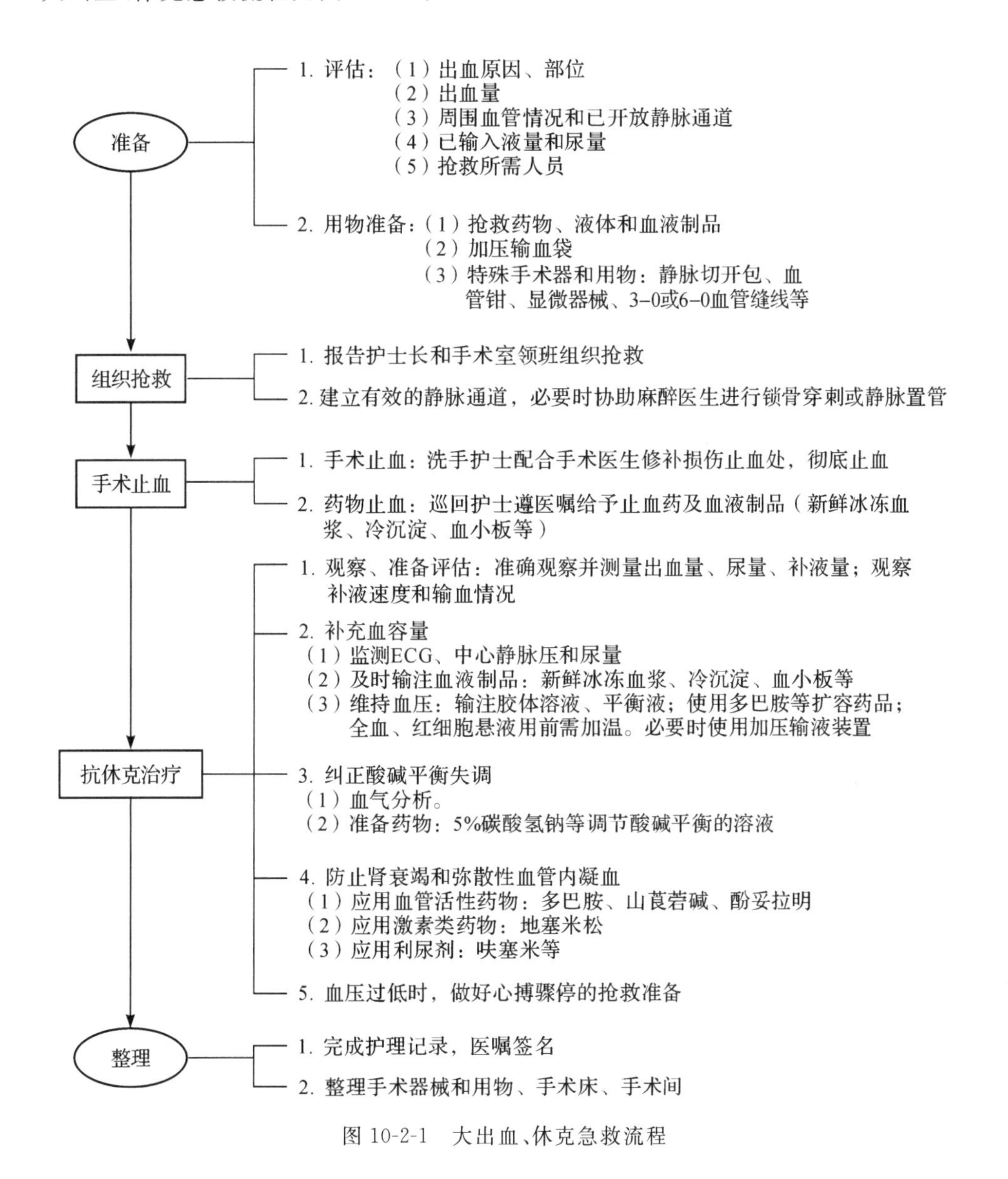

图10-2-1 大出血、休克急救流程

三、肺栓塞急救流程

肺栓塞急救流程见图 10-2-2。

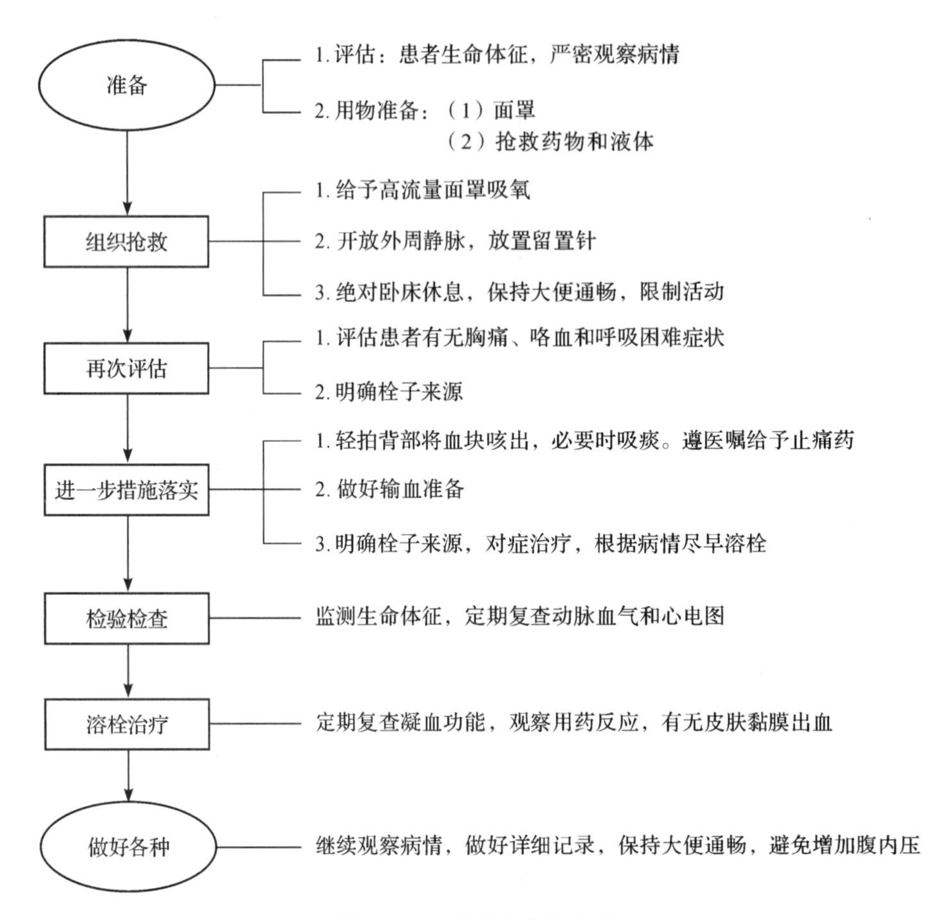

图 10-2-2　肺栓塞急救流程

四、呼吸、心搏骤停急救流程

呼吸、心搏骤停急救流程见图 10-2-3。

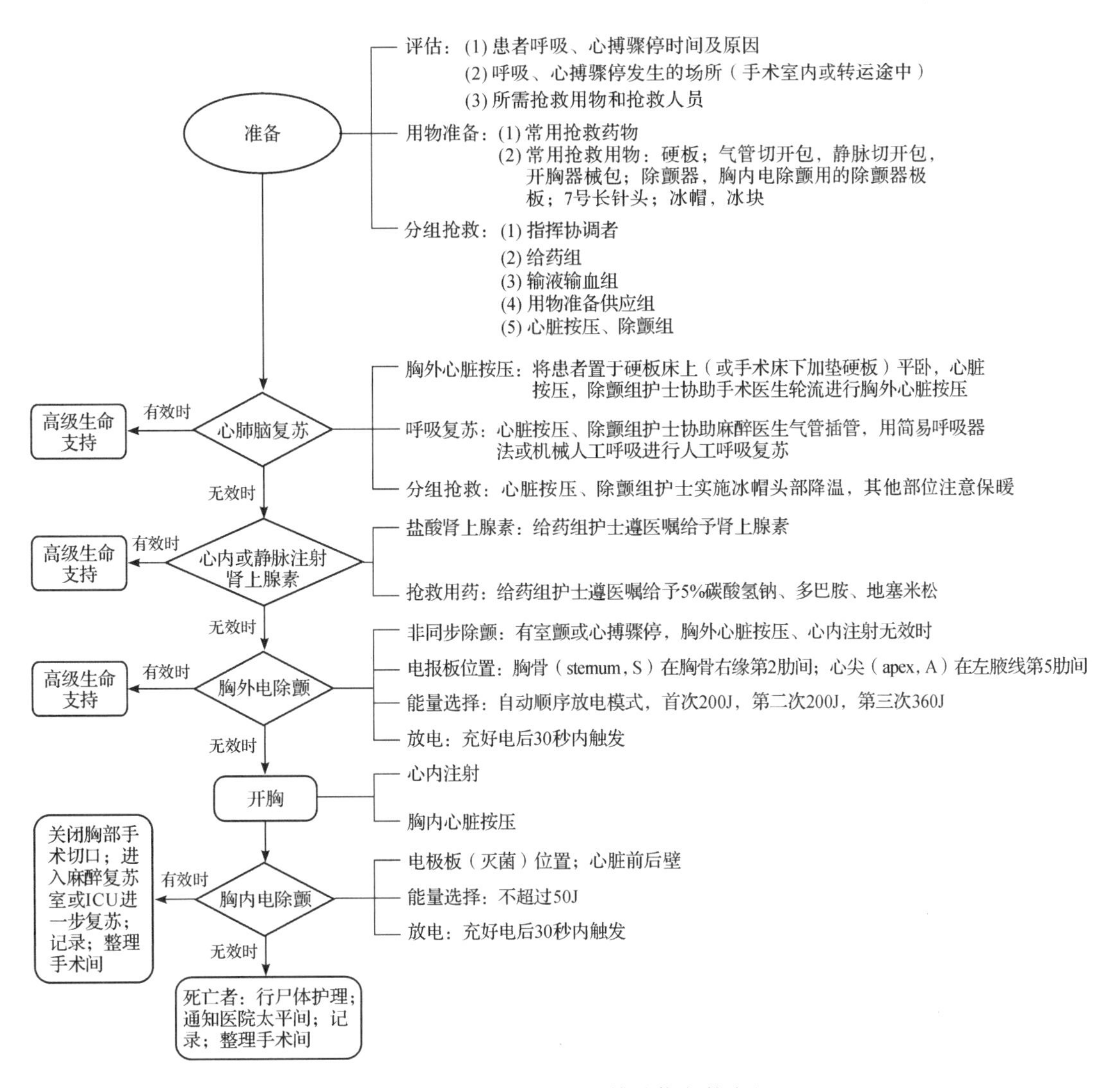

图 10-2-3　室颤，呼吸、心搏骤停急救流程

第三节　手术室常见不良事件处理流程

一、清点不符处理流程

(一)术前发现清点不符

术前发现清点不符指的是在手术开始前，物品清点数目与包内固定基数或完整性不相符。原因多为消毒供应中心包装环节出错，应立即在器械追溯栏内备注器械不符的具体情况，告知消毒供应中心，并在清点记录本上如实记录。

（二）术中发现清点不符

术中发现清点不符指在关闭体腔前、关闭体腔后和缝合皮肤后这3次清点时发现物品数目或完整性与手术开始前不相符。

1. 立即报告主刀医生及护士长，即刻停止手术，开始共同查找缺失的部分或物品。查找的顺序为术野、术野周围、升降台、器械桌、地面及周围区域（包括脚底、敷料、垃圾桶、吸引器瓶及房间各个角落）。

2. 必要时，根据物品的性质采取相应辅助手段查找。可显影物品通知放射科即刻拍片，确认是否遗留术野内；若术中无法拍片，则应于手术结束后在手术间拍片，如在术野内立即取出，确保不遗留于患者体内。

3. 在找到缺失的部分和物品时，洗手护士与巡回护士应确认其完整性，并放于指定位置，妥善保存，以备清点时核查。

4. 如采取各种手段仍未找到，应立即报告主刀医生及护士长，用X线确认物品不在患者体内后，主刀医生、巡回护士和洗手护士签字、存档，按清点意外处理流程报告，填写清点意外报告表，并向上级领导汇报。

二、压力性损伤、烧灼伤的处理流程

（一）手术患者发生压力性损伤、烧灼伤的应急流程

1. 手术前

患者进入手术室，在麻醉和手术开始前，应仔细询问并全面检查患者的皮肤情况，如有破损、红、肿、炎症、化脓等异常情况，巡回护士应在护理记录单或手术患者交接单上详细描述皮肤破损的部位、个数、大小、色泽、性状、程度和等级，并评估手术中可能受压的部位及防护措施。

2. 手术中

（1）压力性损伤：①保护皮肤受压处。对于手术时间长、年老、瘦弱及合并慢性消耗性疾病的患者，摆放体位时应充分保护皮肤受压部位，并加强观察。②发现压力性损伤后，应尽可能去除压力源。③遵医嘱妥善处理压力性损伤创面，必要时请皮肤科医师会诊，遵医嘱采取有效措施。

（2）点灼伤或烧伤：①一旦发生，应立即报告主刀医师和护士长。②检查电刀笔、主机，排除故障，必要时及时更换。③轻度烧伤时，可遵医嘱涂伤药膏等进行治疗。④必要时，请烧伤科或皮肤科医生会诊。

3. 客观记录

（1）发生压力性损伤和灼伤后，巡回护士在手术护理记录单或手术患者交接单上详细描述部位、个数、大小、色泽、性状、程度和等级。

（2）填写压力性损伤或皮肤损伤情况的登记表，客观记录事件发生的原因、皮肤损伤情况及处理措施，巡回护士和主刀医生应签全名。按规定上报护理部等部门。

（3）与主管医生、复苏护士、病房护士交接班。

4. 手术后

术后应随访，追踪患者压力性损伤或皮肤损伤的转归情况。

三、管路滑脱处理流程

（一）各种管道脱出的预防

1. 转运前，确认管道种类、位置，妥善安置各种管道，确保转运安全。
2. 转运过程中，注意管道勿逆流，各路管道尽量靠近患者躯体。
3. 在发生管道脱出或断裂时，应及时报告医生、护士长，同时及时采取有效抢救措施，防止给患者造成更多伤害。
4. 及时准确交接班，严防遗漏。
5. 发生问题后，科室质控组认真分析原因，提出整改措施，并严格执行。

（二）静脉输液脱出

1. 预防措施

固定紧密穿刺处，病房已置好的 Y 形留置针旋紧肝素帽一端，接紧三通以及延长管连接处，做好入科、出科评估；转运时，将输液袋悬挂在转运车输液架上或关闭滴速开关，严防倒置。

2. 应急措施

当发现静脉输液管道脱出时，应及时关闭输液开关，检查脱开处或穿刺处，按无菌原则判断是否需更换输液管道、重置针头。若有渗出肿胀，应拔除针头，压住穿刺处，视穿刺部位不同，按压时间不同。

（三）胸腔引流管连接处断开、脱出

1. 预防措施

转运时，在床旁妥善固定胸腔引流瓶，或以钳子夹闭胸腔引流管近心端，连同胸腔引流瓶一同搬运。

2. 应急措施

胸腔引流管连接处断开，迅速反折近心端引流管；如胸腔引流管自胸腔脱出，立即用手捏闭伤口处皮肤，用干净敷料封闭伤口。立即通知手术医生进一步处理。

（四）尿管脱出

1. 预防措施

专人看管，术中尿管置于患者身体近侧可见处，转运时关闭流量开关，防止逆流。

2. 应急措施

当发生尿管脱出时，检查脱出原因。若球囊完好脱出，检查尿道有无渗血损伤。若球囊破裂且不完整，应立即查找，若未发现球囊破裂部分，及时汇报，遵医嘱执行。

(五)胃管脱出

1. 预防措施

连接紧密,固定牢靠,专人负责。术后有专用的3M鼻贴,可稳固、牢靠地固定胃管。

2. 应急措施

(1)遵医嘱清洁鼻孔。患者手术前以及非食管、胃肠道术后患者应从另一侧鼻孔重新插入胃管。

(2)其余情况立即报告麻醉医生、手术医生,在医生干预下积极处理,以免造成吻合口漏或其他严重并发症。

(六)气管插管、气管切开管脱出

1. 预防措施

(1)连接紧密,固定牢靠,专人负责,做好抢救准备。

(2)麻醉医生随时准备,并备好抢救设备(氧气面罩、气管插管、喉镜、呼吸球囊)。

2. 应急措施

(1)立即协助麻醉医生和(或)手术医生,根据具体情况迅速给氧,同时重新置管。

(2)对于有自主呼吸的患者,立即给予呼吸面罩加压给氧。

(3)对于无自主呼吸的患者,迅速实施人工呼吸等抢救措施。

四、跌倒或坠床处理流程

(一)手术患者坠床的应急预案

1. 预防坠床

患者进入手术间后,立即采取保护措施,并保证至少有一名工作人员在手术间内,不允许患者独自留在手术间。对小儿、昏迷患者、麻醉中患者、麻醉后未苏醒的患者必须采取妥善的固定措施,防止坠床。

2. 发生坠床后的应急措施

(1)迅速判断伤势,取合适体位。立即通知医生和护士长。

(2)经医生检查后再搬动患者,必要时请专科医生会诊或行X线检查,及时治疗。

(3)术后随访,追踪患者转归情况。

(4)在手术室差错事故记录本上客观记录事件发生的原因、经过、患者受伤情况和处理措施,留手术室备查。

五、手术室常见不良事件处理流程图

(一)清点不符处理流程

见图 10-3-1。

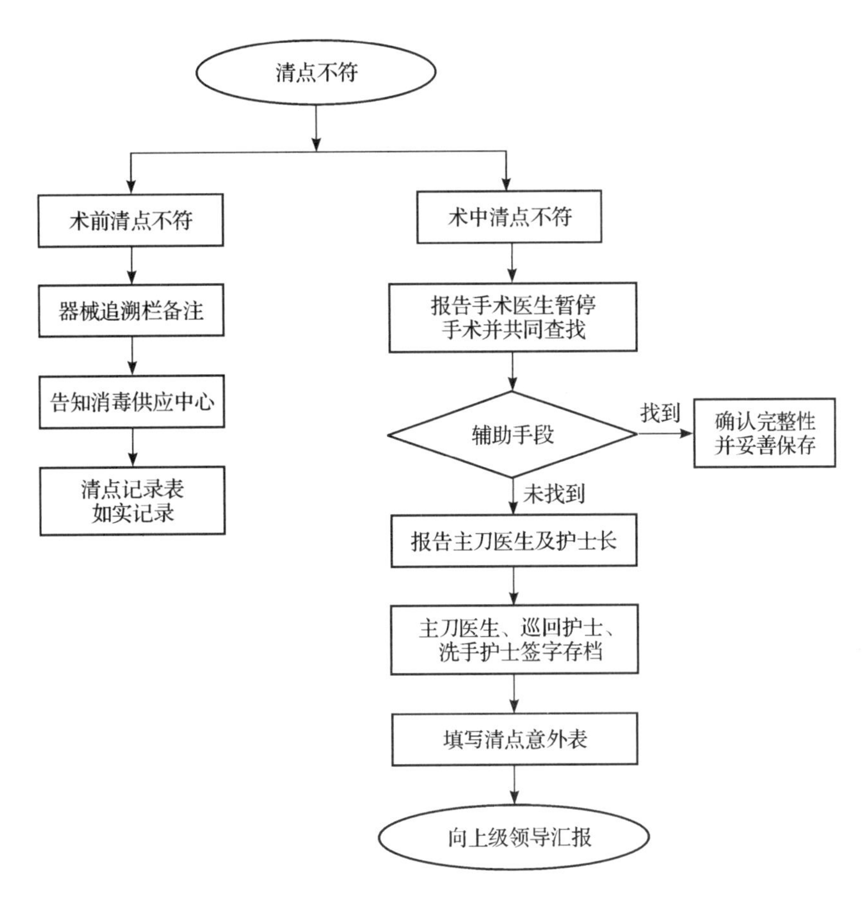

图 10-3-1 清点不符处理流程

(二)患者术中发生压力性损伤的应急预案和处理流程

见图 10-3-2。

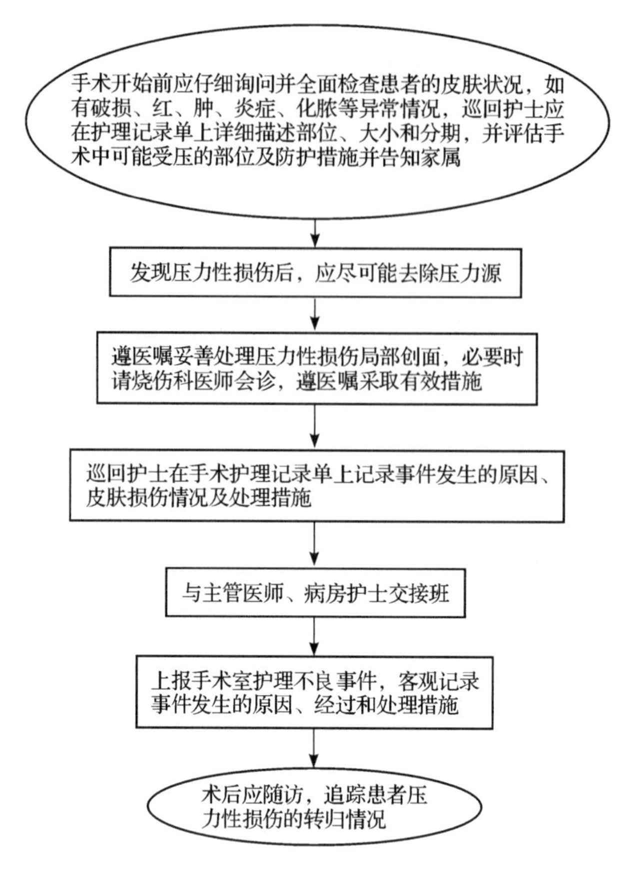

图 10-3-2　患者术中发生压力性损伤的应急预案和处理流程

(三)管路滑脱的处理流程

1. 各种管道脱出的预防

见图 10-3-3。

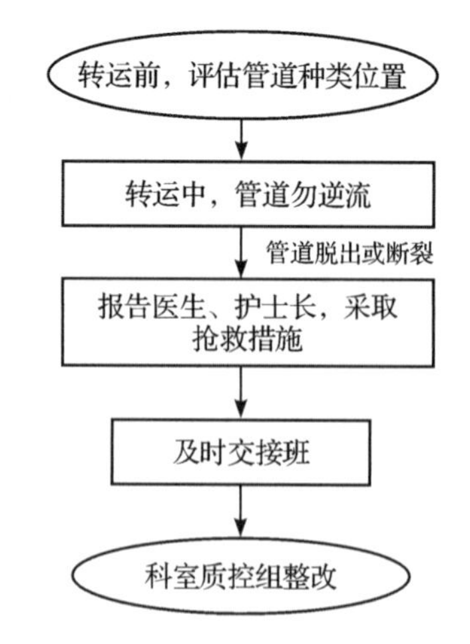

图 10-3-3　各种管道脱出的预防处理流程

2. 静脉输液脱出流程图的处理

见图 10-3-4。

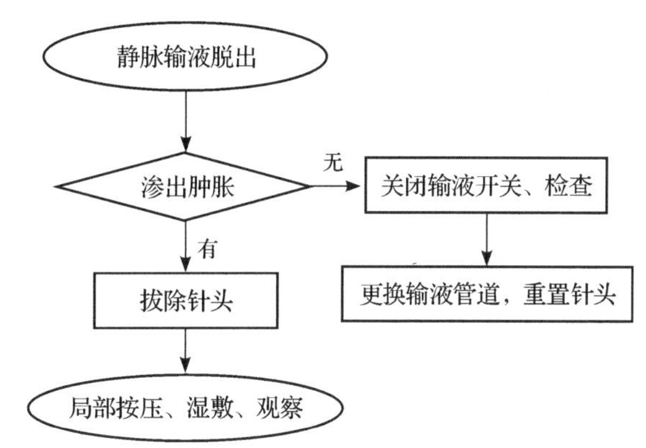

图 10-3-4 静脉输液脱出应急流程图

3. 胸腔引流管连接处断开、脱出应急措施

见图 10-3-5。

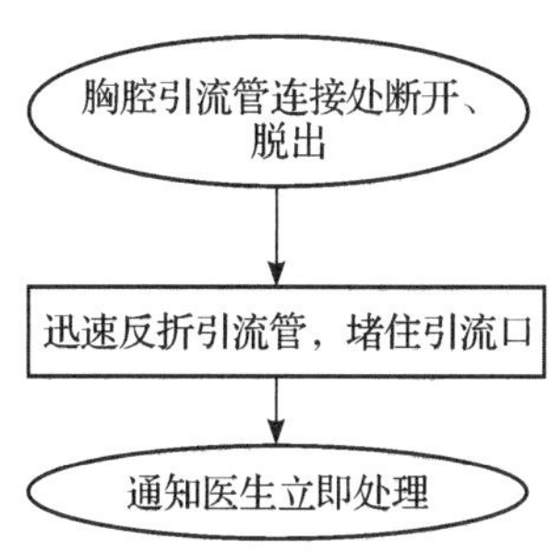

图 10-3-5 胸腔引流管连接处断开脱出应急流程

4. 尿管脱出

见图 10-3-6。

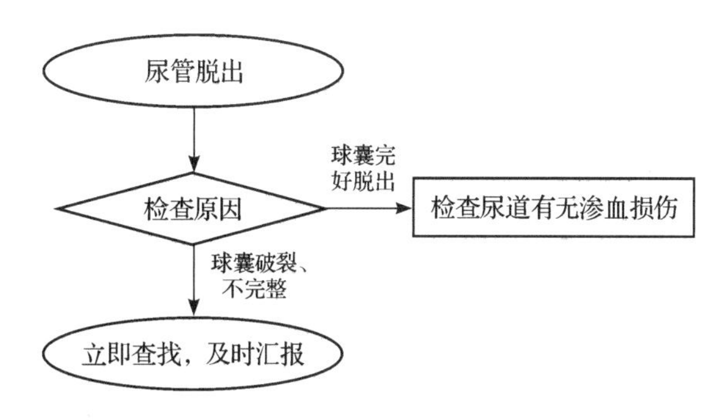

图 10-3-6 尿管脱出应急流程

5. 胃管脱出

见图 10-3-7。

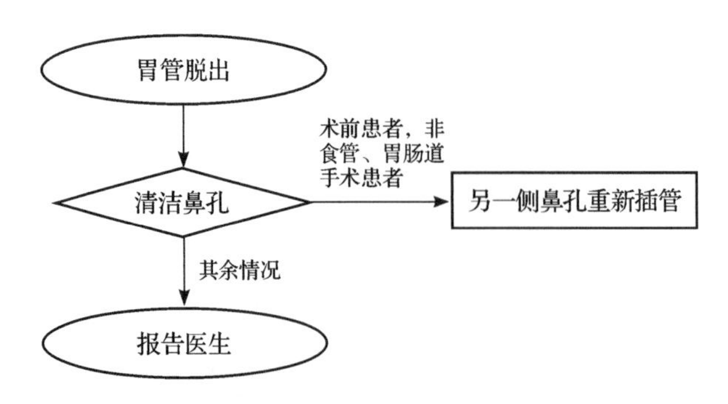

图 10-3-7　胃管脱出应急流程

6. 气管插管、气管切开套管脱出

见图 10-3-8。

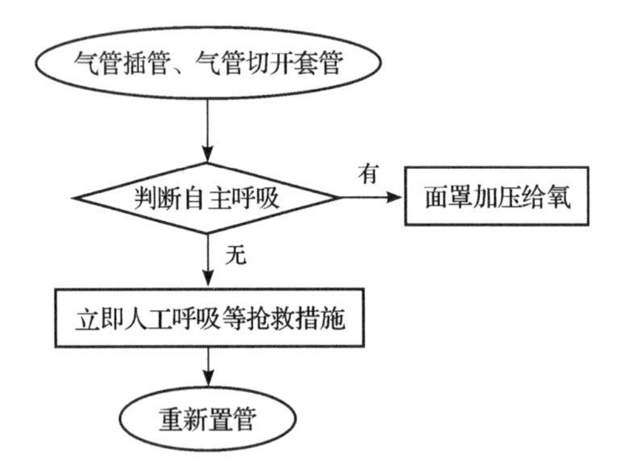

图 10-3-8　气管插管、气管切开套管脱出应急流程

(四)跌倒/坠床应急流程

见图 10-3-9。

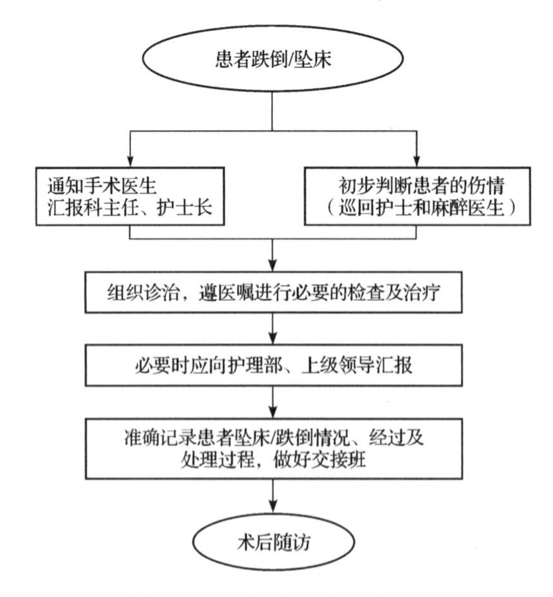

图 10-3-9　跌倒/坠床应急流程

参考文献

[1] 徐欣,陈肖敏,徐雪英.实施国际医院评审标准,完善手术室护士专业化培训[J].中华护理杂志,2010,45(11):1004-1006.

[2] 朱丹,周力.手术室护理学[M].北京:人民卫生出版社,2008.

[3] 胡必杰,郭燕红,高光明,等.医院感染预防与控制标准操作规程[M].上海:上海科学技术出版社,2010.

[4] 魏革,刘苏君.手术室护理学[M].第3版.北京:人民军医出版社,2014.

[5] 郭莉.手术室护理实践指南[M].北京:人民卫生出版社,2021.

第二篇

手术室专科护理

神经外科手术护理

第一节 神经外科常用设备、器械和物品

一、神经外科常用设备

神经外科常用设备包括高频电刀、显微镜、开颅动力系统、导航仪、超声吸引系统、面神经监护仪、电生理监测系统、皮层脑电监测仪及刺激器、头颅固定架、立体定向系统、射频仪、高清内窥镜系统、术中CT、术中MRI。

二、神经外科常用器械

神经外科常用器械包括开颅器械包、后颅特殊器械包、开颅显微器械包、开颅床边拉钩包、经蝶开颅器械包、经蝶开颅显微器械包、开颅动脉瘤夹钳包。具体见表11-1-1至表11-1-7。

表11-1-1 开颅器械包

名称	数量	名称	数量
卵圆钳	2	导引条	1
布巾钳	4	线锯	2
持针器（3粗、2细）	5	拉柄	2
蚊式弯	2	脑压板	4
直角小弯	4	鸭嘴咬骨钳	1
组织钳	4	尖头咬骨钳	1
4# 刀柄	2	扁桃体剥离子	1
刀柄(7号)	1	神经剥离器	1
组织剪	2	脑组织咬钳	1
线剪	1	脑用吸引器(大4.5)	1

续表

名称	数量	名称	数量
脑膜剪	1	脑用吸引器(中 3.5)	1
有齿短镊	2	脑用吸引器(小 3.0)	1
短镊(无齿)	2	头皮夹钳	3
神经有齿长镊	1	弹簧拉钩	2
神经无齿长镊	1	脑脑棉片	8 包
二爪拉钩	1	中单	1
乳突牵开器	1	纱布	20 块

表 11-1-2　后颅特殊器械包

名称	数量	名称	数量
双关粗头咬骨钳	1	脊柱牵开器	2
脊柱牵开器(弓形)	1	中弯血管钳	2
枪状脑用咬钳(大、中、小)	各 1		

表 11-1-3　开颅显微器械包

名称	数量	名称	数量
剥离子	3	取瘤镊直	1
探针 180°	1	取瘤镊左弯	1
探针 45°	1	取瘤镊右弯	1
探针 90°	1	取瘤钳直	1
显微吸引器 1.5 号	1	取瘤钳左弯	1
显微吸引器 2 号	1	取瘤钳右弯	1
显微吸引器 2.5 号	1	显微直剪	1
显微吸引器 3 号	1		

表 11-1-4　开颅床边拉钩包

名称	数量	名称	数量
万向固定杆	1	万向蛇形软臂	2
脑压板	3		

表 11-1-5 经蝶开颅器械包

名称	数量	名称	数量
卵圆钳	2	布巾钳	5
精细持针器	2	神经剥离器	2
血管钳(蚊式)	4	扁桃体剥离器	1
中弯血管钳	2	细长小刮匙	1
组织钳	4	榔头	1
刀柄(7号)	2	上颌窦咬骨钳(长)	1
线剪	2	鼻中隔咬钳	1
扁桃体剪	1	垂直板咬钳	1
鼻中甲剪	1	尖头咬骨钳	1
有齿短镊	1	麦粒钳	1
短镊(无齿)	1	缝针盒	1
神经镊(有齿)	1	妇科纱条	1
神经镊(无齿)	1	5号长针头	1
长枪状镊	2	细纱条、中鱼、棉签	若干
长膝状镊	1	脑棉片、弯盘	1套
直角拉钩	2	小量杯	1
鼻镜	1	凿子	2
脑用吸引器(大)	1	方巾	2
脑用吸引器(小)	2	中单	1

表 11-1-6 经蝶开颅显微器械包

名称	数量	名称	数量
麦粒钳	6	枪状咬钳	1
枪状有齿镊	1	吸引器	4
显微线剪	1	取瘤镊	2
环形刮匙	4	钩刀	3
探针	3	剥离器	1
凿子	5	枪状鼻隔剥离器	1
枪状长刀柄	1		

表 11-1-7　开颅动脉瘤夹钳包

名称	数量	名称	数量
临时动脉瘤夹	4	动脉夹钳	4
显微吸引器	4	大盒子	1
显微剪	1	显微剥离器	6
小盒子	1		

三、常用物品

神经外科常用物品和药品见表 11-1-8 至表 11-1-10。

表 11-1-8　一次性物品

物品名称	物品名称
45cm×45cm 薄膜巾	一次性冲洗器
一次性头皮夹	双极电凝、单极电刀
吸液袋	脑室引流管
吸引器皮管	人工钛板、骨连接片
刀片(11＃、22＃)	V-P 分流管
骨蜡	明胶海绵

表 11-1-9　常用缝线

物品名称	物品名称
丝线(1＃、4＃)	可吸收缝线(2-0、4-0)

表 11-1-10　常用药物

物品名称	物品名称
甘露醇	罂粟碱
丙戊酸钠	

第二节　神经外科常见手术护理配合特点

一、开颅血肿清除术

(一)麻醉方式

开颅血肿清除术常采用全身麻醉。

(二)手术体位

根据血肿部位选择合适体位。

(三)手术物品

1. 常规物品

布类台子、手术衣、前颅包、脑组织牵开器、脑用显微器械(备)、脑科气动开颅系统、双极电凝、单极电刀、吸引器皮管、45cm×45cm 薄膜巾、洁净袋、22 号刀片、11 号刀片、头皮夹、一次性冲洗器、明胶海绵、敷贴、显微镜套(备)。

2. 特殊物品

骨蜡、2-0 缝线、4-0 缝线、止血用品、人工脑膜。

3. 特殊仪器

高频电刀、脑科气动开颅系统。

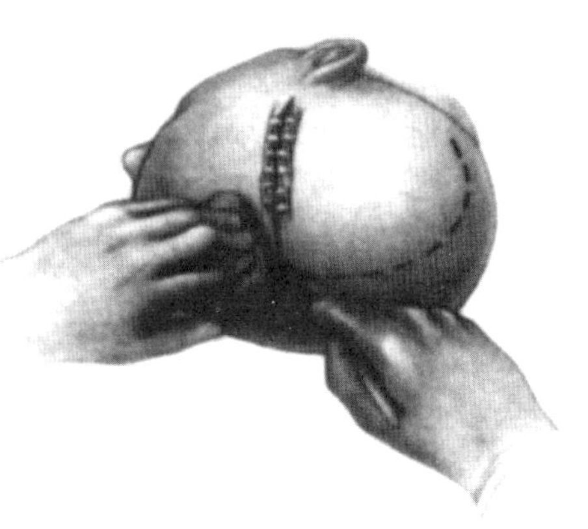

图 11-2-1 常见手术切口

(四)常见术式及图谱

常见术式及图谱见图 11-2-1 至图 11-2-7。

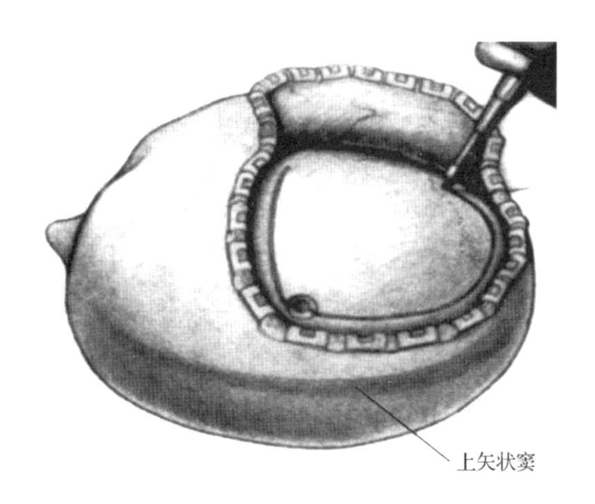

图 11-2-2 颅骨钻孔位置

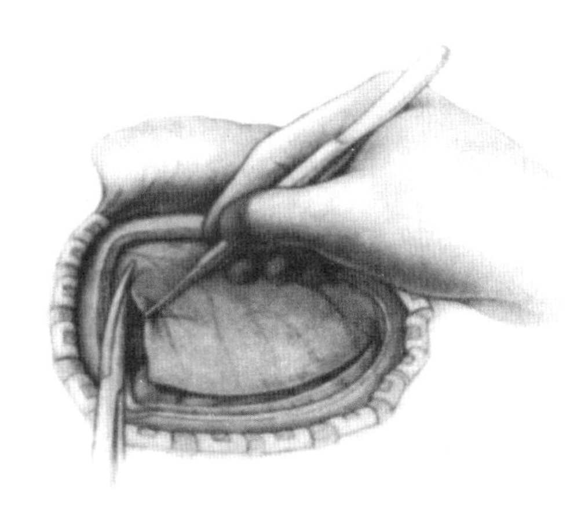

图 11-2-3 剪开脑膜暴露颅内组织

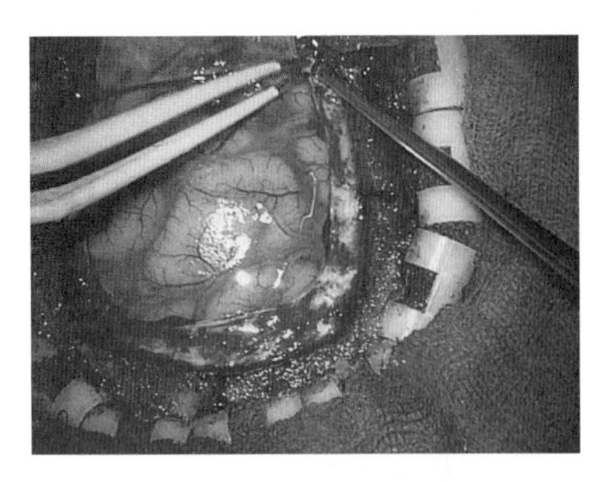

图 11-2-4　双极电凝止血

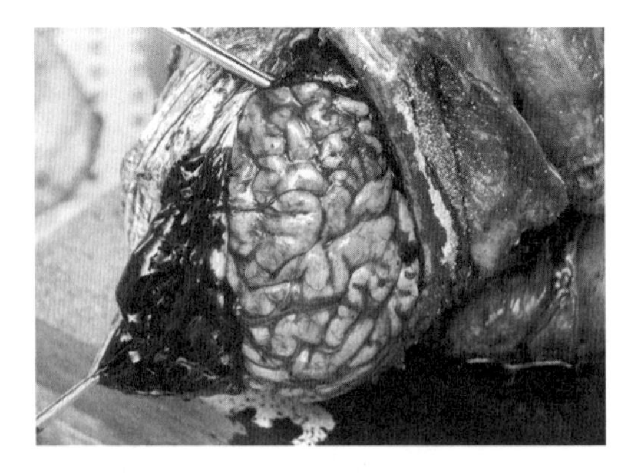

图 11-2-5　暴露出血部位并去除血肿

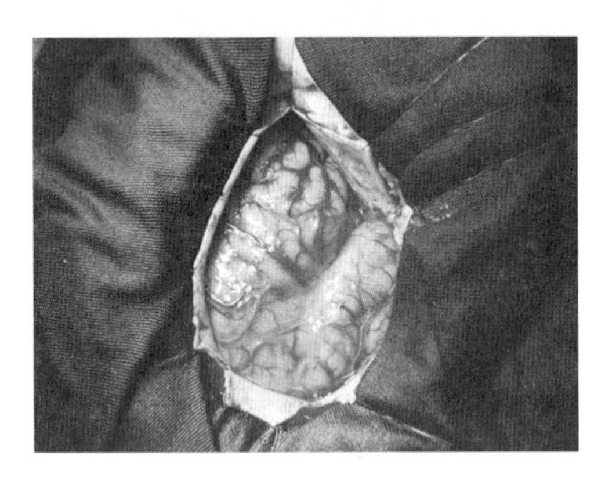

图 11-2-6　止血冲洗创面

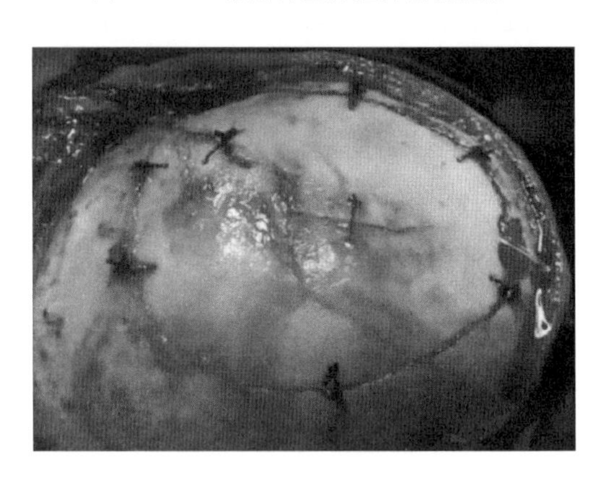

图 11-2-7　缝合颅骨瓣，再逐层缝合头皮

(五)护理配合

颅内血肿清除术手术步骤及护理配合见表 11-2-1。

表 11-2-1　颅内血肿清除术手术步骤及护理配合

手术步骤	护理配合	备注
1. 常规消毒铺巾	消毒前清洁头皮，应用眼膜保护眼睛，用小棉球填塞术侧外耳道	头皮若有开放伤口，分别用5%聚维酮碘和过氧化氢溶液(3%)、0.9%氯化钠注射液冲洗伤口
2. 手术安全核查。做弧形皮瓣切口，边切边用头皮夹夹住头皮，分离帽状腱膜，止血，用生理盐水纱布包裹皮瓣，用弹簧拉钩牵开皮瓣，充分暴露切口	术前清点头皮夹数量，用双极电凝止血，准备一块湿纱布，弹簧拉钩固定妥当	

续表

手术步骤	护理配合	备注
3.剥离骨膜,用气动磨钻磨一小孔,更换铣刀头后锯开骨瓣,用生理盐水纱布包裹骨瓣后合理放置,将术野的骨粉冲洗干净	备骨膜剥离子、扁桃体剥离子、一次性冲洗器,正确连接气动钻,备骨蜡止血	骨瓣取下后应清除边缘骨粉
4.悬吊脑膜,用大脑棉片保护切口边缘	用5×12圆针、0#丝线悬吊,脑棉片用生理盐水浸湿	
5.硬膜上切一小口,剪开脑膜,将脑膜悬吊,暴露脑实质,清除血肿,止血	用11#刀片切开脑膜,备脑膜剪,用双极电凝止血	用小棉片保护脑组织
6.间断缝合硬脑膜,止血,将骨瓣复位,放置引流管,骨膜对位缝合固定,取下头皮夹,消毒皮肤,逐层缝合,敷贴覆盖	物品清点,用5×12圆针、0#丝线缝合脑膜(或0/4可吸收缝线),备14#引流管(或其他引流装置),必要时使用骨瓣复位固定材料,如手术医生评估后骨瓣不复位,则不需使用,用9×24三角针、4#丝线缝合皮肤(或2-0可吸收缝线),5%聚维酮碘消毒	需做颅内减压者,去除骨瓣,引流管接负压球,做好管道标识(中危)

二、开颅幕上肿瘤摘除术

(一)麻醉方式

开颅幕上肿瘤摘除术采用全身麻醉。

(二)手术体位

手术体位采取仰卧位或侧卧位,用头颅固定器固定患者头部。

(三)手术物品

1. 常规物品

布类台子、手术衣、前颅包、脑组织床边牵开器、脑用显微器械、开颅动力系统、双极电凝、单极电刀、吸引器皮管、45cm×45cm薄膜巾、洁净袋、22#刀片、11#刀片、头皮夹、一次性冲洗器、明胶海绵、敷贴、显微镜套。

2. 特殊物品

骨蜡、2-0缝线、4-0缝线。

3. 特殊仪器

高频电刀、开颅动力系统、头颅固定架。

(四)常见术式及图谱

常见术式及图谱见图 11-2-8 至图 11-2-16。

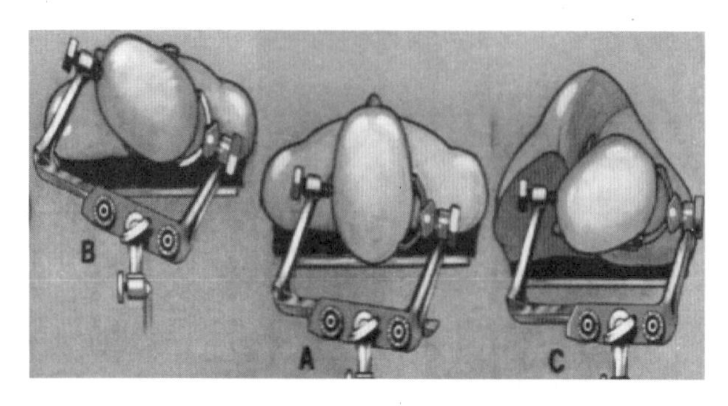

图 11-2-8　开颅幕上肿瘤摘除术仰卧位和侧卧位头颅固定架固定示意

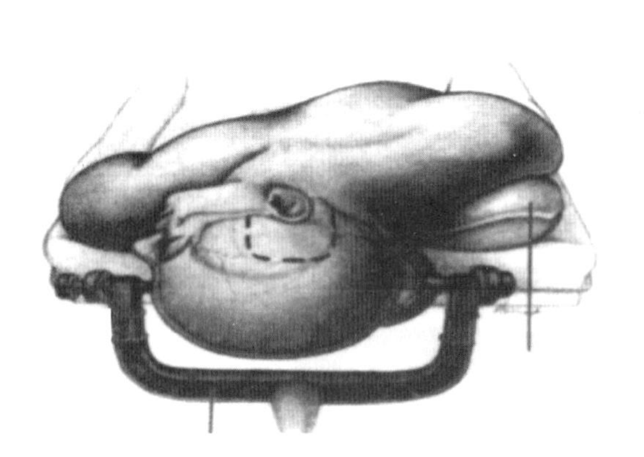

图 11-2-9　标记切口位置

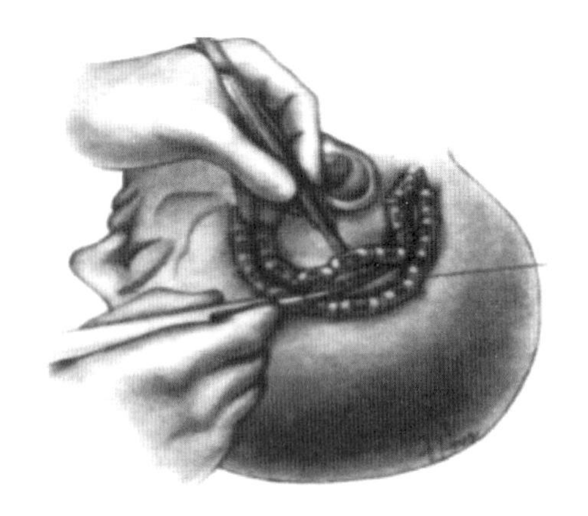

图 11-2-10　切开皮肤

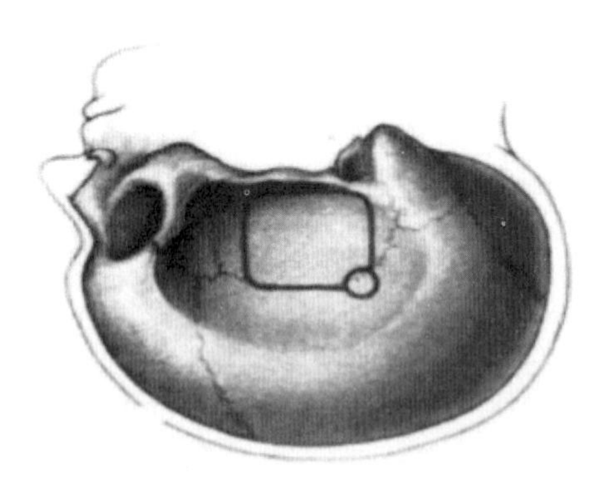

图 11-2-11　确定颅骨瓣切开位置

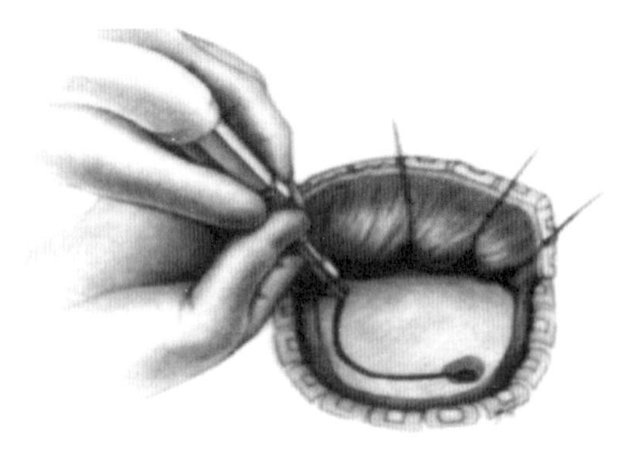

图 11-2-12　锯开颅骨瓣

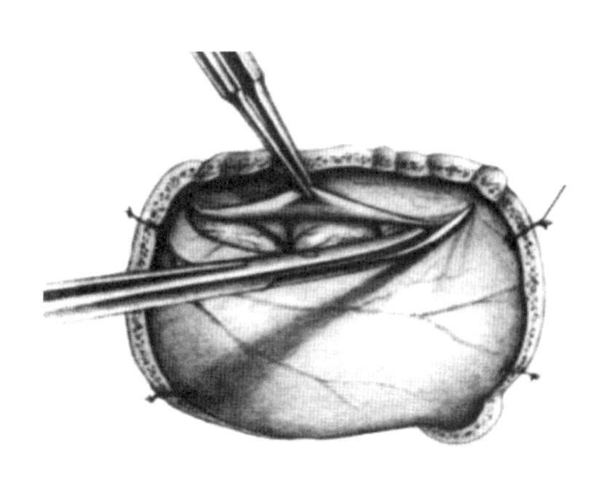

图 11-2-13 剪开脑膜

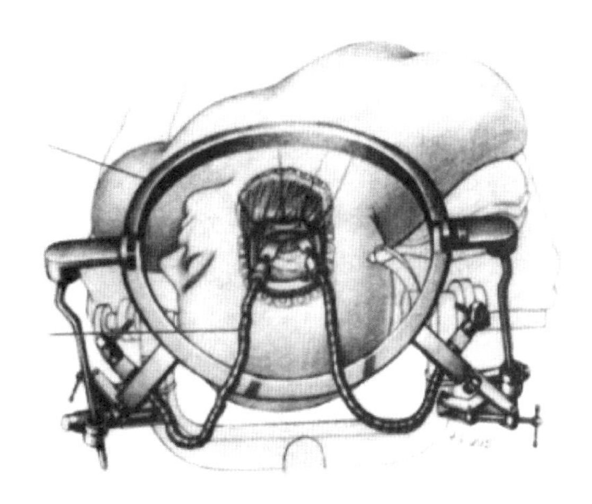

图 11-2-14 牵开切口暴露手术野

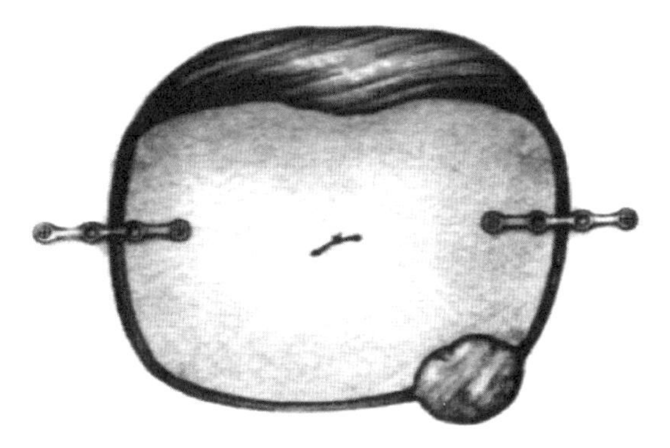

图 11-2-15 颅骨复位固定

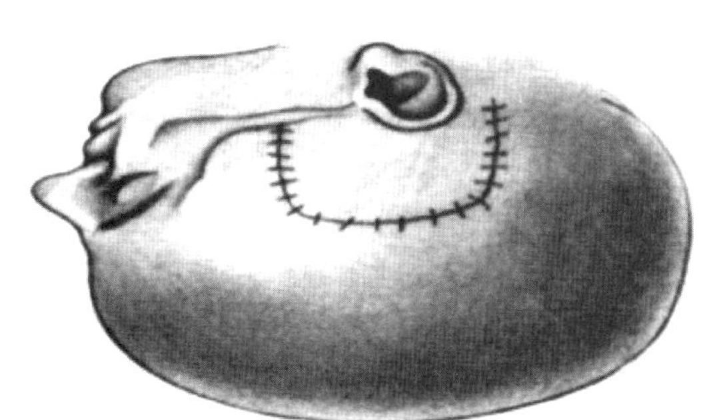

图 11-2-16 逐层缝合,关闭切口皮肤

(五)护理配合

开颅幕上肿瘤摘除术手术步骤及配合见表 11-2-2。

表 11-2-2 开颅幕上肿瘤摘除术手术步骤及护理配合

手术步骤	护理配合	备注
1.安置头颅固定架	备三颗灭菌合格的颅骨固定钉,安置头架时注意患者颈椎安全	注意区分成年人和儿童的颅骨固定钉
2.常规消毒铺巾	齐下颌后方插入托盘,用包布遮盖头架,应用眼膜保护眼睛,用小棉球填塞手术侧外耳道	
3.弧形切口,边切边用头皮夹夹住头皮,分离帽状腱膜,止血,用生理盐水纱布包裹皮瓣,用弹簧拉钩牵开皮瓣,充分暴露切口	术前清点头皮夹数量,双极电凝止血,准备一块湿纱布,将弹簧拉钩固定妥当	划皮前执行手术安全检查

续表

手术步骤	护理配合	备注
4. 剥离骨膜,用气动磨钻磨一小孔,换铣刀头锯开骨瓣,用生理盐水纱布包裹骨瓣,合理放置,将手术野的骨粉冲洗干净,悬吊脑膜,用大脑棉片保护切口边缘	备骨膜剥离子、扁桃体剥离子、一次性冲洗器,正确连接气动钻,备骨蜡止血,5×12 圆针、0#丝线悬吊,脑棉片用生理盐水浸湿	骨瓣取下后应清除边缘骨粉
5. 硬膜上切一小口,剪开脑膜,将脑膜悬吊	用 11#刀片切开脑膜,备脑膜剪、神经镊,双极电凝止血	
6. 分离脑组织,探查肿瘤并切除	递脑棉片保护脑组织,备显微剪、显微吸引器、显微取瘤钳,电凝止血时滴生理盐水降低表面温度,将取下的标本及时放入标本盒	根据手术需要安装床边拉钩,套显微镜罩
7. 肿瘤切除后,用电凝和止血材料止血,无出血后缝合脑膜	备止血材料(如明胶海绵、止血纱布、止血粉等),清点脑棉片和缝针,5×12 圆针、0#丝线缝合脑膜(或 4-0 可吸收缝线)	若脑膜有缺损,备人工脑膜
8. 骨瓣复位,放置引流管,将骨膜对位缝合固定,取下头皮夹,消毒皮肤,逐层缝合,敷贴覆盖切口	14#引流管,骨瓣复位固定材料,清点头皮夹,用 9×24 三角针、4#丝线缝合皮肤(或 2-0 可吸收缝线),5%PVP-I 消毒皮肤	用引流管接负压球,做好管道标识

三、开颅幕下肿瘤切除术

(一)麻醉方式

开颅幕下肿瘤切除术采用静脉复合气管插管全身麻醉。

(二)手术体位

手术体位采用前冲俯卧位或侧俯卧位,用头颅固定架固定患者头部。

(三)手术物品

1. 常规物品

手术衣、前颅包、后颅特殊包、脑用咬钳、脑组织牵开器、脑用显微器械、双极电凝、单极电刀、吸引器皮管、45cm×45cm 薄膜巾、洁净袋、22 号刀片、11 号刀片、一次性冲洗器、明胶海绵、敷贴、显微镜套。

2. 特殊物品

2-0 可吸收缝线、4-0 可吸收缝线、骨蜡。

3. 特殊仪器

高频电刀、开颅动力系统、头颅固定架。

(四)常见术式及图谱

常见术式及图谱见图 11-2-17 至图 11-2-22。

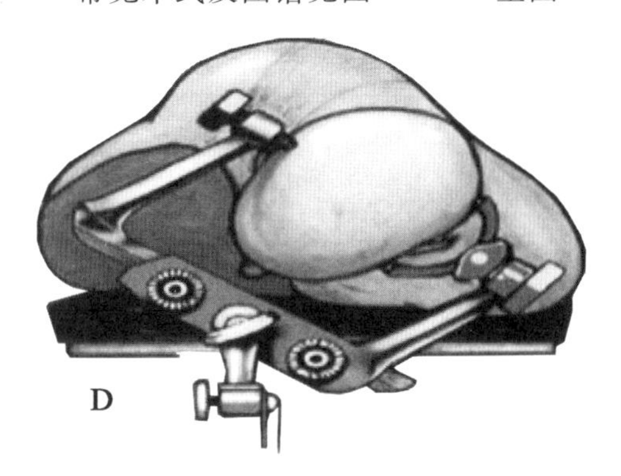

图 11-2-17 摆放正确体位,安置三钉头架

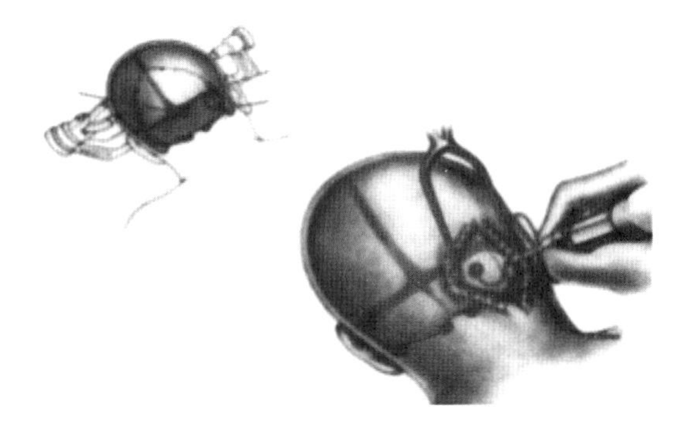

图 11-2-18 切开皮肤,去除颅骨瓣图

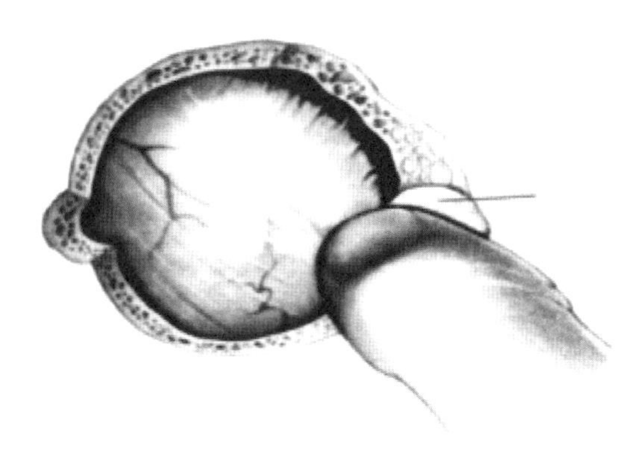

图 11-2-19 暴露手术野

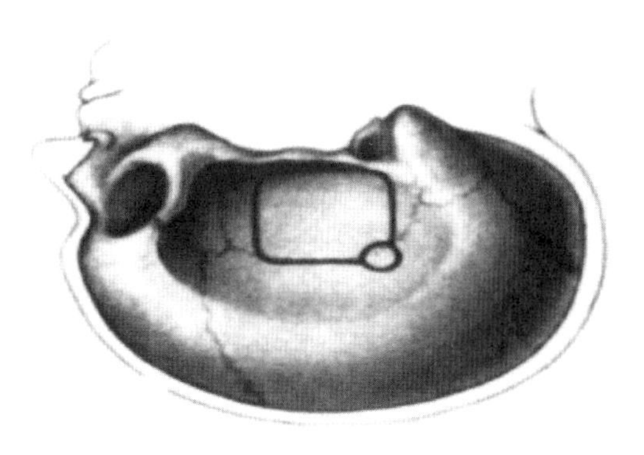

图 11-2-20 分离并保护周围颅脑组织,暴露幕下肿瘤

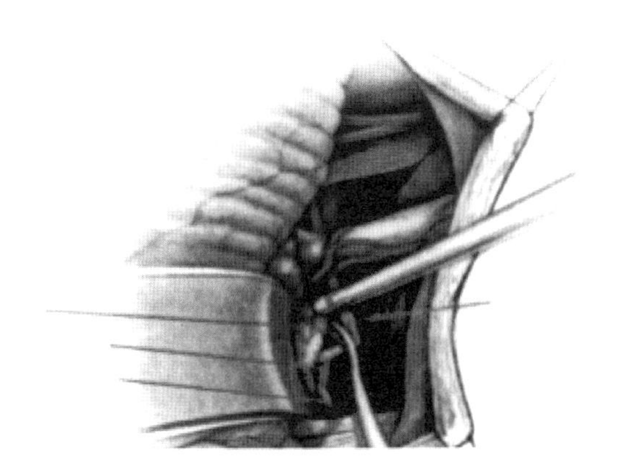

图 11-2-21 切除幕下肿瘤

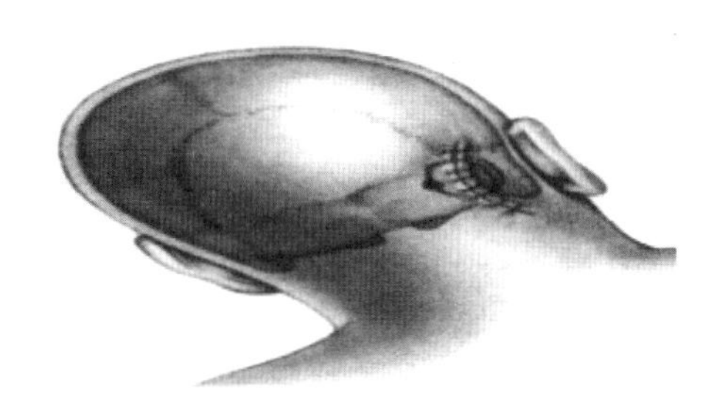

图 11-2-22 逐层缝合,关闭切口皮肤

(五)护理配合

开颅幕下肿瘤切除术手术步骤及护理配合见表 11-2-3。

表 11-2-3 开颅幕下肿瘤切除术手术步骤及护理配合

手术步骤	护理配合	备注
1. 消毒铺巾	递 5％聚维酮碘棉球消毒皮肤，递方巾铺巾	
2. 切开皮肤和皮下组织，分离肌肉层，暴露颅骨，剥离骨膜，止血	连接单极、双极电凝，递脊柱牵开器、后颅窝牵开器、骨膜剥离子于手术医生	划皮前进行手术安全核查
3. 分离骨瓣	正确连接气动磨钻，递咬钳、骨蜡，器械护士用湿纱布包裹骨瓣，妥善保管	
4. 暴露手术野，悬吊硬脑膜，根据肿瘤部位大小剪开硬脑膜	递 5×12 圆针、0＃丝线悬吊，用生理盐水大棉片保护切口，递 11＃刀片挑开脑膜，递脑膜剪剪开硬脑膜	
5. 切除肿瘤，止血	递双极电凝、显微器械、床边拉钩、取瘤钳，准备标本盒，及明胶海绵等止血用品	协助套显微镜罩，注意无菌操作
6. 关闭切口	递 14＃引流管，骨瓣复位固定材料，7＃丝线(或 2-0可吸收缝线)缝合肌层，用 9×24 三角针 4＃丝线(或 2-0 可吸收缝线)缝合皮肤，5％聚维酮碘棉球消毒皮肤	清点物品，引流管接负压球，做好管道标识，执行离室前安全核查

四、经碟垂体瘤肿瘤切除术

(一)麻醉方式

经碟垂体瘤肿瘤切除术采用静脉复合气管插管全身麻醉。

(二)手术体位

手术体位为仰卧位，头后仰，头板低一格或肩下垫高。

(三)手术物品

1. 常规物品

单鼻孔器械包、手术衣、电刀、双极电凝、吸引器皮管、含碘薄膜、洁净袋、一次性冲洗器、11 号刀片、显微镜套、显微磨钻等。

2. 特殊物品

骨蜡、修补材料(自体筋膜或人工脑膜)、缝合材料(线、胶水)。

3. 特殊仪器

显微镜、影像录制系统、开颅动力系统。

(四)常见术式及图谱

常见术式及图谱见图 11-2-23 至图 11-2-26。

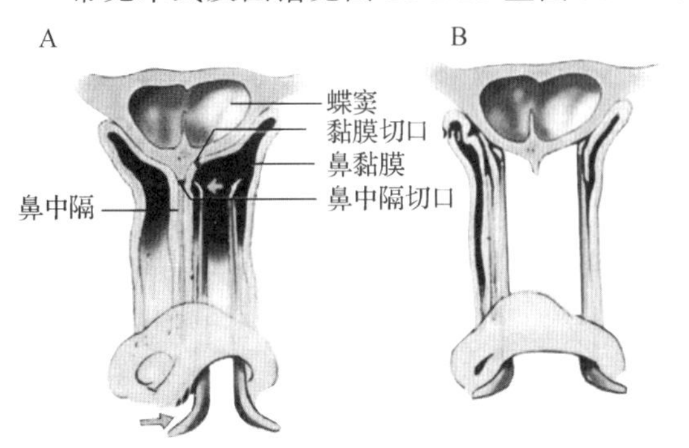

图 11-2-23 切开鼻黏膜、显露蝶窦前壁

图 A：鼻镜从单侧鼻孔进入，切开鼻黏膜，离断鼻中隔；图 B：撑开鼻镜，将鼻中隔推向一侧显露蝶窦前壁

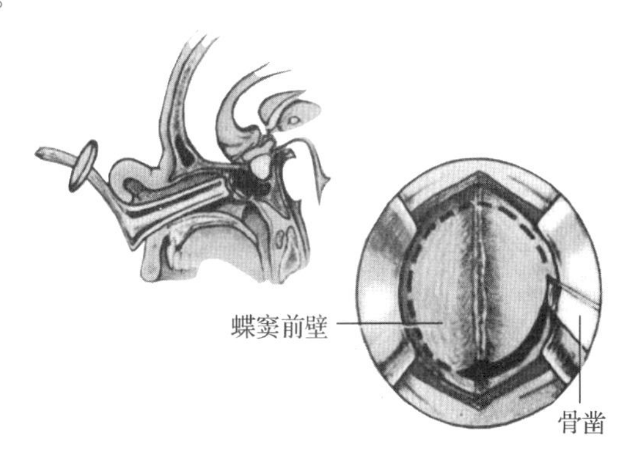

图 11-2-24 进入蝶窦腔

看到蝶窦开口后，骨凿延虚线凿开前壁，进入蝶窦

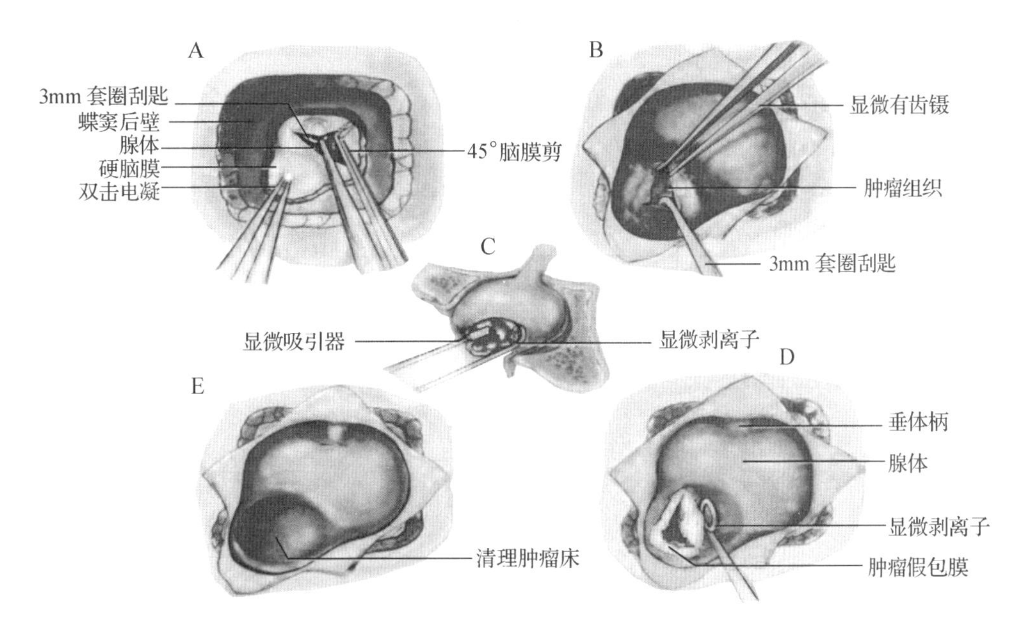

图 11-2-25 暴露肿瘤组织

图 A：去除蝶窦后壁后可见硬脑膜，双极电凝烧灼后切开硬脑膜；图 B：剪开硬膜后可见肿瘤组织，用套圈刮匙掏出肿瘤组织；图 C、D 和 E：用钝性吸引器和显微剥离子去除肿瘤组织，分类假包膜，清理肿瘤床

参考自：[美]罗顿. RHOTON 颅脑解剖与手术入路[M]. 刘庆良译. 北京：中国科学技术出版社，2010.

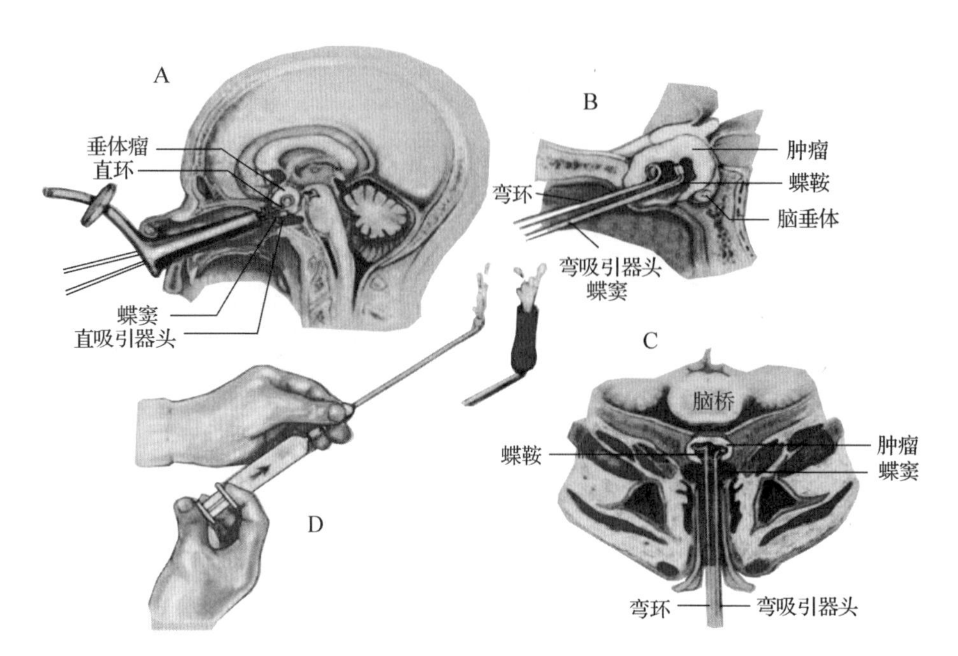

图 11-2-26 经蝶垂体瘤肿瘤切除术

参考自:[美]罗顿. RHOTON 颅脑解剖与手术入路[M]. 刘庆良译. 北京:中国科学技术出版社,2010.

(五)护理配合

经蝶垂体瘤肿瘤切除术手术步骤及护理配合见表 11-2-4。

表 11-2-4 经蝶垂体瘤肿瘤切除术手术步骤及护理配合

手术步骤	护理配合	备注
1. 常规消毒铺巾	应用眼贴膜保护眼睛,用 5% 聚维酮碘棉球消毒皮肤,铺巾时头部包裹	套显微镜罩,注意无菌操作
2. 消毒鼻腔	用 5% 聚维酮碘棉球消毒,或直接用消毒液浸泡鼻腔	消毒用的钳子视为污染器械,不可再用
3. 暴露蝶窦前壁	选择合适大小的鼻镜,备枪状镊、神经剥离器及双极电凝	划前皮执行手术安全检查。显微镜下操作
4. 确定鞍底位置,显露硬脑膜	备显微平凿、圆凿、榔头凿开蝶窦,用颅底咬钳扩大开口,备骨蜡止血,取下的骨片用生理盐水纱布包裹,妥善放置	骨片根据手术需要决定是否放回
5. 暴露肿瘤	备 11# 刀片,刀片应配枪状刀柄	一般做 X 形切口
6. 切除肿瘤	用环形刮匙、吸引器和取瘤钳切除肿瘤,备标本盒	先鞍底最底部,后两侧,最后上部
7. 填塞鼻腔,用纱布覆盖鼻孔	递止血物品、生物蛋白胶,用带有金霉素眼药膏的膨胀海绵填塞鼻腔	切除肿瘤后,若无脑脊液漏,则可开放鞍底;若有脑脊液漏,则需堵住漏口后重建鞍底

五、颅内动脉瘤夹闭术

(一)麻醉方式

颅内动脉瘤夹闭术采用静脉复合气管插管全身麻醉。

(二)手术体位

手术体位为平卧位，头颅固定架固定患者头部。

(三)手术物品

1. 常规物品

手术衣、前颅包、脑组织牵开器、脑用显微器械、脑用动脉瘤夹器械、双极电凝、单极电刀、吸引器皮管、45cm×45cm 薄膜巾、洁净袋、22 号刀片、11 号刀片、头皮夹、一次性冲洗器、明胶海绵、敷贴、显微镜套。

2. 特殊物品

骨蜡、2-0 可吸收缝线、4-0 可吸收缝线、动脉瘤夹。

3. 特殊仪器

高频电刀、开颅动力系统、头颅固定架、显微镜。

(四)常见术式及图谱

常见术式及图谱见图 11-2-27 至图 11-2-44。

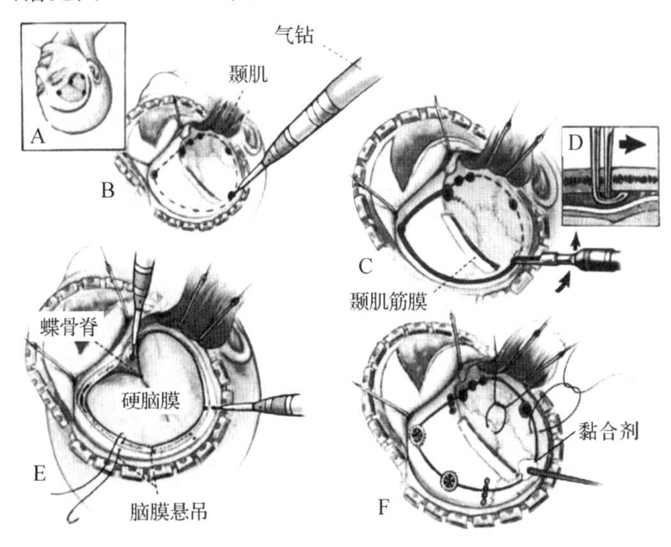

图 11-2-27 颅内动脉瘤夹闭术

图 A：动脉瘤常见手术入路，翼点入路。图 B：气钻磨关键孔。图 C、D：气钻铣开颅骨。图 E：处理蝶骨脊，行脑膜悬吊。图 F：各种固定颅骨的材料、方法

参考自：[美]罗顿. RHOTON 颅脑解剖与手术入路[M]. 刘庆良译. 北京：中国科学技术出版社，2010.

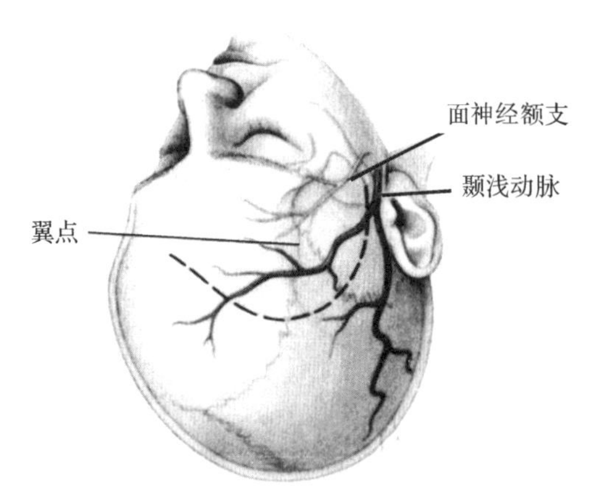

图 11-2-28　颞浅动脉走向

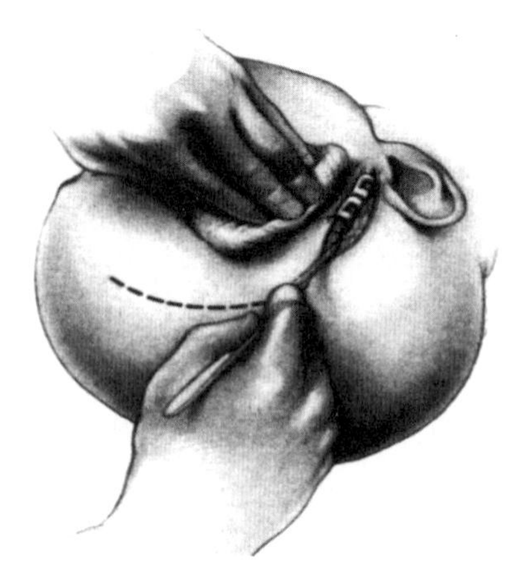

图 11-2-29　翼点入路皮肤切口

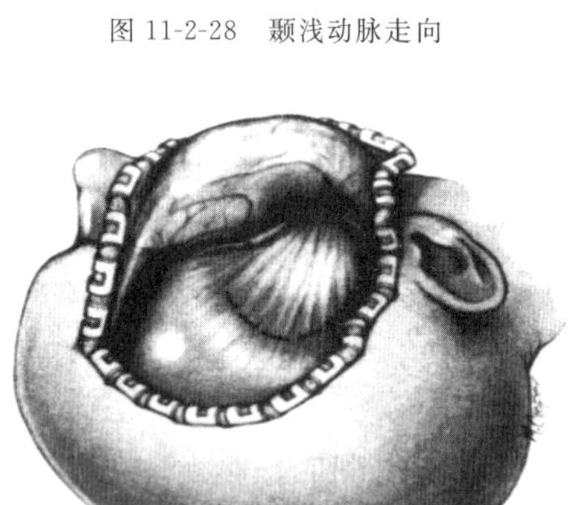

图 11-2-30　显露颞肌、离断颞肌

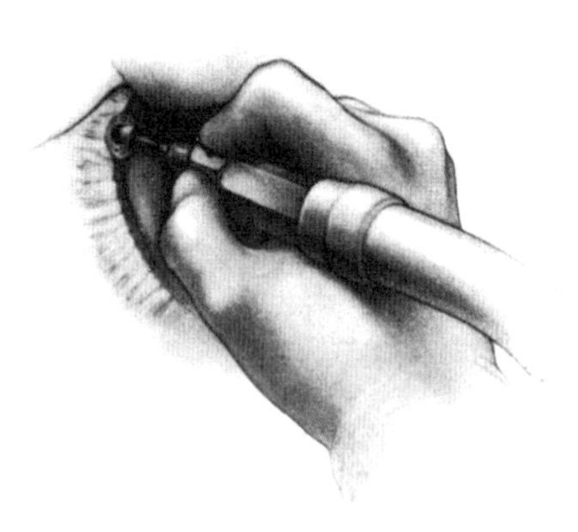

图 11-2-31　用气钻磨头在颅骨上打孔

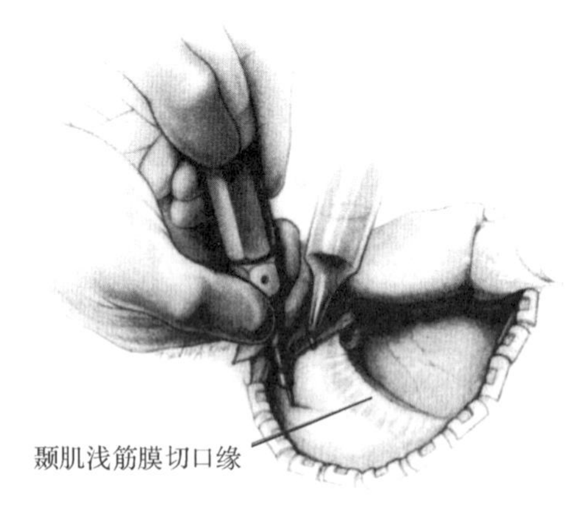

图 11-2-32　用气钻铣刀铣开颅骨

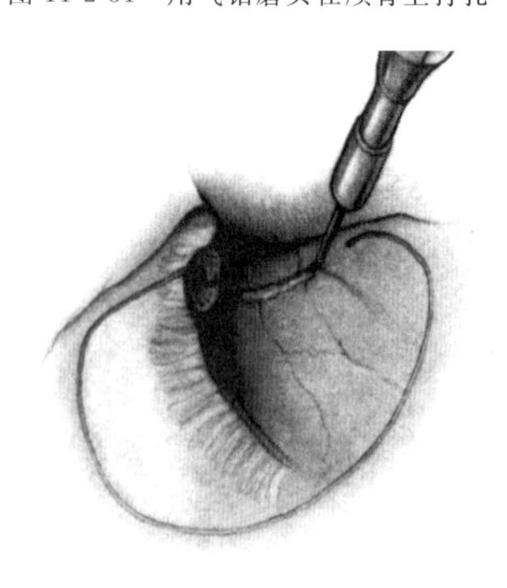

图 11-2-33　用气钻处理蝶骨脊

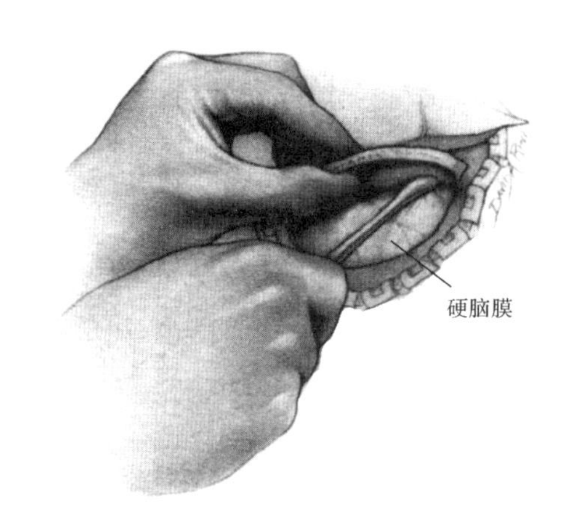

图 11-2-34 剥离颅骨瓣

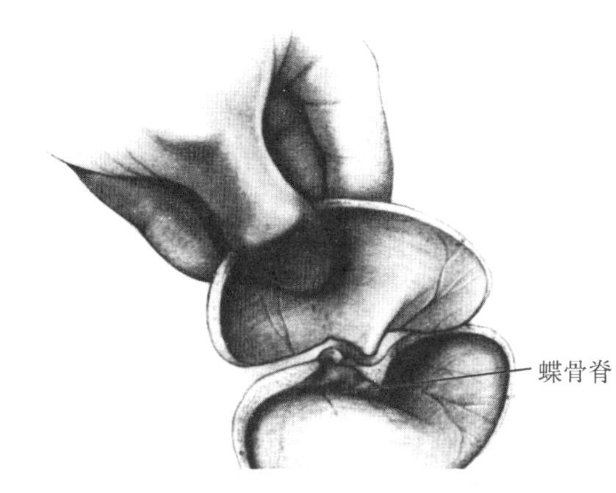

图 11-2-35 离断蝶骨脊部颅骨

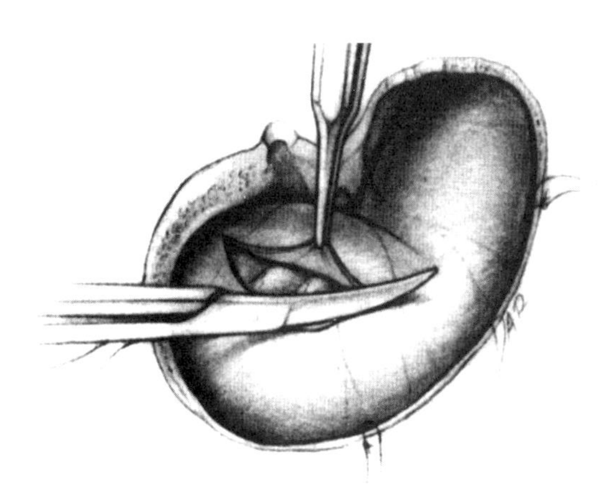

图 11-2-36 脑膜悬吊后剪开硬脑膜

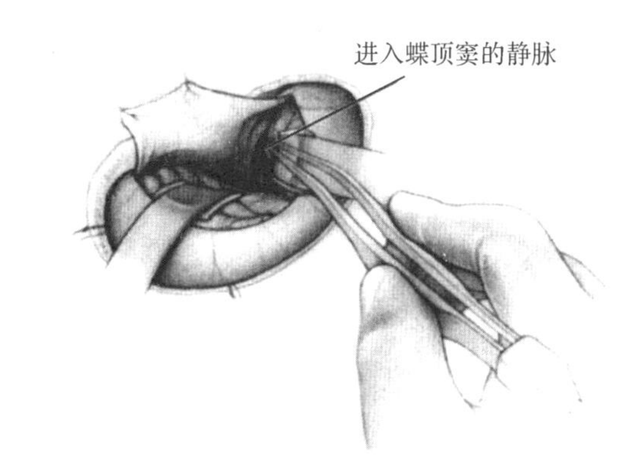

图 11-2-37 脑压板牵开脑组织

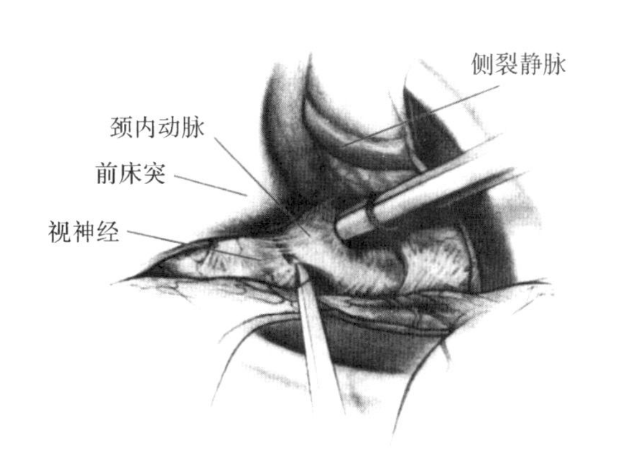

图 11-2-38 显露颅底结构

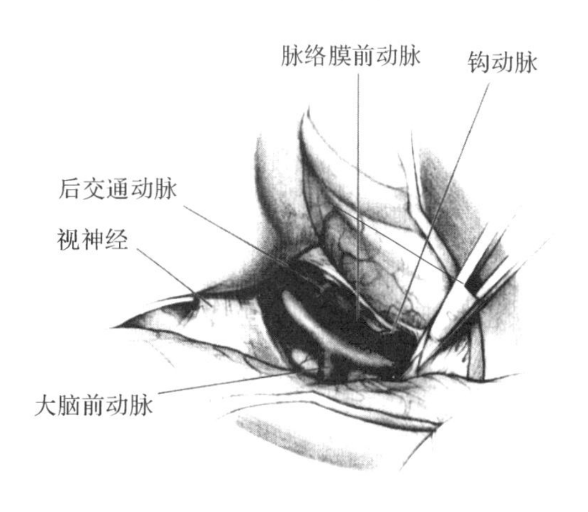

图 11-2-39 显露颅底动脉环

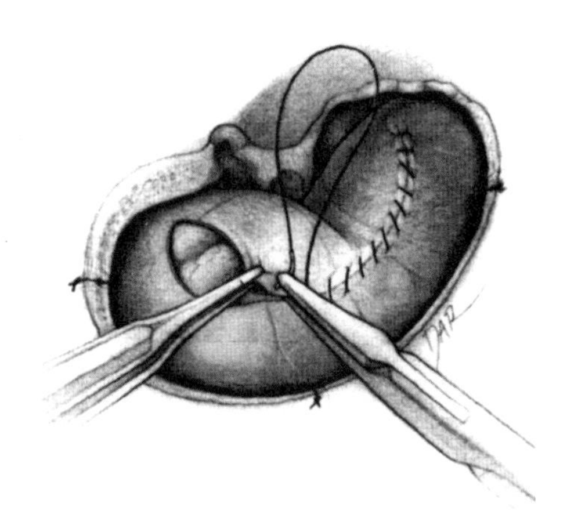

图 11-2-40　动脉瘤夹闭后缝合硬脑膜

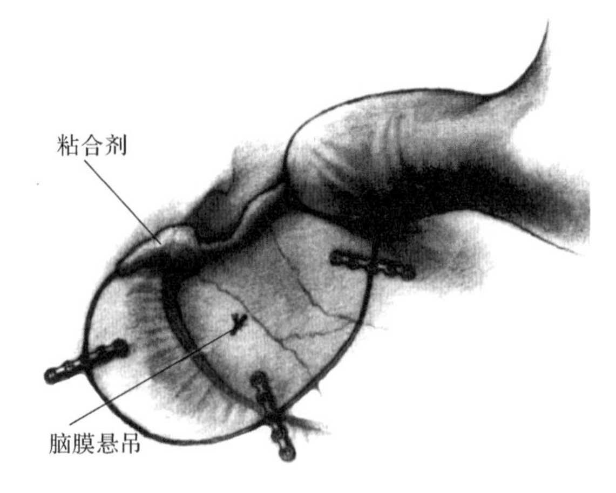

图 11-2-41　固定颅骨

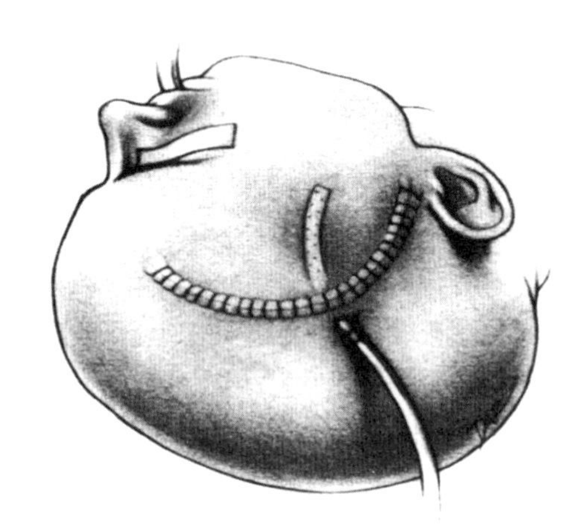

图 11-2-42　放置引流管缝合皮瓣

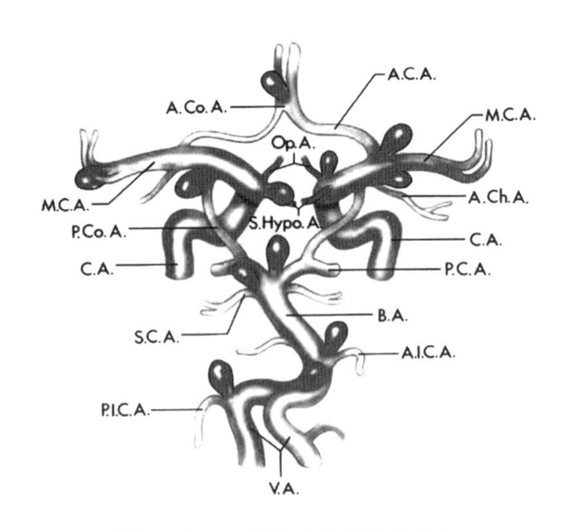

图 11-2-43　颅内动脉瘤常见部位

A. Co. A 大脑前交通动脉；A. C. A 大脑前动脉；M. C. A 大脑中动脉；P. Co. A 大脑后交通动脉；P. Co. A 大脑后动脉；C. A 颈内动脉；B. A 基底动脉；V. A 椎动脉；P. I. C. A 小脑后下动脉；A. I. C. A 小脑前下动脉；S. C. A 小脑上动脉；Op. A 眼动脉；S. Hypo. A 垂体上动脉；

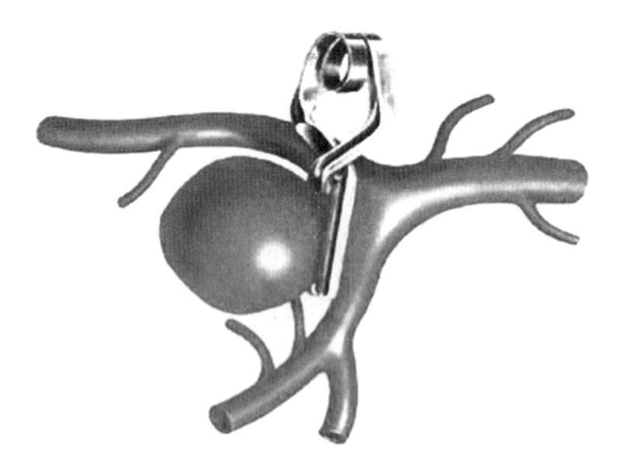

图 11-2-44　颅内动脉瘤夹闭示意

(五)护理配合

颅内动脉瘤夹闭术手术步骤及护理配合见表11-2-5。

表11-2-5 颅内动脉瘤夹闭术手术步骤及护理配合

手术步骤	护理配合	备注
1. 安置头颅固定架，常规消毒铺巾	用眼贴膜保护眼睛，用与外耳道大小相匹配的棉球填塞手术侧外耳道	
2. 翼点入路做一弧形切口，分离帽状腱膜，游离骨瓣开颅，止血	备头皮夹，连接气动磨钻，骨蜡止血，弹簧拉钩，明胶海绵	划皮前执行手术安全检查
3. 悬吊脑膜，脑棉片保护切口四周，剪开硬脑膜	备盐水棉片、11＃刀片、5×12圆针、0＃丝线悬吊脑膜，安装床边拉钩	
4. 切开外侧裂处蛛网膜，逐步向外敞开外侧裂，直至将颈动脉池、视交叉池、终板池都切开	备1mL针筒、显微线剪、钩刀、探针、换显微吸引器，换细头双极电凝刀，修剪脑棉片	备2套吸引装置，选择自血回输装置
5. 按照血管造影所见动脉瘤部位，找到动脉瘤并分离出动脉瘤颈的近、远侧壁	备临时动脉瘤夹	在用临时动脉瘤夹阻断时，注意阻断时间
6. 根据动脉瘤颈长度和宽度确定合适的永久动脉瘤夹，夹闭动脉瘤	备各种型号动脉瘤夹、动脉瘤夹钳，备罂粟碱	
7. 探查瘤体是否完全夹闭，止血，缝合脑膜	备止血材料、脑膜缝合线，清点脑棉片和缝针	有条件的可使用术中荧光造影
8. 骨瓣复位，放置引流管，骨膜对位缝合固定，取下头皮夹，消毒皮肤，逐层缝合，敷贴覆盖切口	递14＃引流管，骨瓣复位固定材料，清点头皮夹、9×24三角针、4＃丝线缝合皮肤(或2-0可吸收缝线)，用5%聚维酮碘棉球消毒皮肤	

参考文献

[1]侯树爱，李文立，吴桂美. 颅内动脉瘤夹闭术20例围术期护理[J]. 齐鲁护理杂志，2010，16(21)：57-59.

[2]闫伟，陈高，牟朝晖，等. 经翼点小骨窗入路治疗前循环颅内动脉瘤患者临床疗效分析[J]. 浙江大学学报(医学版)，2015，44(4)：366-370.

[3]秦冰，应广宇，胡华，等. 经框上外侧入路夹闭颅内前循环动脉瘤的临床应用[J]. 浙江大学学报(医学版)，2015，44(4)：382-388.

[4]中华护理学会手术室护理专业委员会. 手术室护理实践指南[M]. 北京：人民卫生出版社，2020.

[5][美]罗顿(Rhoton A. L.). RHOTON颅脑解剖与手术入路[M]. 刘庆良译. 北京：中国科学技术出版社，2010.

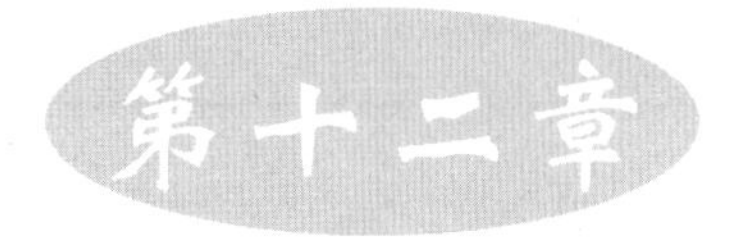

心胸外科手术护理

第一节　心胸外科手术常用设备、器械和物品

一、心外科手术常用设备、器械和物品

(一)常用设备

1. 食管超声

术中超声可以提高心脏手术的成功率。在瓣膜置换术与成形术、先天性心脏病手术治疗过程中，采用食管超声能即时观测及指导手术。食管超声设备需要超声仪器和食管超声探头，使用前后需将食管超声探头严格消毒。

2. 除颤仪

电除颤是心搏骤停抢救、电转心律、心脏复跳的重要措施，除颤仪是心脏手术间必备的仪器，并应有胸外除颤与心内除颤两种除颤连接。

3. 射频消融仪

心脏外科疾病患者合并有房颤时，部分会需要同时使用射频消融仪行射频消融术。

4. 体外循环机器组

该设备从静脉系统引出静脉血，在体外进行氧合，再经血泵将氧合血输回动脉系统实现心肺转流。人工心肺机属于体外循环装置，由氧合器、血泵和辅助设备组成。该设备主要用于心脏手术的体外循环、肺移植的辅助呼吸、大血管外科手术以及急性呼吸衰竭的辅助治疗等。

5. ACT 监测仪

在体外循环手术时，ACT(激活全血凝固时间)监测仪可客观、有效地监测肝素抗凝效果。

6. 手持式血气分析仪

手持式血液血气分析仪，与测试卡片联用，用于血气、电解质、生化等多项目检测。

(二)常用器械

手术器械是外科医生手术操作的主要工具。心外科的手术操作非常精细,还涉及大血管与冠状动脉,所以除了常用的普通器械外,还应准备较多的无损伤器械,如:无损伤镊、剪、持针器,各类不同形状及大小的血管阻断钳,各种心内拉钩等。根据不同手术,配置不同的心外手术器械包,见表 12-1-1 至表 12-1-5。

表 12-1-1 正中特殊器械

器械	数量	器械	数量
钢丝剪	1	柯克钳	6
钢丝持针器	1	无损伤镊	1
胸撑(四叶)	1	线剪	1

表 12-1-2 小切口体外器械

器械	数量	器械	数量
腔镜持针器	1	腔镜阻断钳	7
腔镜打结器	1	腔镜镊子	2
腔镜直角小弯	1	腔镜线剪	1
乳突牵开器	1	小切口胸撑	1
二尖瓣拉钩	1		

表 12-1-3 股动脉插管包

器械	数量	器械	数量
卵圆钳	1	线剪	3
蚊式钳	6	钢尺	1
米式分离钳	1	持针器	2
血管夹	2	布巾钳	2
4# 刀柄	1	整形镊	3
乳突牵开器	1		

表 12-1-4 成人心脏器械包

器械	数量	器械	数量
布巾钳	2	短无齿镊	1
血管钳	6+2	无损伤镊	3
蚊式钳	16+2	甲状腺拉钩	2
扁桃体钳	2	眼睑拉钩	2

续表

器械	数量	器械	数量
组织钳	8	瓣膜拉钩	2
阑尾钳	1(已去除)	心室拉钩	2
钢丝针持	1	吸头(心内)	1
钢丝剪刀	1	四叶胸骨撑	1
柯克钳	8+1	卵圆钳	4
大弯血管钳	2	缝针 7×20(圆)	2
普通针持粗头	2	9×28(三角)	1
血管针持	10(4 把 20cm[4])	6×14(圆)	2
粗剪刀	2	主动脉阻断钳	2
组织剪	3	持瓣钳	1
血管剪	1	瓣膜钳	1
4＃7＃刀柄	各 1	套袋螺母大小	各 1
排气针	1	无损伤钳	3
腱索钩	1	皮管束紧钳	2
直角小弯	2	肾蒂钳	1
太阳旗	1		

表 12-1-5 冠脉特殊器械包

器械	数量	器械	数量
显微持针器	2	肝素针头	1
显微镊子	3	7＃刀柄	1
血管持针器	2	冠脉刀柄	1
内乳动脉镊	2	血管探条	2
血管夹	3	冠脉正向剪	1
显微牵开器	1	冠脉反手剪	1
显微神经拉钩	1	显微剥离器	1
超锋利剪	1	侧壁钳	2
冠脉胸撑	1	胸撑	3
内乳胸撑	1	钛夹钳	4

(三)手术用物

1. 特殊用物

心外科手术特殊用物见表12-1-6。

表12-1-6 心脏手术特殊用物

物品名称	物品名称
心脏心内除颤板	胸骨电锯
测瓣器与持瓣钳	胸骨板
瓣膜成形时备成形测瓣器	体外肺动脉流出道扩张棒
冠脉流量仪	脑压板
咬瓣钳	神经拉钩

2. 常用耗材物品

心脏手术常用耗材物品见表12-1-7。

表12-1-7 一次性物品

物品名称	物品名称
3M保护膜、洁净袋	一次性冲洗器、纱条
输血器、敷贴	刀片(11#刀片、15#刀片、23#刀片、冠脉尖刀)
1、10、20mL注射器,18号套管针	单极电刀、吸引器皮管
0、2、3号丝线	小号、中号钛夹
骨蜡、钢丝	28号腹腔引流管、30号胸腔引流管、肛温管
0#紫色可吸收缝线、5-0皮内线	体外套针

3. 专科用线

心脏手术的专科用线有2-0至8-0血管缝线、带垫片涤纶编织线(成形术用不带垫片编织线)、5#钢丝(儿童手术2#钢丝)、临时起搏导线、CV-4、CV-5血管缝线、特殊防渗漏血管缝线、室壁瘤缝线。

4. 高值耗材物品

心脏手术的高值耗材物品包括心脏补片、人工血管、带瓣管道、心脏瓣膜(生物瓣、机械瓣)、人造瓣环、固定器、打洞器、分流栓、橡皮针、冠脉胸撑套包、射频消融笔、毛毡片等。

二、普胸外科手术常用设备、器械和用物

(一)常用设备

1. 内窥镜机组

内窥镜机组包括以下几个方面。成像系统:镜子、摄像头、摄像主机、监视仪;冷光源系

统：冷光源主机、光导纤维。

2. 超声刀

超声刀设备包括超声仪器、超声换能手柄、一次性使用超声刀头。

(二)常用器械

普胸外科手术周围涉及大血管与心脏，操作需要非常精细，除常用的普通器械外，还应准备较多的无损伤器械，如：无损伤镊、剪、持针器，各类大小形状的血管阻断钳。同时，需根据不同的手术类型，配置不同的手术器械包（见表12-1-8至表12-1-10）。

表12-1-8　切肺器械

器械	数量	器械	数量
布巾钳	4	长镊	1
直血管钳	2	无损伤镊	2
中弯血管钳	6	腹壁拉钩	1
扁桃体血管钳	4	肩胛骨拉钩	1
组织钳	2	西姆氏拉钩	1
持针器(短)	3	甲状腺拉钩	1
持针器(长)	1	吸引器	1
弯柯克钳	1	肋骨剪(备用)	1
大中弯血管钳	4	合拢器(备用)	1
直角小弯	2	骨膜剥离子	1
肺叶钳	1	游离器	1
支气管钳	1	胸撑(中号)	1
4# 刀柄	1	胸撑(小号)	1
线剪	1	卵圆钳	4
组织剪长、短	各1	压肠板	1
短镊(有齿)	2	短镊(无齿)	1

表12-1-9　正中特殊器械

器械	数量	器械	数量
柯克钳	6	胸撑(四叶)	1
钢丝持针器	1	无损伤镊	1
钢丝线剪	1	组织剪(长)	1

表 12-1-10　胸腔镜肺切除器械

胸腔镜器械	数量	普通添加器械	数量
10mm 曲罗卡	1	中弯血管钳	2
5mm 曲罗卡	2	大中弯血管钳	2
冲洗吸引管	1	组织钳	2
肺叶钳	1	持针器	2
左弯(长)	1	吸引器	1
左弯(短)	1	线剪	1
钛夹钳	1	组织剪	2
线剪	1	卵圆钳(直弯,有齿,无齿各 1)	3
电钩	1	4＃刀柄	1
推结器	1	有齿短镊	1
长卵圆钳 43cm	1	直角小弯	1
短卵圆钳 34cm(有齿)	1	乳突牵开器	1
短卵圆钳 34cm(无齿)	1	甲状腺拉钩	1
1＃钳	1	无损伤镊	1
3＃钳	1	9×28 三角针	1
4＃钳	1	13×24 圆针(自行选择)	1
2＃钳(备用)	1	胸腔镜针持	1
单孔吸引器	1	淋巴结钳	1
双关节卵圆钳	1		

(三)手术用物

普胸外科手术用物具体见表 12-1-11。

表 12-1-11　普胸外科手术用物

常用物品	专科高值耗材物品
胸腔引流管	CDH 吻合器(用于吻合食管)
关胸线、5-0 皮内线、2-0 鱼钩线、荷包线	各个型号的血管缝线
骨蜡、钢丝(胸骨正中劈开时关胸用)	EC(PSE)60A、PSE45A(用于切割或闭合组织)
3M 保护膜、洁净袋、一次性冲洗器、纱条、刀片	根据招标情况以及各个厂家的切割吻合器说明选择
0、2-0 号丝线、单极电刀、吸引器皮管	HJN150(用于切割线或闭合组织)

第二节　心胸外科手术护理配合特点

一、心外科护理配合

(一)心包手术护理配合

1.对于心包部分切除患者,术前应详细了解患者感染菌种的情况(结核或化脓性感染),针对不同的感染原因,术后巡回护士对手术间进行不同的处理。

2.心包剥离时,准备充足的显影纱布,边止血边分离,准备止血物品,如止血胶、止血纱布等;在出现大面积渗血时,及时处理。

3.心包剥离手术中,巡回护士密切关注患者心率的变化,在发生心率过缓或多发室性期前收缩时,通知医生停止操作。

(二)先天性心脏病手术护理配合

1.对于重症畸形患儿,在送往手术室途中,必须有专科医生护送,保障患儿安全。

2.使用Prolene线必须用带胶管蚊式血管钳牵引;打结时须将手打湿,防止拉断。

3.在非体外循环手术中,密切观察手术进程,随时做好体外循环的准备。

4.在动脉导管未闭手术中,应准备好无损伤血管阻断钳、特大号钛夹或者10号丝线。

5.在房间隔缺损、室间隔缺损、主动脉夹层手术中使用涤纶片、毡片时,应将修剪后的涤纶片清洗去毛渣,防止带入心脏切口而造成栓塞。

(三)心脏瓣膜手术护理配合

1.开放至少两路静脉通路,一般开放一路16#的外周静脉留置针和一路颈内深静脉,方便术中液体、药物的及时输入及术中对中心静脉压的检测,保证发生抢救时输液畅通。外周通路应固定牢靠,防止术中用药外渗。每条通路应固定输入药物的品种,并有明显、清楚的标识。

2.低温下尿量的观察。在无肾脏疾病的前提下,尿量是反映组织灌注状况和下腔静脉引流的一个重要指标。体外循环一般要求转流中尿量＞1mL/(kg·h)。因此,应确保术中尿管插入深浅合适,无扭转、打折,球囊充盈适当,固定牢靠。术中严密观察尿量、流速及颜色。

3.体位垫下放置变温毯,以便控制术中体温,注意保暖,加强巡视。分段控制室温:手术前期,将室温控制在21～25℃,保障患者维持正常的体温;手术转流过程中,将室温控制在18～22℃,促进手术降温;复温阶段,将室温恢复至21～25℃。

4.瓣膜置换时,巡回护士必须大声复诵瓣膜名称及型号,台上医生确认正确后,方可传递到手术台上。打开后,洗手护士禁止触摸瓣叶,需接触时要垫用纱布(使用生物瓣时,要严格按要求清洗生物瓣)。

5.心外科手术争分夺秒,术中病情变化快,如物品准备不充分往往会耽误抢救时间,故术前应备齐术中所需物品;手术开始前检测除颤仪,确保除颤仪正常运行,心脏恢复起搏时,做好除颤准备。二次手术的患者，锯胸骨除准备摇摆锯外(小切口手术)，还应准备体外电极板。巡回护士应熟练操作各种仪器，并保证手术中不离开手术间。心脏手术心脏复跳后，偶尔会因为气体栓塞或者低心排问题而需要再次转机，所以心脏手术心脏复跳后还是不能掉以轻心，必须做好再次转流手术的紧急准备。

(四)心脏大血管手术护理配合

1.心胸外科手术专业要求高，需要有经验及应急能力较强的护理人员(专科组成员)做好护理配合。巡回护士术前充分准备物品，了解手术术式、步骤。洗手护士配合熟练、精确，力争缩短停循环手术时间。

2.在大血管手术前，护理的关键是减少对患者的各种刺激。因主动脉瘤壁局部薄弱变形或者有夹层，任何外界的刺激都可能导致血压骤然升高，造成主动脉破裂。术前应由护士、手术医生和麻醉医生共同护送患者至手术室。

3.在冠状动脉旁路移植术中，应做好静脉桥的保护，防止静脉桥丢失及损伤，在协助医生扩张静脉时要注意压力不可扩大，以免损伤血管内膜。

4.低温是心室颤动的诱因。在非体外循环下的冠状动脉旁路移植术中，所使用的库存血及术中用的生理盐水均需加热。

5.心脏手术往往有人工材料的植入，一旦发生感染，不仅可造成手术失败，而且可危及患者的生命。因此，心外科手术要求严格地遵循无菌原则，术前预防性应用抗生素，杜绝术前、术中发生一切感染的可能性。

6.出血是主动脉夹层手术中最主要也是最严重的并发症，可诱发脑缺氧、肾衰、室颤，甚至危及生命。护士应该准备足够的止血材料，如生物蛋白胶、止血纱布、明胶海绵、止血药物、毡片等。

二、普胸外科护理配合

1.胸科手术时间长，体位应安放稳妥。侧卧位时，防止臂丛神经、血管受压。关节骨隆突处及压迫处应垫上软枕。

2.胸科手术创面大，出血多，多常规使用电刀以减少失血。因此，术前应检查电刀，保证术中能安全使用，防止灼伤患者。

3.胸科手术部位深，要根据手术进程随时调节术野灯光，准备两套吸引器装置，供麻醉吸痰及手术台上使用。使用过程中保持吸引器通畅。

4.备好温液体，术中严密观察病情，保持输液、输血通畅。对心肺功能不全者，应严密监测输液速度，如有病情变化，及时配合抢救。

5.关闭胸腔后，及时接好胸腔引流瓶，在水封瓶内倒入外用生理盐水，使内管水柱为0cm，并做好水位标志；引流管连接处必须连接牢固紧密，并保持通畅，防止引流管意外拔管及瓶内水倒流。

6.手术后搬动患者应轻移轻放，尤其是全肺切除患者，需防止纵隔移位而造成心搏骤停。

7.普胸外科手术常涉及患者呼吸、循环和消化三大系统，其中对呼吸和循环功能的影响尤为明显。胸腔手术常常涉及中心大血管，手术中随时可能引发大出血。而随着科学技术的发展和人们生活水平的提高,高龄患者越来越多,高龄患者常伴有老年性疾病,并发症较多。因此,胸腔手术的危险较大,这要求手术护士必须熟悉手术过程,掌握手术特点并做到及时、准确、主动配合,以保证患者的生命安全。

第三节 常见手术种类及配合

一、纵隔肿瘤切除术

(一)麻醉方式

纵隔肿瘤切除术采用气管插管静吸复合麻醉。

(二)手术体位

1. 前胸外侧切口:斜卧位。
2. 后胸外侧切口:侧卧位。
3. 胸骨正中切口:仰卧位。
4. 颈部切口:颈仰卧位。
5. 胸腔镜下纵隔肿瘤切除术:后纵隔采用侧卧位;前纵隔采用斜卧 45°,手术侧手臂上举。
6. 剑突下切口:分腿位,剑突下垫 15°高的硅胶垫。

(三)手术用物

1. 开放手术用物

(1)手术敷料:大腹包、容器、手术衣。

(2)手术器械:切肺器械,如为前纵隔正中切口,需备胸骨电锯、正中特殊器械。

(3)常规用物:留置导尿管、引流袋、电刀、吸引器皮管、23#刀片、洁净袋、纱条、保护膜、2#丝线、3#丝线、胸腔引流管、一次性冲洗器、敷贴。

(4)特殊用物:如为前纵隔正中切口,需备骨蜡、缝合钢丝。

2. 腔镜手术用物(胸腔镜剑突下纵隔肿瘤切除术)

(1)手术敷料:大腹包、洗手衣。

(2)手术器械:LC 器械。

(3)常规用物:留置导尿管、引流袋、电刀、吸引器皮管、23#刀片、洁净袋、腔镜纱布、手术薄膜、3#丝线、胸腔引流管、敷贴。

(4)特殊用物:30°镜头、长超声刀头 1 把、单极电刀线 1 根、腔镜下取物袋。

(四)常见术式及图谱

1. 常见术式

(1)前纵隔肿瘤:前胸外侧切口。

(2)后纵隔肿瘤:后胸外侧切口。

(3)前上纵隔肿瘤及双侧前纵隔肿瘤:胸骨正中切口。

(4)胸内甲状腺:颈部切口(必要时将胸骨劈开)。

胸腔镜下纵隔肿瘤切除术可根据肿瘤位置选择不同术式。

2.常用手术图谱

具体见图 12-3-1 和图 12-3-2。

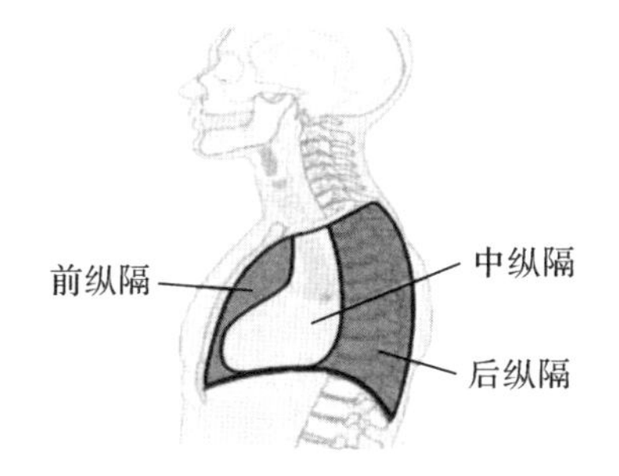

图 12-3-1 纵隔解剖

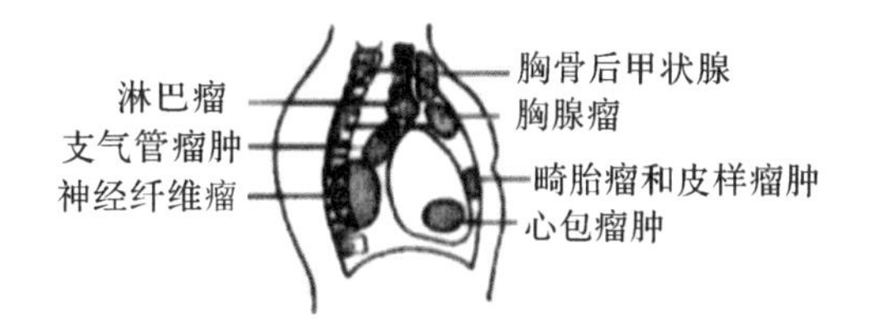

图 12-3-2 纵隔肿瘤好发部位

(五)手术步骤及护理配合

胸腺瘤切除术手术步骤及护理配合见表 12-3-1 和表 12-3-2。

表 12-3-1 胸腺瘤切除术手术步骤及护理配合(以正中切口为例)

手术步骤	护理配合	备注
常规消毒铺单	连接电刀、吸引器、递纱条、23＃刀片	切口周围应加铺中单层; 切皮前"Time Out"; 术前先测试胸骨电锯
切开皮肤、皮下组织、胸骨,进胸探查胸腔,显露胸腺、前纵隔及心包	用刀片切开皮肤、皮下、胸骨骨膜,剪开剑突,用胸骨锯锯开胸骨,用骨蜡封闭骨腔,递生理盐水纱布 2 块保护切口,用胸骨撑撑开胸骨显露手术野,生理盐水湿手探查	使用前检查器械的完整性
显露胸腺瘤	递无损伤镊、直角小弯钝性分离,向两侧剥离胸腺反折	对于血管表面的结缔组织,要分束结扎,以免术后形成淋巴囊肿。钝性分离时准备小纱布粒
分离胸腺瘤上下两极	由下至上剥离,递扁桃体血管钳夹起胸腺瘤,用长组织剪剥离,用长血管钳夹出血点,用 2-0 丝线结扎或电凝止血	分离胸腺瘤可用超声刀
切除肿瘤	分离出胸腺瘤或一并切除部分胸腺瘤组织,用中号圆针、2-0 丝线间断缝合胸腺断端	及时送检冰冻
切断无名静脉分支	递直角小弯分离血管,带两根 2-0 丝线分别结扎血管远、近两端,再递小圆针、2-0 丝线缝扎中间 1 针,用刀片或线剪切断	更换刀片
准备关胸	用温生理盐水冲洗,电凝止血,准备止血材料	备 37℃温生理盐水冲洗

续表

手术步骤	护理配合	备注
放置引流管	于胸骨后放置胸腔引流管，于剑突下上腹壁引出体外	用0号丝线固定引流管
逐层缝合切口	清点手术用物，逐层关闭胸腔	用钢丝缝合胸骨，用可吸收线缝合皮下及皮肤，离室前三方核查
消毒皮肤，切口贴敷贴	清点手术用物，消毒皮肤，敷贴	手术结束后再次清点用物

表 12-3-2　剑突下纵隔肿瘤(胸腺瘤)切除术手术步骤与配合

手术步骤	护理配合	备注
常规消毒铺单	连接腔镜镜头、电刀、吸引器、气腹，递腔镜纱布、23＃刀片	切口周围应加铺中单层；切皮前“Time Out”
切开皮肤，取剑突下切口为观察孔，置入10mm Trocar；取双侧肋弓下缘切口为操作孔，置入5mm(或10mm)Trocar，注入压力为8～12mmHg的CO_2建立人工气胸	递刀片切开皮肤，递纱布1块保护切口，递10mm Trocar做剑突下切口，5mm(或10mm)Trocar做双侧肋弓下缘切口为操作孔。递三角针0＃丝线固定10mm Trocar外鞘	使用前准备三角针7＃丝线
用超声刀游离视野近端的结缔组织，探查胸腺瘤	递超声刀和吸引器	
打开双侧纵隔胸膜，显露双侧膈神经。以抓钳牵拉胸腺及脂肪，以超声刀由近至远仔细游离纵隔病变及脂肪组织	递左弯和超声刀	分离胸腺瘤可用超声刀
注意识别并游离胸腺静脉，以Hem-o-lok夹夹闭后离断。向下方牵拉胸腺组织，依次游离胸腺左上极与右上极，注意避免损伤无名静脉	递Hem-o-lok钳，断胸腺静脉，递超声刀游离胸腺左上极与右上极	提前准备Hem-o-lok钳和夹
取标本	递取物袋，取物袋通过观察孔进入胸腔后，取出取物袋的外壳只留取物袋，递剪刀剪断取物袋绳子，将取物袋的绳子留10cm在10mm Trocar外面用血管钳夹取尾端，使用超声刀和左弯通过操作孔进入胸腔，将标本放入取物袋内，抽紧绳子将取物袋从观察孔取出	标本及时送检
放置引流管	在操作孔处放置引流管，使用三角针0＃丝线固定	0＃丝线固定引流管
关闭切口	清点手术用物，使用0＃可吸收缝线关闭2个操作孔	离室前三方核查
消毒皮肤，切口贴敷贴	清点手术用物，消毒皮肤，敷贴	手术结束后再次清点用物

二、食管癌根治术

(一) 麻醉方法

食管癌根治术采用双腔气管或单枪封堵管插管静吸复合麻醉。

(二) 手术体位

1. 食管上段癌(三切口)

先取左侧卧位,右进胸;再取仰卧位,头偏向右侧。

2. 食管中下段癌(双切口)

先仰卧位;再左侧卧位右进胸。

3. 食管中下段癌(单切口)

右侧卧位,左进胸。

(三) 手术用物

1. 手术敷料

大腹包、手术衣。

2. 手术器械

切肺器械、胃特殊包、荷包钳、食管腔镜器械。

3. 常规用物

留置导尿管、引流袋、电刀、吸引器皮管、23#刀片、洁净袋、纱条、保护膜、4#丝线、7#丝线、胸腔引流管、一次性冲洗器、敷贴。

4. 特殊用物

切割器、吻合器、荷包线、空肠造瘘管。

(四)常见术式及图谱

1. 常见术式

(1)经颈胸腹三切口食管癌切除术:食管上段癌,采取三切口。先取左侧卧位分离食管胸腔段;再取仰卧位,头偏向右侧,分别进腹分离胃贲门部,离断胃,建立管状胃;再行颈部切口,断食管,并做食管与管状胃的吻合。

(2)经胸腹联合切口食管癌根治术:对于食管中下段癌,采取两切口。先取仰卧位开腹,分离胃贲门部,断胃,建立管状胃;再取左侧卧位右进胸游离食管胸腔段,断食管上切缘,并做食管与管状胃的吻合。

(3)经左胸食管癌切除胸内食管吻合术:对于食管中下段癌,采取单切口。取右侧卧位左进胸(目前较少做)。

2. 常见图谱

常见图谱见图 12-3-3 至图 12-3-5。

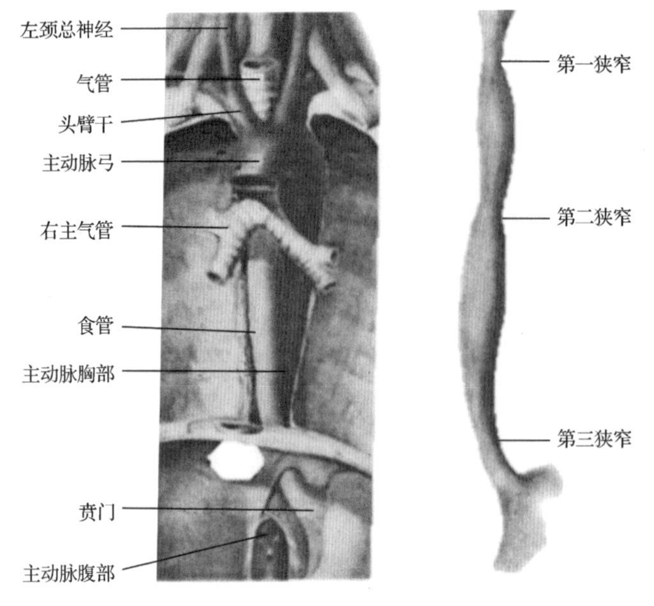

图 12-3-3　食管解剖

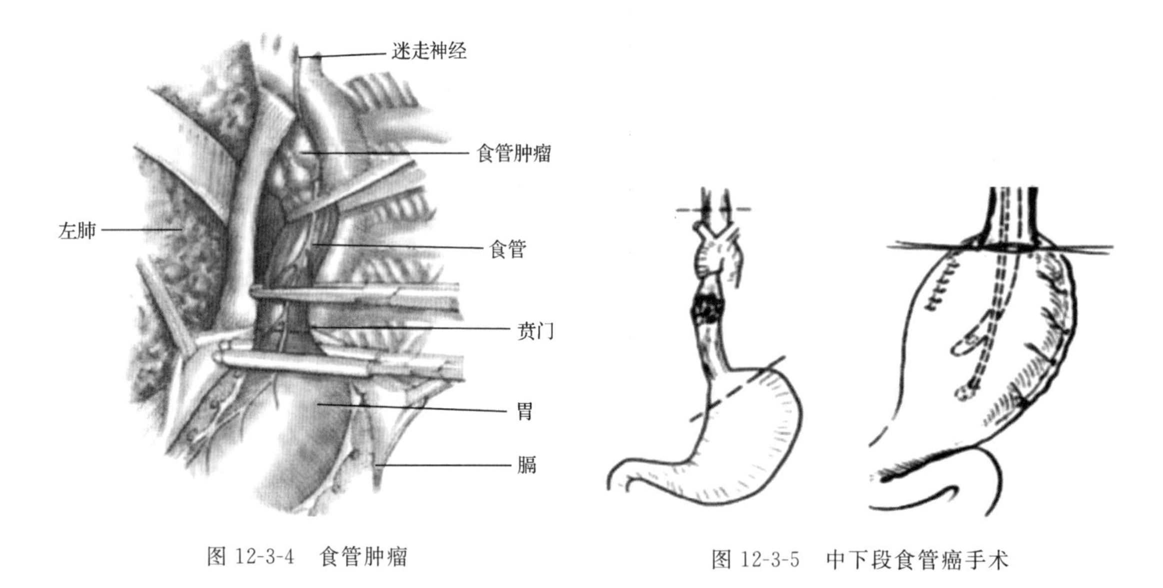

图 12-3-4　食管肿瘤

图 12-3-5　中下段食管癌手术

（五）护理配合

食管癌常见术式手术步骤及护理配合见表 12-3-3 至表 12-3-5。

表 12-3-3 经左胸食管癌切除胸内食管吻合术手术步骤及护理配合

手术步骤	护理配合	备注
常规消毒铺巾，左后外侧切口进胸	用刀片切皮、电刀切割止血、吸引器吸引，准备三角纱布在进胸时推开肺组织	切皮前"Time Out"，遇到血管时分别用丝线结扎
探查肿瘤	递纱条保护，用胸撑撑开，递生理盐水湿手探查，探查后更换手套	检查胸主动脉旁有无淋巴结转移及粘连，如肿瘤已侵入肺门器官或主动脉，或有较广泛的淋巴结转移，已不宜切除
沿食管床打开纵隔胸膜，游离食管，将食管各营养动静脉分别予以结扎切断，清扫隆突下和食管旁淋巴结	递直角小弯游离食管，纱带穿过食管做牵引，用组织钳固定，递无损伤镊电刀分离，必要时用钳夹夹血管、离断血管并用丝线结扎	纱带 1 根，生理盐水打湿后做牵引用
打开膈肌，沿胃大弯游离，结扎后切断胃短动静脉，保留胃网膜右动脉血管	递两把长血管钳提起膈肌，电刀切开，必要时结扎或缝扎止血，用丝线缝扎膈动脉	对于血管表面的结缔组织，要分束结扎，以免术后形成淋巴囊肿
打开胃小网膜，分离胃网膜及脾胃韧带、肝胃韧带，切断胃左动脉	递血管钳夹持，剪断韧带，用丝线结扎，用血管钳夹胃左动脉，递线剪剪断，近端用 2-0 丝线结扎加 6×17 圆针 4＃线缝扎，远端用 2-0 丝线结扎	
游离贲门周围，用手指扩张食管裂孔达 4 指，用直线切割器离断胃，切除胃直角小弯制成管状胃	递直线切割器离断胃，用消毒棉球消毒断端，递 6×17 圆针、2-0 丝线全层缝合胃体断端。递纱布包裹保护并固定近端切缘	根据要求准备切割器切断胃
将管状胃经食管裂孔拉入胸腔，在胸腔顶部食管置荷包钳，缝荷包，在结扎线之下 0.5cm 离断食管，切除肿瘤。置入吻合器上端部分(蘑菇形)	递短荷包钳，2-0 荷包线，23 号刀片切断食管，用碘伏棉球消毒断端，递 25 号吻合器上端部分置入食管断段，结扎荷包	注意无菌与无瘤操作；肿瘤切下及时送病理科快速冰冻，以检查切缘肿瘤侵犯与否
做一胃窦切口，置入吻合器在胃最高点贯通胃壁进行食管胃吻合	递整形镊子，电刀切开胃窦，碘伏棉球消毒切口。置入吻合器行食管-胃吻合后，用 4-0 Prolene 线连续缝合胃窦切口	注意吻合器及附件的完整性及数量，吻合后在主刀辅助下置入鼻胃管
检查止血，关闭膈肌，间断数针将胃体固定于食管床内	检查胃左动脉结扎处及食管床，用丝线结扎或电凝止血。递关腹线关闭膈肌	缝合膈肌前清点物品
冲洗检查有无出血，吸痰鼓肺检查有无漏气，放置胸腔引流管 1 根	用含 1% 聚维酮碘生理盐水冲洗，递纱布、引流管，准备止血材料。清点手术用物，用 9×28 三角针、0 号丝线固定胸腔引流管	关胸前清点用物
逐层缝合切口	递 0 号关胸线关胸，关腹线逐层缝合皮下，用 5-0 可吸收缝线做皮内缝合	做三方核查
消毒皮肤，伤口贴敷贴	递消毒棉球、敷贴，清点手术用物	送器械前再一次清点用物

表 12-3-4　经胸腹联合切口食管癌切除术手术步骤及护理配合

手术步骤	护理配合	备注
常规消毒铺巾，上腹部正中切口，切开皮肤、皮下组织，经腹白线进腹	刀片切皮、电刀电凝切割止血、吸引器吸引，准备三角纱布进胸时推开肺组织（这是进腹的部位），递纱条保护，胸撑撑开，递生理盐水湿手探查	切皮前“Time Out”；遇到血管时，分别用丝线结扎
沿胃大弯游离，结扎后切断胃短动、静脉，保留胃网膜右动脉	递两把长血管钳提起膈肌，电刀切开，必要时结扎或缝扎止血，用丝线缝扎膈动脉	对血管表面的结缔组织要分束结扎，以免术后形成淋巴囊肿
打开胃小网膜，分离胃网膜及胃脾韧带、肝胃韧带，切断胃左动脉	递血管钳，组织剪离断韧带，丝线结扎；离断胃左动脉，用丝线结扎两端，近心端丝线结扎加 6×17 圆针丝线缝扎，远端用 2-0 丝线结扎	
游离贲门周围，手指扩张食管裂孔达 4 指，用直线切割器离断胃，切除胃直角小弯制成管状胃	递直线切割器离断胃，用消毒棉球消毒断端，递 6×17 圆针丝线（或者进口线）全层缝合胃体断端。递纱布包裹保护并固定近端切缘	根据要求准备其他切割器切断胃
找到空肠及屈氏韧带，在空肠中置入营养管 1 根，双重荷包固定	递电刀、整形镊子，碘伏棉球置入营养管，6×17 圆针、2 号线固定	根据要求备胃肠造瘘管
从腹部拉出营养管，固定，严密止血，冲洗，逐层关腹	递电刀、纱条，止血。9×24 三角针穿 0 号丝线固定，清点物品	常规清点物品、关腹，敷贴覆盖切口
更换左侧卧位，重新消毒铺巾，右后外侧切口进胸	用刀片切皮，电刀切割止血、吸引器吸引，准备三角纱布在进胸时推开肺组织	
探查肿瘤	递纱条保护，胸撑撑开，递生理盐水湿手探查，探查后更换手套	
沿食管床打开纵隔胸膜，游离食管，将食管各营养动、静脉分别予以结扎切断，清扫隆突下和食管旁淋巴结	递直角小弯游离食管，纱带穿过食管做牵引，用组织钳固定，递无损伤镊电刀分离，必要时大弯，长组织剪钳夹血管离断血管，用 2＃，3＃丝线结扎	剪纱带 1 根，生理盐水打湿后做牵引用，告知巡回护士及时记录
将管状胃经食管裂孔拉入胸腔。在胸腔顶部食管上切缘夹置荷包钳，缝荷包，在荷包线之下 0.5cm 离断食管，切除肿瘤。置入吻合器上端部分（蘑菇头形）	递短荷包钳，2-0 荷包线，23 号刀片切断食管，碘伏棉球消毒段端，递 25 号吻合器蘑菇头件，置入食管断段，结扎荷包	更换污染的刀片，更换手套，消毒吸引器，去掉肿瘤周围的纱垫；切下肿瘤后及时送病理科快速冰冻，以检查切缘肿瘤侵犯与否
做一胃窦切口，置入吻合器，在胃最高点贯通胃壁，进行食管胃吻合	递整形镊子，电刀切开胃窦，用碘伏棉球消毒切口。置入吻合器行食管-胃吻合后，4-0 Prolene 线连续缝合胃窦切口	注意吻合器和附件的完整性及数量
检查止血，关闭膈肌，间断数针将胃体固定于食管床内	检查胃左动脉结扎处及食管床，用丝线结扎或电凝止血。递关腹线关闭膈肌	缝合膈肌前清点物品

续表

手术步骤	护理配合	备注
冲洗检查有无出血，吸痰鼓肺检查有无漏气，放置胸腔引流管1根	用37℃含1%聚维酮碘的生理盐水冲洗，递纱布、引流管，准备止血材料。清点手术用物	关胸前清点用物
逐层缝合切口，固定引流管	递0＃关胸线关胸，关腹线逐层缝合皮下，5-0皮内线皮内缝合。9×28三角针3号丝线固定胸腔引流管	
消毒皮肤，伤口贴敷贴	递消毒棉球、敷贴，清点手术用物	送器械前再一次清点用物，离室前再次核查

表12-3-5 经颈胸腹三切口食管癌切除术手术步骤与配合(腔镜)

手术步骤	护理配合	备注
患者取左侧卧位(根据需要，倾斜适当角度)，常规消毒铺巾	连接内镜各系统，将单极线接于电钩上。递刀片切开皮肤，10mm Trocar穿刺、递镜头探查。递电刀、置入2个5mm Trocar术前检查内镜各系统的功能是否良好。划皮前“Time Out”，镜头在使用前认真检查，术中妥善安置谨防跌落	
取右胸壁腋中线第7肋间切口为操作孔，置入10mm Trocar；取腋前线第4肋间、腋后线第9肋间切口为操作孔，置入5mm Trocar	递10mm和5mm Trocar穿刺鞘	
探查肿瘤	腔镜下探查肿瘤	检查胸主动脉旁有无淋巴结转移及粘连，如肿瘤已侵入肺门器官或主动脉，或有较广泛的淋巴结转移，已不宜切除
沿食管床打开纵隔胸膜，充分游离食管，以超声刀将食管各营养动静脉分别予以离断。游离奇静脉，以Hem-o-lok钳于近端及远端夹闭后离断；清扫隆突下和食管旁淋巴结	递Hem-o-lok钳夹闭纱带，纱带穿过食管做牵引，游离食管。递Hem-o-lok钳夹闭奇静脉近端及远端，递超声刀离断奇静脉。递超声刀清扫淋巴结	剪纱带1根，生理盐水打湿后做牵引用，告知巡回护士及时记录。提前准备好Hem-o-lok钳及夹。 清扫的淋巴结可以使用无菌手套手指做标本袋取淋巴结，及时将淋巴结交接台下巡回老师，防止淋巴结混淆
冲洗检查有无出血，吸痰鼓肺检查有无漏气，放置30＃胸腔引流管1根	用37℃含1%聚维酮碘生理盐水冲洗，递纱布、引流管，准备止血材料。清点手术用物	提早准备37℃含1%聚维酮碘生理盐水，关胸前清点用物

续表

手术步骤	护理配合	备注
逐层缝合切口，固定引流管	递鱼钩线逐层缝合肌肉、皮下，5-0皮内线皮内缝合。9×28三角针7＃丝线固定胸腔引流管	提前准备各类缝线
消毒皮肤，伤口贴敷贴	递消毒棉球、敷贴，清点手术用物	清洗器械前再次清点用物
患者改平卧位，头偏向右侧暴露左侧颈部；分别消毒腹部和左颈部，铺巾。取剑突下切口，置入10mm Trocar，注入压力为8～12mmHg的CO_2建立人工气腹；（根据需要）于脐周或左中腹、右中腹取3切口，分别置入5mm（或10mm）Trocar	递刀片切皮、电刀电凝切割止血、吸引器吸引。递10mm Trocar和5mm Trocar	打开小腹包备用铺巾，划皮前再次清点物品
沿胃大弯游离、切断胃短动静脉，保留胃网膜右动脉血管。打开胃小网膜，分离胃网膜及脾胃韧带、肝胃韧带，切断胃左动脉	递腔镜纱条，以腔镜纱条保护脾门，使用超声刀断胃网膜血管，使用Hem-o-lok钳夹闭胃左动脉	对于血管表面的结缔组织，使用超声刀凝，以免术后形成淋巴囊肿
游离胃贲门周围，取空肠营养管套件，于左中腹置入穿刺器。沿解剖标志确认屈氏韧带，于其远端约15cm处空肠内向远端置入营养管，营养管远端自左中腹穿刺处拉出腹腔；以4-0可吸收线荷包固定，并将周围空肠组织悬吊固定于腹壁内侧	递空肠造瘘管，将4-0可吸收线剪到15cm做荷包	根据要求准备空肠造瘘管，保留空肠造瘘管头端的蓝色接头，以备术后连接肠内营养
行上腹正中小切口，将胃组织拉出腹腔。手指扩张食管裂孔达4指，切除胃小弯制成宽度适宜的管状胃，近端以双股丝线缝扎	（根据需要）以切割吻合器于近贲门处离断胃，近端以双股丝线缝扎。递60mm一次性切割吻合器正常钉做管胃，递4-0 Prolene缝合管胃切缘	根据要求备60mm一次性切割吻合器和各类钉仓
从腹部拉出营养管，固定，严密止血，冲洗，放置腹腔引流，逐层关腹	递电刀、腔镜纱布止血。9×28三角针7＃丝线固定，清点物品	常规关腹
左侧颈部做长约5cm切口，切开皮肤、皮下组织、颈阔肌，沿左胸锁乳突肌内侧缘游离食管上段	递刀片、电刀、腔镜纱布、血管钳、结扎线	做腹部手术时另一组医生可同时进行颈部操作
食管上切缘端放置荷包钳，缝荷包，在荷包线之下0.5cm离断食管，将食管和管状胃经胸腔拉至颈部，切除肿瘤。食管残端置入25号吻合器上端部（蘑菇头型）	递短荷包钳、2-0荷包线、23＃刀片切断食管，碘伏棉球消毒段端，递25号吻合器上端部，置入食管断端，结扎荷包（吻合器大小的选择看食管粗细）	提前准备荷包钳、荷包线、吻合器；肿瘤切下及时送病理科快速冰冻，以检查肿瘤是否侵犯切缘

续表

手术步骤	护理配合	备注
做一胃窦切口，置入吻合器在胃最高点贯通胃壁，进行食管胃吻合	递无损伤镊子，电刀切开胃窦，递肠组织钳，碘伏棉球消毒切口。置入吻合器行食管一胃吻合后，用 4-0 Prolene 连续缝合胃窦切口	注意吻合器及附件的完整性及数量。颈部吻合也可采用管状胃与食管残端的手工丝线间断吻合
检查止血。放置负压引流球 1 个，逐层缝合切口，固定引流管	整理检查吻合口，主刀辅助下放置鼻胃管	

三、胸腔镜下肺叶切除术

(一)麻醉方法

胸腔镜下肺叶切除术采用全身麻醉下气管内插双腔导管。

(二)手术体位

侧卧位。

(三)手术用物

1. 手术敷料

大腹包、手术衣。

2. 手术器械

胸腔镜肺器械。

3. 常规用物

留置导尿管、引流袋、电刀、吸引器皮管、23＃刀片、洁净袋、纱条、保护膜、4＃丝线、7＃丝线、胸腔引流管、敷贴。

4. 特殊物品

30°镜头、超声刀头、单极电刀线、切割缝合器。

5. 仪器设备

高频电刀、吸引装置、内窥镜机组、电刀及单极脚踏、超声刀。

(四)常见术式及图谱

1. 常见术式

(1)胸腔镜下肺段切除。

(2)胸腔镜下肺叶切除术，包括左上肺叶切除术、左下肺叶切除术、右上肺叶切除术、右中肺叶切除术、右下肺叶切除术。

(3)胸腔镜下肺叶切除＋淋巴结清扫术(肺癌根治术)。

2. 常见图谱

手术常见图谱见图 12-3-6 至图 12-3-9。

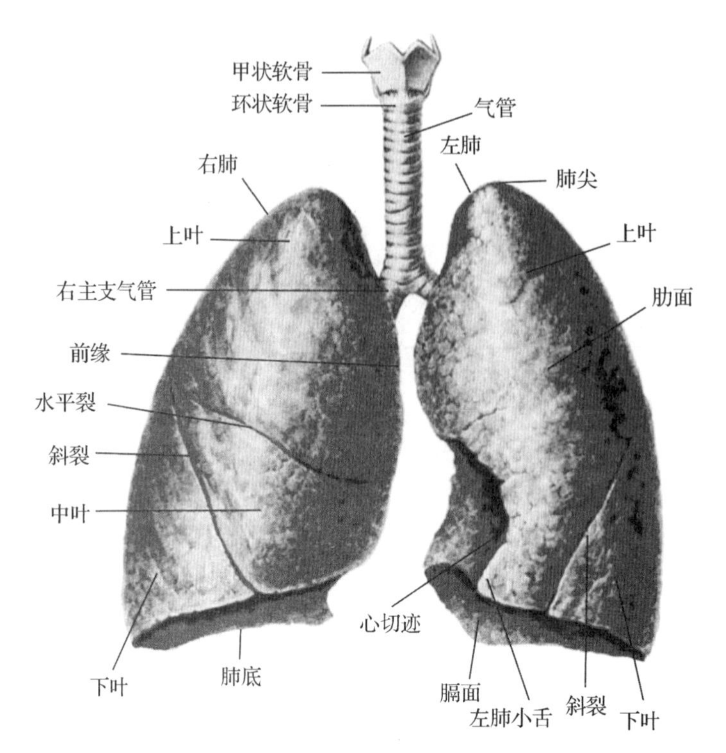

图 12-3-6 肺叶解剖

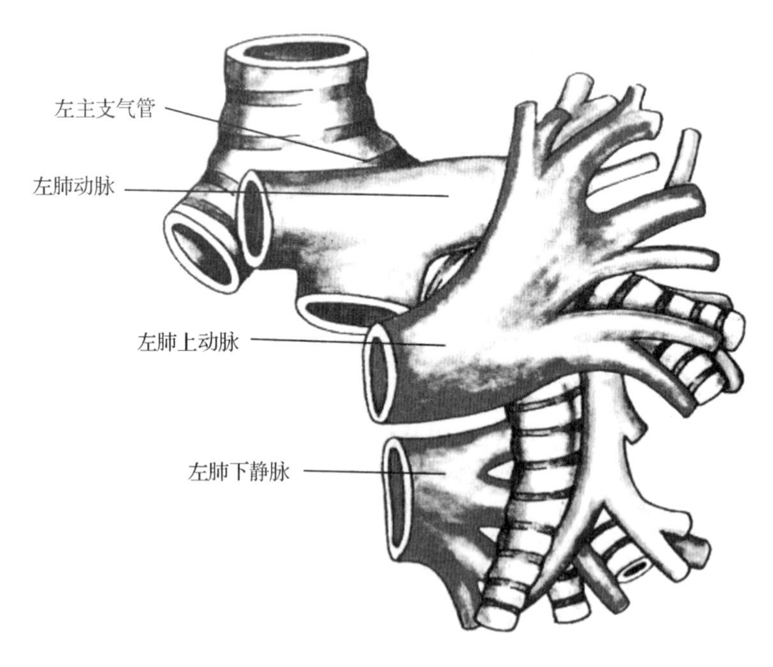

图 12-3-7 左肺门结构

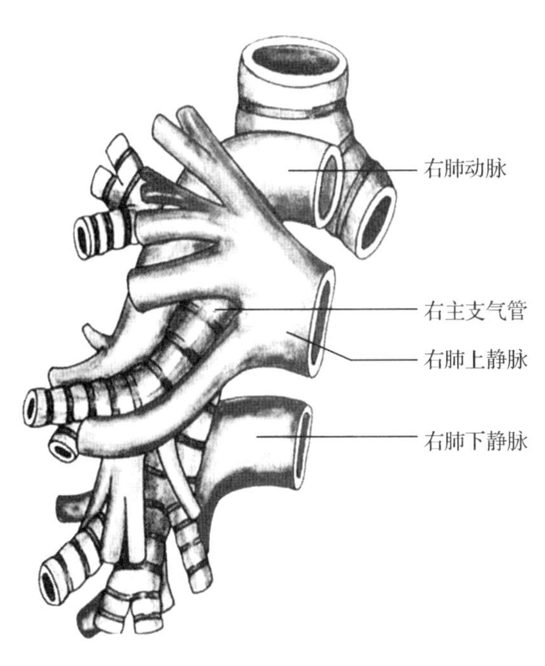

图 12-3-8 右肺门结构

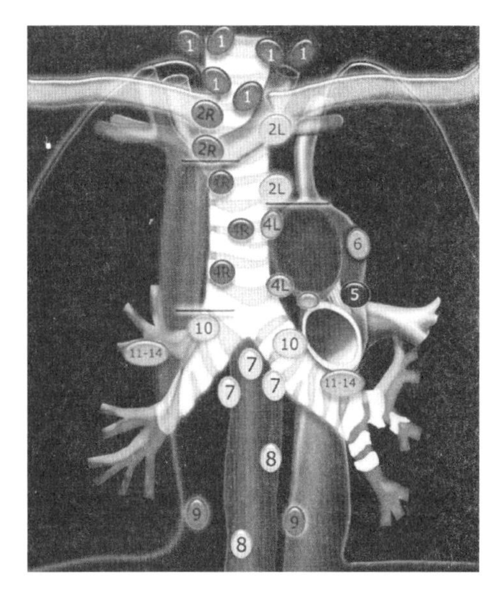

图 12-3-9 肺叶淋巴结

1 区:锁骨上淋巴结;2～4 区:上纵隔淋巴结;5～6 区:主动脉淋巴结;5 区:主动脉下淋巴结;6 区:主动脉旁淋巴结;7～9 区:下纵隔淋巴结;7 区:隆突下淋巴结;8 区:隆突以下食管旁淋巴结;9 区:肺韧带淋巴结位于肺韧带区;10～14 区:肺门、肺叶及其主要分支淋巴结,属于 N_1 淋巴结

(五)护理配合

胸腔镜下肺癌根治术手术步骤及护理配合见表 12-3-6。

表 12-3-6 胸腔镜下肺癌根治术手术步骤及护理配合

手术步骤	护理配合	备注
根据病灶位置,在近腋前线约第 7～8 肋间作手术切口,用 10mm 曲罗卡穿刺胸壁,置入镜头探查。另在腋后线靠后第 7～8 肋间作 2cm 切口,在腋前线附近第 4～5 肋间作 3～4cm 切口	连接内窥镜各系统,将单极线接于电钩上。递刀片切开皮肤,将 10mm 曲罗卡穿刺胸腔,递镜头探查。递电刀、乳突牵开器或用小号切口保护器牵开	术前检查内窥镜各系统的功能是否良好。划皮前"Time Out"。在使用前认真检查镜头,术中妥善安置,谨防跌落
探查胸腔以及肺组织,分离粘连,游离肺叶周围韧带	递无齿卵圆钳、腔镜长无损伤钳、电钩及超声刀头分离	超声刀在使用前先测试,使用中及时清洁刀头以保证输出功率
游离、切断肺叶动静脉。暴露出肺叶的动静脉,用直角小弯分别游离,用丝线分别套扎静脉与动脉,也可以用切割缝合器配血管钉切割闭合	根据医生需要递肺腔镜专用 1－4 号钳。如套扎,则用长钳带 0 号丝线	用 0 号丝线牵拉用;切割缝合器用后将枪头残钉清洗干净

续表

手术步骤	护理配合	备注
用电钩或超声刀游离肺叶支气管周围，夹闭支气管，在麻醉科协助吸痰鼓肺确认为病灶肺叶后，切断支气管	递电钩或超声刀，游离后递切割缝合器夹闭，切割器上安装45mm的支气管钉仓	术前配用2套吸引装置，以供手术与麻醉吸引
分离叶间裂，当粘连紧密或为不全肺裂时，用切割缝合器切开	递电钩分离，备合理的切割缝合器钉仓	有时在处理肺门前分离叶间裂
将病灶肺叶装入内窥镜取物器中，经由稍大的切口取出标本	递取物器，套取后开无影灯取标本；标本取出经医生过目后送快速病理切片病检切缘	标本取出后，检查取物器是否完整，如不需送快速病理，则及时装标本袋并用福尔马林液固定
根据情况清扫肺叶各组淋巴结	递超声刀，用生理盐水湿纱布包裹各组淋巴结暂存，准备无损伤钳以防术中出血时使用	淋巴结取出后及时交给巡回护士，分组装入标本袋，并在袋上做好组别标记，由医生确认后用福尔马林液固定
检查肺残端是否漏气	递37℃左右生理盐水冲洗，如有漏气用4-0滑线缝扎，递打结棒打结，递线剪	
胸腔冲洗止血	递37℃左右生理盐水＋聚维酮碘(1%)冲洗，必要时准备止血材料	
放置胸腔引流管并固定	递干净纱布、胸腔引流管、9×27大三角针0号丝线固定，清点手术用物	巡回护士及时撤下镜头，收回内窥镜连接
切口止血，逐层关胸	递电刀止血，用可吸收缝线缝合各个切口，清点手术用物	统计出血量，检查切口保护器的完整性
皮肤消毒后贴敷贴，胸管接水封瓶	递碘伏棉球、敷贴，清点手术用物	胸腔引流管接水封瓶，观察引流情况

注：右侧肺癌清扫第1、2、3、3A、4、7、8、9、10、11、12组淋巴结；
左侧肺癌清扫第2、3、4、5、6、7、8、9、10、11、12组淋巴结。

四、全肺切除术

(一) 麻醉方法

全肺切除术采用气管内双腔插管＋静脉复合麻醉。

(二) 手术体位

采用侧卧位，患侧在上。

（三）手术用物

1. 手术敷料

大腹包、手术衣包。

2. 手术器械

切肺器械。

3. 常规用物

留置导尿管、引流袋、电刀、吸引器皮管、23＃刀片、洁净袋、纱条、保护膜、4＃丝线、7＃丝线、胸腔引流管、一次性冲洗器、敷贴。备钝性分离用的纱布粒或三角形纱布块及14、18号橡胶导尿管各1根。

4. 特殊用物

关胸线、关腹线、皮内线、切割器。

（四）常见术式及图谱

常见术式及图谱见图12-3-10至图12-3-14。

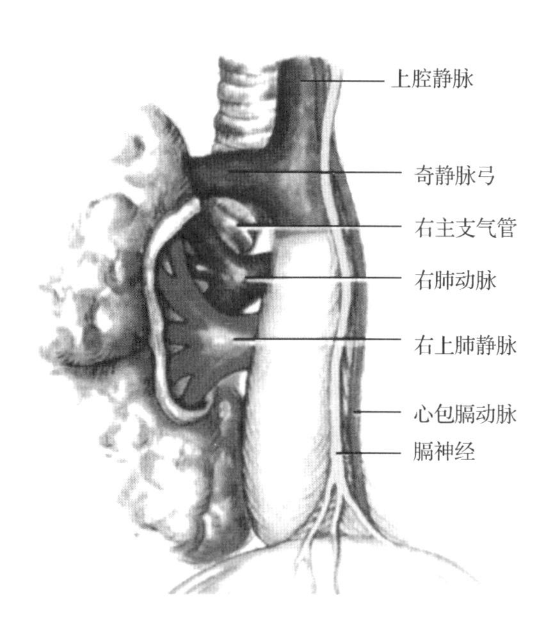

图12-3-10 右全肺解剖

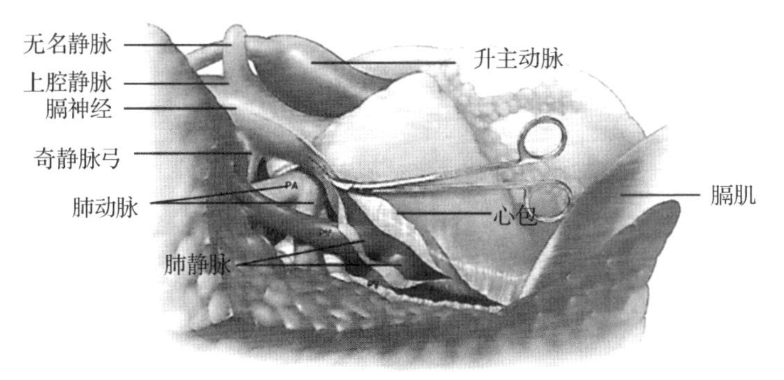

图12-3-11 右全肺分离血管

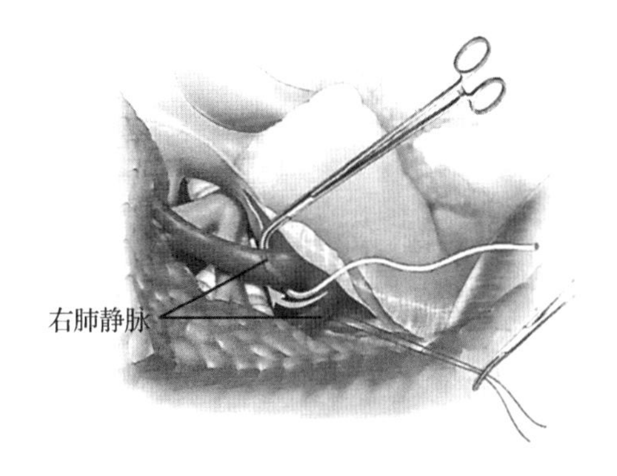

图12-3-12 右全肺结扎右肺静脉

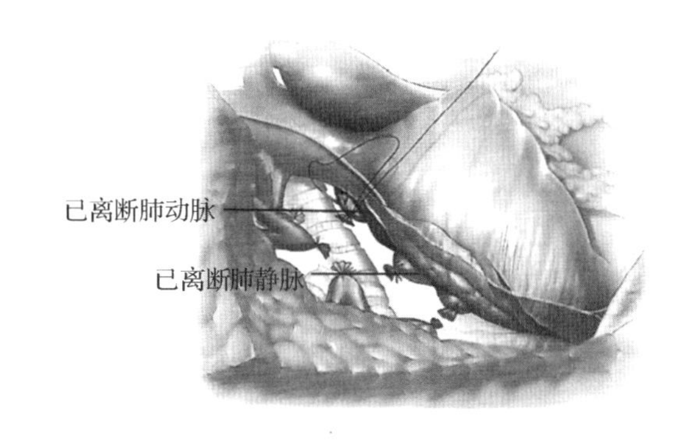

图12-3-13 右全肺离断血管

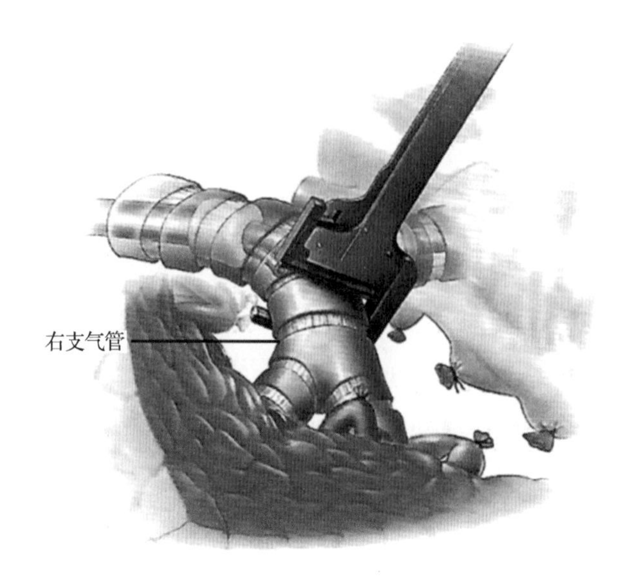

图 12-3-14　右全肺离断右主气管

(五)手术步骤及护理配合

全肺切除术手术步骤及护理配合见表 12-3-7。

表 12-3-7　全肺切除术手术步骤及护理配合

手术步骤	护理配合	备注
胸后外侧切口,经第 4～5 肋床或肋间进胸	连接电刀、吸引器,递纱条,递 23＃刀片切皮,用电刀切割止血,吸引器吸引,准备三角纱布进胸时推开肺组织	切皮前“Time Out”;遇到血管时,分别用丝线结扎两断端
用胸撑撑开肋间,探查病变,分离胸膜粘连	递纱条保护切口,递生理盐水湿手探查。递直角小弯、无损伤镊、电刀分离粘连	
环绕肺根部打开纵隔胸膜,显露出肺门血管	递小纱布粒钝性分离,用线剪锐性分离,电凝止血	对于血管表面的结缔组织,要分束结扎,以免术后形成淋巴囊肿。准备无损伤血管钳以备血管损伤时使用
将上叶肺及下叶肺向后方牵开,暴露出肺门前缘。先将浅面的肺上静脉分出,分别结扎并切断上叶静脉	递小纱布粒分离,直角小弯游离后壁并绕过血管,钳口分开,递 0 号丝线夹线引过,共两条丝线分别结扎远近两端,用中号圆针 2-0 号丝线缝扎近端,递刀片切断	
游离、结扎、切断肺动脉干,结扎之前可用红色导尿管暂时阻断 10 分钟,观察患者血压、心率及动脉血氧饱和度无明显变化,即可予以结扎、切断	递直角小弯与长组织剪剪开周围粘连组织,暴露清楚后,递 14 号导尿管进行阻断	及时记录阻断时间

续表

手术步骤	护理配合	备注
将肺下叶向前牵开，结扎、切断肺下韧带。推开纵隔胸膜，游离出肺下静脉，套线结扎并缝扎后切断	同法处理下叶静脉	
游离主支气管，在距离气管隆突0.5～0.8cm处切断、缝合，切除全肺	递小纱布粒分离，用丝线结扎，递长组织剪剪开支气管周围组织，递支气管钳夹住支气管，用长镊夹持纱布保护切口周围，递刀片紧贴直角小弯切断，丝线缝合（或使用切割吻合器直接夹闭支气管）	夹闭支气管后，麻醉医生应经气管插管吸痰；支气管切缘残端用消毒棉球消毒，切开气管的刀片要及时更换；取下全肺标本后，台上医生及时更换手套
冲洗胸腔，检查支气管残端是否闭合完全	将生理盐水倒入胸腔，充气检查支气管残端闭合情况，漏气处用血管缝线加强缝合	准备37℃生理盐水，麻醉科配合鼓肺
包埋支气管残端	递丝线或血管缝线间断缝合周围胸膜，以包埋支气管残端	选择合适缝针、缝线
胸腔止血，放置18#橡胶导尿管做胸腔引流	电刀止血，按需准备止血材料，胸壁打引流洞后递引流管，用0号丝线固定引流管	将引流管口折住用粗丝线扎紧，以免纵隔胸膜左右摆动而影响呼吸
关胸，逐层缝合切口	可吸收线关胸，清点手术用物	结束前做好物品清点，三方安全核查
消毒皮肤，切口贴敷贴	消毒棉球，敷贴，清点手术用物	在清洗器械前再次清点用物

五、心包剥脱术

(一)麻醉方法

心包剥脱术采用气管内插管＋静脉复合麻醉。

(二)手术体位

仰卧位。

(三)手术用物

1. 手术敷料

大腹包、手术衣包。

2. 手术器械

心脏器械1号、胸骨电锯、无损钳。

3. 常规用物

纱条、盐水巾、23#刀片、电刀、吸引器皮管、保护膜、胸腔引流管、腹腔引流管、一次性冲洗器、0＃和2-0丝线、引流水封瓶、导尿包、关胸钢丝、0号可吸收线、皮内缝线。

4. 特殊物品

止血材料、骨蜡。

5. 仪器设备

高频电刀、吸引装置。

(四)常见术式及图谱

常见术式及图谱见图12-3-15至图12-3-20。

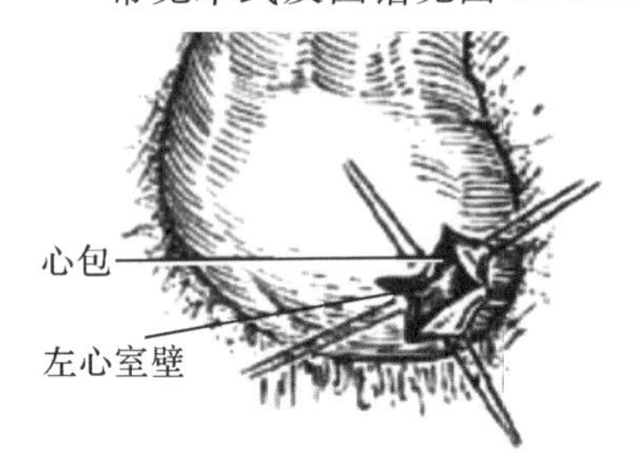

图12-3-15　切开左室前增厚心包

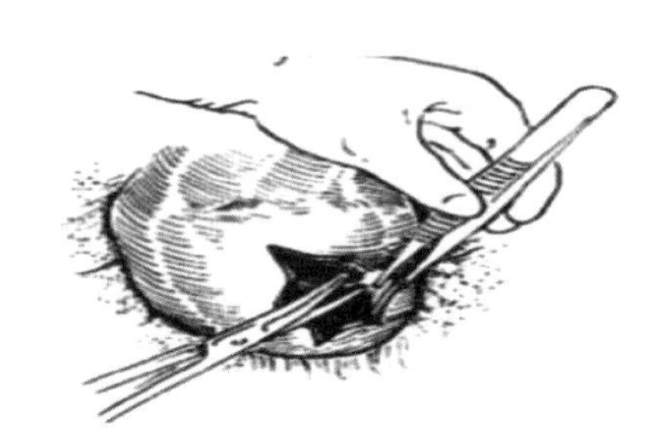

图12-3-16　锐性剥离心包

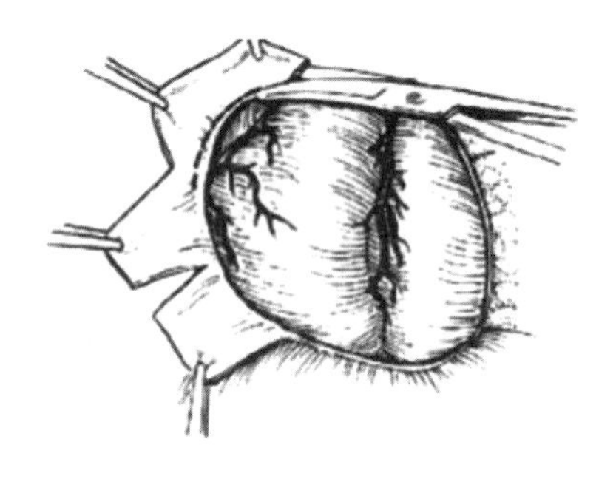

图12-3-17　扩大心包剥离面积

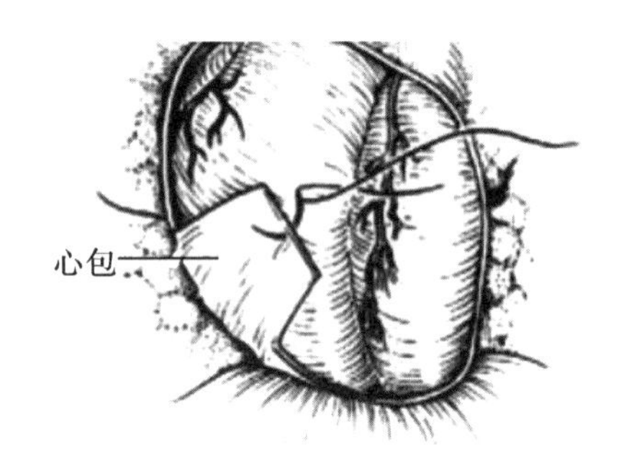

图12-3-18　切断纤维环,松解下腔静脉

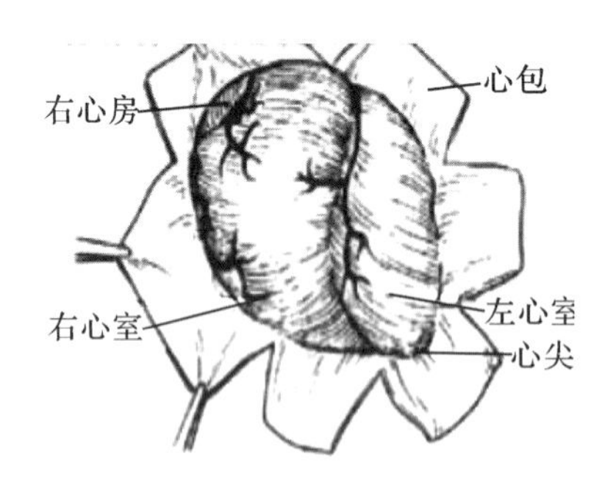

图12-3-19　切除已剥离的心包片

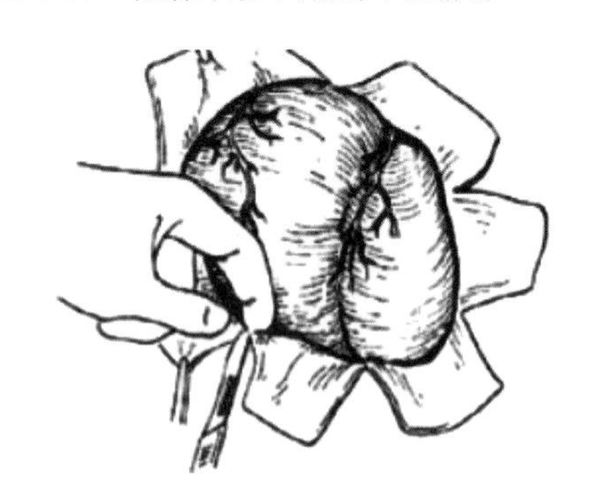

图12-3-20　用心包片覆盖缝合止血

(五)手术步骤及护理配合

心包剥脱术手术步骤及护理配合见表12-3-8。

表 12-3-8　心包剥脱术手术步骤及护理配合

手术步骤	护理配合	备注
自胸骨切迹起，沿前胸中线向下达剑突下方 1～2cm 腹白线上段切开皮肤、皮下组织	连接电刀、吸引器，递纱条、刀片切皮	切皮前“Time Out”
剥离胸骨甲状肌的胸骨附着处，紧贴胸骨后壁全长推开疏松结缔组织	甲状腺拉钩暴露手术野	
剪开剑突，纵向锯开胸骨	电锯锯开胸骨，骨蜡涂抹骨髓腔止血	使用前检查电锯功能
暴露胸腺、前纵隔及心包	纱条保护，用胸骨牵开器撑开胸骨	检查牵开器完整性
分离胸腺和左右胸膜，显露增厚的心包	用线剪、电刀、血管钳、无损伤镊分离	
沿心脏正前方偏左、“十”字形切开增厚的心包膜达心肌表面	用无损伤镊提起，15 号小圆刀片切开	准备无损伤钳
剥离心包膜：按左右心室和左右心室流出道、部分主动脉、肺动脉、右心房、上下腔静脉的顺序剥离心包膜，上达主肺动脉心包返折处，下至膈面，左右达膈神经前水平	组织钳提起心包膜，递小纱布粒/三角纱布钝性或线剪锐性剥离心包	必要时，钝性分离，剥至膈面时可能会有血压变化，密切关注患者的生命体征
分块剪除剥离的心包片	用无损伤镊、组织剪剪除剥离的心包片	
于心包切除残缘前行心脏创面出血点止血	用无损伤镊电凝止血或缝扎止血	选择合适的缝针、缝线
手术完成后，在纵隔下方放置一根引流管，从上腹壁切小口引出；酌情放置胸腔引流管，从胸腔引出体外	递刀片切开引流管口；胸腔引流管引流，用三角针、丝线固定引流管。清点手术用物	做好用物清点，三方核查，麻醉医生做气管内加压通气，充分膨肺
缝合胸骨	钢丝缝合左右胸骨片，再次清点手术用物	
逐层缝合肌肉、皮下组织、皮肤	用可吸收缝线缝合	选择相应的缝线，连接水封瓶，观察引流量
消毒皮肤，切口贴敷贴	用消毒棉球消毒皮肤，选择合适敷贴，清点手术用物	清洗器械前再次清点用物

六、室间隔缺损修补术

(一)麻醉方法

室间隔缺损修补术采用气管内插管＋静脉复合麻醉。

(二)手术体位

仰卧位。

(三)手术用物

1. 手术敷料

大腹包、心脏敷料包(内有中单方巾各 6 块)、手术衣包。

2. 手术器械

心脏器械、心脏电锯(直)。

3. 常规用物

肛温测试管、体外管道准备、导尿管、引流袋、电刀、吸引器皮管、23＃刀片、15＃刀片、洁净袋×2、纱条、保护膜、2-0 丝线、3-0 丝线、骨蜡、30 号胸腔引流管、28 号腹腔引流管、一次性冲洗器、敷贴。

4. 特殊用物

3-0 至 5-0 血管缝线、带垫片涤纶线、胸骨钢丝、毡片。

5. 仪器设备

高频电刀、体外各机组、除颤仪、变温毯。

(四)常用手术方式及图谱

室间隔缺损修补术常用手术方式及图谱见图 12-3-21 至图 12-3-24。

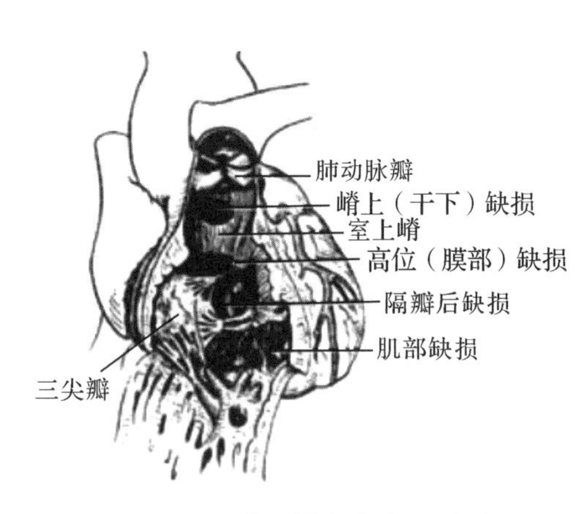

图 12-3-21　室间隔缺损的类型(右室面)

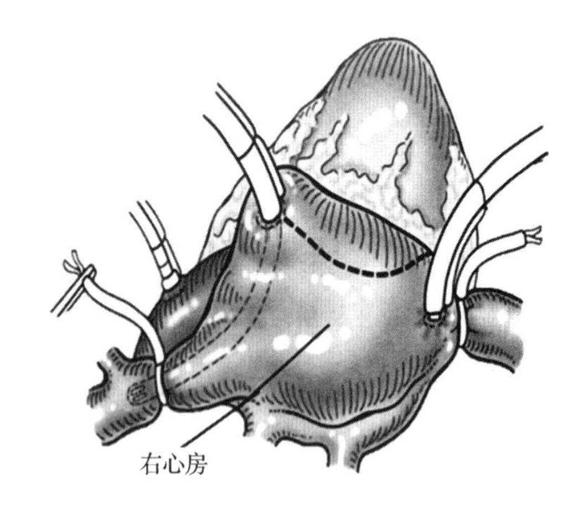

图 12-3-22　右心房切口

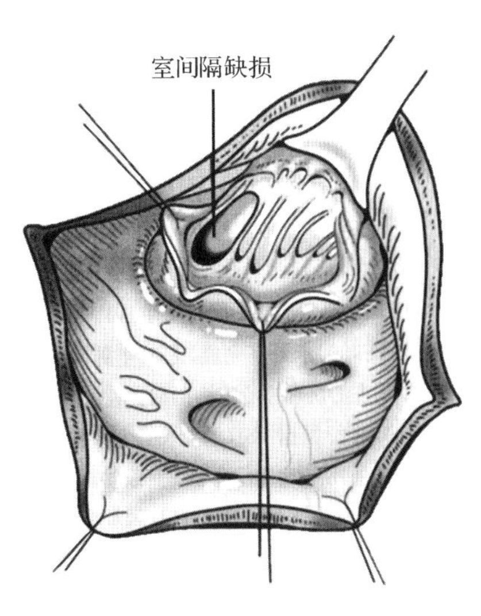

图 12-3-23 室间隔缺损

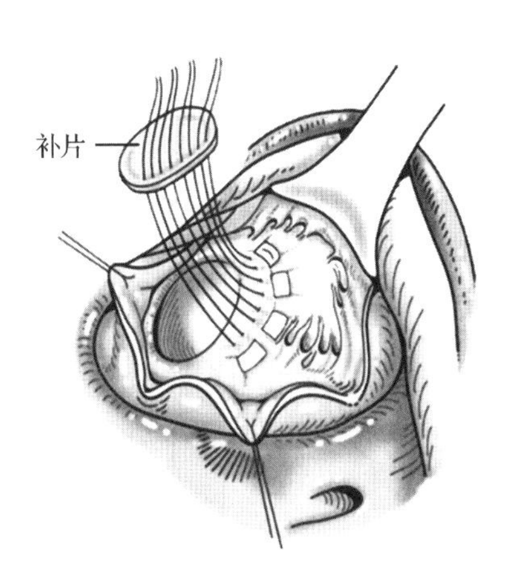

图 12-3-24 褥式加垫缝合补片

(五)手术步骤及护理配合

室间隔缺损修补术手术步骤及护理配合见表 12-3-9。

表 12-3-9 室间隔缺损修补术手术步骤及护理配合

手术步骤	护理配合	备注
按胸部正中切口消毒铺巾,导尿后插入肛温测试	切口四周先铺上对折中单,再常规铺各层	严格执行无菌操作;整理无菌台时先测试胸骨电锯
连接电刀、吸引器及各类循环管道	在切口两侧贴上洁净袋,递组织钳固定管道于大洞巾上,划皮前“Time out”	
前胸正中切口,用电刀止血及切开皮下、胸骨骨膜,剪开剑突后用电锯锯开胸骨	递刀片划皮,用电刀止血,用线剪剪剑突,递电锯、骨蜡	切皮前“Time Out”;分离组织后纵劈胸骨,用骨蜡封骨腔止血
胸骨撑开,剪开心包,暴露心脏	递胸骨撑撑开胸骨、递 7×20 圆针、0＃丝线固定心包	打开心包并悬吊,充分暴露心脏手术野
游离上、下腔静脉,并套上阻断纱带	递直角小弯用纱带提拉上腔静脉、肾蒂钳提拉下腔静脉、棉线湿化用大中弯血管钳夹带、将绵丝从红色导尿管内穿过提拉	上腔静脉用直角小弯分离,下腔静脉用肾蒂钳游离,分别套棉线,用套带器套上 10cm 长的橡皮管,棉线末端用皮管束紧钳夹住
游离主动脉,套纱带	递直角小弯、湿棉线	套棉线,用中弯夹住末端,便于与肺动脉分开
全身血液肝素化	由体外循环肺操作	

续表

手术步骤	护理配合	备注
行主动脉插管,做主动脉荷包,在升主动脉荷包线中剪去动脉外膜,用小圆刀由此刺入,并导入主动脉插管,连接体外循环机器管道	递2-0涤纶线做主动脉荷包,荷包完成后荷包线上套上鲁米尔止血器及橡胶套管,递2把蚊式钳夹住线尾,在升主动脉荷包线中,递2把组织剪剪去动脉外膜,递小圆刀由此刺入,并导入主动脉插管,将左右两侧荷包线抽紧,用2#丝线将两根套管固定在主动脉插管上	连接管路时注意排气,并妥善固定(主动脉插管时注意主动脉管的套管,以及夹管钳的方向)
行上腔静脉插管,在右心耳处或上腔静脉做荷包,剪开心耳后插入上腔引流管,连接体外循环管道	递2-0涤纶线在右心耳处或上腔静脉做荷包,套上橡胶管,蚊式钳夹住线尾,递心内镊提起心耳,递剪刀剪开心耳后插入上腔引流管,荷包线抽紧再递4#丝线固定套管在插管上	
行下腔静脉插管,在右心房壁做荷包,用15#刀片在荷包线中打一小口,血管钳扩开后插入下腔静脉插管,抽紧荷包线	递2-0涤纶线在右心房壁做荷包,套上橡胶管,蚊式钳夹住线尾;递15#刀片在荷包线中打一小口;递棉线固定	
主动脉根部做荷包,套上橡胶管,蚊式钳夹住线尾,插入"Y"形灌注管	递2-0涤纶线做荷包、套上橡胶管,蚊式钳夹住线尾,插入"Y"形灌注管扎	插入后抽紧荷包线,拔出针芯,用蚊式钳夹住,连接停跳液管道并排气
在房间沟右上肺静脉根部处做荷包,插入左心引流管	递4-0滑线缝荷包	必要时做
核对管道,开始体外循环转流,上下腔阻断		待体温降至浅低温(约30℃)时,阻断升主动脉,抽紧上、下腔套带以阻断上、下腔静脉
主动脉阻断,灌注心脏停跳液	递主动脉阻断钳,冰水及冰纱布	灌注同时心包腔内置冰水及冰水纱布
打开右心房或右心室,拉钩暴露,寻找室缺	递15圆刀打开右心房或右心室,递剪刀将开口扩大,递6×17圆针2-0丝线缝心房、心室,递2把蚊式钳用于切口牵拉,递心室拉钩用于暴露	现多采用右房入路,亦有右室入路。可根据缺损部位选择切口,在切口两侧做牵引线,用小圆刀在牵引线中戳一小口,组织剪剪开
修补室间隔缺损:室间隔缺损直径小于1cm者,可直接缝合;室间隔缺损直径大于1cm者,需用毡片修补	直接缝合用2-0涤纶线加垫片、无损伤镊神经拉钩暴露。毡片修补时递大毡片1块、2-0涤纶线间断缝合	室间隔缺损选择厚毡片。修剪后用组织钳夹持。主刀医生在打结时给予湿润手指
麻醉配合鼓肺,检查室间隔缺损修补效果,之后缝闭心房、心室切口	检查效果时,心室拉钩暴露。缝合用4-0或5-0血管缝线	

续表

手术步骤	护理配合	备注
在缝闭心房、心室切口之前,开放上下腔静脉,以利于心脏充血后排气。待体温复温后开放主动脉	准备心内除颤板,必要时除颤	准备除颤仪,复跳后做食管超声,检查修补效果。待心脏跳动有力、循环稳定后,停机观察
拔除灌注管,抽紧荷包线并打结,再用5-0血管缝线进行缝合	5-0滑线备用,温水湿手	如有左房引流管,拔除管子,结扎荷包线。心脏复跳后用37℃生理盐水
同上法分别拔除上下腔静脉插管,上腔荷包结扎后用0#丝线加固套扎;下腔荷包结扎后用5-0血管缝线缝合	5-0滑线备用,温水湿手	
拔除主动脉插管,双荷包线抽紧结扎,用5-0血管缝线先缝合	5-0滑线备用,温水湿手	
放置心包及纵隔引流管各1根,用2-0丝线缝心包,钢丝缝合胸骨,严密止血	6×17圆针2-0丝线,30号胸腔引流管、28号腹腔引流管各1根	清点用物,统计出血量
	递钢丝、钢丝剪、钢丝持针器	钢丝尾端用柯克钳夹持;胸骨合拢后,再次清点用物
缝合皮下组织,皮肤消毒切口后,贴上敷贴	用3-0可吸收缝线缝合皮下组织,用5-0可吸收缝线缝合皮肤,贴上敷贴	连接水封瓶,固定引流管,送器械前再次清点物品,离室前核查

七、冠状动脉搭桥术(非体外循环下冠状动脉搭桥术)

(一)麻醉方法

采用气管内插管+静脉复合麻醉。

(二)手术体位

仰卧位,取下肢大隐静脉时,双腿微曲,膝关节外展(呈青蛙腿状);取上肢动脉时,双手外展,静脉以及动脉穿刺在对侧。

(三)手术用物

1. 手术敷料

开腹包、心脏敷料包、手术衣包。

2. 手术器械

体外器械、冠脉搭桥包、股动脉插管包、内乳胸撑。

3. 常规用物

肛温测试管、导尿管、引流袋、电刀、吸引器皮管、23#刀片、15#刀片、洁净袋、纱条、保护膜、2-0 丝线、0＃丝线、骨蜡、30 号胸腔引流管、28 号腹腔引流管、一次性冲洗器、敷贴。

4. 特殊用物

胸骨锯，主动脉打孔器，心表固定器，钝针橡皮缝线，CellSever 装置，CO_2 吹气管，Prolene 线（5-0、6-0、7-0）；50mL 针筒、20＃套管针头各 2 副，1mL 针头 1 副，冠脉分流栓，冠脉尖刀片，钛夹钳（中、小号），弹力绷带，肝素水（200mL 生理盐水＋40mg 肝素），乳内动脉冲洗液（30mL 生理盐水＋1 支罂粟碱），体内除颤板等。

5. 仪器设备

高频电刀、体外各机组、除颤仪、变温毯。

（四）常用术式及图谱

常用术式及图谱见图 12-3-25 至图 12-3-28。

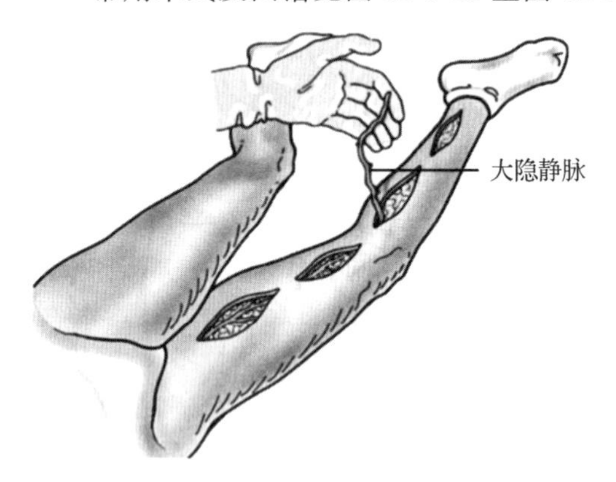

图 12-3-25　大隐静脉长切口

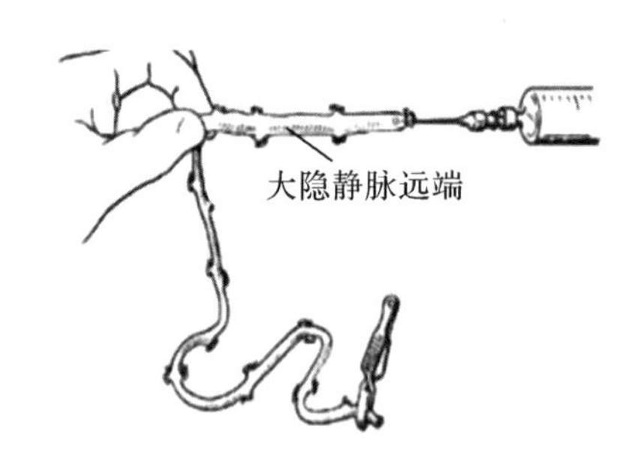

图 12-3-26　用肝素液冲洗大隐静脉管腔

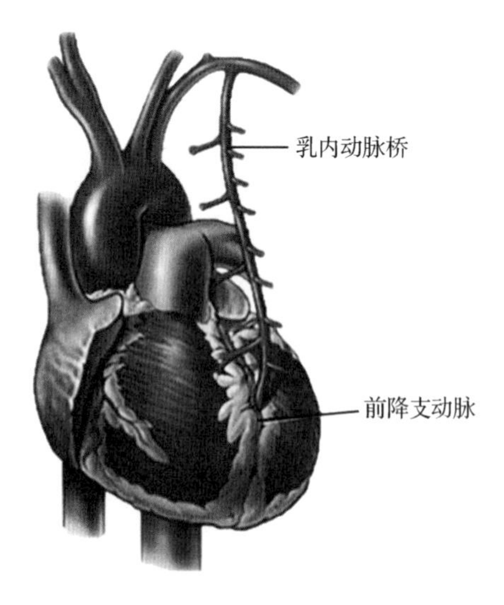

图 12-3-27　乳内动脉架桥

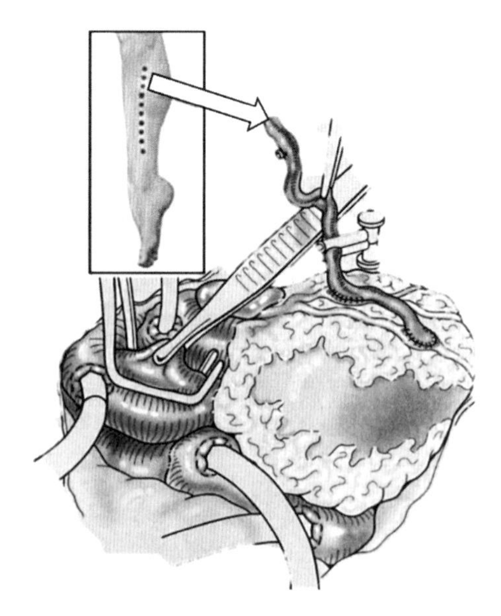

图 12-3-28　静脉架桥

(五)手术步骤及护理配合

非体外循环下冠状动脉搭桥术手术步骤及护理配合见表12-3-10。

表12-3-10 非体外循环下冠状动脉搭桥术手术步骤及护理配合

手术步骤	护理配合	备注
皮肤消毒	递弯盘、碘伏、纱布	前胸正中切口范围加双下肢至双腹股沟的范围充分消毒
取自体大隐静脉:内踝切口,剪开皮下脂肪,游离大隐静脉,远心端用4-0号丝线结扎,近端套血管冲洗针头。依次向上游离,游离出的静脉达到所需长度后,近心端以0#丝线结扎	准备股动脉插管包,洗手护士递23#刀片、纱布,将电刀的电凝调至25,递4-0丝线结扎大隐静脉断端	划皮前“Time Out”,连接自体血回收装置以回收自体血
取下大隐静脉放入肝素动脉血中、缝合腿部,用2-0 Dexon线缝合皮下,用5-0不吸收缝线缝合皮内,敷贴贴合,术毕用弹力绷带加压包扎	抽取动脉血20mL,加入稀释为2500U/500mL浓度的肝素水2mL,混匀,将取下的静脉放入该液体中备用	缝合腿部切口皮肤前后清点股动脉包物品
胸部正中切口,用电锯锯开胸骨,使用骨蜡,撑开胸骨,打开心包,悬吊心包	递23#刀片、胸骨锯、骨蜡、胸骨撑、无损伤镊,用线剪打开心包,用2-0丝线做心包牵引	
取乳内动脉:用乳内牵开器牵开,游离乳内动脉,全身肝素化,断开乳内动脉远端,近心端用动脉夹,残端用小号钛夹结扎。用备好的乳内动脉保养液冲洗已取好的乳内动脉,以防止痉挛	换乳内动脉胸撑,用小号钛夹结扎分支,用罂粟碱水冲洗,用动脉血管夹夹乳内动脉近心端	根据冠状动脉情况,如前降支需搭桥,则一般会取乳内动脉
冠状动脉吻合:换冠状动脉胸撑和心表固定器,选定需要搭桥的冠状动脉予以局部固定	递上冠状动脉胸撑和心表固定器,连接CO_2吹气管	将CO_2流量调至2mL/min
吻合血管:用小圆刀划开心表脂肪。用冠状动脉阻断针牵引冠状动脉切口两端,用冠状动脉尖刀切开冠状动脉血管,用冠状动脉正向剪刀及反向剪剪开动脉,用与动脉型号相符的探条探查动脉腔,置入相符的冠状动脉分流栓或用钝针橡胶缝线局部阻断冠状动脉血流。用CO_2吹气管吹开动脉旁的血,保持手术野清晰	递小圆刀、钝头针、冠状动脉尖刀、冠状动脉正向剪、反向剪,准备探条、各个型号分流栓	做吻合时,用CO_2吹气管吹手术野,保持手术野清晰
缝合乳内动脉与前降支	用7-0 Prolene线缝吻合口	及时取回缝合后放开的动脉夹,及时取回细小的血管缝线针

续表

手术步骤	护理配合	备注
大隐静脉与主动脉吻合:用主动脉侧壁钳钳夹部分主动脉壁,用尖刀片划开主动脉一小口,用打孔器打一大小与大隐静脉适合的孔,用 5-0 Prolene 连续缝合。缝合后开放侧壁钳	用血管剪修整大隐静脉,递侧壁钳钳夹部分主动脉壁,递尖刀片划开主动脉,递打孔器、5-0 Prolene 将大隐静脉与主动脉打孔处缝合	保证主动脉侧壁钳功能完好,钳夹后用纱带或纱布在钳子的双耳处再固定,以防突然松开。做吻合时用 CO_2 吹气管吹手术野,保持手术野清晰
缝合大隐静脉与冠状动脉:拿出已取好的大隐静脉,主刀医生修剪后,用主动脉侧壁钳钳夹部分主动脉壁,用尖刀划开主动脉一小口,打孔器打一大小与大隐静脉适合的孔,用 5-0 Prolene 线连续缝合。缝合后开放侧壁钳,大隐静脉远端用血管夹夹住。大隐静脉的另一端用 7-0 Prolene 线与病变血管吻合	用血管剪修整大隐静脉,递侧壁钳钳夹部分主动脉壁,用 11 号尖刀划开主动脉,用打孔器、5-0 Prolene 线将大隐静脉与主动脉打孔处缝合。7-0 Proloene 线缝冠状动脉	保证主动脉侧壁钳功能完好,钳夹后用纱带或纱布在钳子的双耳处再固定,以防突然松开。做吻合时用 CO_2 吹气管吹手术野,保持手术野清晰
止血、关胸:检查吻合口,严密止血,放置心包、纵隔、胸腔引流管各 1 根,缝合部分心包,缝合胸骨,逐层关闭切口	血管吻合口用 37℃ 生理盐水冲洗,用 4# 丝线缝合心包,钢丝缝合胸骨,0# 不可吸收线缝皮下	做好物品的清点,离室前再次核查

八、双瓣置换术

(一)麻醉方法

双瓣置换术采用气管内插管+静脉复合麻醉。

(二)手术体位

仰卧位。

(三)手术用物

1. 手术敷料

开腹包、心脏敷料包(内有中单方巾各 6 块)、手术衣包。

2. 手术器械

心脏器械、体外直锯。

3. 常规用物

肛温测试管、体外管道准备、导尿管、引流袋、电刀、吸引器皮管、23# 刀片、15# 刀片、洁净袋×2、纱条、保护膜、2-0 丝线、0 丝线、骨蜡、30 号胸腔引流管、28 号胸腔引流管、一次性冲洗器、敷贴。

4. 特殊用物

人工瓣膜、2-0 不吸收缝线(大针)、2-0 不吸收缝线(小针)、Prolene 线(3-0、4-0、5-0)。

5.仪器设备

高频电刀、体外各机组、除颤仪、变温毯。

(四)常用手术方式及图谱

常用手术方式及图谱见图 12-3-29 至图 12-3-33。

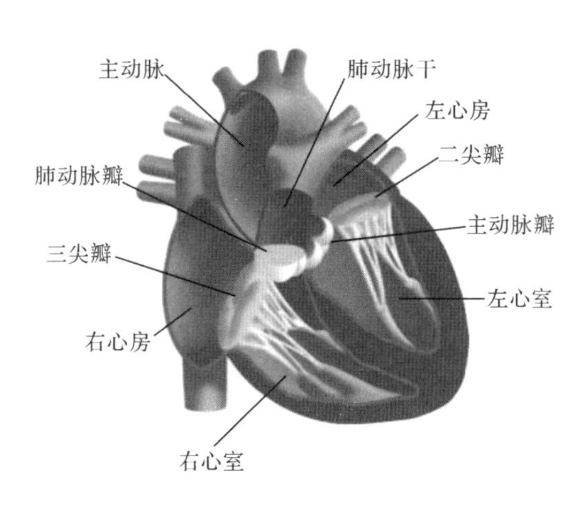

图 12-3-29 瓣膜解剖

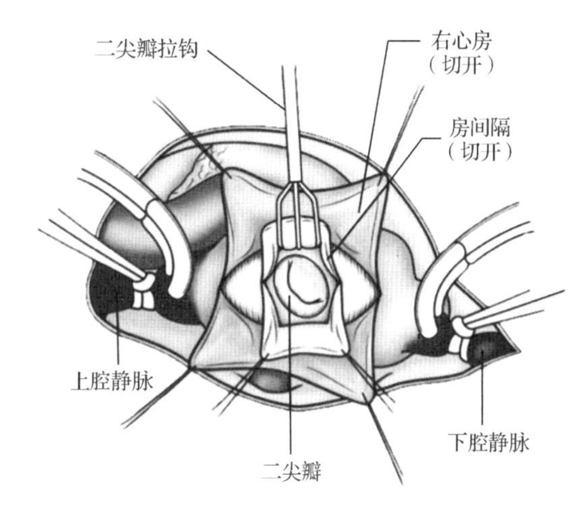

图 12-3-30 显露二尖瓣，切除病变二尖瓣

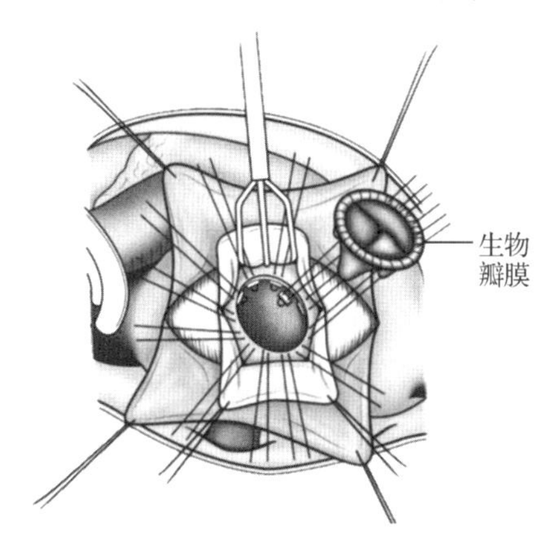

图 12-3-31 褥式加垫缝合人工瓣膜

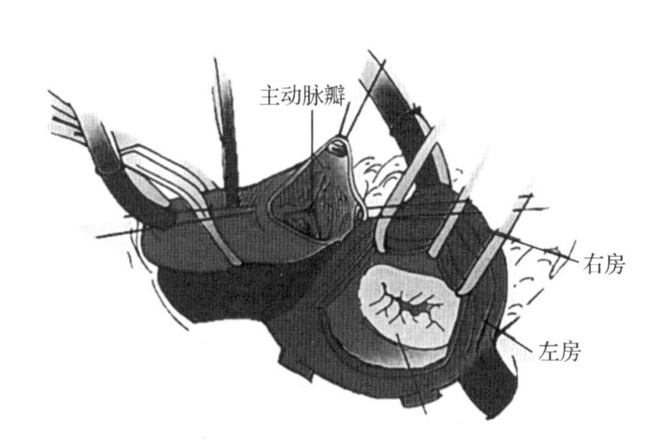

图 12-3-32 暴露主动脉瓣和二尖瓣

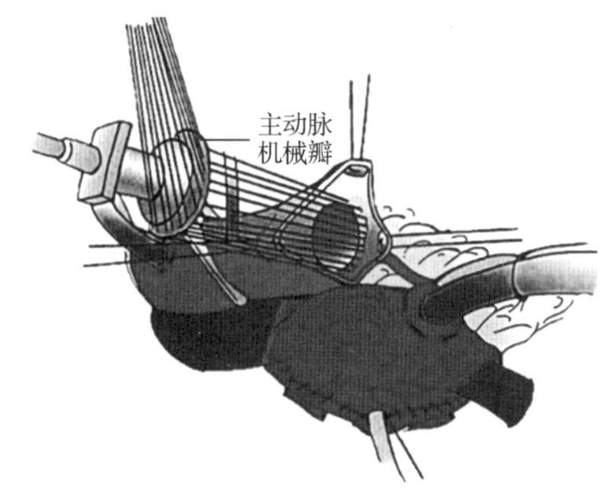

图 12-3-33 褥式加垫缝合主动脉瓣

(五)手术步骤及护理配合

双瓣置换术手术步骤及护理配合见表12-3-11。

表12-3-11 双瓣置换术手术步骤及护理配合

手术步骤	护理配合	备注
常规消毒铺巾，胸部正中切口进胸	递刀片划皮，递甲状腺拉钩暴露手术野，用直剪剪开剑突，用电锯锯开胸骨，电凝、骨蜡止血	切皮前“Time Out”；连接电刀、吸引器、连接体外转流管装置
撑开胸骨，剪开心包，暴露心脏	进胸后，更换纱条，递胸骨撑牵开，递组织剪、电刀打开心包，用中号圆针2-0丝线牵引心包，暴露手术部位	
全身血液肝素化	由体外转流组操作	
行主动脉插管，在升主动脉上做双重圆形荷包，分别套上鲁米尔止血器及橡胶套管，用蚊式钳夹住线尾。在升主动脉荷包线中，剪去动脉外膜，小圆刀由此刺入，并导入主动脉插管，将左右两侧荷包线抽紧，用棉线将两根套管固定在主动脉插管上。连接上体外循环机器管道	递2-0涤纶线荷包缝合、蚊式钳2把固定缝线，递鲁米尔止血器、套管2根阻断血管，递15＃刀片做一切口，主动脉插管后用棉线结扎，夹管钳2把夹闭插管末端	连接管路时注意排气，并妥善固定
行上下腔和左右心房插管，在右心耳处做荷包线，套上橡胶管，用蚊式钳夹住线尾，用无损伤镊提起心耳，剪开心耳后插入腔房管，荷包线抽紧再用棉线固定套管在腔房管上，连接体外循环管道	用2-0涤纶线做荷包，递蚊式钳、套带器、橡胶管、心耳钳、腔房管、棉线、夹管钳固定管子	也可上下腔分别插管
在主动脉根部做荷包，套上橡胶管，用蚊式钳夹住线尾，插入“Y”形灌注管。插入后抽紧荷包线，拔出针芯，用蚊式钳夹住，连接停跳液管道并排气	用2-0涤纶线做荷包，递蚊式钳、套带器、橡胶管、心耳钳、夹管钳、“Y”形灌注管、蚊式、7＃丝线结扎	
核对管道，开始体外循环转流，准备停跳液灌注	灌注停跳液，连接左右灌注头	目前一般在直视下灌注停跳液，此步骤省略
阻断主动脉，打开主动脉根部找到左右冠脉口，灌注心脏停跳液。打开房间沟吸出心脏积血	递主动脉阻断钳、无损伤镊，用线剪剪开主动脉根部，递眼睑拉钩暴露冠脉口。递4℃生理盐水和4℃生理盐水纱布	灌注同时心包腔内置冰水及冰水纱布

续表

手术步骤	护理配合	备注
打开房间沟切口，用瓣膜拉钩拉开房壁暴露二尖瓣，持瓣钳夹持病变二尖瓣，切断二尖瓣乳头肌、腱索，切除病变瓣膜。测瓣器测量确定瓣膜型号大小	用瓣膜拉钩牵拉暴露，递持瓣钳夹持瓣膜，用15＃圆刀片瓣周切一小口，长组织剪剪除瓣膜，用粗纱布接病变瓣膜并保留，目前，大多采用保留二尖瓣后瓣叶的方法，只剪除二尖瓣前叶。递测瓣器测量瓣大小	清除左房、左室切除瓣膜的碎屑，必要时用4℃生理盐水冲洗
缝合人工二尖瓣瓣膜，先在瓣周间断缝上涤纶编织线，再按序缝上人工瓣膜的瓣环，将各缝线提起，瓣膜放入房室环部位，各缝线分别打结	递小洞单，2-0不吸收缝线大针双头双色交替缝合，蚊氏夹线，打结时递盛水小碗湿手	再次确认型号，正确无误后方可拆开使用
探瓣、开瓣后，剪除人工瓣膜的持瓣部件，剪除缝线	递探瓣器	清点取下的缝线针及瓣膜固定部件
牵拉主动脉根部切口，暴露主动脉瓣，在瓣膜交界处缝牵引针，切除病变主动脉瓣	递眼睑拉钩拉开暴露，用小圆针、2-0丝线做三针牵引，递无损伤镊提起瓣膜，用长组织剪剪去瓣膜，拿纱布接病变组织，用冰生理盐水冲洗	
用测瓣器测量确定瓣膜型号大小，缝合人工主动脉瓣瓣膜。按序缝合到人工瓣膜的瓣环，将各缝线提起，瓣膜放入主动脉瓣口，各缝线分别打结	递测瓣器，拿取相应型号瓣膜。递2-0不吸收缝线、小针双头双色交替缝合，蚊氏钳夹线将各缝线提起，打结缝线时递生理盐水湿手	再次确认型号，正确无误后方可拆开使用
探瓣、开瓣后，剪除人工瓣膜的持瓣部件，剪除缝线	递探瓣器	清点取下的缝线针及瓣膜固定部件
缝合主动脉根部切口	递5-0 Prolene不可吸收缝线连续缝合	
缝合房间沟切口，在完全缝闭前，麻醉医生鼓肺以利于心脏充血后排气，待体温复温后开放主动脉	用3-0 Prolene不可吸收缝线连续缝合，准备心内除颤板，必要时除颤	准备除颤仪
拔除腔房管，荷包线抽紧结扎，0＃丝线再套扎右心耳	递管钳夹管，收扎“荷包”线，用3-0/4-0 Prolene线缝扎止血，递直角小弯夹心耳，用3＃丝线结扎，递管钳夹体外管道	
拔除主动脉插管，双荷包线抽紧结扎，5-0血管缝线再缝一道	必要时递5-0 Prolene不可吸收缝线	

续表

手术步骤	护理配合	备注
放置纵隔与心包引流管各1根,缝合心包	递中号圆针2-0丝线缝合部分心包,引流管用三角针0号线固定	
关胸,先用钢丝缝合胸骨,严密止血,用可吸收线缝合皮下组织、皮下,消毒皮肤,切口贴上敷贴	清点器械、纱布、缝针,缝合胸骨递钢丝针、钢丝持针器及钢丝剪;缝合皮下组织、递碘伏棉球消毒,切口皮肤用可吸收线缝合切口后,敷贴贴合	做好物品的清点,离室前再次核查

参考文献

[1]赵玉沛,陈孝平.外科学[M].北京:人民卫生出版社,2015.
[2]吴孟超,吴在德.黄家驷外科学[M].北京:人民卫生出版社,2021.
[3]易定华,徐志云,王辉山.心脏外科学[M].北京:人民军医出版社,2016.
[4]赵珩,高文.胸外科手术学[M].北京:人民卫生出版社,2017.
[5]宋烽.实用手术体位护理[M].北京:人民军医出版社,2012.
[6]郭莉.手术室护理实践指南[M].北京:人民卫生出版社,2021.
[7]郭莉,徐梅.手术室专科护理[M].北京:人民卫生出版社,2018.
[8]潘惠英,陈肖敏.围手术期护理技术[M].杭州:浙江大学出版社,2011.
[9]魏革,刘苏君.手术室护理学[M].3版.北京:人民军医出版社,2014.
[10]宋烽.实用手术体位护理[M].北京:人民军医出版社,2012.

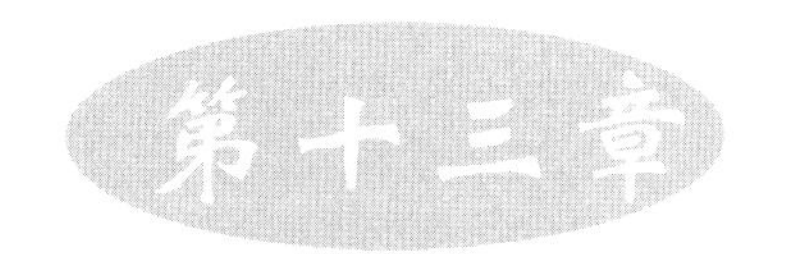

普外科手术护理

第一节 普外科常用设备、器械和物品

一、常用设备

普外科常用设备有高频电刀、超声刀、超声吸引器、能量平台、氩气刀、双极电凝及负压吸引装置。

二、常用器械

常见使用的器械包有剖腹探查包、胃加包、肠钳包、阑尾包等，见表13-1-1至表13-1-4。

表 13-1-1 剖探包

器械名称	数量	器械名称	数量
布巾钳	4	柯克钳	1
线剪	2	直角小弯	1
组织剪	2	持针器	2
小直血管钳	2	卵圆钳	2
小中弯血管钳	4	刀柄	3
中弯血管钳	12	镊子	6
组织钳	6	吸引器	1
胸腔中弯血管钳	2	腹壁拉钩	1
皮肤拉钩	2	大S拉钩	1
弯盘	3	缝针	12
碗	1	棉球	8
不锈钢小量杯	1	纱布	2

表 13-1-2　胃加包

器械名称	数量	器械名称	数量
无损伤组织钳	1	腹部牵开器	1
大直血管钳	2	方盘	1
直柯克钳	2	弯盘	2
肠钳	4	不锈钢小量杯	2
持针器	1	肠套	4
胃钳	2	小棉球	10
大S拉钩	2		

表 13-1-3　肠钳包

器械名称	数量	器械名称	数量
无损伤组织钳	1	大S拉钩	1
直柯克钳	2	不锈钢方盘	2
肠钳	4	弯盘	2
持针器	1	不锈钢小量杯	2
肠套	4	小棉球	10
腹部牵开器	1		

表 13-1-4　阑尾包

器械名称	数量	器械名称	数量
刀柄	3	皮肤拉钩	2
镊子	5	持针器	2
布巾钳	4	阑尾钳	1
线剪	2	吸引器	1
组织剪	1	腹壁拉钩	1
蚊式血管钳	6	小S拉钩	1
小弯血管钳	6	卵圆钳	2
中弯血管钳	2	弯盘	1
组织钳	2	不锈钢小量杯	1

三、常用物品

1. 血管缝线(Prolene 线)

2-0 至 6-0 用于各种血管缝合。

2. 可吸收线

0 至 5-0 用于隔层组织的缝合。

3. 止血纱布

根据医生要求,选择合适规格和型号的止血纱布,用于手术野局部止血。

4. 医用胶水

根据医生要求,选择合适规格和型号的医用胶,用于手术野局部止血。

5. 其他

其他物品还有各种低值耗材,如长、短电刀头,刀片、丝线、纱垫、纱条、吸引皮管、一次性冲洗器和洁净袋等。

第二节 普外科手术护理配合特点

1. 了解手术过程,熟练和掌握吻合器的使用。根据消化道的部位、粗细及手术医生的习惯,选择不同型号、不同品牌及不同功能的吻合器、吻合器。吻合器、吻合器属于一次性高值耗品,需小心保管。巡回护士在拆开前必须与手术医生、洗手护士核对。正确安装,安装时检查钉仓,使用后以治疗巾包好,防止污染其他器械。

2. 肝脏手术切口较大,体液丢失较多,一般要建立 1～2 条静脉通道。输液部位要固定牢靠,根据手术需要,随时调节输液速度。当输库存血超过 800mL 时,静脉点滴 10%葡萄糖酸钙液 10mL,观察输血反应。

3. 在行直肠癌手术时,患者常规取截石位,摆体位时固定松紧要适宜,受压部位垫海绵垫,骨粗隆处增加海绵垫的厚度,防止皮肤压红。

4. 普外科手术时间较长、手术切口大、切取范围较广,术中注意保温,预防低体温。

5. 妥善保管手术过程中切取的标本,以防遗失。术后及时交给医生,并检查标本的登记及处理情况。

6. 术后患者引流管多,要妥善固定,防止受压,避免滑脱,并根据引流管的性质及时标记。

7. 预防感染的关键就是要严格无菌操作。胃手术牵涉空腔脏器,在打开空腔脏器时,要按污染手术处理。器械疑有污染时,应立即更换。洗手护士要保持手术野干燥、无菌。

8. 肿瘤手术术中应严格遵循无瘤操作原则。标本离体后,有备用器械要及时更换;若无备用器械,则用 42℃蒸馏水浸泡后擦干使用。

9. 肝脏手术时,备两套处于功能状态的电刀及吸引器。

10. 高频电刀是止血的主要仪器,使用时避免金属物接触患者,以防烧伤。

11. 根据医生要求,及时准备能量平台、超声吸引器及氩气刀,使用前必须认真阅读操作指南,熟悉仪器特点及注意事项。

12. 手术应在安静、整洁的环境中进行,尽可能减少人员流动。洗手护士专心配合;巡回护士要随时调整灯光,及时供给手术用物。

第三节　常见手术种类及配合

一、胃癌根治术

(一)近端胃大部切除术

1. 适应证

(1)内科治疗无效的胃体、胃底溃疡。

(2)贲门癌或胃上部局限性癌，以及早期、小的胃上部癌。

2. 麻醉方式

静脉复合气管内插管全身麻醉。

3. 手术体位

仰卧位或45°右侧卧位。

4. 手术切口

(1)对早期、小的贲门癌，常采用上腹部正中切口。

(2)对进行期局限性胃上部癌，采用胸腹联合切口。

5. 手术用物

(1)手术敷料：大洞巾、大腹包、手术衣、持物钳。

(2)手术器械：剖探包、胃加包、大弯包、食管荷包钳包和小荷包钳包，必要时备血管器械。根据医生习惯备悬吊拉钩及扁桃体血管钳包。

(3)一次性物品：电刀头、吸引皮管、丝线、切口保护器、纱条、纱垫、手套、3-0可吸收缝线、4-0可吸收缝线、防粘连物品、止血物品、关腹线、腹腔引流管、2-0荷包线、25号圆形吻合器、直线切割吻合器，必要时备减张线、灯罩。根据医生要求备能量平台。

6. 手术步骤及护理配合

近端胃大部切除术手术步骤及护理配合见表13-3-1。

表13-3-1　近端胃大部切除术手术步骤及护理配合

手术步骤	护理配合
常规消毒、铺巾，上腹部正中切口或胸腹联合切口	用电刀电凝止血或4#线结扎，用干纱条
打开腹腔，探查腹腔。首先探查肝、胆、胰、胃周淋巴结，肺门下胸段食管旁淋巴结，然后探查病变本身	洗手，递切口保护器、长镊子、生理盐水纱垫、腹腔牵开器、方头拉钩或大S拉钩
游离胃下部，确定远侧切断线。先从胃下部大弯侧开始，展开胃体部大网膜，靠近胃网膜右血管用电刀切断大网膜，向幽门侧继续游离，探查幽门旁淋巴结，如有转移则改行全胃切除术；接着，转向直角小弯侧，在幽门轮上2～3cm结扎，切断胃右血管，保留胃网膜右血管	用中弯血管钳夹住血管，用组织剪剪开，用4#线结扎，结扎胃右动脉、静脉，递4#线做双重结扎

续表

手术步骤	护理配合
切断胃:决定近心端胃大部切除的远心端切断线,切断线的位置为直角小弯侧在幽门轮上 5cm 或能保留胃右血管 1～2 个分支,大弯侧在幽门轮上 10cm 或能保留胃网膜右血管全长。首先自鼻胃管吸引,排空胃内容物。在胃体下部拟切断线上置大号潘氏胃钳,紧靠该钳下部置一大直柯克钳,下面垫生理盐水纱条,在大号潘氏胃钳和大直柯克钳间切断胃体,做全层缝合加浆膜层缝合。或用 100mm 或者 80mm 切割吻合器闭合	递生理盐水纱条,大、小号潘氏胃钳,递柯克钳、11#刀片、消毒棉球、弯盘,用 7×17 圆针、长 4#线、中镊缝合全层,用 6×14 圆针、1#线缝合浆膜层或用 4-0 可吸收缝线缝合
将胃中、上部向患者头侧左上方翻转提起。在胰体部上缘,从肝总动脉末端开始,用电刀切开肝胰韧带,并结扎胃左静脉。清除肝总动脉干淋巴结,再剪开腹腔动脉周围腹膜,清除肝总动脉根部、脾动脉根部结缔组织及淋巴结。在其稍上方清除胃左动脉及其根部周围组织,结扎切断。从脾动脉根部开始,沿胰腺上缘向左清除脾动脉干淋巴结	递大 S 拉钩、2 把中弯血管钳,中间用组织剪剪断,视组织多少用 1#或 4#线带线结扎,位置较深处则用胸腔中弯血管钳
游离胃大弯:将胃体下部已切断的大网膜提起,从横结肠附着处用电刀从右向左切除至脾下极,紧靠脾侧切断脾胃韧带,清除其周围淋巴结	递大 S 拉钩、2 把中弯血管钳,中间用组织剪剪断,视组织多少用 1#或 4#线带线结扎,位置较深处则用胸腔中弯血管钳。如不慎撕破脾被膜,用 7×17 圆针、4#线缝扎,或用 Prolene 缝合,纱垫填塞
游离食管周围,清除贲门左右淋巴结,游离脾胃韧带、脾膈韧带、胃膈韧带,分离食管左侧组织。将胃向前方提起,在贲门后方结扎切断左膈下动脉分支,清除贲门左侧及后面的淋巴结。转向右侧,在肝左叶下方完全切除小网膜左侧,在膈下剪开腹段食管右侧组织,切除食管右淋巴结及食管前被膜。切断两侧迷走神经	递大 S 拉钩分别牵开脾脏、肝脏外叶,用胸腔中弯血管钳游离、钳夹组织和神经,用长组织剪剪断,用 1#或 4#线带线结扎,用长镊或血管钳夹持淋巴结,组织剪剪除或电刀切除
切断食管:充分游离食管后,将食管拉下 5～6cm,于贲门切迹上 3cm 在食管拟切断处置荷包钳,穿入 2-0 荷包线,用小直血管钳牵引,在其近端置直角食管钳,切断下方垫一生理盐水纱条,切断食管。移去标本	递荷包钳、长持针器持荷包线、直食管钳、消毒棉球及 11#刀片
消化道重建: ①食管端:用持钉钳夹钉仓置入食管。 ②切开空肠:在距十二指肠悬韧带 15～20cm 处切开,置入吻合器身,中心杆戳破残胃壁引出,与吻合器钉仓对接吻合,拧紧固定螺母,打开保险钮、击发,切割闭合。吻合完成后松开螺母,退出吻合器,检查吻合口及吻合圈是否完整,在空肠开口处与距十二指肠悬韧带 40～50cm 处的空肠做侧侧吻合。在吻合口近端 10cm 空肠处用 7#丝线环扎且松紧适合	递 3 把无损伤组织钳牵开食管残端,递肠钳、电刀片切开空肠,切口下面垫一生理盐水纱条,用消毒棉球擦拭消毒,递吻合器,用持钉钳夹持钉仓,用 3-0 可吸收缝线连续缝合,6×14 圆针、1#线间断加固缝合,递 7#线结扎止血

续表

手术步骤	护理配合
彻底止血，冲洗腹腔，放置腹腔引流管，清点、逐层关腹	用电凝止血，必要时视组织多少用1＃或4＃线带线结扎，可吸收缝线关腹，消毒皮肤后，用23＃刀片切开置引流管的皮肤，并用大三角针、4＃线固定引流管。冲洗切口，消毒后关皮下组织、皮肤，用敷贴覆盖切口

(二)远端胃大部切除(毕Ⅰ式)

1. 适应证

(1)内科治疗无效的胃、十二指肠溃疡。

(2)胃、十二指肠溃疡急性穿孔或大出血。

(3)胃溃疡已形成瘢痕性幽门梗阻。

(4)胃溃疡恶变。

2. 麻醉方式

静脉复合气管内插管全身麻醉。

3. 手术体位

仰卧位。

4. 手术切口

上腹部正中切口或上腹旁正中切口。

5. 手术用物

(1)手术敷料：大洞巾、大腹包、手术衣、持物钳。

(2)手术器械：剖探包、胃加包。根据医生习惯备扁桃体血管钳包。

(3)一次性物品：电刀头、吸引皮管、23＃刀片、11＃刀片、1＃丝线、4＃丝线、切口保护器、纱条、纱垫、手套、3-0可吸收缝线、关腹线、腹腔引流管、止血物品、防粘连物品。必要时备减张线、0＃丝线、灯罩。根据医生要求备能量平台及相应品牌直线切割吻合器。

6. 手术步骤及护理配合

远端胃部分切除术(毕氏Ⅰ)手术步骤及护理配合见表13-3-2。

表13-3-2 远端胃部分切除术(毕氏Ⅰ)手术步骤及护理配合

手术步骤	护理配合
常规消毒、铺巾	用电刀、电凝止血，用1＃或4＃线结扎，用干纱条
打开腹腔，探查腹腔。检查内脏器官，由远离癌肿处开始，最后检查癌肿	洗手，递切口保护器、长镊、生理盐水纱条、纱垫，腹腔拉钩牵引，切口安放腹腔自动撑开器
打开大网膜孔，沿胃大弯分离胃结肠韧带并切开，沿胃大弯向左右游离，切断胃网膜血管通往胃壁的各分支至幽门部，仅保留胃网膜左血管最上的1～2支	递电刀于大网膜孔无血管处切开，递中弯血管钳2把，依次钳夹，用组织剪剪断，用1＃或4＃线结扎

续表

手术步骤	护理配合
于胃直角小弯处切开肝胃韧带，向左游离到预定切除部位，切断、结扎胃左动脉的小分支；向右游离到胃幽门部，切断、结扎胃右动脉	递电刀于大网膜孔无血管处切开，递中弯血管钳2把，依次钳夹，用组织剪剪断，用1＃或4＃线结扎，胃右动脉两端用4＃线结扎，近端递小圆针、1＃线再次缝扎
游离、切断十二指肠：分离十二指肠球部约2cm。结扎胃十二指肠动脉的小分支。切断十二指肠，包裹远端残面	递中弯血管钳2把，依次钳夹，用组织剪剪断，用1＃线结扎。递小中弯血管钳钳夹，用组织剪剪断，用1＃或0＃线结扎。递大直柯克钳夹近端，肠钳钳夹远端，切断处下垫一生理盐水纱条，两钳间用11＃刀片切断，用消毒棉球擦拭消毒（根据医生要求递上直线切割吻合器）
切除胃大部：在胃切线的大、直角小弯侧缝2针支持线，用小直血管钳夹线牵引，胃大弯侧近端夹大潘氏胃钳，远端夹大直柯克钳，胃直角小弯侧夹两大直柯克钳，大、直角小弯侧两钳尖端相碰，直角小弯侧以中圆针、2＃线边切边全层缝合；再以小圆针、1＃线加固缝合浆膜层；最后以小圆针、4＃线“荷包”缝合，将角埋入，大弯侧断端不封闭。其切线口径与十二指肠的直径大致相等。移去切下的标本。或者直角小弯侧直接用75mm的直线切割吻合器关闭	递6×14圆针、穿1＃线进行缝合，大潘氏胃钳夹闭胃大弯处，大直柯克钳，递11＃刀片离断，用消毒棉球擦拭切口，用7×17圆针、4＃线、中镊、6×14圆针、1＃线缝合，用75mm的直线切割吻合器切割闭合，注意保护其他组合，避免污染
胃肠道重建：上提十二指肠断端，与胃大弯侧直接吻合，吻合前切除胃及十二指肠被血管钳压榨的组织，吸除内容物	递肠钳换下胃大弯侧近端的大潘氏胃钳，递11＃刀片，用消毒棉球擦拭，用6×14圆针、1＃线间断缝合胃与十二指肠全层，间断缝合胃与十二指肠前壁浆肌层，并将网膜固定于吻合口处
彻底止血，冲洗腹腔，放置腹腔引流管，清点、逐层关腹	用电凝止血，必要时视组织多少用1＃或4＃线结扎，在吻合口处放置引流管，清点后用Prolene线关腹，用敷贴覆盖切口

7. 手术方式及图谱

远端胃大部切除的毕氏Ⅰ式和毕氏Ⅱ式见图13-3-1。

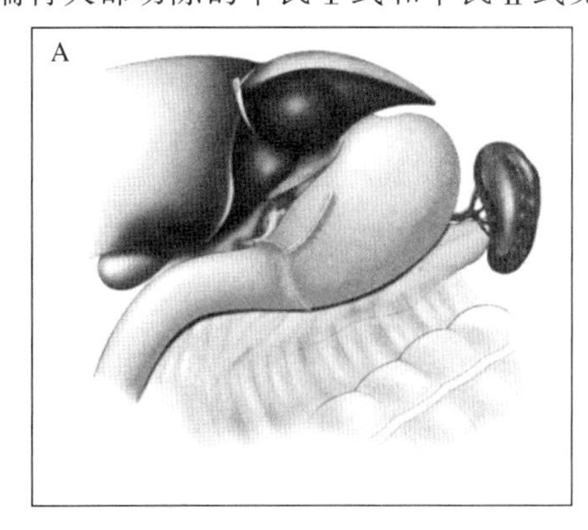

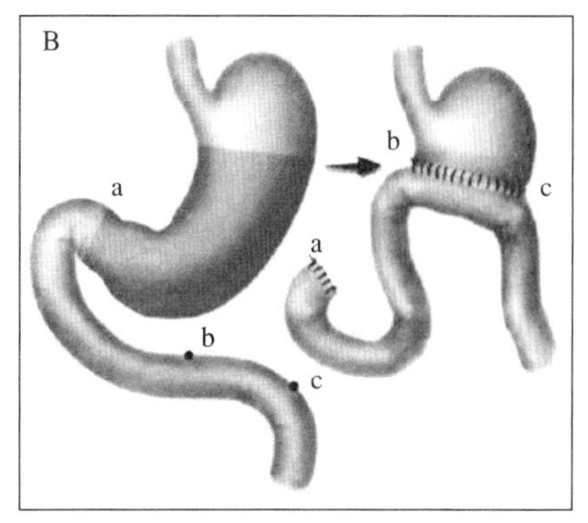

图13-3-1 毕氏Ⅰ式和毕氏Ⅱ式

图A：毕氏Ⅰ式吻合；图B：毕氏Ⅱ式吻合

(三)毕氏Ⅱ式

毕氏Ⅱ式手术步骤及护理配合见表 13-3-3。

表 13-3-3 毕氏Ⅱ式手术步骤及护理配合

手术步骤	护理配合
(1)至(5)步骤与毕氏Ⅰ式相同	配合与毕氏Ⅰ式相同
切除胃大部：胃大弯侧断端的切口直径为5～6cm，便于与空肠吻合	配合与毕氏Ⅰ式相同
胃肠道重建(以结肠后吻合法为例)： ①彻底闭合十二指肠残端。 ②剪开屈氏韧带，游离十二指肠空肠曲，便于吻合。 ③在距屈氏韧带 10～20cm 处切断空肠，远端与胃大弯侧行断断吻合，近端空肠与屈氏韧带下 40～60cm 处的空肠行端侧吻合。缝合网膜孔	递 6×14 圆针、1＃线全层缝合，然后间断加固缝合。或者用 75mm 的直线切割吻合器闭合十二指肠残端。 递中镊协助，用组织剪剪开或电刀切开韧带，递中弯血管钳 2 把，依次钳夹组织，用组织剪或电刀切断，用 1＃线结扎。 用 2 把直和(或)弯肠钳夹住切断处空肠，下垫生理盐水纱条，用 11＃刀片切断，用吸引器吸尽内容物，用碘伏棉球擦拭消毒，用 6×14 圆针、1＃丝线间断吻合或用 3-0 吸收线吻合

(三)全胃切除术

1. 适应证

胃上部、中部进行期癌，胃体部巨大溃疡。

2. 麻醉方式

静脉复合气管内插管全身麻醉。

3. 手术体位

仰卧位或 45°侧卧位。

4. 常见手术切口

上腹部正中切口、左上腹旁正中切口或胸腹联合切口。

5. 手术用物

同近端胃大部切除，根据医生要求备相应品牌直线切割吻合器。

6. 手术步骤及护理配合

全胃切除术手术步骤及护理配合见表 13-3-4。

表 13-3-4　全胃切除术手术步骤及护理配合

手术步骤	护理配合
常规消毒、铺巾，取上腹部正中切口、左上腹旁正中切口或胸腹联合切口	配合同近端胃大部切除
打开腹腔，探查同近端胃大部切除	配合同近端胃大部切除。或者用 75mm 直线切割吻合器闭合十二指肠残端
自结肠中部至脾脏下极，沿横结肠边缘切断胃结肠韧带	术者用中弯血管钳提起大网膜，递电刀于胃结肠韧带无血管处切开，递中弯血管钳 2 把，依次钳夹，用组织剪剪断，视组织多少及血管分支粗细用 1＃线或 4＃线结扎
显露幽门部，分离、切断胃网膜右动、静脉，清除幽门下区淋巴结	递大 S 拉钩牵开胃及横结肠，递中弯血管钳或胸腔中弯血管钳依次分离血管，用组织剪剪断，用 4＃线结扎，胃网膜右动脉近端双重结扎
切开十二指肠侧腹膜，游离十二指肠，清除幽门上方、胆总管下方、胰头后方淋巴结	递中镊协助，用电刀切开十二指肠外侧腹膜及覆盖肝十二指肠韧带腹膜，用血管钳夹持淋巴结，电刀或组织剪切断；如遇出血，用中弯血管钳钳夹，1＃线结扎
切开肝胃韧带达贲门右侧，分离、切断胃右动脉，清除肝动脉、胆总管周围及胰腺上缘淋巴结	递中弯血管钳或胸腔中弯血管钳夹持，用电刀切开，递中弯血管钳或胸腔中弯血管钳依次钳夹组织或血管，用组织剪剪断，用 4＃线结扎，胃右动脉近端双重结扎。用血管钳夹持淋巴结，电刀或组织剪切除
于幽门远侧 2～4cm 处切断十二指肠	递 2 把大直柯克钳分别夹闭远、近端十二指肠，下垫一生理盐水纱条，用 11＃刀片切断，消毒，近端递 7×17 圆针、4＃线关闭，远端用 6×14 圆针、1＃丝线间断缝合。或者用 75mm 直线切割吻合器闭合
分离、切断、结扎胃冠状静脉及胃左动脉，清除腹腔干、脾动脉周围、贲门右旁、小网膜淋巴结	递胸腔中弯血管钳依次钳夹网膜和血管，用电刀或组织剪切断，用 4＃丝线结扎，用 6×14 圆针、1＃丝线缝扎胃左动脉近心端，血管钳夹持淋巴结，电刀或组织剪切除
切开脾脏外侧腹膜、膈肌裂孔的腹膜，切断左侧三角韧带	递大 S 拉钩向内侧牵开脾脏，用胸腔中弯血管钳协助，电刀切开腹膜，上达贲门；递胸腔中弯血管钳 2 把钳夹韧带，用长组织剪剪断，4＃丝线结扎
显露、分离食管下端，清除周围淋巴结，切断两侧迷走神经	递大 S 拉钩牵开肝左外叶，用胸腔中弯血管钳游离、钳夹神经，长组织剪剪断，1＃丝线结扎。用血管钳夹持淋巴结，电刀或组织剪切除
切断食管。充分游离食管后，将食管下拉 5～6cm，于贲门切迹上 3cm 在食管拟切断处置荷包钳，穿入 2-0 荷包线，用小直血管钳牵引，在其近端置直角食管钳，在切断下方垫一生理盐水纱条，切断食管。移去标本	递上荷包钳钳夹拟断端，用长持针器持荷包线进行近端荷包缝合，用直食管钳钳夹远端食管末端，用 11＃刀片离断后，用消毒小棉球消毒食管断端

续表

手术步骤	护理配合
消化道重建： ①食管端：用持钉钳夹钉仓置入食管。 ②切开空肠：在距十二指肠悬韧带 20～30cm 处切开，置入吻合器，中心杆戳破距十二指肠悬韧带 10～15cm 处肠壁引出与吻合器的钉仓对接吻合，拧紧固定螺母，打开保险按钮、击发，切割闭合后松开螺母，退出吻合器，检查吻合口及吻合圈是否完整，该空肠开口处与距十二指肠悬韧带 40～50cm 处的空肠做侧侧吻合。该吻合口近端空肠 10cm 环扎松紧合适的 7＃丝线，以防消化液反流	递 3 把无损伤组织钳牵开食管残端，递肠钳、电刀片切开空肠，切口下面垫一生理盐水纱条，用消毒棉球擦拭消毒，递上吻合器，持钉钳夹持钉仓，用 3-0 可吸收缝线连续缝合，6×14 圆针、1＃丝线间断加固缝合。递上 7＃丝线结扎止血
彻底止血，冲洗腹腔，放置腹腔引流管，清点、逐层关腹	配合同近端胃大部切除

二、胆囊切除＋胆总管切开取石术

胆囊解剖示意图见 13-3-2。

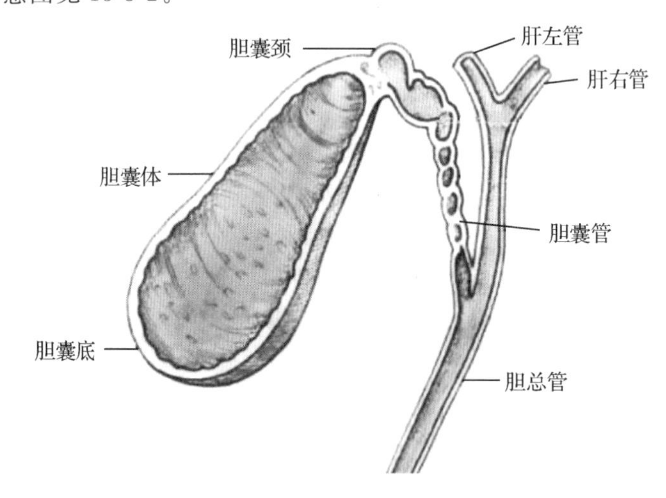

图 13-3-2　胆囊解剖示意

1. 适应证

(1)慢性胆囊炎伴胆囊结石，胆总管扩张超过 1.0cm，反复发作，内科治疗无效者。

(2)近期有黄疸，或反复发作的胆绞痛、寒战、高热患者。

(3)胆总管、肝管内有结石的患者。

2. 麻醉方式

静脉复合气管内插管全身麻醉。

3. 手术体位

平卧位，必要时右侧腰部垫高。

4. 手术切口

右上腹旁正中切口或右肋缘下切口。

5. 手术用物

（1）手术敷料包：大洞巾包、开腹包、手术衣包、持物钳。

（2）手术器械包：剖探包、胆囊包、胆管镜、右侧肋缘下切口时备悬吊拉钩包。

（3）一次性物品：电刀头、吸引器皮管、丝线、薄膜巾、纱条、纱垫、手套、3-0可吸收缝线、4-0可吸收缝线、12或14号导尿管、5mL注射器、50mL注射器、关腹线、腹腔引流管、防粘连物品、止血物品。必要时备4-0血管缝线、减张线、一次性冲洗器。

6. 手术步骤及护理配合

胆囊切除胆总管切开取石术手术步骤及护理配合见表13-3-5。

表13-3-5 胆囊切除胆总管切开取石术手术步骤及护理配合

手术步骤	护理配合
常规消毒皮肤，铺巾，右上腹经腹直肌切口或右侧肋缘下切口	递薄膜巾保护皮肤，递有齿镊子、刀、干纱条；用电刀、血管钳止血；皮肤拉钩拉开暴露腹膜，用电刀切开腹膜；用腹腔自动撑开器或悬吊拉钩牵引
打开腹腔，洗手探查，暴露手术野，暴露胆囊，保护胃结肠肝曲及大网膜，显露肝门区、脾十二指肠韧带，用有齿卵圆钳钳夹胆囊颈部向上牵拉，显露肝脏下面和胆囊视野、探查	递生理盐水让医生洗手，分别递长镊子、长电刀止血，湿生理盐水纱条、纱垫填塞，深部拉钩牵开腹膜，递有齿卵圆钳夹持牵拉，充分暴露手术野
1. 顺行性胆囊切除（即从胆囊管开始）： （1）切开覆盖胆囊管处腹膜，用胸腔中弯血管钳联合电刀分离出胆囊管，在距胆总管0.3～0.5cm处用胸腔中弯血管钳钳夹胆囊管，两钳间剪断。 （2）牵引胆囊管远侧端段，在其后上方胆囊三角处以胸腔中弯血管钳或电刀分离胆囊动脉，用2把胸腔中弯血管钳钳夹胆囊动脉，中间切断。 （3）距肝脏1cm处的胆囊壁上，用电刀切开胆囊浆膜，胆囊从胆囊床剥下，电凝烧灼或间断缝合胆囊床。 2. 逆行性胆囊切除（从胆囊底开始）： （1）用胸腔中弯血管钳或有齿卵圆钳拉起胆囊底，用电刀在距肝脏1cm处切开胆囊底部浆膜，用胸腔中弯血管钳联合电刀向胆囊管方向逐步剥离胆囊。 （2）分离胆囊管及胆囊动脉。 （3）间断缝合胆囊床	递上胸腔中弯血管钳、长组织剪、中弯中弯血管钳或直角小弯带4＃丝线带线结扎，近端胆囊管用4＃丝线双道结扎或者用小圆针1＃丝线缝扎。 递上胸腔中弯血管钳，电刀头、长组织剪、中弯中弯血管钳或直角小弯带4＃丝线带线结扎，动脉近端双道结扎或一道用小圆针1＃丝线缝扎。 递胸腔中弯血管钳及电刀边切边剥离，出血处用电凝止血或4＃丝线带线结扎，视习惯递上7×17圆针、4＃丝线缝合，必要时递上热生理盐水纱垫或止血材料止血，或递上氩气刀止血或止血材料止血。 递上胸腔中弯血管钳或有齿卵圆钳、长电刀头，出血处用电凝止血或4＃丝线带线结扎。 分离胆囊管时，递上胸腔中弯血管钳和电刀头、长组织剪分离剪断，分别用4＃丝线带线结扎。 止血后用7×17圆针、4＃丝线缝合或用4-0可吸收缝线缝合

续表

手术步骤	护理配合
剪开胆总管上覆盖的腹膜,暴露胆总管,用长镊子将生理盐水纱垫塞住网膜孔,预防胆汁流入网膜腔内。用10mL注射器穿刺,确认胆总管并抽出胆汁培养。再预切开胆总管两侧各缝一针,并用小直血管钳夹住牵引,于两线间用尖刀或电刀纵形切一小口,用长组织剪或电刀延长切口1～1.5cm,用吸引器抽吸胆汁,用取石钳、刮匙取结石	递电刀头和胸腔中弯血管钳或者长组织剪剪开。递上长镊子、生理盐水纱垫,碗盘内放10mL注射器,递上尖刀或电刀头。用5×12圆针、1#丝线缝2针,递上小直血管钳。取下有胆汁的注射器套上针帽,妥善保管。碗盘内置一块纱布及少许生理盐水,递取石钳或刮匙
探查上至肝管、下至壶腹部是否通畅,并用纤维胆管镜检查是否通畅	根据胆总管粗细递上合适的胆管探条,必要时递上12#～14#导尿管,用50mL注射器抽吸温生理盐水冲洗,正确传递胆管镜
根据胆总管粗细选择合适型号"T"管,用镊子夹住"T"管,放入胆总管内,并缝合胆总管及其覆盖的腹膜	递上线剪及"T"管,用5×12圆针、1#丝线或者4-0可吸收缝线间断缝合"T"管周围胆总管切口
检查缝合的胆总管有无渗漏	用50mL注射器抽吸温生理盐水注入"T"管内,观察缝合处有无漏水
放置腹腔引流管,在第11肋骨下缘皮肤切一小口,将放置在胆囊床处的腹腔引流管及"T"管沿切口引出腹外	递消毒棉球、刀片及血管钳
检查腹腔,关闭腹腔	清点手术用物,依次缝合腹壁,并用9×24三角针、4#丝线将"T"管及腹腔引流管固定于皮肤,递敷贴

三、肝部分切除术

肝脏膈面解剖图见图13-3-3。

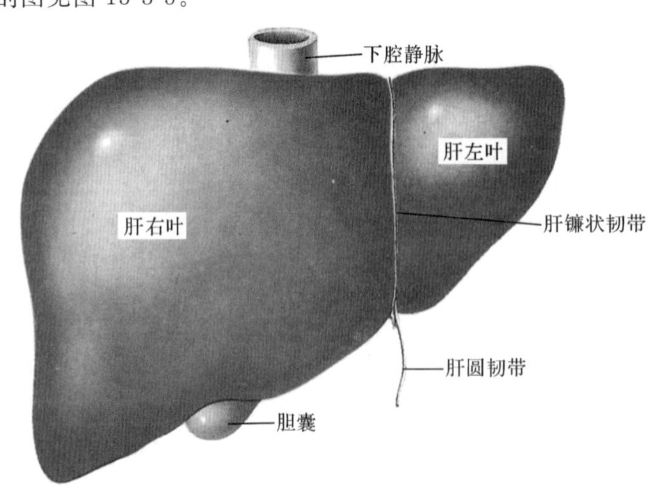

图13-3-3　肝脏膈面解剖

1. 适应证

(1)肝的良性肿瘤、血管瘤、肝细胞腺瘤。

(2)肝的恶性肿瘤。

(3)外伤性肝破裂。

(4)肝内胆管结石。

(5)肝囊肿。

(6)肝脓肿。

2. 麻醉方式

静脉复合气管插管全身麻醉。

3. 手术体位

仰卧位,右肝手术时可将手术床适当左倾。

4. 手术切口

右侧肋缘下切口、屋顶切口或者反"L"形切口。

5. 手术用物

(1)手术敷料包:大洞巾包、开腹包、手术衣包、持物钳。

(2)手术器械包:剖探包、大弯包、肝脏加包、血管包、悬吊拉钩包。若结石手术,还需备胆囊包。

(3)一次性物品:23#刀片2个,11#刀片1个,1#、4#、7#束线若干,吸引器皮管1个,长电刀头1个或者彭氏电刀2个,薄膜巾,纱条,纱垫,冲洗器1个,引流管2根,8#导尿管或10#导尿管若干,灯罩,血管缝线(3-0、4-0、5-0)若干,套管针及20mL注射器,另备各种止血物品、防粘连物品等。根据医生要求备外科超声吸引器、氩气电刀及肝缝合针。

6. 手术步骤及护理配合

肝外伤手术步骤和配合见表13-3-6至表13-3-9。

表13-3-6 肝外伤手术步骤及护理配合

手术步骤	护理配合
右肋缘下切口	递薄膜巾保护皮肤,递电刀,电凝止血,1#或4#丝线结扎,用丝线结扎止血
探查肝损伤的部位、损伤程度,确定术式	递腹腔拉钩牵开腹腔,用吸引器吸尽腹腔内积血并记录体积

续表

手术步骤	护理配合
根据外伤的不同程度，行不同术式 1.肝裂伤缝合术 (1)清除脱落肝组织，结扎出血点。 (2)直接缝合创缘，缝合线距创缘1.5～2.0cm。 2.肝部分切除术 (1)创面止血；控制肝十二指肠韧带，暂时阻断肝脏动脉血供，阻断时间根据肝功能而定，不宜超过30分钟。 (2)沿预定切除处切开肝包膜，切除肝实质。 (3)检查肝断面有无出血，处理断面	肝裂伤缝合术适用于表浅、较规则的裂伤。递冲洗器吸取生理盐水冲洗创面，递中弯血管钳钳夹出血点，用1#丝线结扎。递肝针、10#丝线将创缘及肝被膜做间断缝合，创缘可垫明胶海绵、可吸收止血材料或大网膜。 肝部分切除术适用于严重损伤或肝内较大血管的损伤。递纱垫填塞肝创面；递胸腔止血钳协助8#导尿管绕过韧带并收紧，用小中弯血管钳钳夹，暂时阻断入肝的血流。递电刀切开，用中弯血管钳分离肝组织，遇小血管或胆管递中弯血管钳逐一钳夹，用1#丝线结扎。放松阻断带，用干纱条拭血，用中圆针、4#丝线“8”字缝扎，或者用Prolene线缝合，电刀或氩气电刀止血；递肝针、10#丝线间断缝合创缘，或者Prolene线间断缝合创缘
左膈下放置引流管，于左上腹戳口引出体外	递23#刀片切开皮肤，中弯血管钳协助戳口引出，用大角针、4#丝线固定
关腹	清点手术用物是否与术前相符，依次缝合切口

表13-3-7　左半肝切除术手术步骤及护理配合

手术步骤	护理配合
右肋缘下切口或奔驰状切口	递薄膜巾保护皮肤；递电刀，电凝止血；用1#或4#丝线结扎，递干纱条、肝脏拉钩。丝线结扎
探查腹腔、肝实质	了解肝脏质地、肿瘤大小、位置，及病变以外肝脏和腹腔有无转移，病变与肝门的关系等，确定切除范围
游离肝左叶：切断肝圆韧带、肝镰状韧带、左冠状韧带、左三角韧带	递腹腔拉钩暴露手术野；递2把中弯血管钳或者胸腔中弯血管钳，依次钳夹韧带，用组织剪剪断或电刀切断，用4#丝线结扎或用大圆针、4#丝线缝扎
显露、解剖肝门：打开小网膜孔的腹膜，切断肝胃韧带，分离肝十二指肠韧带，切断肝左动脉。牵开肝左内叶，显露肝横裂，分别结扎左肝管、门静脉左支横部	递大S拉钩牵开左肝下缘，递中镊或中弯血管钳协助，用电刀切开腹膜；递胸腔中弯血管钳分离，用胸腔中弯血管钳、中弯血管钳钳夹血管，组织剪剪断，4#、1#丝线依次双重结扎；预置第一肝门阻断带、中弯血管钳带、8#导尿管套带，小中弯血管钳远端钳夹。 递大S拉钩牵开，组织剪剪开肝纤维鞘，递胸腔中弯血管钳分离，胸腔中弯血管钳、中弯血管钳分别钳夹，4#丝线结扎，待肝实质分离完毕后切断
于第二肝门结扎左肝静脉	递胸腔中弯血管钳分离，4#丝线双重结扎

续表

手术步骤	护理配合
切除左半肝：沿正中裂左0.5～1.0cm（相当于胆囊左缘）处切断肝组织。切断并结扎肝管、肝左静脉、肝中静脉向左的各分支及部分肝组织，移除标本	术者向下牵引肝脏，递电刀切开肝包膜，递中弯血管钳分离肝实质，或递上外科超声吸引器、电凝。 递中弯血管钳逐一仔细钳夹肝管及血管，用组织剪剪断，用4＃或1＃丝线结扎，或用Prolene线缝扎，或者用型号合适的钛夹钳夹。用弯盘接取标本
肝断面缝扎、止血，创面处理	用干纱条拭血，用中圆针、4＃丝线"8"字缝合，血管缝线缝合，电刀或氩气电刀止血
放置引流管	递中弯血管钳，将2根引流管分别置于膈下和第一肝门处
关腹	清点手术用物是否与术前相符，依次缝合切口

表13-3-8 右半肝切除术手术步骤及护理配合

手术步骤	护理配合
右肋缘下切口或奔驰状切口	递薄膜巾保护皮肤；递电刀，电凝止血；用1＃或4＃丝线结扎，用干纱条，递上肝脏拉钩
探查肝脏	了解肝脏质地、肿瘤大小、位置，及病变以外肝脏和腹腔有无转移，病变与肝门的关系等，确定切除范围
游离右半肝：切断肝圆韧带、肝镰状韧带、肝结肠韧带、肝肾韧带、右冠状韧带、右三角韧带	递腹腔拉钩牵开腹壁，暴露手术野；递2把中弯血管钳或2把大中弯血管钳，依次钳夹韧带，用组织剪剪断或电刀切断，用4＃丝线结扎，或大圆针、4＃丝线缝扎
显露、解剖肝门：打开小网膜孔的腹膜，分离肝十二指肠韧带，预置第一肝门阻断带。显露第一肝门，于肝门右切迹分离并切断右肝管、门静脉右支	递大S拉钩牵开，递中镊或中弯血管钳协助，用电刀切开腹膜；递胸腔止血钳分离组织，中弯血管钳，8＃导尿管套带，小中弯血管钳远端钳夹。 递大S拉钩牵开，递中镊协助，组织剪剪开肝纤维鞘，递胸腔中弯血管钳分离，用胸腔中弯血管钳、中弯血管钳分别钳夹，用组织剪剪断，4＃、1＃丝线依次双重结扎
预置第二肝门阻断带	递大S拉钩显露第二肝门，胸腔中弯血管钳分离，7＃丝线双重套线预置，中弯血管钳远端钳夹
切除胆囊	护理配合内容同胆囊切除术
切除右半肝：阻断第一肝门，并计时（根据肝功能，阻断时间一般不宜超过30分钟；或者根据医生习惯，阻断8分钟，放松2分钟，阻断12分钟，放松3分钟）；或者选择性阻断入肝血流。沿正中裂右缘1.0cm处切开肝包膜，膈面至下腔静脉右壁，下至胆囊切迹，分离肝实质。分离并结扎肝实质内的右肝静脉、肝短静脉	收紧肝门阻断带，用小中弯血管钳钳夹，暂时阻断入肝的血液。递电刀切开肝包膜，用中弯血管钳分离肝实质；遇血管及肝管的细小分支，递中弯血管钳钳夹，组织剪剪断，用1＃丝线结扎；或递上外科超声吸引器、电凝。递中镊协助，用2把胸腔中弯血管钳分离、钳夹，组织剪剪断，1＃丝线双重结扎；递小圆针、1＃丝线加固缝扎右肝静脉；需要时用血管缝线缝扎，或用Prolene线缝扎，或者用型号合适的钛夹钳夹

续表

手术步骤	护理配合
移去标本，松解阻断带	弯盘接标本，松小中弯血管钳，检查出血点
肝断面处理	用干纱条拭血，用中圆针、4＃丝线“8”字缝合，血管缝线缝合，电刀或氩气电刀止血
放置引流管	递中弯血管钳，2 根引流管分别置于膈下和第一肝门处
关腹	清点手术用物是否与术前相符，依次缝合切口

表 13-3-9 肝血管瘤剜除术（确诊为肝血管瘤，位于肝中叶中部者，有较完整包膜）手术步骤及护理配合

手术步骤	护理配合
右肋缘下切口或 Mercedes 切口	递薄膜巾保护皮肤；递电刀，电凝止血；用 1＃或 4＃丝线结扎，用干纱条，递上肝脏拉钩
探查肝脏	进一步明确诊断，证实为肝血管瘤
切开血管瘤边缘的肝包膜及浅表肝实质	递电刀、中弯血管钳
放置肝门阻断带并阻断，根据肝功能，时间一般不宜超过 30 分钟（或者根据医生习惯，阻断 8 分钟，放松 2 分钟，阻断 12 分钟，放松 3 分钟）；或选择性阻断入肝血流	递胸腔中弯血管钳协助 8＃导尿管绕过韧带并收紧，用小中弯血管钳钳夹，暂时阻断入肝的血流
分离血管瘤包膜与肝实质间的组织，逐一结扎、切断，切除血管瘤	递 2 把中弯血管钳钳夹，用组织剪剪断，1＃丝线结扎
肝断面止血及处理	放松阻断带，用干纱条拭血，用中圆针、4＃丝线“8”字缝扎或者用 Prolene 线缝扎，电刀或氩气电刀止血；递肝针、10＃丝线间断缝合创缘或者用 Prolene 线缝合
放置引流管	递中弯血管钳，将引流管放于左膈下，用大角针、2＃丝线固定
关腹	清点手术用物是否与术前相符，依次缝合切口

四、脾切除术

1. 适应证

（1）脾破裂、门脉高压、脾大、脾功能亢进。

（2）血液病，如原发性血小板减少性紫癜、先天性溶血性贫血等。

（3）肿瘤，如肾癌、胰尾部肿瘤有时需同时切除脾脏。

2. 麻醉方式

静脉复合气管内插管全身麻醉。

3. 手术体位

仰卧位或左侧肋缘略抬高。

4. 手术切口

左侧肋缘下切口、经腹直肌切口或者左上腹反“L”形切口。

5. 手术用物

(1)手术敷料包：大洞巾包、开腹包、手术衣包、持物钳。

(2)手术器械包：剖探包、大弯包、大 S 拉钩包、悬吊拉钩包，必要时备血管神经包。

(3)一次性物品：电刀头、吸引器皮管、丝线、薄膜巾、纱条、纱垫、手套、3-0 可吸收缝线、4-0 可吸收缝线、关腹线、腹腔引流管、止血物品、防粘连物品、灯罩，必要时备 5-0 Prolene 线、10＃丝线、一次性冲洗器。

6. 手术步骤及护理配合

脾脏切除术手术步骤及护理配合见表 13-3-10。

表 13-3-10　脾脏切除术手术步骤及护理配合

手术步骤	护理配合
常规消毒皮肤、铺巾，左侧肋缘下切口、经腹直肌切口或者左上腹反“L”形切口。打开腹腔探查	递薄膜巾保护皮肤，递有齿镊子、刀、干纱条，递电刀、血管钳切割并止血，暴露手术野；皮肤拉钩暴露腹膜，电刀切开腹膜，悬吊拉钩牵引
若是外伤引起的大出血，进腹后先控制出血，取出腹腔内积血	递上弯盘接血，递上吸引器、血管钳，带线结扎
根据情况测量门静脉压，在脾胃韧带无血管处戳孔，将其分离、结扎、切断。向上分离，显露胃后壁与胰体、尾部。在胰腺上缘触知脾动脉搏动处切开后腹膜，并切开脾动脉外膜，分离脾动脉长约 1.5cm，用 7＃丝线结扎	根据情况递上测压管并协助测压，及时递于胸腔中弯血管钳、7＃丝线，及线剪、中弯血管钳带线
分离脾脏下极，切断脾结肠韧带，将脾向右上方翻起，显露脾肾韧带，由下向上分离、结扎，逐步切断。然后逐渐向上游离并切断脾膈韧带，将脾游离，并由腹后壁拖出腹腔外。此时位于较高处的脾胃韧带上端已暴露，挑起此韧带，将胃短血管分别钳夹、切断	用胸腔中弯血管钳钳夹，组织剪剪断，1＃或 4＃丝线带线结扎，必要时用 7×17 圆针、4＃丝线缝扎。递上电刀切断
将脾蒂表面浆膜剪开，仔细分离位于其下方的胰尾组织。胰尾游离后，脾蒂处只有脾动、静脉及少量结缔组织相连，用三把大中弯血管钳钳夹脾蒂，在靠近脾门的第一把钳与第二把钳之间剪断，取出脾脏，脾动、静脉分别用 7＃丝线结扎、缝扎	及时递上胸腔中弯血管钳和电刀；处理脾蒂时，正确递上大中弯血管钳或者胸腔中弯血管钳及长组织剪和电刀，取出脾脏后根据医生习惯准备 90～100℃生理盐水纱垫，残端先用 7＃丝线结扎，再用 7＃丝线、9×24 圆针贯穿缝扎止血
取出脾脏后根据情况配合麻醉自体血回输，缝合胰尾剥离面，并缝合腹后壁剥离粘连的粗糙面	递上长镊子及 7×17 圆针、4＃丝线缝合
冲洗、止血，放置引流管	用温生理盐水冲洗腹腔，用电凝或结扎止血，腹腔引流管用 9×24 三角针、4＃丝线妥善固定于侧腹壁皮肤上
清点、关腹：依次缝合腹膜、后鞘前鞘、皮下组织、皮肤	于关腹膜、后鞘前鞘前后分别清点器械、敷料、缝针等手术台上用物，与术前无误后递 Prolene 线间断缝合腹膜及腹膜的后鞘前鞘，用 9×24 圆针、1＃丝线缝合皮下。递消毒棉球擦拭皮肤，9×24 三角针、1＃丝线间断缝合皮肤，完毕再次消毒皮肤。敷贴覆盖

五、胰十二指肠切除术

胰十二指肠切除术见图 13-3-4 和图 13-3-5。

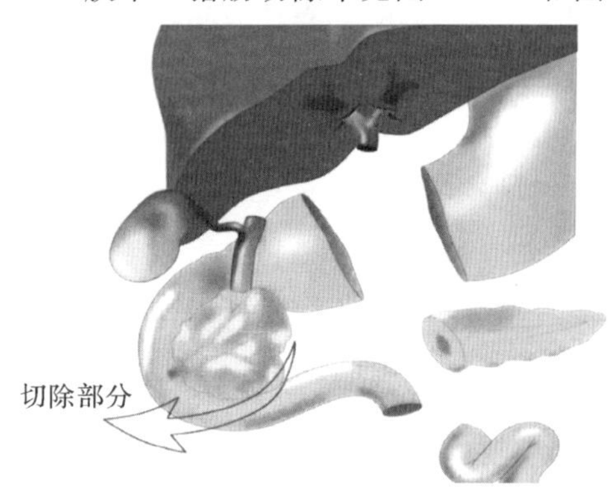

图 13-3-4　胰十二指肠切除术范围

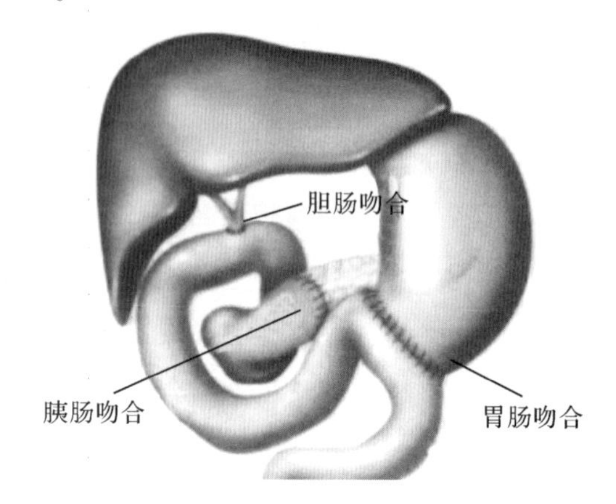

图 13-3-5　胰十二指肠切除术常见消化道重建法

1. 适应证

(1)远处无转移而局部尚可切除的胆总管下端恶性肿瘤。

(2)壶腹周围肿瘤。

(3)十二指肠恶性肿瘤。

2. 麻醉方式

静脉复合气管内插管全身麻醉。

3. 手术体位

仰卧位。

4. 手术切口

右上腹经腹直肌切口或右侧肋缘下切口。

5. 手术用物

(1)手术敷料包:大洞巾包、开腹包、手术衣包、持物钳。

(2)手术器械包:剖探包、胃加包、大弯包,必要时备悬吊拉钩包、血管神经包。

(3)一次性物品:电刀头、吸引器皮管、丝线、切口保护器、纱条、纱垫、手套、3-0 可吸收缝线、4-0 可吸收缝线、胰管、8 号导尿管、5mL 注射器、关腹线、腹腔引流管。备 3-0、4-0、5-0 血管缝线及减张线、一次性冲洗器、灯罩。根据医生习惯备 10 号脑室引流管或福尔凯空肠造瘘管。根据医生要求备能量平台及直线切割吻合器、圆形吻合器。

6. 手术步骤及护理配合

胰十二指肠切除术手术步骤及护理配合见表 13-3-11。

表 13-3-11 胰十二指肠切除术手术步骤及护理配合

手术步骤	护理配合
常规消毒皮肤,铺巾,右上腹经腹直肌切口或右侧肋缘下切口	递有齿镊子、刀、干纱条,用电刀、血管钳止血,用皮肤拉钩暴露腹膜,电刀切开腹膜
腹腔探查:盆腔,肠系膜根部及腹主动脉附近,肝脏、肝十二指肠韧带,门静脉周围	递生理盐水洗手,递切口保护器,用腹腔自动撑开器或悬吊拉钩牵引。准备方头拉钩,必要时准备冰冻病理检查或穿刺针筒
探查下腔静脉和腹主动脉:切开十二指肠外侧后腹膜,探查分离十二指肠第二段,查明肿瘤能否与下腔静脉、腹主动脉分开,探查胰头部	递长镊、线剪或电刀,准备中弯血管钳和大S拉钩,游离组织时用中弯血管钳或胸腔中弯血管钳依次钳夹,用线剪或电刀切开,用4#丝线结扎,必要时缝扎
显露肠系膜上静脉:牵引胆囊,显露膈结肠韧带并切断。剪断横结肠系膜与胰头部之间的疏松结缔组织。离断肠系膜上静脉的胰头分支静脉。在胰头下方套入8#导尿管牵引	递大S拉钩牵开胆囊,用中弯血管钳或胸腔中弯血管钳钳夹韧带,用组织剪或电刀切断,4#线结扎。游离组织及血管分支时,用中弯血管钳或胸腔中弯血管钳钳夹,组织剪或电刀切断,用1#或4#线结扎,必要时缝扎
探查肿瘤是否侵及门静脉和肠系膜上静脉:切开胃结肠韧带,显露胰头、体部,探查肠系膜上静脉;切开肝十二指肠韧带,探查门静脉附近有无淋巴结转移	递中弯血管钳或胸腔中弯血管钳钳夹韧带,用组织剪或电刀切断,4#线结扎,递蒸馏水清洗术者手后,探查胰头、胰体部
术中在确定无转移、未侵及大血管后,游离胆总管、胆囊管和胆囊。在胆囊管和肝总管交界处近端切断肝总管,吸净胆汁。在靠近幽门的直角小弯侧分离出胃右动脉和胃十二指肠动脉,离断后结扎止血	用电刀或小纱布粒锐性或钝性分离,处理动脉用4#丝线结扎或贯穿缝扎,5mL针筒穿刺有无胆汁以确定是否为胆总管,递6×14圆针、1#线缝2针作悬吊用,小直血管钳夹线,递生理盐水纱条保护防污染,递11#刀片切断肝总管,消毒棉球擦拭消毒两残端,近端开放减压,远端用6×14圆针、1#丝线间断缝合
切断远端胃,关闭部分残端:用2把柯克钳夹胃直角小弯侧,边切边缝,用7×16圆针、4#丝线或3-0可吸收缝线分层缝合,6×14圆针、1#线间断缝合浆膜层,用生理盐水纱条包住胃残端,或用75mm直线切割吻合器关闭胃直角小弯侧残端	递6×14圆针、4#线缝合,用小直血管钳夹线,用生理盐水纱条保护,递11#刀片。按污染切口处理,用过的器械放于弯盘内避免污染。或递上75mm直线切割吻合器
胰腺的切除范围取决于胰头癌的大小,切断线一般在腹主动脉的左缘。切断前,于预定切断线的远近两端的上下边缘各缝一线并行结扎,以阻断沿胰腺横行的血管。然后,将胰腺呈楔形切断,以便缝合闭锁断面。胰腺管位于胰腺的后上方,切断胰腺前把胰腺管剥离出来,在距残留胰腺断面约4~5mm处切断,以便插管。胰腺切断后,在胰头侧断面缝合结扎止血,在胰尾侧断面出血点也结扎止血,并行褥式缝合或"8"字缝合,注意别将胰管缝合结扎	递7×17圆针、4#线缝合结扎胰腺断面。切断胰腺时,在切断线下垫一生理盐水纱条,以免胰液污染腹腔。剥胰管时,递上小中弯血管钳依次钳夹,用组织剪剪断,1#丝线结扎,胰管内根据胰管粗细插入直径为2.0mm、2.5mm、3.0mm的质地较韧的长约40cm的硅胶管,进入胰管内3~5cm,并用6×14圆针、1#丝线固定,或者用血管缝线缝合固定

续表

手术步骤	护理配合
切断胰腺钩突:从上面游离胃幽门部、十二指肠、胆总管下端,同时廓清肝总动脉、肝固有动脉和胆总管附近的淋巴结;从下面游离空肠、十二指肠水平部,并将十二指肠悬韧带离断,将空肠由肠系膜上动、静脉的后面拉向右侧,离断该处空肠。此时,只剩下胰腺的钩突与肠系膜上动、静脉相连,并有数条小血管分布到钩突中。两残端用生理盐水纱条包裹,以防内容物外溢。分离钩突时,用小中弯血管钳钳夹,用导尿管将钩突提起,向右侧剥离,在靠近肠系膜上静脉处切断后,将胰头(包括钩突)、远端胃、十二指肠、上段空肠、胆囊和胆总管一起切除	用2把中弯血管钳依次钳夹,用组织剪或电刀切断,2#线结扎或贯穿缝扎,或者用小纱布粒钝性分离。在切断上段空肠时,1把大直血管钳夹在近端,远端钳夹1把肠钳或者用75mm直线切割吻合器,在切断线下垫一生理盐水纱条,以防污染腹腔。用11#刀片切断,用消毒棉球擦拭消毒残端。用组织剪剪断,1#丝线结扎。在切断肠系膜上静脉时,用中弯血管钳钳夹,组织剪剪断,4#线结扎,近端贯穿缝扎。递治疗盘接取标本妥善放置
消化道重建,以Child为例: ①胰肠吻合:将空肠远端切断,经横结肠系膜裂孔拉到胰腺断端附近,以备吻合。常用的吻合方法为胰腺、空肠端端嵌入法:首先,于距两断端2~3cm处的空肠后壁浆肌层与胰腺后壁做结节缝合;其次,空肠后壁全层与胰腺断端后缘做结节缝合,胰硅胶管的另一端插入空肠腔内20cm处,从肠壁戳孔引出,荷包缝合后浆肌层结节缝合,继续做空肠前壁全层和胰腺断端前缘之间的结节缝合,前壁全层缝合后,距此缝线2cm处的空肠壁与胰腺前壁上各缝合2针,同时拉紧两线,并将胰腺推入肠腔内结扎缝线,再行前壁浆肌层结节缝合。 ②胆肠吻合:距胰、空肠吻合器约10cm处,行肝总管与空肠的端侧吻合。 ③胃肠吻合:距肝总管、空肠吻合口40~60cm处,行胃与结肠前空肠断端端侧的全口吻合。吻合完成后,缝合横结肠系膜裂孔。协助巡回护士插胃管至空肠输入襻	①胰肠吻合时,递6×14圆针、1#丝线缝合送胰管入空肠时,周围垫以生理盐水纱条;切口空肠壁时,用吸引器吸净内容物,用消毒棉球擦拭,将切口肠壁的刀片和送胰管入空肠的血管钳放入弯盘内,根据医生习惯,必要时递上Prolene缝合。 ②胆肠吻合时,用无损伤组织钳提起吻合处空肠管,然后用肠钳钳夹肠管直径的一半,在预切开的肠管下垫生理盐水纱条,用电刀或刀片切一直径与肝总管直径相宜的口子,为避免术后狭窄,用3-0可吸收缝线全层结节缝合,6×14圆针、1#丝线间断缝合浆膜层。 ③胃肠吻合的配合方法同胆肠吻合,一般不用3-0可吸收缝线,而用6×14圆针、1#丝线
放置空肠造瘘管	提出拟造瘘的空肠段,递肠钳钳夹该肠管直径的一半,用6×14圆针、1#丝线做荷包,下垫生理盐水纱条,递11#刀片戳破空肠壁,吸净内容物,用消毒棉球擦拭,置入10#脑室引流管,抽紧荷包线。若使用福尔凯空肠造瘘管,穿刺后用50mL注射器抽吸温生理盐水冲入管腔

续表

手术步骤	护理配合
冲洗、止血，缝合空肠襻间隙，关闭后腹膜，放置引流管	用温蒸馏水冲洗腹腔，用电凝或结扎止血，递中镊，用6×14 圆针、1＃丝线缝合空肠襻间隙，7×17 圆针、4＃线缝合后腹膜。递消毒棉球擦拭侧腹壁，切开皮肤，在胰肠吻合口、胆肠吻合口处各放置1根引流管，最后把胰管、空肠造瘘管、2根腹腔引流管用9×24 三角针、4＃丝线妥善固定于侧腹壁皮肤
清点、关腹：缝合腹膜、后鞘、前鞘、皮下组织、皮肤	递消毒棉球，分别于关腹膜、后鞘前鞘前后清点器械、敷料、缝针等手术台上用物，确认与术前无误后，递 Prolene 线间断缝合腹膜及后鞘前鞘，用9×24 圆针、1＃丝线缝合皮下组织。擦拭皮肤，用9×24 三角针、1＃丝线间断缝合皮肤，完毕再次消毒皮肤。敷贴丝覆盖

六、经腹直肠癌根治术

(一)经腹会阴联合直肠癌切除术(Miles 术)

1. 适应证

(1)齿线以上距肛缘5cm 内的直肠下段以及肛管癌，无腹腔内肝脏转移。

(2)不符合保肛适应证的情况，如肿瘤巨大、恶性程度高、肥胖、骨盆狭小等。

2. 麻醉方式

静脉复合气管内插管全身麻醉。

3. 手术体位

截石位，臀部用沙袋垫高，腿架垫棉垫，避免腓总神经受压。

4. 手术用物

(1)手术敷料包：大洞巾包、开腹包、手术衣包、持物钳。

(2)手术器械包：剖探包、直肠包、肛门包。

(3)一次性物品：23＃刀片、11＃刀片、丝线(1＃、4＃、7＃)、吸引器皮管、电刀头、腹腔引流管、切口保护器、纱条、纱垫、防粘连物品、止血物品、Prolene 线、安全套、洁净袋，必要时备减张线、能量平台刀、超声刀。

5. 手术步骤及护理配合

经腹会阴直肠癌根治术(Miles 术)手术步骤及护理配合见表13-3-12。

表 13-3-12　经腹会阴直肠癌根治术(Miles 术)手术步骤及护理配合

手术步骤	护理配合
常规消毒铺巾后,采用下腹部正中切口,逐层分离,打开腹腔,电刀止血,洗手	固定电刀头、吸引器皮管,用血管钳夹血管、组织,用电刀止血,放置胃肠切口保护器
进腹后,按顺序探查腹腔,暴露盆腔;女性需悬吊子宫于腹壁	递生理盐水纱条,三叶拉钩,头低脚高位,用大纱垫隔离小肠,大圆针、7#丝线悬吊子宫
游离乙状结肠,用纱带捆扎肠管,双重结扎肠系膜下动脉及伴行静脉	递血管钳、长电刀头、纱条,用4#、7#丝线结扎,7×17圆针1#丝线缝扎
切开乙状结肠系膜至乙状结肠中段,切断肠管	递肠钳、柯克钳,在拟切断的肠管下垫生理盐水纱条,防止腹腔感染,切断后包裹远断端,用5%聚维酮碘棉球消毒
游离直肠至尾骨尖平面	递长电刀头、胸腔中弯血管钳、长线剪,拉钩暴露手术野
冲洗,关盆腔腹膜裂隙	清点敷料,用无菌蒸馏水冲洗腹腔,4#丝线、7×17圆针关盆底
荷包缝闭肛门,会阴部切口前至会阴中心腱,后至尾骨尖,两侧至坐骨结节内侧;游离肛门及直肠下端,切除全部肛提肌,移去离体组织	再次用5%聚维酮碘棉球消毒,7#丝线闭锁,缝合肛门,递电刀,用组织钳牵开会阴部切口皮肤,逐层切开,用中弯血管钳依次钳夹,切断肛提肌
骶前置引流管1根,由左臀部引出体外,间断缝合会阴切口	递9×24三角针、穿4#丝线固定引流管
肠造口:将离断的乙状结肠拖出造瘘口,将肠壁浆肌层与造口腹膜层剑鞘固定	递电刀、碘伏棉球,用小圆针、1#丝线或4-0薇乔线缝合
关腹	清点器械、敷料,逐层缝合
将造口外结肠修整后,全层与皮肤真皮层外翻缝合,在造口上贴肛门袋	递无齿镊、组织剪修整结肠边缘,3-0可吸收缝线缝合,妥善固定人工肛门袋

(二)经腹直肠癌切除吻合术(Dixon 手术)

1. 适应证

(1)肿瘤下缘距肛门 5cm 以上的直肠癌。

(2)有远处转移,但全身情况良好,局部能切除者。

2. 麻醉方式

静脉复合气管插管全身麻醉。

3. 手术体位

截石位。

4. 手术用物

(1)手术敷料包:大洞巾包、开腹包、手术衣包、持物钳。

(2)手术器械包:剖探包、直肠包、荷包钳包,必要时备生物荷包钳包。

(3)一次性物品:23#刀片、11#刀片、丝线(1#、4#、7#)、吸引器皮管、电刀头、腹腔引流管、切口保护器、纱条、纱垫、防粘连物品、止血物品、Prolene 线、荷包线、安全套、洁净袋、灯罩、33＃或29＃圆形吻合器、切割闭合器，必要时备减张线及28/31生物环吻合器、能量平台刀、超声刀等。

5. 手术步骤及护理配合

经腹直肠癌切除吻合术（Dixon手术）手术步骤及护理配合见表13-3-13。

表13-3-13 经腹直肠癌切除吻合术（Dixon手术）手术步骤及护理配合

手术步骤	护理配合
同表13-3-16中Miles术的第1条至第3条	同表13-3-16中Miles术的第1条至第3条
切开乙状结肠系膜至乙状结肠中段，向上分离至降结肠中段，游离直肠至肿瘤下3cm处，夹闭肠管	递长弯血管钳、长电刀，分离、止血用直角小弯夹闭肠管，会阴部用0.5%聚维酮碘释液冲洗直肠残端
乙状结肠中段离断肠管，在近侧断端做一荷包，在荷包近心端5cm处将生物可降解吻合环固定于肠腔内，生物环上固定，剪去安全套的储精囊，将吻合器的头放于荷包与生物环之间，抽紧荷包线打结	递肠钳、柯克钳消毒残端；递无损伤组织钳、2-0荷包线做荷包，递安全套、3-0荷包线；递33或29圆形吻合器的头，灭菌润滑油润滑吻合器
在直肠直角小弯下方切割闭合肠管，移去病灶	递弧形切割吻合器，消毒残端，用无菌蒸馏水冲洗
扩肛至2指，乙状结肠、直肠端端吻合	递液状石蜡、管状吻合器，吻合后检查吻合器上切割下来的两圈肠壁是否完整
缝合盆腔腹膜裂隙，放置引流管，逐层关腹	清点器械、敷料，用7×17圆针、4＃丝线关盆底，常规关腹

参考文献

[1]张琼. 腹腔镜进行胃癌根治术的手术护理配合[J]. 国际护理学杂志，2013(5)：966-967.

[2]刘振华. 腹腔镜胆囊切除术＋腹腔镜胆总管切开取石(一期缝合)[J]. 中华肝脏外科手术学电子杂志，2021，10(2)：228.

[3]戴兵，张林娇，刘驰，等. 腹腔镜联合内镜Oddi括约肌切开取石术治疗胆囊结石合并胆总管结石的疗效分析[J]. 肝胆外科杂志，2020，28(1)：41-45.

[4]杨雪. 腹腔镜下肝部分切除术的围手术期护理对策探讨[J]. 中国医药指南，2020，18(6)：259-260.

[5]谢萍，王静. 改良的完全腹腔镜下脾切除加贲门周围血管离断术护理配合[J]. 护理与康复，2017，16(1)：85-87.

[6]李珊珊，何金凤，郭玲，等. 全腹腔镜胰十二指肠切除术的手术护理配合[J]. 腹腔镜外科杂志，2021，26(6)：474-476.

[7]赵加应，殷琛庆，蔡元坤，等. AirSeal智能气腹系统在腹腔镜直肠癌根治手术中的应用价值：前瞻性随机对照研究[J]. 中国微创外科杂志，2020，20(5)：388-391，420.

[8]Yan SL，Sun HM，Li ZH，et al. Conservative treatment of rectovesical fistula after leakage following laparoscopic radical resection of rectal cancer[J]. Journal of International Medical Research，2020，48(4)：030006052091483. DOI：10. 1177/0300060520914835.

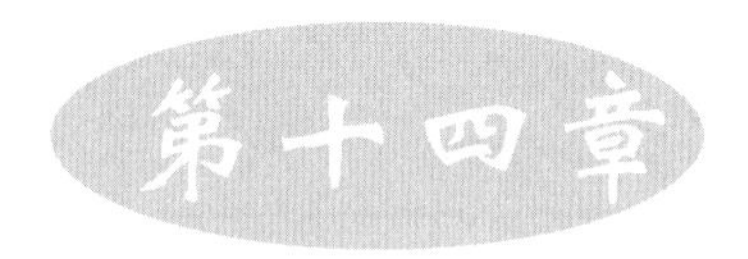

骨科手术护理

第一节 骨科常用设备、器械和物品

一、骨科常用设备

骨科常用设备有关节镜机组、椎间盘镜组、椎间孔镜、骨科导航设备、C形臂X射线机、术中CT、术中MRI、电动止血仪、骨科牵引床、动力系统、骨科超声系统、纤维镜等。

二、骨科常用器械

骨科手术常用器械有四肢器械包、颈前路器械包、颈前路特殊器械包、全髋特殊包、骨肿瘤刮匙包、骨巨细胞瘤包、椎间盘器械包、膝关节镜普通器械包、膝关节镜特殊器械包(具体见表14-1-1至表14-1-9)。

表 14-1-1 四肢器械包

名称	数量	名称	数量
卵圆钳	2	吸引器	1
布巾钳	6	刮匙	1
持针器	4	双头扁桃体剥离子	1
小中弯血管钳	2	单头扁桃体剥离子	1
血管钳(中弯16cm)	4	扁桃体剥离子	1
血管钳(中弯18cm)	4	大榔头450g	1
组织钳	4	平凿	3
柯克钳	1	圆凿	1
直角小弯	1	双关咬骨钳	1
组织剪	1	骨剪	1

续表

名称	数量	名称	数量
线剪	2	绷带	2
扁桃体剪	1	袜套	1
有齿短镊	3	缝针盒	1
短镊(无齿)	1	爪拉钩	2
直角拉钩	2		

表 14-1-2　颈前路器械包

名称	数量	名称	数量
卵圆钳	2	吸引器(4.5)	1
布巾钳	8	柯克钳	1
组织钳	5	剥离器(重型)	1
持针器	3	剥离器(神经)	1
血管钳(直)	2	剥离器(单头)	1
血管钳(蚊式)	4	有齿短镊	2
血管钳(直角小弯)	4	短镊(无齿)	2
中弯血管钳	4	中长无齿镊	1
刀柄(3 号)	2	神经镊(有齿)	1
刀柄(7 号)	1	神经镊(无齿)	1
线剪	2	骨剪	1
组织剪	1	7 号金属针头	2
扁桃体剪	2	脑棉片	1 包
二爪拉钩	2	纱布	15
直角拉钩	2	圆凿子	1
榔头	1	取髂凿子	2
平凿子	2		

表 14-1-3　颈前路特殊器械包

名称	数量	名称	数量
椎板咬骨钳(超薄,220×3×130°型号)	1	颈椎拉钩	2
椎板咬骨钳(超薄,220×2×130°型号)	1	骨刮匙(木柄加长)300×ø3×5°	1
椎板咬骨钳(超薄,220×1×110°型号)	1	骨刮匙(木柄加长)300×ø3×10°	1
髓核钳 200×2 直头 (指圈式)	1	骨刮匙(木柄加长)300×ø4×5°	1

续表

名称	数量	名称	数量
髓核钳 200×3 直头（指圈式）	1	骨刮匙(木柄加长)300×ø5×5°	1
双关节咬骨钳 240×3 微弯	1	打入器 ø9	1
双关节咬骨钳 240×5 微弯	1	颈椎椎体牵开器	1
神经剥离子带钩带槽颈椎型	1	丝攻(内六角)	1
颈椎大 S 拉钩	2		

表 14-1-4　全髋特殊包

名称	数量	名称	数量
髋臼拉钩(窄)	2	柯克钳(24cm)	1
髋臼拉钩(宽)	1	司氏针(35mm)	3
大粗头双关咬骨钳	1	刻度针	1
有齿长镊子	1	纱布	4
大中弯血管钳	2	圆碗	1

表 14-1-5　骨肿瘤刮匙包

名称	数量	名称	数量
胶木柄刮匙 300×ø5	1	胶木柄刮匙 300×ø6×10°	1
胶木柄刮匙 300×ø5×5°	1	胶木柄刮匙 300×ø6×15°	1
胶木柄刮匙 300×ø5×10°	1	胶木柄刮匙 300×ø6×20°	1
胶木柄刮匙 300×ø5×15°	1	胶木柄刮匙 300×ø6 左弯	1
胶木柄刮匙 300×ø5×20°	1	胶木柄刮匙 300×ø6 右弯	1
胶木柄刮匙 300×ø5×25°	1	定制器械盒	1
胶木柄刮匙 300×ø5 左弯	1	胶木柄刮匙 300×ø6×10°	1
胶木柄刮匙 300×ø5 右弯	1	胶木柄刮匙 300×ø6×15°	1
胶木柄刮匙 300×ø5	1		

表 14-1-6　骨巨细胞瘤包

名称	数量	名称	数量
刮匙(各种型号)	4	直角拉钩	2
中弯血管钳	4	吸引器	1
榔头	1	圆凿	1
平凿	3	双关咬骨钳	1
扁桃体剥离子	1	直角小弯	1
7 号刀柄	1		

表 14-1-7 椎间盘器械包

名称	数量	名称	数量
卵圆钳	2	椎板拉钩(浅)	2
布巾钳	5	椎板拉钩(深)	1
组织钳	5	脑用 4.5 吸引器	1
直血管钳	2	重型剥离器	2
小中弯血管钳	4	神经剥离器	2
中弯血管钳	6	咬骨钳(尖头鹰嘴)	1
持针器	4	咬骨钳(粗头鹰嘴)	1
柯克钳	1	咬骨钳(直头双关)	1
扁桃体剪	1	咬骨钳(尖头双关)	1
组织剪	1	咬骨钳(小双关)	1
线剪	1	脊柱牵开器	2
神经镊(有齿)	1	刮匙	1
神经镊(无齿)	1	中榔头 360g	1
直角拉钩	2	有齿短镊	2
骨剪	1	短镊(无齿)	1
凿子(平)	2	4# 刀柄	2
凿子(圆)	1	刀柄(7 号)	1
小量杯	1	绷带	1
缝针盒	1		

表 14-1-8 膝关节镜普通器械包

名称	数量	名称	数量
卵圆钳	2	袜套	1
布巾钳	3	绷带	2
持针器	1	缝针盒	1
血管钳(直角小弯)	2	刀柄(3 号)	1
组织钳	5	有齿镊	1
线剪	1		

表 14-1-9 膝关节镜特殊器械包

器械名称	数量	器械名称	数量
左弯蓝钳	1	上颌窦穿刺针	1
右弯蓝钳	1	探钩	1
直蓝钳	1	直血管钳	1
上翘蓝钳	1	半月板剪	1
小蓝钳	1	环状抓钳	1
大嘴蓝钳	1	有齿抓钳	1
雪茄柄直角蓝钳(左弯)	1	小镜鞘	1
雪茄柄直角蓝钳(右弯)	1	内芯	1
半月板挫	1		

三、常用物品

骨科常用物品见表 14-1-10 至表 14-1-12。

表 14-1-10 一次性物品

物品名称	物品名称
45cm×45cm 薄膜巾	一次性冲洗器
驱血带	双极电凝、单极电刀
吸液袋	止血带
吸引器皮管	内固定材料
刀片(11#、22#)	外固定材料
骨蜡	人工肌腱、异体肌腱
明胶海绵	人工骨、异体骨

表 14-1-11 常用缝线

物品名称	物品名称
束线(1#、4#、7#)	可吸收缝线(1、2-0、3-0)
代钢丝缝线	无损伤滑线

表 14-1-12 常用药物

物品名称	物品名称
过氧化氢	PVP 碘
无水酒精	苯酚

第二节　骨科手术护理配合特点

1. 心理护理

骨科手术患者因疼痛和功能障碍，心理压力大，易产生焦虑不安的情绪。因此，术前要做好心理护理，耐心讲解手术的必要性，使患者解除顾虑，增强自信心；并且在手术过程中以亲切的语言、体贴的护理取得患者的配合。

2. 严格无菌要求，预防感染

骨科手术几乎都是有植入物的手术。各种器械，尤其内固定材料，如消毒不严，极易造成手术失败，给患者带来极大的痛苦。因此，必须严格执行无菌技术，术者戴双层手套；术前按规定及时静脉滴注抗生素；严格控制参观人员，注重手术间管理；注意术中给予患者保暖。

3. 手术特殊体位多，防止术中压力性损伤的发生

注重术前对患者皮肤及体形的评估，选择合适的体位垫。对有些手术时间较长、出血较多的患者，更要做好压力性损伤防护工作。

4. 注重无瘤操作，防止肿瘤细胞种植

手术中切肿瘤使用过的器械、敷料，必须与正常组织使用的器械、敷料分开放置使用。骨肿瘤活检、切除时，注意用敷料保护周围软组织等。切下肿瘤后，手术人员必须更换手套。

5. 止血仪的使用注意点

肿瘤或感染的肢体严禁驱血。术前根据肢体周径大小选择相应宽度和长度的气囊止血带，包扎松紧度以插进一指为宜，压力、时间应严格把握。放气时应缓慢，并且加快输液，同时密切观察血压的变化。

第三节　常见手术种类及配合

一、胫、腓骨骨折清创、切开复位内固定术

（一）麻醉方式

采用气管插管全身麻醉或硬膜外麻醉。

（二）手术体位

平卧位。

（三）用　物

1. 常规物品

布类包、中单包、四肢包、持骨钳、骨科内植物及内植物器械包、电刀头、吸引器皮管、22＃刀片、11＃刀片、含碘薄膜巾、盐水巾、敷贴等。

2. 仪器设备

高频电刀、C臂机、电动止血仪、电钻。

3. 特殊物品

进口可吸收缝线、皮钉、大纱布、大棉垫等。

(四)常见术式及图谱

常见术式及图谱具体见图 14-3-1 至图 14-3-4。

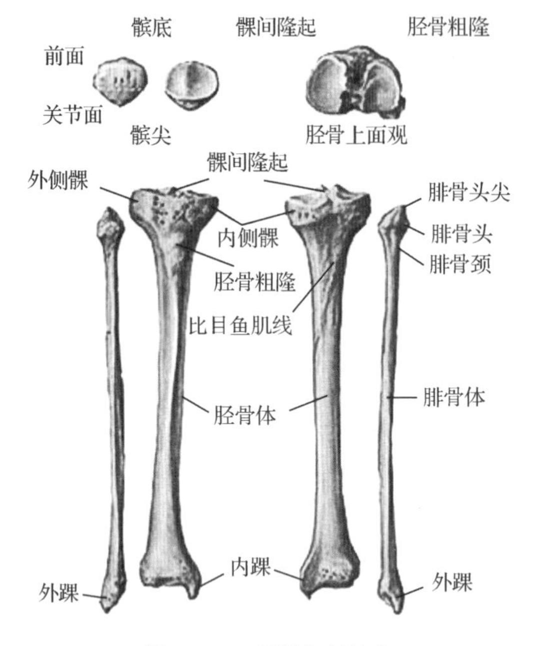

图 14-3-1　胫腓解剖结构

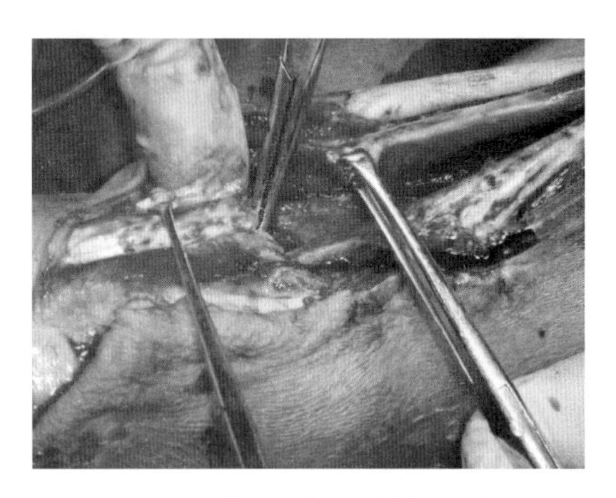

图 14-3-2　确认胫腓骨骨折位置和断面

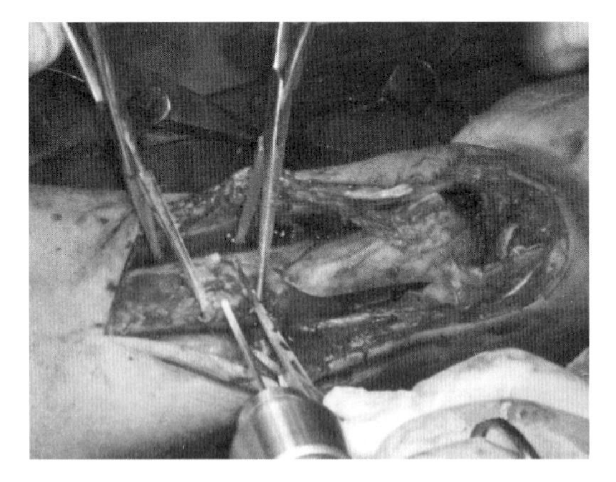

图 14-3-3　用持骨钳进行复位对合断面

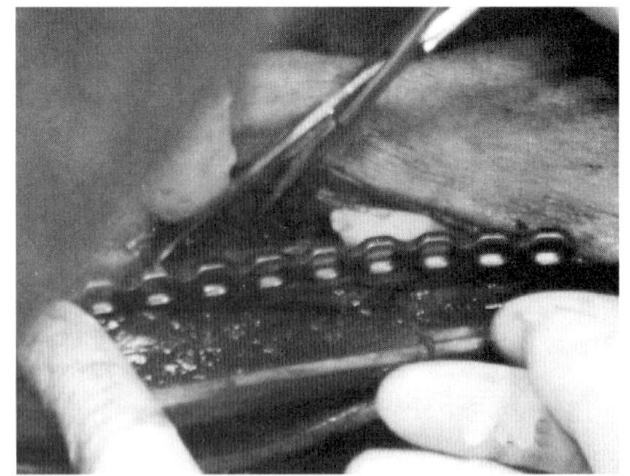

图 14-3-4　用钢板螺丝进行内固定

(五)护理配合

胫、腓骨骨折清创、切开复位内固定术手术步骤及配合见表 14-3-1。

表 14-3-1 胫、腓骨骨折清创、切开复位内固定术手术步骤及护理配合

手术步骤	护理配合	备注
整理无菌器械台，清点物品，手术安全核查	刷手护士与巡回护士共同清点物品，关注器械及物品的数量、性能、完整性。手术安全核查	
外伤有创面，清创	皂液刷洗创面，用生理盐水冲洗干净，擦干；用碘伏冲洗创面，擦干；用过氧化氢溶液冲洗创面，用生理盐水冲洗干净，擦干；用碘伏消毒创面	使用清创车
手术野皮肤常规消毒、铺巾、驱血、气囊止血带充气	气囊止血带充气，记录时间，切口处覆盖薄膜巾	选择合适的压力，注意保护皮肤
清创或切开手术切口	用线剪剪除坏死组织；切口线为以骨折为中心距胫骨嵴外约 1cm 的纵行切线，长度与钢板相等。切开皮肤后，电刀止血，以爪拉钩做牵开暴露	清创器械移除，手术区域加盖无菌巾
暴露骨折端	切开深筋膜，用手术刀行深筋膜下剥离。切开骨膜，用扁桃体剥离子做骨膜下剥离。显露骨折端，用刮匙将伤口内血块及肉芽组织刮净	及时更换手术刀片，根据切口深浅随时调整拉钩
复位内固定	整复后，将加压钢板置于胫骨外侧，用 2 把骨固定钳分别固定上、下骨折片及钢板。先以 3.5mm 钻头在近端中央钻孔，以 4.5mm 丝攻测量深度，起子拧入皮质骨螺丝钉，再在远端中央钻孔拧入加压螺钉，然后相继拧入其他螺丝，固定稳定后，松开骨固定钳	精确传递各种特殊器械，注意绝对无菌操作
缝合切口	冲洗伤口，放置负压引流管；然后逐层缝合骨膜、皮下组织及皮肤，敷贴覆盖，放松止血带，大棉垫加压包扎	严格遵守清点原则，确保用物正确无误、无遗留

二、颈前路脊柱融合术

(一)麻醉方式

静脉复合气管插管全身麻醉。

(二)手术体位

颈仰卧位。

(三)用　物

1. 常规物品

颈前路包、颈前路特殊包、布类包、特殊碗、中单、灯罩、10＃刀片、11＃刀片、含碘薄膜贴、单极电刀、双极电刀、吸引器皮管、敷贴、丝线(1＃、4＃)、骨蜡、明胶海绵、消毒棉球。

2. 特殊仪器

高频电刀、高速磨钻、移动C臂机、移动头灯。

3. 特殊物品

眼膜、体位垫等。

4. 备用物品

脑用显影脑棉片、颅骨牵引弓。

(四)常见术式及图谱

常见术式有颈椎椎体次全切除术＋植骨融合术、颈椎椎间盘切除术＋植骨融合内固定术。脊柱解剖见图14-3-5。

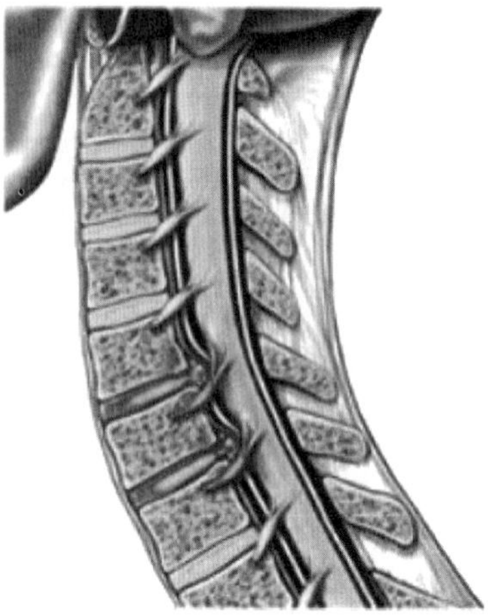

图14-3-5 脊柱解剖

(五)护理配合

颈前路脊柱融合术手术步骤及护理配合见表14-3-2。

表14-3-2 颈前路脊柱融合术手术步骤及护理配合

手术步骤	护理配合	备注
常规消毒，铺巾	递消毒棉球消毒皮肤，按规范传递方巾和中单，铺大洞单	消毒棉球所含的消毒液适量，不要过多。递治疗巾时注意无菌操作
术野贴无菌薄膜，准备电刀和吸引装置	递薄膜巾、电刀、吸引装置	使用电刀保护盒和电刀插片
手术安全核查	共同参与手术安全核查	严格遵守手术安全核查，确保手术患者手术侧和手术方式正确
取右侧胸锁乳突肌内侧缘由外上斜向内下方长约8cm切开皮肤、皮下组织，钝性分离颈肌	递10＃刀片及纱布2块，用1＃丝线结扎。或准备1＃丝线、小圆针缝扎。递颈椎拉钩、小S拉钩给助手	
显露椎前筋膜，横行切开，暴露椎体。用平针头向后上方与椎体断面成20°～30°角刺入椎间盘约1.5cm，将针留在椎间盘内，作X线摄片的定位标志，以准确定位病变部位	用电刀切开椎前筋膜，用扁桃体剥离子推开，递中弯、平针头，中单定位	
切除病变椎间盘及相邻椎体。必要时切除后纵韧带以彻底减压	递尖刀片、髓核钳、椎板咬钳、刮匙、尖头双关咬骨钳、神经钩、骨腊，去除椎间盘及部分椎体或后纵韧带(注意取下的椎间盘髓核是否要留作标本)，保留取下的骨头，并进行处理	颈椎椎体次全切除术＋植骨融合术，其切除病变椎间盘及相邻椎体(颈椎椎间盘切除术＋植骨融合内固定术，其切除范围是病变椎间盘)

续表

手术步骤	护理配合	备注
冲洗植骨床,根据手术需要植入钛网或融合器,并以钢板固定,用C臂机证实内固定材料位置是否理想	递冲洗生理盐水,用量规或试膜测量植骨床大小,递骨粒,递榔头、钻头、螺丝刀锁紧内固定系统。递中单覆盖无菌术野区作透视用	颈椎椎体次全切除术＋植骨融合术用钛网,颈椎椎间盘切除术＋植骨融合内固定术用椎体间融合器
用大量生理盐水冲洗切口,严密止血,放置引流管,清点纱布、器械、缝针等,逐层关闭切口	递冲洗生理盐水,用干净纱布擦拭。止血。清点物品。放置16＃导尿管或其他引流装置,用1＃圆针逐层关闭切口,用4＃三角针固定引流管,用1＃三角针缝皮。接负压球	严格遵守清点原则

三、全髋置换术

(一)麻醉方式

气管插管全身麻醉或硬膜外麻醉。

(二)手术体位

侧卧位。

(三)用　物

1. 常规物品

布类包、手术特殊容器、四肢包、全髋特殊包、深爪拉钩包、中包单、吸引器皮管、手术膜、22＃刀片、单极电刀、盐水巾、灯罩。

2. 特殊仪器

高频电刀。

3. 特殊用品

1＃可吸收线、2-0可吸收缝线、3-0角针可吸收缝线、各种型号髋关节置换假体、骨蜡、明胶海绵、负压引流瓶。

4. 备用物品

克式钳、钢丝、钢丝内固定器械。

(四)常见术式及图谱

全髋置换术后外侧入路手术解剖图见图14-3-6。

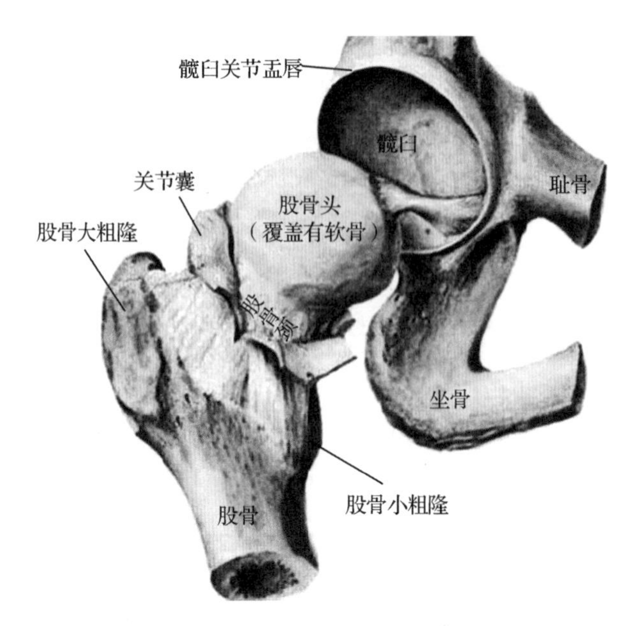

图 14-3-6 全髋置换术后外侧入路解剖

(五)护理配合

全髋置换术手术步骤及配合见表 14-3-3。

表 14-3-3 全髋置换术手术步骤及护理配合

手术步骤	护理配合	备注
常规消毒,铺巾	递消毒棉球消毒皮肤,会阴部用 PVP-I 棉球消毒。按规定传递方巾和中单,递袜套包下肢后再铺大洞单	消毒棉球所含的消毒液适量,不要过多。递治疗巾时注意无菌操作
术野贴无菌薄膜,准备电刀和吸引装置	递薄膜巾×2、电刀、吸引装置	使用电刀保护盒和电刀插片
手术安全核查后划皮,皮肤切口近端起自髂前上棘水平,沿平行大粗隆后缘的方向切开	共同参与手术安全核查,递弯盘(内有刀片、镊子和盐水巾)	注意锐器的传递方式
切开阔筋膜,分离臀大肌和臀中肌	递直角拉钩和深爪拉钩	
暴露关节囊,充分显露其前方、上下方,切除关节囊及滑膜	递髋臼拉钩	
将髋关节外旋、内收,股骨头脱位时,用摆锯锯断股骨颈,取出股骨头	提供摆锯,将股骨头放于无菌盘中,以备自体骨移植	
清理髋臼,切除关节盂唇,周围软组织及软骨面,切除髋臼骨赘	提供 2 根司氏针和榔头,牵开组织,递咬骨钳清理骨赘	将所有的废弃组织集中放于弯盘中,保持台面的整洁

续表

手术步骤	护理配合	备注
用髋臼锉加深髋臼，安装合适的髋臼杯，必要时用螺钉固定，再放入内衬	递从小到大各种型号的髋臼锉，提供纱布球擦拭髋臼。递髋臼气压器、榔头置入人工髋臼，递电钻等	安装前保持假体的清洁
股骨的显露和处理：清除股骨颈后外侧的残留软组织，用开口器开口，用髓腔锉扩大髓腔，冲洗，放入合适的人工股骨柄	提供各种型号的髓腔锉和榔头，提供合适型号的人工股骨柄	
选择合适的股骨头接于人工股骨柄上，冲洗干净后复位，检查关节活动度	提供人工股骨头和撞击器	
冲洗切口，放置600mL负压引流瓶，逐层缝合	清点敷料缝针，提供引流瓶，用4＃丝线固定引流管，用0＃可吸收缝线缝合肌肉组织，用2-0可吸收缝线缝合皮下组织，用3-0三角针可吸收缝线缝合皮肤。提供敷贴，用大纱布覆盖切口	严格遵守清点原则，确保无异物遗留

四、股骨肿瘤切除术

(一)麻醉方式

全身麻醉或硬膜外麻醉。

(二)手术体位

平卧位。

(三)手术物品

1. 常规物品

布类包、手术特殊容器、四肢包、深爪拉钩、骨科电钻、中单包、骨肿瘤刮匙、吸引器皮管、手术膜、22＃刀片、单极电刀、盐水巾若干、灯罩等。

2. 特殊仪器

高频电刀。

3. 特殊用品

1-0可吸收缝线、2-0可吸收缝线、3-0角针可吸收缝线、各种型号髋关节置换假体、骨蜡、明胶海绵、负压引流瓶等。

4. 备用物品

克式钳、钢丝、钢丝内固定器械、苯酚、无水酒精等。

(四)护理配合

股骨肿瘤切除术手术步骤及护理配合见表14-3-4。

表14-3-4　股骨肿瘤切除术手术步骤及护理配合

手术步骤	护理配合	备注
常规消毒，铺巾	递消毒棉球消毒皮肤，按规定传递方巾和中单，递袜套包下肢后，再铺大洞单	消毒棉球所含的消毒液适量，不要过多。递治疗巾时注意无菌操作
术野贴无菌薄膜，准备电刀和吸引装置	递薄膜巾、电刀、吸引装置	使用电刀保护盒和电刀插片
手术安全核查，抬高下肢2分钟后，下肢止血带充气至55kPa	共同参与手术安全核查	肿瘤类手术在没有明确肿瘤的性质前，不需要使用驱血带
根据肿瘤位置，逐层切开皮肤、皮下组织、筋膜、肌肉，直达股骨	递弯盘(内有刀片、镊子和盐水巾)，提供各型拉钩	注意锐器的传递方式
用骨膜剥离子剥离骨膜，用凿子凿开骨皮质，发现病灶组织	递骨膜剥离子、榔头、凿子，在术野边铺一治疗巾，将取肿瘤所用的器械集中放于治疗巾上，避免污染其他器械	注意无瘤原则
用刮匙刮除病灶组织，取部分病灶快速冰冻切片	递各型刮匙，将病灶组织放于专用的标本盘中，术毕送常规病理检查	保管好标本组织，勿丢弃
彻底刮除病灶，根据肿瘤性质进行瘤腔内的灭活	根据灭活所需提供相应的灭活物质，如石炭酸、酒精、3%过氧化氢溶液、蒸馏水等	
冲洗腔隙，根据肿瘤性质选择填充骨水泥或异体骨	冲洗完后，撤走所有接触过肿瘤组织的器械。提供合适的异体骨或骨水泥	上台人员更换清洁无菌手套，避免肿瘤细胞种植
将异体骨用撞击棒予以击实或等骨水泥彻底硬化	提供撞击棒	
冲洗切口，放置引流管，逐层缝合，加压包扎	清点敷料、缝针，提供引流管，用4＃丝线固定引流管，用1-0可吸收缝线缝合肌肉组织及筋膜，用2-0可吸收线缝合皮下组织，用4＃丝线缝合皮肤。提供敷贴，用大棉垫覆盖切口加压包扎	严格遵守清点原则

五、椎间盘摘除术

(一)麻醉方式

全身麻醉。

(二)手术体位

俯卧位。

(三)手术物品

1. 常规物品

椎间盘包、神经拉钩、椎板咬钳、脊柱微创牵开器、布类包、特殊容器、中单、灭菌灯罩、22#刀片、11#刀片、含碘薄膜贴、单极电刀、双极电刀、吸引器皮管、一次性冲洗器、敷贴、4#丝线、引流管、灯罩等。

2. 特殊仪器

高频电刀、移动“C”臂机、暖风机、头灯等。

3. 特殊物品

骨蜡、明胶海绵、俯卧体位垫、大棉垫等。

4. 备用物品

特殊缝线、脑脑棉片、皮钉、加温输血器等。

(四)常见术式路径图谱

常见术式路径见图 14-3-7。

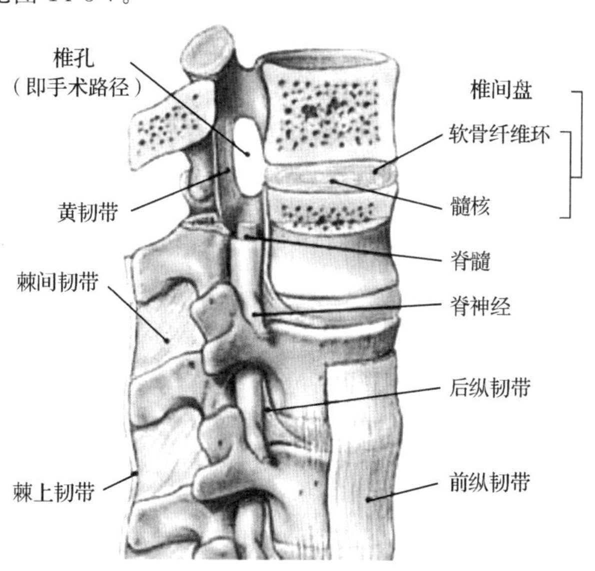

图 14-3-7 椎间孔镜路径图

(五)护理配合

椎间盘摘除术手术步骤及护理配合见表 14-3-5。

表 14-3-5　椎间盘摘除术手术步骤及护理配合

手术步骤	护理配合	备注
常规消毒，铺巾	递消毒棉球消毒皮肤，按规范传递方巾和中单，铺大洞单	消毒棉球所含的消毒液适量，不要过多。递治疗巾时注意无菌操作
术野贴无菌薄膜，准备电刀和吸引装置	递薄膜巾、电刀、连接吸引装置	使用电刀保护盒和电刀插片
手术安全核查	按规范共同参与手术安全核查	确保患者、手术部位、手术名称正确
沿后正中切口切开皮肤、皮下组织及腰背筋膜，剥离显露椎板至关节突即关节水平	递22＃刀片、电刀，用干纱布拭血，递扁桃体剥离子、直角拉钩、椎板拉钩显露手术野，递电刀、纱布	切皮前要准确定位，椎间盘镜下工作通道
探查椎间盘是否向后方突出，相应水平硬膜囊是否受压。做突出椎间盘髓核摘除，探查硬膜囊和神经根松解情况	递榔头、骨凿、咬骨钳、神经拉钩，递11＃刀片、髓核钳、刮匙等	严密观察手术步骤，正确传递器械
用大量生理盐水冲洗，严密止血，放置引流管，关闭切口	递一次性冲洗器冲洗，用电刀止血，递干净纱布擦拭，清点器械、纱布、缝针，递引流管，用1-0、2-0可吸收缝线或4＃丝线逐层缝合，敷贴保护	严格遵守清点原则

六、关节镜下半月板切除术

（一）麻醉方式

全身麻醉或硬膜外麻醉。

（二）手术体位

平卧位。

（三）手术物品

1. 常规物品

关节镜包、关节镜特殊包、关节镜刨削手柄包、关节镜镜头、特殊容器、中单、灯罩、一次性中单、11＃刀片、含碘薄膜贴、吸引器皮管、冲洗管、敷贴、可吸收缝线等。

2. 特殊仪器

关节镜机组、刨削主机、消融主机等。

3. 特殊物品

刨削头、消融头等。

(四)常见术式路径

常见术式路径见图 14-3-8。

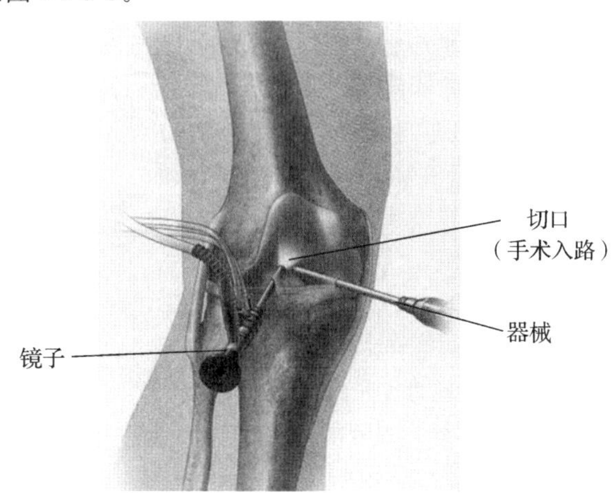

图 14-3-8 膝关节镜下半月板切除术常见术式路径

(五)手术步骤及护理配合

1. 前内侧入路

于膝关节内侧关节囊上 1cm,髌腱旁 1cm 处切一小口,插入穿刺套管。

2. 外上入路

于股四头肌腱外侧,髌骨旁上方 2.5cm 处切一小口,插入穿刺套管。

3. 前外侧入路

于膝关节外侧关节线上 1cm,髌腱旁 1cm 处切一小口。

关节镜下半月板切除术护理步骤及护理配合见表 14-3-6。

表 14-3-6 关节镜下半月板切除术手术步骤及护理配合

手术步骤	护理配合	备注
上止血带,消毒	患肢上止血带,常规消毒皮肤,铺单,术野贴医用膜	
连接设备	整理摄像头数据线、光纤、刨削手柄线,递等离子刀头、吸引器、冲洗管路,将其连接到各设备端口	将仪器置于健侧,巡回护士术前应检查各设备性能
手术安全核查	手术安全核查	
止血带充气	驱血带驱血,止血带充气止血,记录充气时间	选择合适压力
建立操作孔	套管穿刺并灌注关节囊,置入关节镜,打开冲洗管冲洗关节腔,使术野清晰,检查关节腔	11#刀片上 7#刀柄,小中弯血管钳,穿刺针

续表

手术步骤	护理配合	备注
探查关节腔	探针拨开阻挡视野的软组织,显露关节内结构,探查韧带或半月板张力,探触关节软骨硬度,确定病变部位或损伤程度	探钩,刨削手柄
处理半月板	用半月板线剪处理半月板破损边缘,用半月板线剪或钩刀松解粘连,用蓝钳或咬钳咬除半月板,用刨削刀清理半月板及滑膜组织,清除剥脱的软骨碎片	
止血,冲洗	用射频等离子刀止血,充分灌注冲洗关节腔,检查手术创面,清点物品数目	根据医嘱关节腔用药
缝合,包扎切口	撤除膝关节镜,消毒皮肤,缝合切口,用大纱布覆盖切口,用弹力绑带加压包扎,松开止血带	缓慢放松止血带

参考文献

[1] 中华护理学会手术室护理专业委员会. 手术室护理实践指南[M]. 北京:人民卫生出版社,2020.

[2] 中华人民共和国国家卫生和计划生育委员会. WS 310.2—2016 医院 CSSD 第 2 部分:清洗消毒与灭菌技术操作规范[M]. 北京:中国标准出版社,2016.

[3] 中华人民共和国国家卫生和计划生育委员会. WS 310.3—2016 医院 CSSD 第 3 部分:清洗消毒与灭菌效果监测标准[M]. 北京:中国标准出版社,2016.

[4] 宋烽. 实用手术体位护理[M]. 北京:人民军医出版社,2012.

[5] 朱丹,周力. 手术室护理学[M]. 北京:人民卫生出版社,2008.

[6] 巫向前,赵爱平. 手术室护理学[M]. 北京:人民卫生出版社,2012.

[7] 卡内尔·贝蒂,等. 坎贝尔骨科手术学[M]. 北京:人民军医出版社,2011.

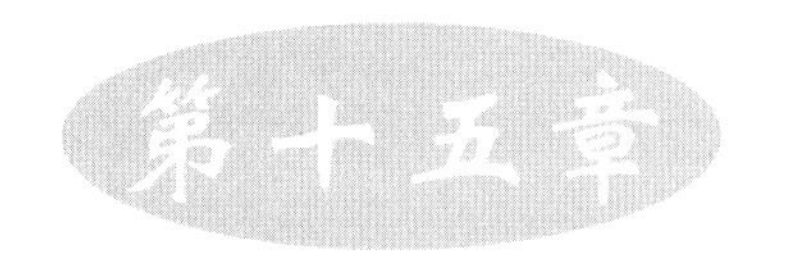

泌尿外科手术护理

第一节 泌尿外科常用设备、器械和物品

泌尿外科手术种类较多,手术的方法也各不相同,因此手术所需的仪器、设备、器械也较多。

(一)常用设备

1. B型超声仪

肾肿瘤较小时,及泌尿系统结石行经皮肾镜取石术(percutaneous nephrostolithotomy,PCNL)时,需对肿瘤进行定位。定位可使用超声探测仪。肾肿瘤术中若使用B超需准备B超消毒探头,使用前后需将超声探头严格消毒。

2. 内窥镜机组

经腹腔镜、后腹膜腔镜、经尿道镜、经皮肾镜在手术中均需使用内窥镜机组。

3. 能量平台

能量平台不仅用于外科开放和腔镜手术中的组织切割、凝血,还可用于闭合不超过7mm的大血管、淋巴管、组织等。

4. PCNL术配套设备

内窥镜各组件、水泵、钬激光、EMS、弹道碎石机。

(二)常用器械

1. 手术器械包

根据不同手术配置不同手术器械包,见表15-1-1至表15-1-7。

表15-1-1 膀胱器械

名称	数量	名称	数量
布巾钳	4	有齿短镊	2
组织剪	2	无齿短镊	2

续表

名称	数量	名称	数量
线剪	2	长镊	2
长线剪	1	神经镊(有齿)	1
蚊式血管钳	6	神经镊(无齿)	1
小中弯血管钳	4	甲状腺拉钩	2
中弯血管钳	12	大S拉钩	1
大中弯血管钳	4	腹壁拉钩	1
组织钳	6	小S拉钩	4
柯克钳	1	吸引器	1
直角小弯	1	卵圆钳	2
胸腔中弯血管钳	2	压肠板	1
持针器	2	腹部牵开器	1
角度持针器	2	4#刀柄	1
持瘤钳	2		

表 15-1-2 肾脏器械

名称	数量	名称	数量
布巾钳	4	阑尾钳	1
长组织剪	1	神经镊(有齿)	1
线剪	2	神经镊(无齿)	1
蚊式血管钳	6	血管拉钩	4
小中弯血管钳	4	甲状腺拉钩	2
中弯血管钳	12	腹壁拉钩	1
大中弯血管钳	4	大S拉钩	1
组织钳	6	吸引器	1
柯克钳	1	卵圆钳	2
直角小弯	1	胸撑(大)	1
胸腔中弯血管钳	2	取石钳	2
持针器	2	肾蒂钳	6
精细持针器	1	4#刀柄	1

表 15-1-3 PCNL 器械

名称	数量	名称	数量
线剪	2	碗	1
中弯血管钳	2	弯盘	1
组织钳	3	量杯	1
持针器	1	纱布	10
7#刀柄	1	棉球	8
卵圆钳	2		

表 15-1-4 电切器械

名称	数量	名称	数量
电切环	1	镜鞘芯	1
操作手柄	1	转向鞘芯	1
电切镜鞘	1		

表 15-1-5 PCNL 专用器械

名称	数量	名称	数量
穿刺鞘	7	超声杆	1
取物钳	1	白瓶	1
弹道碎石钳	2	管道	1
扳手	2	弹齿碎石钳	1

表 15-1-6 前列腺钬激光剜除专用器械

名称	数量	名称	数量
操作手柄	1	钬激光粉碎手柄	1
镜鞘	1	钬激光粉碎刀头	2
镜鞘芯	1	500 钬激光光纤	1
转向鞘	1	粉碎镜鞘	1

表 15-1-7 输尿管镜碎石专用器械

名称	数量	名称	数量
输尿管镜	1	200 钬激光光纤	1
异物抓钳	1	取石篮	1

2. 特殊单包器械

无损伤血管阻断钳(血管夹)、尿道扩张器、导尿管导引钢丝(Madrin)、输尿管异物钳、活检钳、艾力克冲洗器等。

(三)常用物品

常用物品具体见表 15-1-8 至表 15-1-9。

表 15-1-8 一次性物品

物品名称	物品名称
45×45 薄膜巾	一次性冲洗器
DEXON 线(2-0、3-0、4-0)	电刀
可吸收缝线	刀片(23＃、22＃)
血管缝线(3-0、4-0、5-0)	关腹线

表 15-1-9 专科特殊用物

物品名称	物品名称
双腔或三腔导尿管	斑马导丝
球囊扩张器	穿刺套件
输尿管导管	单 J 管
肾造瘘管	双 J 管
膀胱造瘘管	胰管(6、7、8)

第二节 泌尿外科手术护理配合特点

一、肾脏手术护理配合

1. 肾脏手术大多选择侧卧位,通过手术床的调节来拉伸腰部的肌肉,暴露手术野。手术过程中注意保护患者的安全。

2. 肾脏手术患者术中输液或用药应选择对肾功能损伤较小的药物。

3. 肾癌术中癌栓脱落可能造成肺梗死等严重并发症,也有损伤肾动、静脉或下腔静脉而导致大出血的危险,应提高警惕,注意病情变化,做好抢救的准备。

4. 肾脏为双器官,手术前严格执行手术安全核查制度,特别是手术部位标识情况。

5. 结核和脓肿手术,术中应该注意无菌操作的原则与感染控制。

6. 肾蒂血管阻断时间不应超过 30 分钟,以免造成肾损害。但也可利用肾局部降温法,延长阻断的时间。阻断时提醒手术者计时情况。

二、输尿管手术护理配合

1. 留置导尿,巡回护士严密观察尿液量和颜色的改变。

2. 输尿管手术体位根据手术部位的不同而不同。术前,巡回护士需要根据手术部位准备好体位用品。

3.处理病变部位时,洗手护士要准备好纱布保护切口,防止手术野因沾染尿液、碎石、脓液等而被污染,导致术后深部腔隙感染。

三、膀胱手术护理配合

1.手术前协助导尿,冲洗膀胱,注入300～400mL生理盐水使膀胱充盈,便于术中寻找膀胱。

2.全膀胱切除回肠代膀胱术,手术切除范围大,时间长,要注意保护患者皮肤,预防压力性损伤发生。

3.对于取截石位者,应避免腘窝受压及腓总神经损伤。

四、前列腺手术护理配合

1.手术前协助导尿,冲洗膀胱,注入300～400mL生理盐水使膀胱充盈,便于术中寻找膀胱。

2.手术结束后,接着持续冲洗膀胱,观察引流液颜色,注意有无前列腺术后出血。

3.前列腺癌根治手术时,手术时间较长,注意保护皮肤,预防压力性损伤发生。

4.时间较长的手术,需预防患者深静脉血栓形成,可使用下肢防护袜或防静脉血栓仪。

5.接受经尿道前列腺电切术的患者,因术中大量使用冲洗液,可导致稀释性低钠血症以及体温下降,根据患者的具体情况,可在患者静脉输液中加入一定量的含氯溶液,冲洗液可适当加温,防止患者体温下降。

五、尿道生殖器手术护理配合

1.进行尿道手术的患者多为小儿。接患儿手术时应与家属及病房护士仔细核对。麻醉前,巡回护士应该与麻醉医生、患儿父母进行有效沟通,保证患儿静脉穿刺顺利进行,并妥善固定。注意控制输液的量、速度,并根据患儿的年龄、体重、手术时间、出血量及时调节。

2.麻醉后应该妥善安置患儿体位,患儿一般取大字体位,头偏向一侧,肩部垫治疗巾;保持呼吸道通畅,防止舌根后坠而影响患儿呼吸;膝下用治疗巾包裹;注意对患儿双手的固定,防止躁动。

3.手术中要注意保护患儿隐私,手术中不针对手术窃窃私语或大声谈论,以免造成患儿心理负担。

4.会阴部手术时,要注意在臀下垫隔离单,注意保持会阴部干燥,避免潮湿。

六、肾上腺手术护理配合

1.监测生命体征,如对嗜铬细胞瘤患者,应严密注意血压的变化,以便协助医生采取相应措施。

2.开展肾上腺手术时,若手术造成胸膜损伤可导致气胸,应密切观察患者病情并及时协助医生处理。

第三节　常见手术种类及配合

一、肾部分切除术

(一)麻醉方法

气管内插管全身麻醉。

(二)手术体位

健侧卧位。

(三)手术用物

1. 手术敷料包
大腹包、手术衣包、大洞巾包。
2. 手术器械
脾、肾器械。
3. 常规一次性用物
腔镜纱布、盐水巾、23＃刀片、电刀、吸引器皮管、腹腔引流管、一次性冲洗器、3-0丝线、2-0丝线、0＃丝线、引流袋、导尿包等。
4. 特殊物品
3-0可吸收缝线、0可吸收缝线、2-0可吸收缝线、止血材料、冰屑等。
5. 仪器设备
高频电刀、吸引装置等。

(四)常见术式图

肾部分切除常见术式见图15-3-1。

(五) 护理配合

肾部分切除术手术步骤及护理配合见表15-3-1。

表15-3-1　肾部分切除术手术步骤及护理配合

手术步骤	护理配合	备注
健侧卧位，按腰部切口常规消毒皮肤，铺巾	递卵圆钳持碘伏棉球消毒皮肤，递无菌巾和保护膜	健侧卧位时，第11、12肋对准手术床腰桥，手术床摇成折刀位
手术切口：由第11肋间前段向前方做一斜切口至腹直肌外缘切开皮肤、皮下组织	递23＃刀片划皮，电刀逐层切割	切皮前“Time Out”，遇到血管时分别用丝线结扎

续表

手术步骤	护理配合	备注
切开背阔肌、腹外斜肌显露第12肋尖	递皮肤拉钩牵开显露手术野，用电刀切开，纱条拭血	夹出的结石应与X线片上结石的形状和数目对照，以判断是否完全取出。钳夹时应该注意不要误夹黏膜，以免引起出血
切开腰背筋膜及肋间组织	递电刀切开	
推开肾周筋膜、腹横筋膜、腹膜，显露胸膜反折，切断部分膈肌角	递纱条，用直角小弯，整形分离，电刀止血	避免打开膈肌
切开腹外斜肌、腹内斜肌、腹横肌，显露肾周脂肪组织	递电刀切开，推开腹膜、腹膜外脂肪，递S拉钩暴露	准备三角纱布做钝性分离用
切开肾周筋膜，分离脂肪囊，显露肾脏	递电刀切开，用直角小弯分离，用2-0、0号丝线结扎止血	
充分游离肾脏，切除其周围粘连组织	递牵开器，用S拉钩牵开显露手术野，递直角小弯分离，组织剪剪断，丝线结扎	
剥离肾周脂肪，显露肿瘤。用电刀贴着肾实质表面将肾周脂肪剥除，显露肿瘤的轮廓	递电刀，用组织剪钝性分离	
游离肾蒂，将肾动脉和肾静脉分离后分别套上牵引带	准备血管牵引皮条	按医嘱输注肾脏保护药物，如肌酐等，阻断前完成输注
阻断肾蒂，将肾脏与周围脏器隔开，用动脉夹阻断肾动脉，用冰屑覆盖肾脏表面	递动脉夹阻断肾动脉，肾周围用备好的冰屑覆盖	阻断需计时，阻断时间不应超过30分钟；动静脉分离困难时，用无损伤钳阻断肾蒂
切除肿瘤，缝闭肾脏缺损：用电刀沿肿瘤四周做好切缘标记，然后切除肿瘤，肿瘤基底纤维血管用血管钳夹住，缝合基底部与血管残端，再缝合肾脏缺损	用电刀沿肿瘤四周做好切缘标记，然后切除肿瘤。递蚊式钳夹肿瘤基底纤维血管，用4-0可吸收缝线缝扎，递3-0可吸收缝线连续缝合关闭集合系统，递3-0可吸收缝线或5-0血管缝线8字缝合关闭血管残端。用止血纱布叠成长条形充填后，用2-0可吸收缝线8字缝合关闭肾脏缺损	阻断时间短，操作紧密，物品需提前准备充分
开放肾脏供血，用温生理盐水纱布包绕肾脏	递温纱条，如创面有渗血，少量者可用纱条压迫5～10分钟，或可用2-0可吸收缝线补针	为了防止出血，必须在断面彻底止血
冲洗手术区域，观察10分钟，直至肾脏无明显出血	递生理盐水冲洗，清点手术物品	

续表

手术步骤	护理配合	备注
放置引流管	递碘伏棉球消毒皮肤，用23＃刀切开，用2-0丝线固定引流管	关腹前三方核查
缝合各层肌肉	递有齿镊，用关腹线连续缝合	
缝合皮下组织	递碘伏棉球消毒皮肤，递无齿镊，关腹线间断缝合，再次清点物品数目	
缝合皮肤，覆盖切口	递碘伏棉球消毒皮肤，用敷贴覆盖切口	注意观察引流量

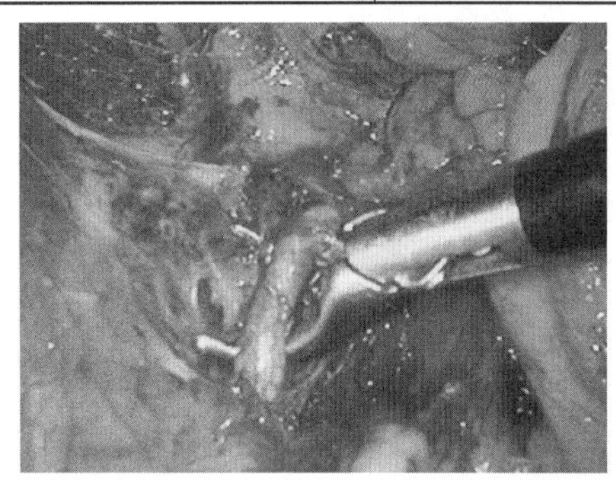
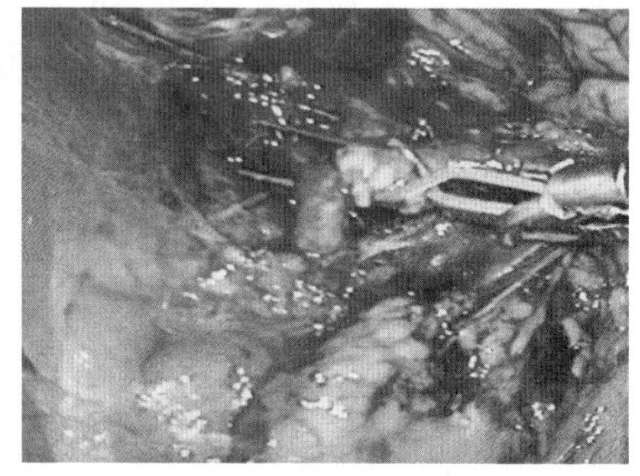

图 15-3-1　游离肾动脉

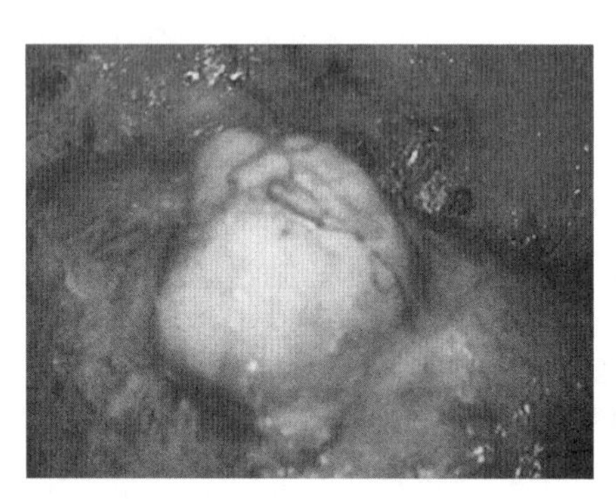
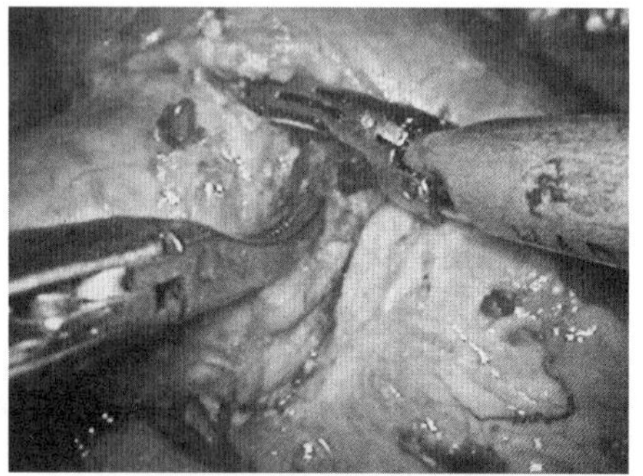

图 15-3-2　定位肿瘤，切除肿瘤

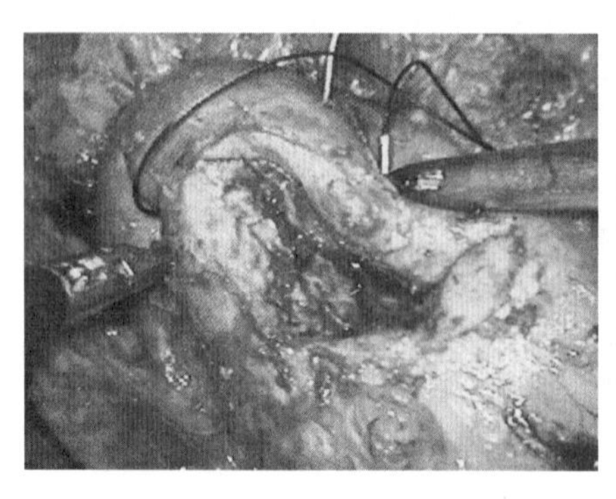
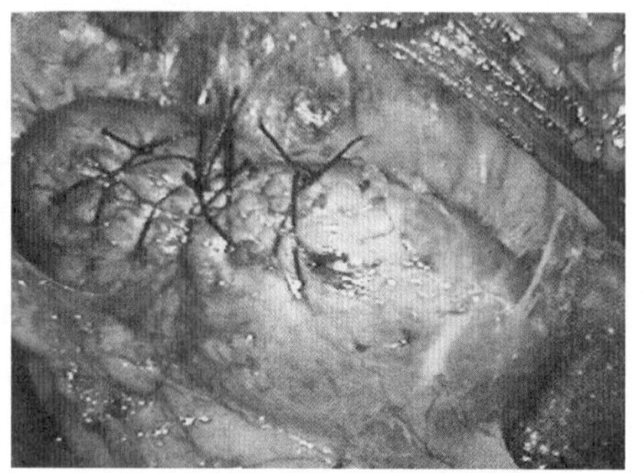

图 15-3-3　缝合肾脏

二、肾盂切开取石术

(一)麻醉方式

气管插管全身麻醉。

(二)手术体位

健侧卧位。

(三)手术用物

1.手术常规用物

大腹包、手术衣包。

2.手术器械

肾盂切开取石器械、脾肾器械。

3.常规一次性物品

腔镜纱布、23#刀片、15#刀片、袖套、电刀、吸引器皮管、保护膜、腹腔引流管、50mL针筒或一次性冲洗器、3-0丝线、0#丝线。

4.特殊用物

4-0可吸收缝线、亚甲蓝、双J管。

(四)常用术式图谱

肾盂输尿管切开取石术常见图谱见图15-3-4至图15-3-7。

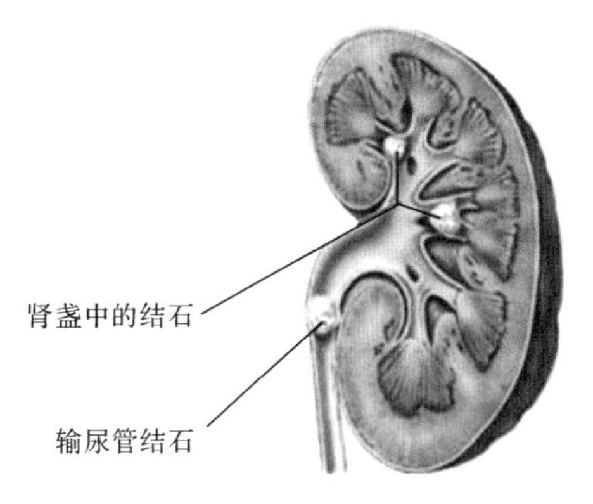

图15-3-4　肾盂输尿管结石位置

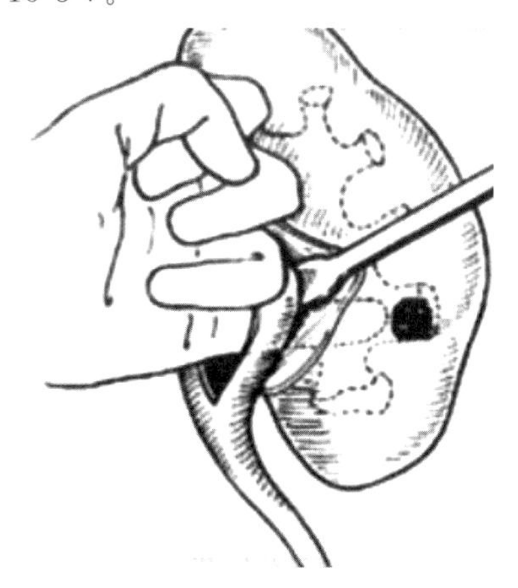

图15-3-5　肾盂切开取石(使用手指取石)

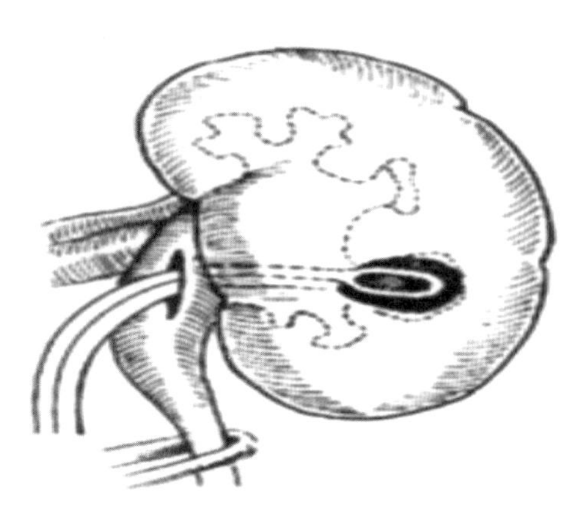

图 15-3-6 肾盂切开取石图(使用刮匙取石)

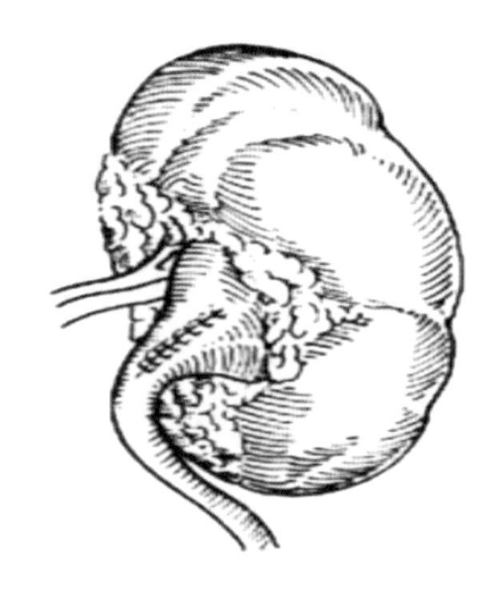

图 15-3-7 肾盂切口缝合

(五)护理配合

肾盂切开取石术手术步骤及护理配合见表 15-3-2。

表 15-3-2 肾盂切开取石术手术步骤及护理配合

手术步骤	护理配合	备注
取患侧第 11 肋间斜切口,依次切开皮肤、皮下组织、背阔肌、腹外斜肌、下后锯肌、腹内斜肌,在患侧第 12 肋尖上缘切开腰背筋膜及肋间肌	连接电刀、吸引器皮管等准备工作,递刀片、纱布和血管钳。刀片划皮,用指腹、中弯血管钳、电刀头分离,用 2 块纱布、胸撑撑开切口	切皮前“Time Out”,遇到血管时分别用丝线结扎
纵行切开肾周筋膜,打开脂肪囊,钝性和锐性结合进行分离,紧贴肾实质表面分离肾脏背侧下极;分离肾盂和输尿管上段,充分暴露扩张的肾盂	递直角小弯和大弯,用电刀切割,必要使用超声刀	输尿管游离后用皮条牵拉
根据结石大小纵行切开肾盂,用手指探查肾盂内部结石位置,用多角度取石钳取出结石	递小圆刀,取石钳,小量杯内注入一半水,备好 4-0 可吸收缝线、长持针器	夹出的结石应与 X 线片上结石的形状和数目对照,以判断是否完全取出。钳夹时应该注意不要误夹黏膜,以免引起出血
用生理盐水冲洗肾盂,将残余小结石冲出,将双 J 管经输尿管置入膀胱内	使用一次性冲洗器注水冲洗肾盂,小肾盏处可接橡胶尿管冲洗。双 J 管置入后,膀胱灌注亚甲蓝溶液,确认双 J 管是否到位	
缝合肾盂切口:用 4-0 可吸收缝线将肾盂切开处间断缝合,并用肾周脂肪覆盖切口	递无损伤镊、4-0 可吸收缝线、长持针器	

续表

手术步骤	护理配合	备注
冲洗手术切口，严密止血，肾窝内放置引流管1根，逐层关闭切口，结束手术	准备温水、止血材料、28号引流管，清点核对器械、纱布等手术用物，摇回腰桥，用1-0可吸收缝线缝合肌肉和筋膜，递9×28三角针丝线缝皮。再次清点用物	

三、全膀胱切除术

(一)麻醉方法

全身麻醉或硬膜外麻醉。

(二)手术体位

平卧位。

(三)手术用物

1. 手术常规用物

大腹包、手术衣、大洞巾包。

2. 手术器械

膀胱器械、胃特殊器械。

3. 常规用物

纱条、盐水巾、23＃刀片、15＃刀片、无菌袖套、电刀、吸引器皮管、保护膜、腹腔引流管、50mL针筒或一次性冲洗器、3-0丝线、2-0丝线、0丝线、引流袋、三腔气囊导尿管。

4. 特殊物品

双J管、4-0可吸收缝线、8号气囊导尿管、1-0可吸收缝线、3-0可吸收缝线、钛夹钳、止血材料、直线切割吻合器。

5. 仪器设备

高频电刀、吸引装置、能量平台或超声刀。

(四)常见术式及图谱

常见术式及图谱见图15-3-8至图15-3-9。

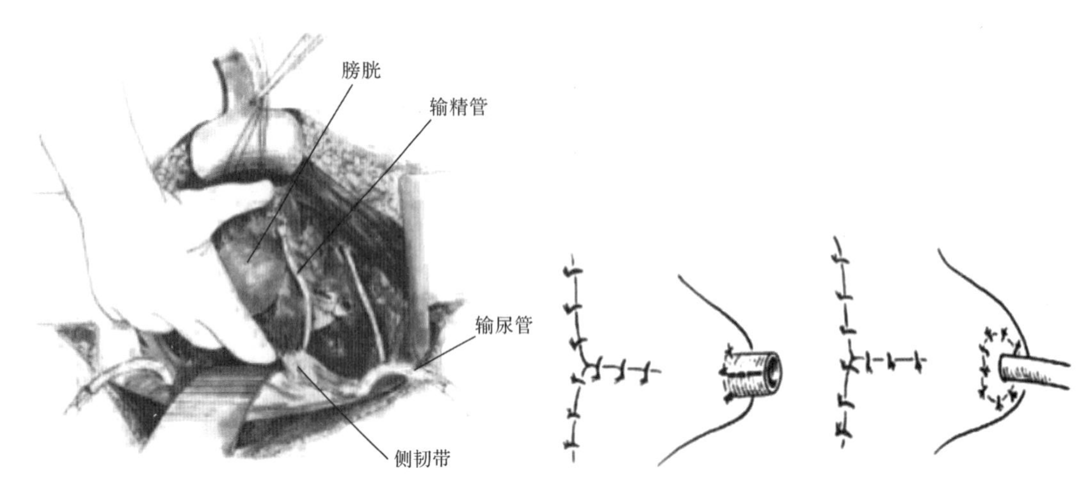

图 15-3-8　根治性膀胱全切术

图 15-3-9　输尿管皮肤造口

(五)手术步骤及护理配合

全膀胱切除术手术步骤及护理配合见表 15-3-3。

表 15-3-3　全膀胱切除术手术步骤及护理配合

手术步骤	护理配合	备注
取下腹部正中偏左进入，切开皮肤、皮下组织、腹直肌前鞘	递电刀、吸引器、纱条、23＃刀片	切皮前“Time Out”。 遇到腹壁下血管时，分别用丝线结扎两断端
清楚暴露膀胱前壁，打开腹膜反折	电凝止血，用血管钳钳夹、3-0＃丝线结扎血管，递于整形镊分离	显露膀胱前壁直达前列腺
打开腹膜后，探查膀胱周围盆腔淋巴结。盆腔以上淋巴结如有肿大，应首先将高位的肿大淋巴结送冰冻切片检查，明确有无转移	递牵开器牵开切口	盆腔淋巴结有转移者，不宜手术。探查膀胱局部病灶，如一小段小肠或乙状结肠肠袢与之粘连，不应作为不能切除的依据
分离膀胱顶部后壁，分离时可发现双侧输精管	递于整形镊、直角小弯血管钳、小纱布粒，沿膀胱钝性分离	当腹膜与膀胱壁粘连，疑有局部浸润时，应在距粘连部边缘 2cm 以上处环形剪开腹膜，使粘连部腹膜保留在膀胱壁上，留待一并切除。然后，从后腹膜侧切口将腹膜向侧壁分离，分别切断和结扎闭塞的脐动脉和输精管
分离双侧输尿管，并于膀胱外 1cm 处离断	给阑尾钳钳住输尿管，用橡皮片牵引，分离；用小圆针贯穿缝扎，近端插住 8 号气囊导尿管接袋引流尿液	近端内插入输尿管导管，将尿引流出手术区，减少腹腔污染。早期切断输尿管，可避免膀胱存尿后膨胀而影响操作

续表

手术步骤	护理配合	备注
于膀胱后壁精囊、腺外狄氏筋膜间往下游离膀胱后壁，分离切断膀胱两侧韧带	用小纱布粒分离，用 0＃丝线结扎膀胱韧带	切断和结扎膀胱上动脉。将髂总动脉分叉处以下的淋巴结与输精管一起向下分离
下压膀胱及前列腺，离断前列腺耻骨韧带	给 2 把大中弯血管钳，直角小弯，线剪剪断	钝性分离膀胱和前列腺，直至前列腺顶部
前列腺尖部远端离断尿道，切断前列腺柱，将耻骨前列腺韧带分离、切断，结扎其间的阴茎背深静脉，至此切下整个膀胱连同精囊、前列腺	递大弯血管钳，钳住前列腺尖端，用长线剪剪下，准备 0＃可吸收缝线缝前列腺窝	在男性，分离前列腺与直肠之间的 Denovillier 筋膜时，注意防止损伤直肠前壁；切断尿道时注意将尿道内导尿管拔出，尿道用长钳钳夹后切断，将近端向上翻起
止血放置引流管	电凝止血，放置 28 号引流管	检查如有出血，大多来自阴部静脉丛，可将纱布垫放于耻骨联合下压迫止血，并于输尿管乙状结肠吻合术或回肠膀胱术后取出纱布垫
显露左侧盆壁，分别清扫髂外血管、闭孔神经周围淋巴结	递镊子，用直角小弯血管钳游离，用 3-0 丝线结扎	
同法处理右侧髂外血管、闭孔神经周围淋巴结		
打开腹腔，找到阑尾，离断系膜，于根部切除阑尾，荷包包埋	用血管钳夹住，线剪剪断，2-0 丝线结扎，小圆针 1＃丝线做荷包	
在离回盲部 15cm 处取 15cm 有完整血供的回肠作为膀胱	用 Ligasure 分离网膜，必要时用中弯血管钳夹系膜，用线剪剪断，用 2-0 丝线结扎，用肠钳夹住回肠两端，将纱条垫于肠管下，切断端用碘伏棉球消毒	用透光法分离肠系膜，巡回护士注意无影灯的调节，消毒肠腔，注意无菌技术原则，通常用棉球消毒加碘伏反复冲洗肠管数次
检查回肠血供完好，间断端端吻合，把 Bricker 膀胱推入盆腔，关闭腹膜	用小圆针穿 3-0 丝线作间断吻合，缝合系膜	关腹膜前清点纱布、缝针
游离双侧输尿管，内放置进口双 J 管，种植于 Bricker 膀胱内	用 4-0 可吸收缝线将输尿管与回肠膀胱作全层间断吻合，整形镊将双 J 管放入	
Bricker 膀胱远端关闭包埋	用 3-0 可吸收缝线缝合肠腔肌层，用小圆针穿 3-0 线缝合浆膜层	
在相当于麦氏处切除直径约 3cm 的皮肤，十字切开腱膜，把回肠近端拉出 4cm，于切口固定黏膜，外翻缝合于皮肤	用小圆针穿 3-0 丝线固定，妥善固定输尿管支架，用肠组织钳将肠端提起，用碘伏棉球消毒	

续表

手术步骤	护理配合	备注
检查有无出血，冲洗放置引流管	递温生理盐水、引流管，清点纱布及器械，用关腹线关腹	
逐层关腹	敷贴，引流袋	以上为回肠代膀胱术
膀胱全切后，轻轻提起输尿管远端，向上游离至输尿管中段。游离时，注意保持其血供	递整形镊、直角小弯血管钳、蚊式血管钳分离	以下为根治性膀胱全切加输尿管皮层移植术
在充分游离输尿管后，将左侧的输尿管经乙状结肠后通道至右侧，将左右侧输尿管端侧吻合，使其无张力地拉出腹壁外	用无损伤血管钳钳夹输尿管，递整形镊、Ligasure 游离乙状结肠系膜，用 2-0 丝线结扎	将输尿管分离至髂血管分叉处，将输尿管装袋置于原位
于右侧腹壁相当于麦氏点（髂前上棘与脐连线之外 1/3 处）作"Z"形切口，裁剪皮肤做成乳头，将输尿管种植于乳头	用组织钳提起皮肤，递刀片切开，用血管钳电凝游离皮瓣，用纱条拭血	
输尿管各自留置双 J 管，乳头皮肤外翻缝合以防狭窄及输尿管回缩，使输尿管宽松种植于乳头内	备好双 J 管，用小圆针丝线固定底部，用 4-0 可吸收缝线间断缝合包绕输尿管皮瓣边缘	先用 3-0 可吸收缝线固定
冲洗手术野，彻底止血。如见活动性出血，盆腔创面用止血纱布填塞，放置盆腔引流管	电刀电凝止血，备好止血材料，用 28 号引流管、9×28 圆针 2-0 丝线固定引流管	
依次缝合关闭切口	清点纱布、缝针、器械，用 0 可吸收缝线关腹，用大三角针、3-0 线丝线缝皮，敷贴，引流袋	

四、前列腺癌根治术

（一）麻醉方法

气管插管静脉复合麻醉。

（二）手术体位

仰卧位。

（三）手术用物

1. 手术敷料
大腹包、手术衣。
2. 手术器械
膀胱器械、容器。

3. 常规物品

纱条、盐水巾、23＃刀片、电刀、吸引器皮管、保护膜、腹腔引流管、20mL针筒、一次性冲洗器、3-0丝线、2-0丝线、0丝线、引流袋、三腔气囊导尿管、双腔气囊导尿管、关腹线、9cm×25cm敷贴、9cm×10cm敷贴等。

4. 特殊用物

能量平台、钛夹钳、2-0可吸收缝线、3-0可吸收缝线等。

(四)前列腺癌根治术图谱

前列腺癌根治术见图15-3-10至图15-3-11。

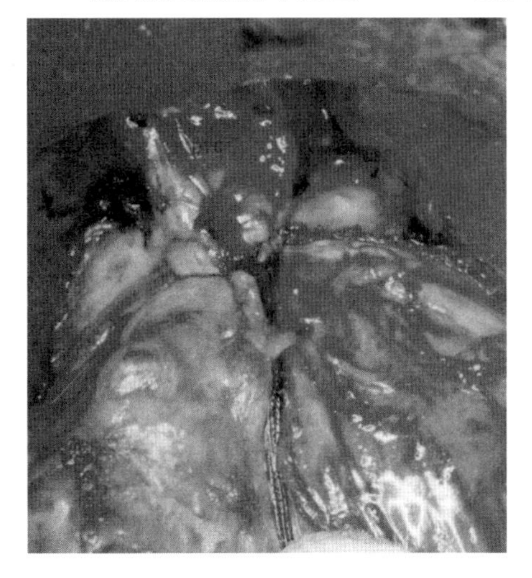

图15-3-10 前列腺癌根治术

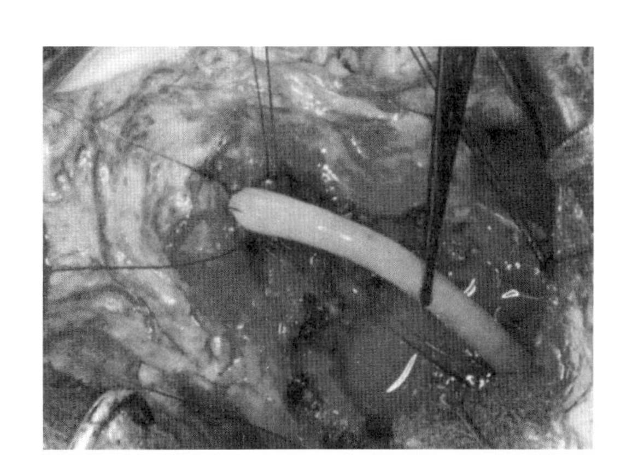

图15-3-11 尿道吻合

(五)手术步骤及护理配合

前列腺癌根治术手术步骤及护理配合见表15-3-4。

表15-3-4 前列腺癌根治术手术步骤及护理配合

手术步骤	护理配合	备注
下腹部正中切口并逐层切开	用23＃刀片切开皮肤及皮下组织，用纱条拭血，电刀电凝止血	切皮前注意"Time Out"
显露腹膜外间隙，先行两侧髂窝淋巴活检。右推膀胱，显露左侧髂外动、静脉，剥离血管周围淋巴及脂肪组织，同法处理右侧后送冰冻病理检查	递2块纱条保护切口，用膀胱牵开器牵开腹壁，暴露膀胱。 递整形镊子、纱布、腹壁拉钩、整形镊、电刀，进行暴露和分离，必要时递钛夹钳夹闭淋巴管	标本分类、准确放置
清除盆内筋膜表面及耻骨联合处的脂肪组织，打开盆内筋膜	递深拉钩电刀头、纱条、扁桃体、血管钳、丝线结扎	能量平台操作手柄根据医生喜好
分离剪断部分耻骨前列腺韧带	递中弯血管钳、组织剪	

续表

手术步骤	护理配合	备注
缝扎背深静脉丛	丝线缝扎	
离断膀胱颈	递深拉钩,换长电刀头,递纱布、长血管钳	
打开迪氏筋膜,游离双侧精囊及输精管,离断输精管,游离前列腺后壁至前列腺尖部	递深拉钩,换长电刀头,递纱布、长血管钳	
离断背深静脉丛,游离尿道,沿前列腺尖部离断尿道,切下手术标本	递深拉钩,换长电刀头,递纱布、长血管钳、0可吸收线(前列腺针)	标本分类、准确放置
置入三腔尿管,行膀胱颈与尿道吻合	用2-0可吸收缝线重建尿路,置22#三腔导尿管,用碘伏棉球消毒阴茎,打气囊	
仔细止血,放置引流管,关闭切口。持续经导尿管冲洗膀胱	递生理盐水冲洗腹腔,递碘伏棉球,28#引流管,1#可吸收缝线,1#线三角针引流袋,9cm×25cm敷贴,9cm×15cm敷贴,术中使用2000mL无菌盐水接22#三腔导尿管持续冲洗膀胱	

五、经尿道前列腺电切术(transurethral prostatic resection,TURP)

(一)麻醉方法

硬膜外麻醉或全身麻醉。

(二)手术体位

截石位。

(三)手术用物

1. 手术敷料

一次性泌尿腹包。

2. 手术器械

电切器械。

3. 常规用物

30°膀胱电切镜头、高频导线、一次性冲洗器、20mL针筒、润滑油、3000mL生理盐水、引流袋、无菌器械保护套、医用三通、一次性使用连接管等。

4. 特殊用物

三腔导尿管、艾力克冲洗器、导尿管导引钢丝(Madrin)等。

5. 设备仪器

等离子电切发生器、内窥镜(摄像成像系统)等。

(四)经尿道前列腺电切图谱

经尿道前列腺电切图谱见图15-3-12和图15-3-13。

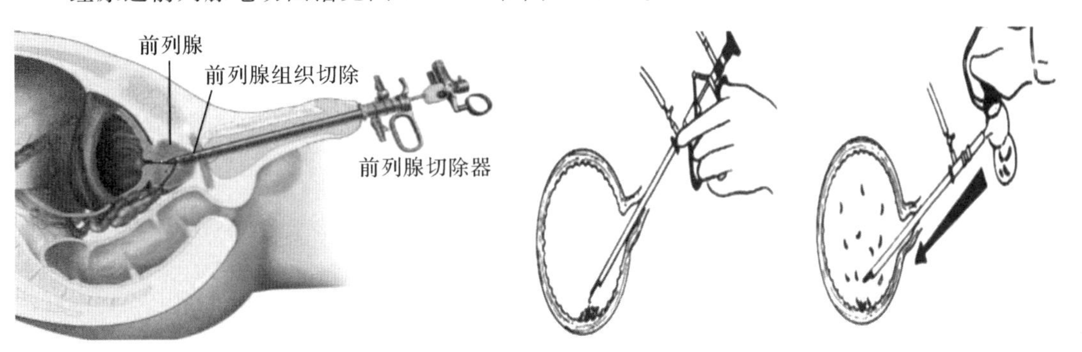

图15-3-12 前列腺电切术中电切　　图15-3-13 经尿道前列腺电切术后使用艾力克取出组织

(五)手术步骤及护理配合

经尿道前列腺电切术手术步骤及护理配合见表15-3-5。

表15-3-5 经尿道前列腺电切术手术步骤及护理配合

手术步骤	护理配合	备注
安置截石位,按会阴部手术消毒,铺巾,正确连接各仪器导线与操作部件	患者摆好体位后,铺巾,正确连接各仪器、设备部件,接通电源,使各仪器设备处于工作状态。配合医生将摄像头和纤维光导纤维装入无菌保护套;将消毒过的高频导线连接到电刀插孔上	手术开始前注意"Time Out"。调节电刀输出功率为电切200W,电凝100W;调整好冲洗液(生理盐水)高度,距患者心脏60cm,将连接管接到装满3000mL冲洗液冲洗袋上,注意冲洗液的温度为37℃
从尿道插入电切镜	插入电切镜前,需要用润滑油润滑,插入电切镜后,将递电切镜的脚踏置于主刀的脚边合适位置	
切除前列腺组织	手术过程中,巡回护士注意观察患者心率、血压、血氧饱和度、神志,若发现生命体征异常,及时汇报麻醉医生和手术医生,并配合抢救;注意静脉输液和冲洗液情况,及时添加冲洗液	术中严格遵守无菌操作原则和医院消毒技术规范,防止术后发生感染。使用高频电刀时,在术前排除患者机体上的孔洞中是否存在可燃性气体或液体,并确认患者身上未携带有金属物品;患者不得接触金属床、头架等金属物;术中保证手套完好,地面保持干燥;注意患者保暖
电切完毕后,用艾力克吸出前列腺组织和血块	按操作规程逐一关闭仪器,并妥善处理后放回原处	
放置三腔导尿管,行膀胱持续冲洗	确认无活动性出血后,协助医生放置三腔气囊导尿管,接3000mL膀胱冲洗液,安置患者取平体位,注意患者保暖	注意冲洗液的温度为37℃,注意观察持续冲洗液是否通畅和引流液的性质及引流量

六、经尿道膀胱肿瘤电切术(transurethral bladder tumer resection，TURBT)

(一)麻醉方法

硬膜外麻醉或气管插管静脉复合麻醉。

(二)手术体位

膀胱截石位。

(三)手术用物

1. 手术敷料

一次性泌尿包敷料。

2. 手术器械

电切器械。

3. 常规用物

30°膀胱电切镜头、高频导线、一次性冲洗器、20mL 针筒、3000mL 生理盐水、引流袋、无菌器械保护套、润滑油。

4. 特殊用物

20＃三腔导尿管、艾力克冲洗器、导尿管导引钢丝(Madrin)。

5. 设备仪器

等离子发生器、内窥镜(摄像成像系统)。

(四)经尿道膀胱肿瘤电切术主要步骤

经尿道膀胱肿瘤电切术主要步骤见图 15-3-14 至图 15-3-15。

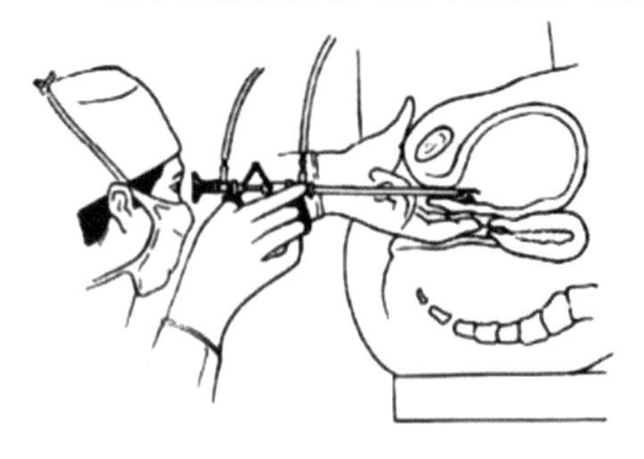

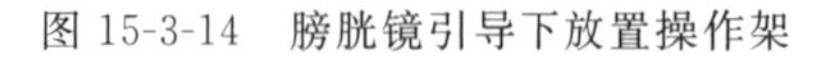

图 15-3-14　膀胱镜引导下放置操作架

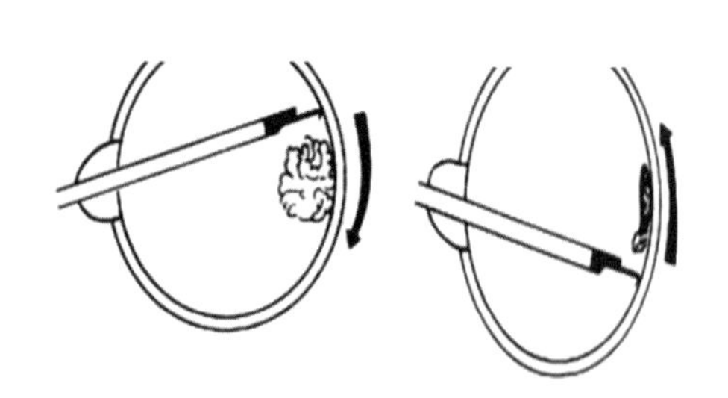

图 15-3-15　膀胱镜引导下切除膀胱肿瘤

(五)手术步骤及护理配合

经尿道膀胱肿瘤电切术手术步骤及护理配合见表 15-3-6。

表 15-3-6　经尿道膀胱肿瘤电切术手术步骤及配合

手术步骤	护理配合	备注
手术消毒、铺巾	安置截石位，递卵圆钳夹碘伏棉球消毒皮肤及会阴部，铺无菌单	手术开始前注意“Time Out”
连接各仪器导线与操作部件	正确连接各仪器、设备部件，接通电源，使各仪器设备处于工作状态。连接管道膀胱冲洗液装置，配合医生将摄像头和纤维光导纤维装入无菌保护套；将消毒过的高频导线连接到电刀插孔上	置等离子发生器，输出功率为电切160W，电凝为80W；调整好冲洗液（生理盐水）高度，距患者心脏60cm，将连接管接到装满3000mL的生理盐水冲洗液的冲洗袋上，注意将冲洗液的温度设置为37℃
从尿道插入电切镜	在视野清晰的状态下，从各个角度观察膀胱肿瘤的大小和位置并确认肿瘤边界	插入电切镜前，需要用润滑油润滑；插入电切镜，递电切镜的脚踏置于主刀医生的脚边合适位置
切除膀胱肿瘤	手术过程中，注意观察患者心率、血压、血氧饱和度、神志。若发现异常情况，及时向麻醉医生和手术医生报告并配合其抢救。注意静脉输液和冲洗液情况，及时添加冲洗液。注意患者保暖	术中严格遵守无菌操作原则，防止发生术后感染。患者不得接触金属床、头架等金属物。术中保证手套完好绝缘。地面保持干燥
膀胱冲洗止血	电切完毕后，用艾力克吸出膀胱内余下组织和血块。确认无活动性出血后，插入合适的三腔气囊导尿管（必要时用Madrin），接上膀胱冲洗液和引流袋，放平体位，按操作规程逐一关闭仪器并妥善处理后放回原处。注意患者保暖	注意观察膀胱冲洗是否通畅和引流液的性状及引流量

七、输尿管镜下结石取出术

（一）麻醉方法

麻醉常采用硬膜外麻醉；对于不能采用硬膜外麻醉的患者，也可采用静脉麻醉。

（二）手术体位

截石位。

（三）手术用物

1. 手术敷料

一次性泌尿大腹包。

2. 手术器械

膀胱镜包。

3. 常规用物

3000mL生理盐水、F16导尿管、20mL注射器、润滑油、器械护套、一次性冲洗器、医用三通、一次性使用连接管、引流袋。

4. 特殊物品

200μm 钬激光光纤、斑马导丝、输尿管镜、取石篮、双 J 管。

5. 仪器设备

内窥镜（摄像成像系统、冷光源系统）、碎石器（弹道碎石器、钬激光碎石器）、吸引装置。

（四）输尿管镜下结石取出术图谱

输尿管镜下结石取出术图谱见图 15-3-16 至图 15-3-17。

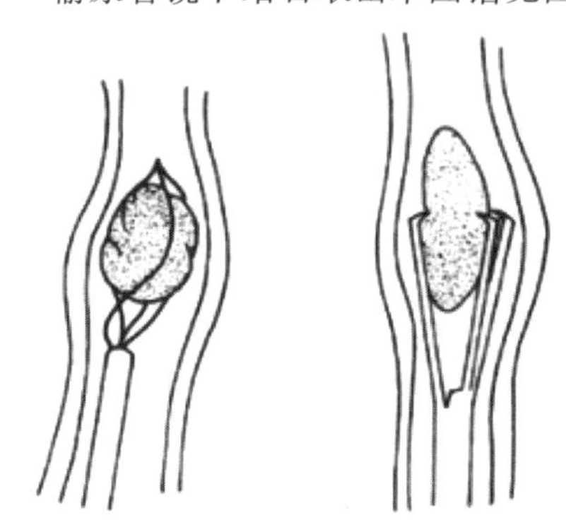

图 15-3-16　输尿管镜下套石篮或抓钳取石

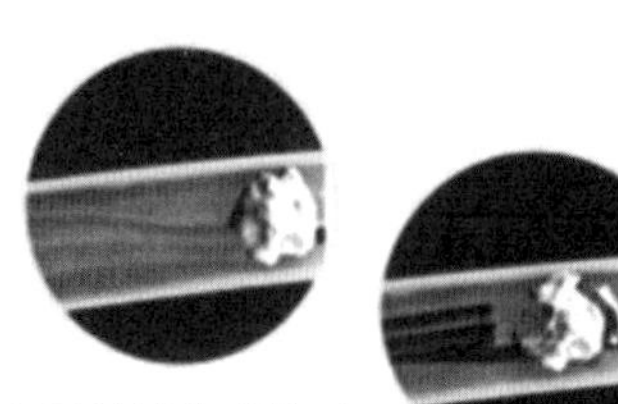

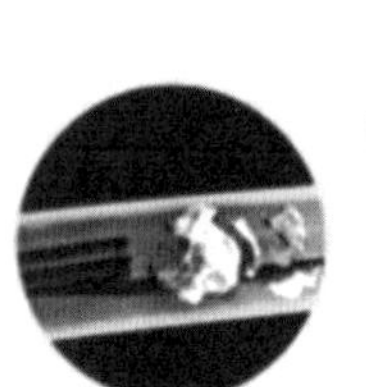

图 15-3-17　输尿管镜下钬激光碎石过程

（五）手术步骤及护理配合

输尿管镜下结石取出术手术步骤及护理配合见表 15-3-7。

表 15-3-7　输尿管镜下结石取出术手术步骤及护理配合

手术步骤	护理配合	备注
常规消毒铺巾	递卵圆钳夹碘伏棉球消毒皮肤及会阴部，铺无菌单	注意核对“Time Out”。注意患者上半身的保暖
连接各仪器导线与操作部件	正确连接各仪器、设备部件，接通电源，使各仪器设备处于工作状态。配合医生将摄像头和纤维光导纤维装入无菌保护套；将无菌的冲洗管连接到灌注泵上	防止光纤扭曲打折
经尿道置入输尿管镜	递润滑油、输尿管镜和导丝	水泵压力一般为 0.2kPa，并保证有足够的冲洗液，防止空气进入
输尿管镜下探查结石	调节灌注泵压力，冲开管腔，观察结石周围情况	较大结石用钬激光碎石；直径小于 0.8cm 的形状规则、表面光滑的结石，可直接用取石钳取出
碎石	连接钬激光及脚踏，递取石篮	钬激光将频率设置为 10～20 次/分钟。观察患者生命体征，防止发生稀释性低钠血症
留置输尿管双 J 管	递双 J 管，沿导丝置入合适位置	

续表

手术步骤	护理配合	备注
留置导尿管	排空膀胱内液体，取出输尿管镜，递 F16 导尿管和 20mL 注射器	注意观察引流尿液的性状及引流量

八、经皮肾镜取石术

(一)麻醉方式

气管插管全身麻醉。

(二)手术体位

先取截石位再取俯卧位。

(三)手术用物

1. 手术敷料

一次性大腹包。

2. 手术器械

经皮肾镜包，泌尿冲洗包。

3. 常规用物

3000mL 生理盐水、16 号导尿管、引流袋、20mL 注射器、润滑油、脑科保护膜、一次性冲洗器、无菌器械保护套、医用三通、一次性使用连接管、7＃丝线、11＃刀片、9cm×10cm 的敷贴。

4. 特殊用物

输尿管镜、肾镜、李逊镜、肾穿刺套件、输尿管导管、斑马导丝、双 J 管。

5. 设备仪器

内窥镜系统、碎石器(弹道碎石器、超声碎石器)、液压灌注泵、B 超机、钬激光。

(四)经皮肾镜取石术图谱

经皮肾镜取石术图谱见图 15-3-18。

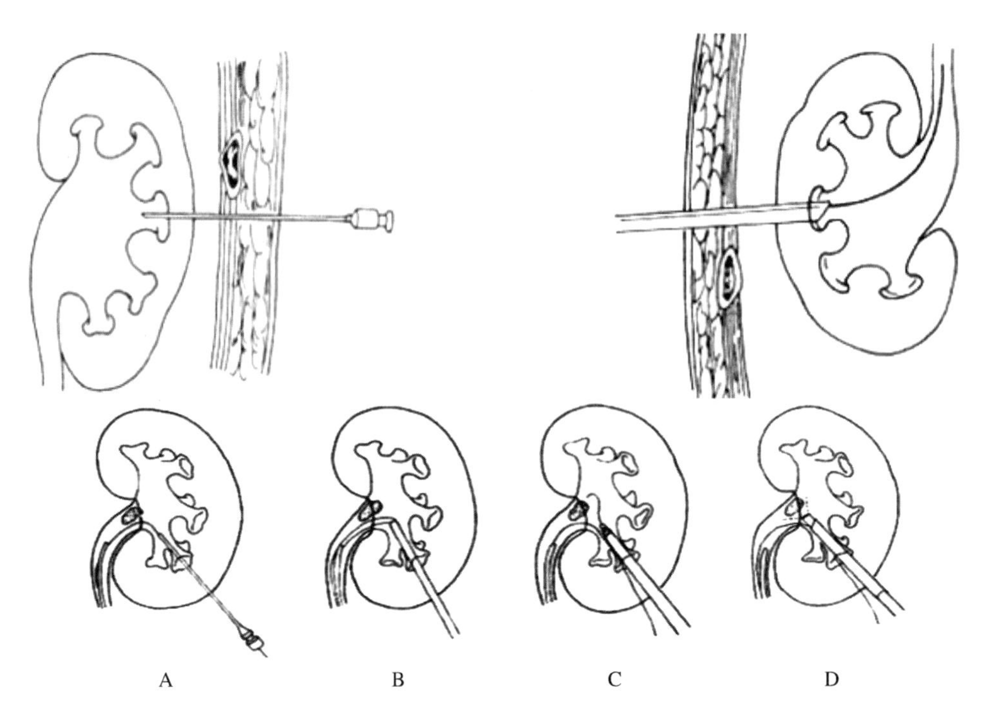

图 15-3-18　经皮肾镜取石术
图 A：定位穿刺；图 B：建立经皮肾通道；图 C：放置肾镜；图 D：碎石取石

(五)手术步骤及护理配合

经皮肾镜取石术手术步骤及护理配合见表 15-3-8。

表 15-3-8　经皮肾镜取石术手术步骤及护理配合

手术步骤	护理配合	备注
取截石位，手术消毒，铺巾	递卵圆钳夹碘伏棉球消毒皮肤及会阴部，铺无菌单	手术开始时注意“Time Out”
连接各仪器及设备部件	患者摆好截石体位后，消毒铺巾，正确连接各仪器、设备部件，接通电源，使各仪器设备处于工作状态。配合医生将摄像头和纤维光导纤维装入无菌保护套	防止冷光源折成角
经输尿管镜置入斑马导丝，在导丝引导下置入输尿管导管，取出输尿管镜和斑马导丝，留置导尿管	递润滑油、输尿管镜和斑马导丝，排空膀胱内液体，取出输尿管镜，递 16 号导尿管、输尿管导管和 20mL 注射器	
改成俯卧位，重新消毒铺巾，经输尿管导管灌水造成人工肾积水	肾区 B 超定位，常选第 11～12 肋下腋后线作为穿刺点	B 超机应放在患侧的对侧，水泵压力一般为 0.2kPa，注意观察灌水袋中应有足够的冲洗液，防止空气进入。开放尿袋，注意患者保暖

续表

手术步骤	护理配合	备注
选择第11肋间，肩胛线近脊柱侧为穿刺点，穿刺肾盏扩张通道	递穿刺针、筋膜扩张器和刀片，穿刺后退出针芯，观察有明显尿液流出，显示穿刺成功。置入斑马导丝并取一长约0.5cm的皮肤切口。顺导丝用筋膜扩张器由小到大依扩张经皮肾通道，最后留置20号扩张鞘于通道内。超微经皮肾镜只需将通道扩张至16号	
肾镜下碎石取石	连接EMS及气压弹道碎石杆，递取石钳。超微肾镜用钬激光碎石	弹道压力一般在200～250mmHg，观察患者生命体征，防止发生稀释性低钠血症，灌水袋内应有足够的冲洗液，防止空气进入
留置输尿管双J管	递双J管沿导丝置入合适位置	
放置相应口径的肾造瘘管并固定于皮肤上，敷贴包扎	递肾造瘘管、引流袋，用三角针、4＃丝线固定，用9cm×10cm敷贴覆盖手术切口	观察皮肤情况，有无压力性损伤

九、肾上腺切除手术

(一)麻醉方法

全身麻醉。

(二)手术体位

健侧卧位。

(三)手术用物

1. 手术敷料

大腹包、手术衣。

2. 手术器械

脾肾器械。

3. 常规用物

纱布、纱条、23＃刀片、电刀、吸引器皮管、保护膜、腹腔引流管、3-0丝线、2-0丝线、0丝线、引流袋、双腔气囊导尿管、关腹线。

4. 仪器设备

高频电刀、吸引装置、超声刀。

(四)肾上腺切除术图谱

肾上腺切除术图谱见图15-3-19至图15-3-21。

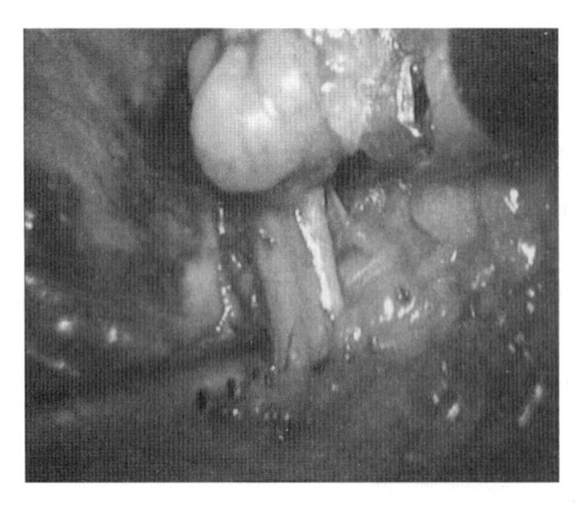

图 15-3-19　游离肾上腺中心静脉

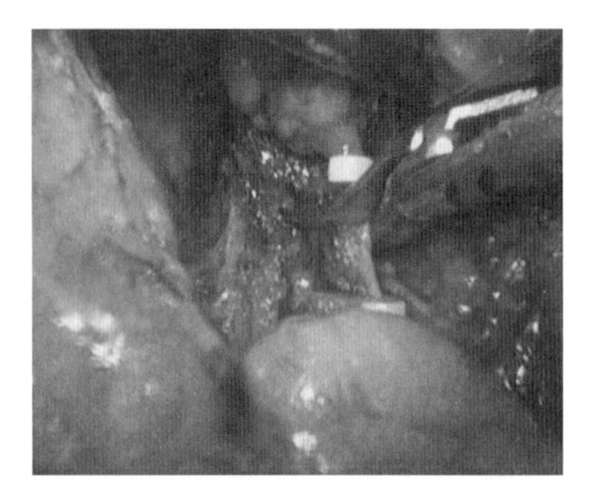

图 15-3-20　夹闭肾上腺中心静脉

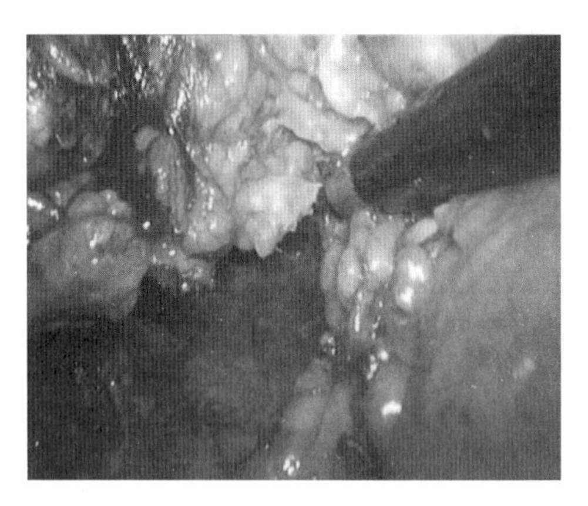

图 15-3-21　肾上腺切除

(五)手术步骤及护理配合

肾上腺切除术手术步骤及护理配合见表 15-3-9。

表 15-3-9　肾上腺切除术手术步骤及护理配合

手术步骤	护理配合	备注
手术消毒、铺巾	安置患者手术体位，健侧卧位，递卵圆钳夹碘伏棉球	切皮前注意“Time Out”
腰部斜切口：由第 11 肋间前段向前方做一斜切口，逐层打开至显露肾周	递刀片划皮，电刀切割止血；递血管钳钳夹出血点并结扎，用干纱布拭血	遇到血管时，分别用丝线结扎两断端
切开肾周筋膜，游离肾上极，暴露肾上腺	递整形镊子，用长血管钳协助，电刀切开；递 2 把血管钳依次钳夹肾上腺周围组织，剪断，丝线结扎，递 S 拉钩牵开显露	可用超声刀分离
游离肾上腺内下方及外侧缘，切断并结扎肾上腺下动、静脉，钝性推离血管旁组织	递长血管钳钳夹，用组织剪剪断，丝线结扎，小圆针、丝线缝扎	使用小纱布粒准备钝性分离，对深部组织进行操作时，术中递长组织剪、长持针器，方便操作

续表

手术步骤	护理配合	备注
游离肾上腺肝面及下腔静脉表面	递长整形镊,用电刀分离,电凝止血或递大中弯血管钳钳夹,丝线结扎	涉及大血管时,随时备大中弯血管钳
游离肾上腺后侧,切断肾上腺中央静脉	用血管钳钳夹,丝线结扎	
游离肾上腺内侧及背侧,切断肾上腺上动、静脉,完整切除肾上腺及肿瘤	电凝止血,血管钳钳夹,丝线结扎	保管好标本,协助送检
缝合肾周筋膜	递长整形镊,用大圆针、4＃线间断缝合	递纱布拭血,查看针眼处有无出血点
缝合切口,充分止血	递整形镊,清点物品	用干净纱布检查易渗血部位,巡回护士、洗手护士一起认真清点
放置引流管并固定	递刀片、中弯血管钳协助置入引流管,固定	用 9×28 大三角针、4＃丝线缝合固定引流管
缝合肌层	递有齿镊协助,用大圆针、7＃丝线逐层关闭肌层	可使用可吸收关腹线
缝合皮下组织	递有齿镊协助,用大圆针、7＃丝线缝合皮下脂肪	用 3-0 可吸收皮下缝合
缝合皮肤	递纱布擦拭皮肤,用有齿短镊协助	
皮肤消毒后覆盖切口	无菌纱布,用合适敷贴直接覆盖切口	妥善固定引流管,防止意外拔管

十、肾盂癌根治术

(一)麻醉方法

气管插管全身麻醉。

(二)手术体位

先取侧卧位,后取平卧位。

(三)手术用物

1. 手术敷料

大腹包、手术衣。

2. 手术器械

脾肾器械、容器。

3. 常规用物

纱条、盐水巾、23＃刀片、电刀、吸引器皮管、保护膜、腹腔引流管、一次性冲洗器、3-0 丝线、2-0 丝线、0 丝线、引流袋、导尿包、关腹线。

4. 特殊物品

2-0 可吸收缝线、止血材料。

5. 仪器设备

高频电刀、吸引装置、超声刀。

(四)肾盂癌根治术图谱

肾盂癌根治术图谱见图 15-3-22 至图 15-3-27。

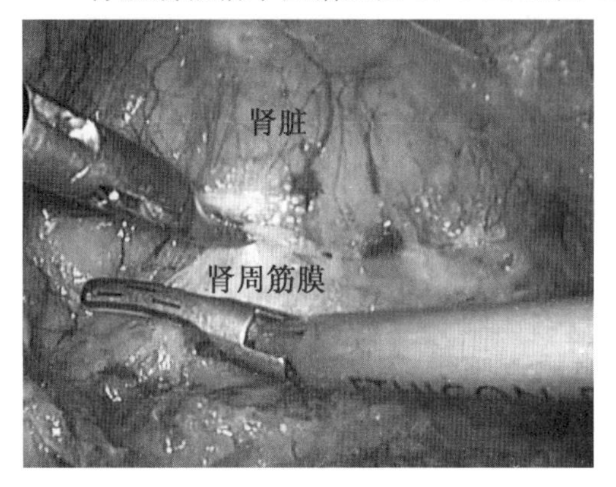

图 15-3-22　打开肾周筋膜，游离肾脏

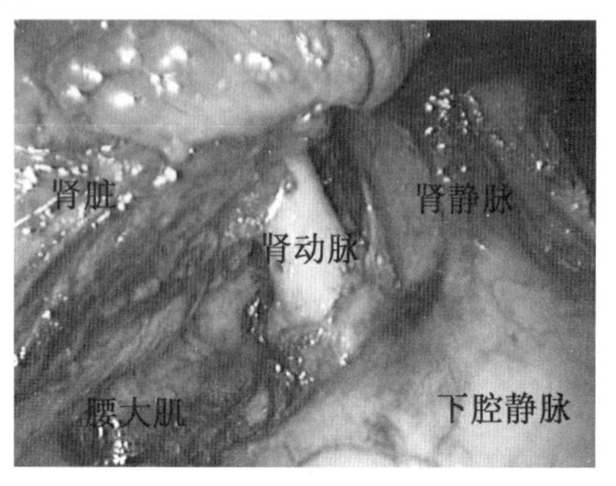

图 15-3-23　游离肾动脉、肾静脉

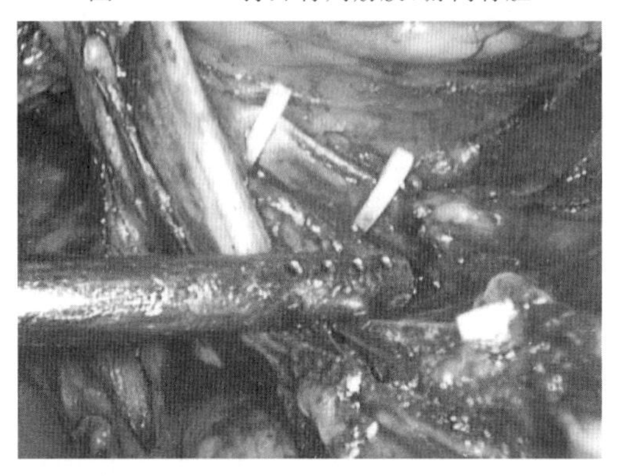

图 15-3-24　夹闭肾动脉、肾静脉

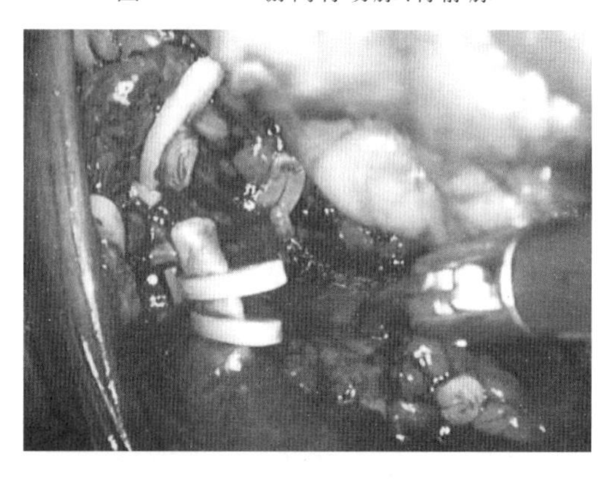

图 15-3-25　离断肾动脉、肾静脉

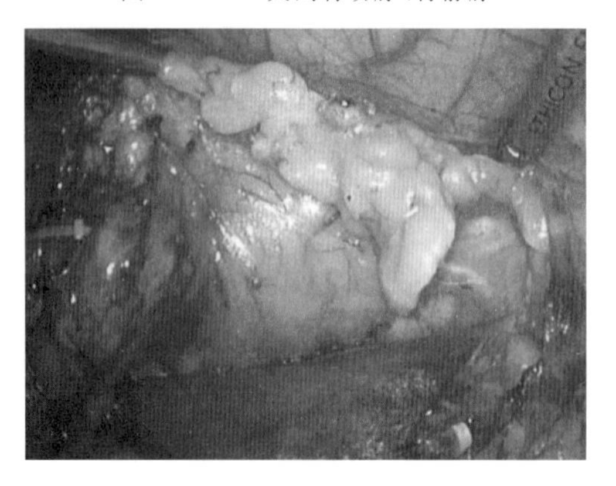

图 15-3-26　完全游离肾脏并切除

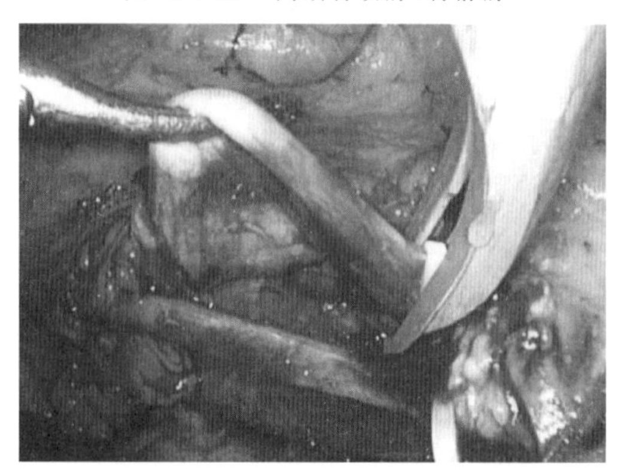

图 15-3-27　游离输尿管至膀胱连接处并夹闭

(五)护理配合

肾盂癌根治术手术步骤及配合见表15-3-10。

表15-3-10 肾盂癌根治术手术步骤及护理配合

手术步骤	护理配合	备注
腹直肌旁切口切开	递电刀、吸引器、纱条、23#刀片	切皮前注意“Time Out”。遇到腹壁下血管时，分别用丝线结扎两断端
游离肾脏	递胸撑牵开切口，用2块纱条保护切口，递S拉钩牵开显露，换长头，递整形镊子，电刀协助；递2把血管钳依次钳夹肾周围组织，剪断，用1#或2#线结扎	
游离结扎输尿管	递橡皮片牵拉输尿管，用2把中血管钳钳夹，丝线结扎	
结扎肾动、静脉，完整游离肾脏，游离输尿管直至髂血管处，将肾脏及游离后的输尿管尽量塞进盆腔内，关闭腰部切口	用小中弯血管钳分离，大中弯血管钳止血，肾蒂近心端结扎二道，缝扎一道	关闭切口前，按常规清点物品
改取平卧位，取下腹部Gibson切口，逐层切开	常规进腹配合	
找到并游离输尿管，沿输尿管将肾脏自切口拖出	递深拉钩暴露，用电刀止血，用扁桃体血管钳钳夹，必要时用丝线结扎止血	
向下游离输尿管至膀胱壁段，沿膀胱壁做膀胱袖状切除	递电刀、全层切开膀胱，递吸引器吸取膀胱尿液	标本及时送检
修补膀胱裂口，止血冲洗，放置引流管，关闭腹部切口	递2-0可吸收缝线缝膀胱，用电刀止血或3-0可吸收缝线结扎止血，用温5% PVP-I冲洗腹腔，置28#引流管，3-0可吸收缝线关腹，用1#丝线、三角针缝合皮肤，贴合切口，递9cm×25cm敷贴、9cm×10cm敷贴	按常规清点物品，三方核查

十一、腹腔镜下肾上腺切除

(一)麻醉方式

气管内插管全身麻醉。

(二)手术体位

改良侧卧位(70°～80°卧位)。

(三)手术用物

1. 手术敷料

大洞巾包、大腹包、手术衣。

2. 仪器设备

内窥镜机组、吸引装置、超声刀、高频电刀(备)。

3. 手术器械

皮胆包、腔镜泌尿包、30°腹腔镜镜子、持物钳。

4. 手术物品

器械护套、11＃刀片、吸引器皮管、负压球、引流袋、16 号双腔导尿管、电钩线＋冲洗管、短电刀。

5. 特殊物品

1-0、2-0、3-0 可吸收缝线，5mm Hem-o-lok 钳和夹，超声刀头和扭力扳手，一次性穿刺套件，60cm 取物袋。

(四)腹腔镜下肾上腺切除术常见图谱

腹腔镜下肾上腺切除图谱见图 15-3-28 至图 15-3-29。

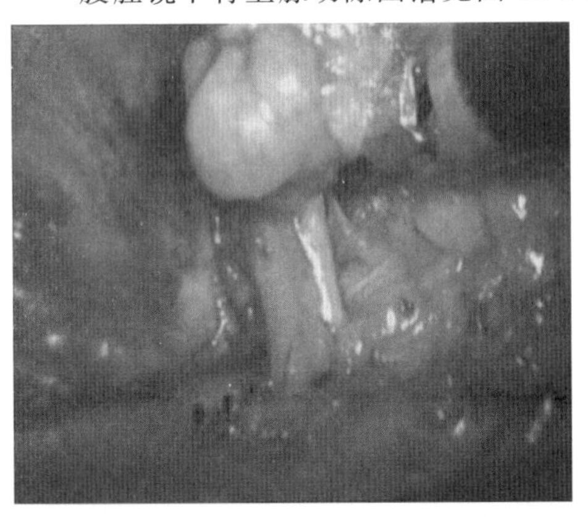

图 15-3-28　游离肾上腺中心静脉

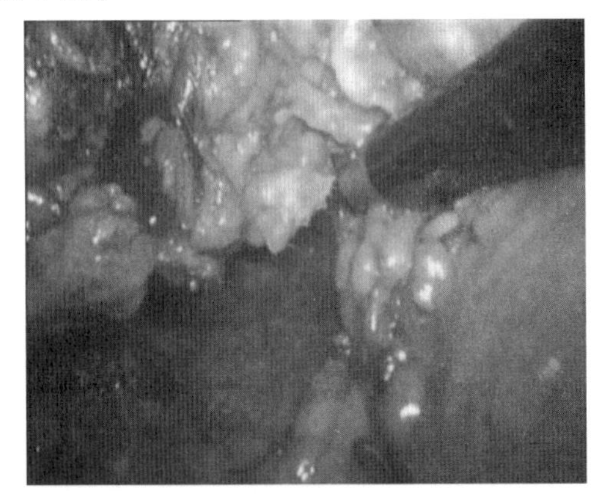

图 15-3-29　肾上腺切除

(五)手术步骤及护理配合

腹腔镜下肾切除手术步骤及护理配合见表 15-3-11。

表 15-3-11　腹腔镜下肾切除手术步骤及护理配合

手术步骤	护理配合	备注
安置体位前留置导尿	递无菌手套、PVP-I 棉球、16F 双腔导尿管、引流袋、抽有生理盐水的针筒，或递导尿包	体位为 70°～80°侧卧位，健侧腹部靠近床缘，注意约束下肢，防止坠床
常规消毒铺巾。连接摄像头、光导纤维、气腹管、吸引管、冲洗管、超声刀	正确连接摄像头、光导纤维、超声手柄。超声刀安装上锁，测试成功待用。递组织钳予以固定	注意所有连接线勿打折。安装超声刀时，超声刀手柄保持直立状态

续表

手术步骤	护理配合	备注
建立气腹：在腹直肌外缘，脐平处用5mm曲罗卡穿刺，制备人工气腹	递11#刀片、布巾钳提起腹直肌，5mm曲罗卡。成人气腹压力为12～15mmHg(小儿、老年人酌减)，流速为高档	切皮前“Time out”，压力设置不超过15mmHg，流速调至低档
建立气腹后，换直径为10mm的曲罗卡，置入腹腔镜镜子，以此孔为中心点，对称与肾上腺的连线做等腰三角形，三角形腰长约为10～15cm，建立操作孔	递11#刀片，5mm曲罗卡×2，10mm曲罗卡，分离钳、抓钳	及时收回刀片，避免锐器伤
游离、离断手术侧肾上腺中央静脉	递超声刀、分离钳、Hem-o-lok夹闭	关注手术进展，及时传递Hem-o-lok，注意方向
游离肿瘤及肾上腺，夹闭术侧肾上腺上、中、下动脉，检查肾上腺腺窝	递超声刀、分离钳、吸引器、Hem-o-lok夹闭	避免打开膈肌
取出标本	用1#刀片、中弯血管钳扩大主操作孔。用60cm取物袋将标本装袋。观察术野止血情况，放置止血材料、负压球后关闭气源，关闭冷光源后取标本	为了防止出血，必须在断面彻底止血，注意观察引流量
关闭切口	切口内腱鞘用0号可吸收缝针(鱼钩针)缝合，皮肤用3-0三角针配可吸收缝线缝合	关腹前按常规清点物品，三方核查，送复苏室，交接班

十二、腹腔镜下肾癌根治术

(一)麻醉方式

气管内插管静脉复合麻醉。

(二)手术体位

改良侧卧位(健侧70°～80°卧位)。

(三)用物

1. 手术常规用物

大洞巾包、大腹包、手术衣包、容器包、持物钳包。

2. 仪器设备

内窥镜机组、吸引装置、超声刀、高频电刀(备)。

3. 手术器械

皮胆包、腔镜泌尿包、30°腹腔镜镜子。

4. 手术物品

器械护套、11＃刀片、吸引器皮管、负压球、引流袋、16F 双腔导尿管、电钩线＋冲洗管、短电刀。

5. 特殊物品

1-0 圆针、2-0 圆针、3-0 三角针、可吸收缝线、10mm Hem-o-lok 夹、5mm Hem-o-lok 钳和夹、超声刀头和扭力扳手、12mm 一次性曲罗卡、一次性穿刺套件、腔镜下直线吻合器及钉仓(45-2.5)。

(四)腹腔镜下肾癌根治图谱

腹腔镜下肾癌根治图谱见图 15-3-30 至图 15-3-33。

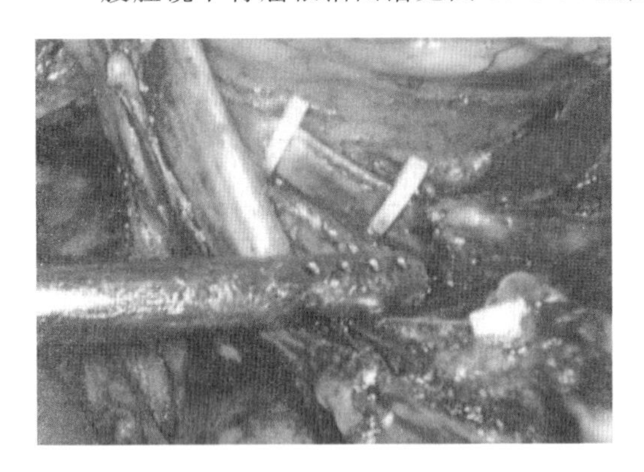

图 15-3-30　肾静脉夹闭

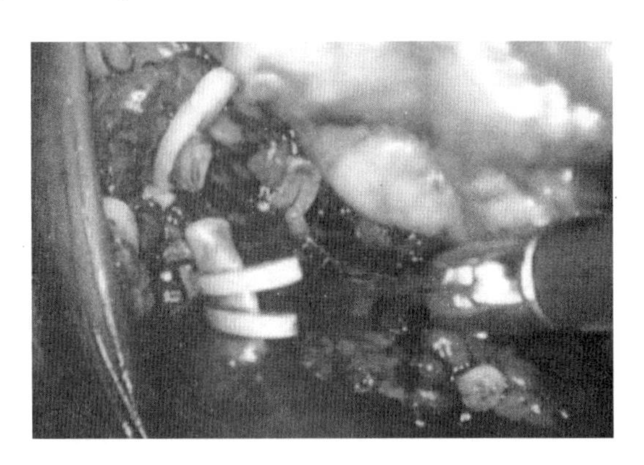

图 15-3-31　肾动脉夹闭

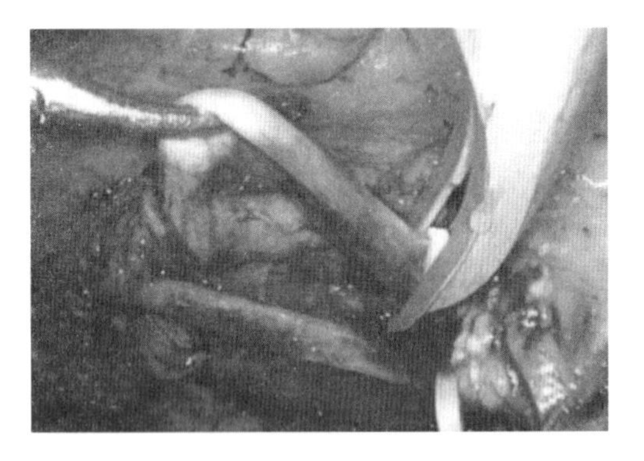

图 15-3-32　输尿管夹闭

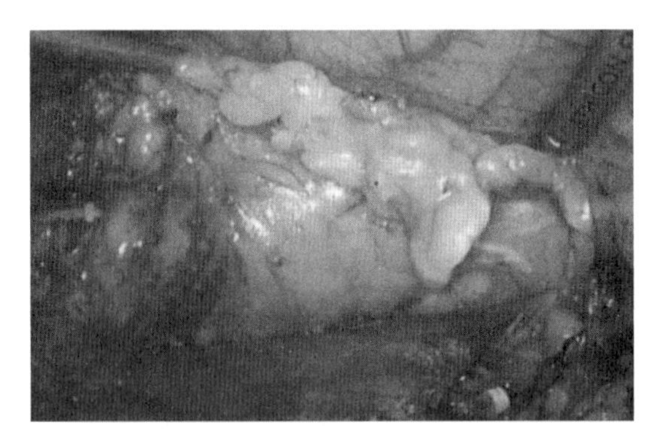

图 15-3-33　肾切除

(五)手术步骤及护理配合

腹腔镜下肾癌根治术手术步骤及护理配合见表 15-3-12。

表 15-3-12　腹腔镜下肾癌根治术手术步骤及护理配合

手术步骤	护理配合	备注
安置体位前留置导尿	递无菌手套、PVP-I 棉球、16F 双腔 Foley 尿管、引流袋、抽有生理盐水的针筒或导尿包	体位为 70°～80°侧卧位，健侧腹部靠近床缘，注意约束下肢，防止坠床

续表

手术步骤	护理配合	备注
常规消毒铺巾。连接摄像头、光导纤维、气腹管、吸引管、冲洗管、超声刀	术前清点纱布、纱条、缝针数量,并检查器械的完整性。正确连接摄像头、光导纤维、超声手柄。超声刀安装上锁,测试成功待用。递组织钳予以固定	注意所有连接线勿打折,安装超声刀时,超声刀手柄保持直立状态
建立气腹:于平脐腹直肌外缘切开皮肤约 1cm,用布巾钳提起筋膜层后进 0.5cm 曲罗卡,充 CO_2 形成气腹后,更换为 10mm 曲罗卡,置入 30°腹腔镜镜子,检查无腹腔脏器和血管误伤,监视下分别于腋前线平脐、锁骨中线肋缘下、腋后线肋缘下处置入 10mm、5mm 曲罗卡,置入相应腹腔镜手术器械	递 11# 刀片,布巾钳提起腹直肌,分别置入 5mm 曲罗卡、10mm 曲罗卡、12mm 曲罗卡、分离钳、抓钳。成人气腹压力为 12~15mmHg(小儿、老年人酌减),流量为高档	切皮前注意"Time Out",成人气腹压力设置不超过 15mmHg,流速调至高档
暴露术侧肾脏:打开肾周筋膜暴露腰大肌,夹闭术侧肾脏动、静脉及属支	递超声刀、分离钳、吸引器、Hem-o-lok 夹。必要时肾蒂处用直线吻合器	关注手术进展,及时传递 Hem-o-lok 夹,注意方向
处理肾上极,保留肾上腺(如果肿瘤位于肾上极或术前影像学检查明确肿瘤已侵犯肾上腺,则应同时切除肾上腺)	递超声刀、分离钳、吸引器、Hem-o-lok 夹	避免打开膈肌
离断输尿管,游离肾下极和肾脏背侧	递超声刀、分离钳、吸引器、Hem-o-lok 夹	
放置引流管,取标本	用护套自制标本袋,将标本装袋后,观察术野止血情况,放置止血材料、负压球后,关闭气源,关闭冷光源,连接短电刀、递 11# 刀片、中弯血管钳,扩大标本取出孔取出标本	为减少肿瘤种植机会,应使用一次性取物袋将标本完整装袋后取出。为了防止出血,必须在断面彻底止血,注意观察引流量
关闭切口	标本取出口用 0 号可吸收缝针(大针)关闭,关前正确核对纱布、纱条、缝针数量并检查器械的完整性,切口内腱鞘用 0 号可吸收缝针(鱼钩针)缝合,皮肤用 3-0 三角针配可吸收缝线连续缝合	关腹前进行手术医生、麻醉医生、巡回护士三方核查,送患者至麻醉复苏室交接班

十三、腹腔镜下肾盂成形术

(一)麻醉方式

气管内插管全身麻醉。

(二)手术体位

改良侧卧位(健侧 70°～80°卧位)。

(三)手术用物

1. 手术常规用物
大洞巾包、开腹包、手术衣包、持物钳包。
2. 仪器设备
内窥镜机组、吸引装置、超声刀、高频电刀。
3. 手术器械
皮胆包、腔镜泌尿包、30°腹腔镜镜子。
4. 手术一次性物品
器械护套、11＃刀片、吸引皮管、负压球、引流袋、16F 双腔导尿管、电钩线＋冲洗管。
5. 特殊物品
腹腔镜线剪、无损伤钳、1-0 圆针、2-0 圆针、4-0 圆针、3-0 三角针可吸收缝线若干,及超声刀头和扭力扳手、一次性穿刺套件、双 J 管、颈穿导丝包。

(四)腹腔镜下肾盂成形术图谱

腹腔镜下肾盂成形术图谱见图 15-3-34 至图 15-3-37。

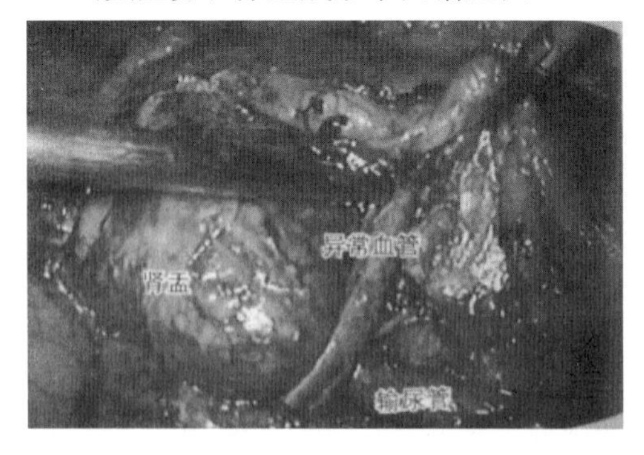

图 15-3-34　分离异常肾盂

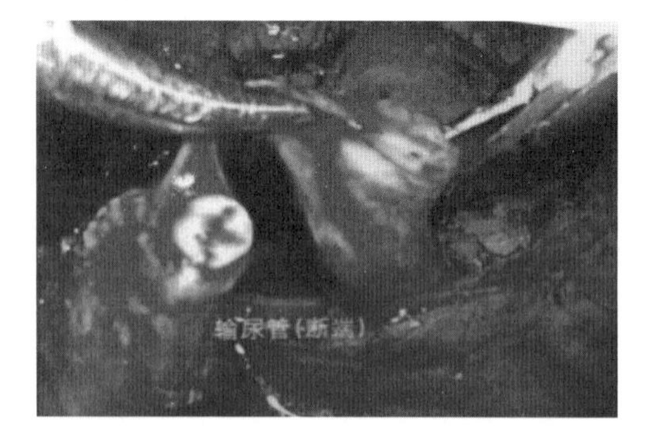

图 15-3-35　肾盂输尿管整形

(五)手术步骤及护理配合

腹腔镜下肾盂成形术手术步骤及护理配合见表 15-3-13。

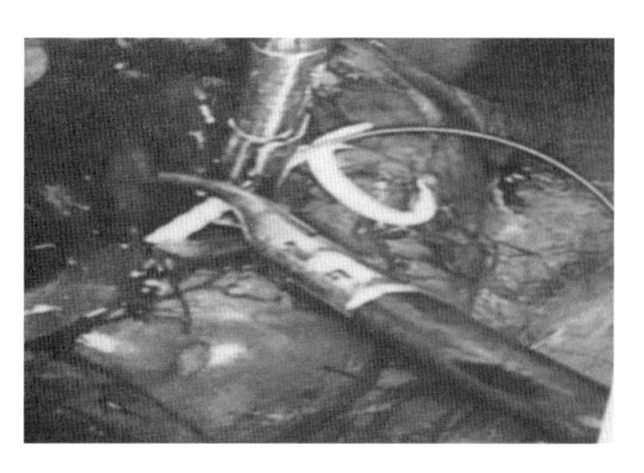

图 15-3-36　置入双 J 管

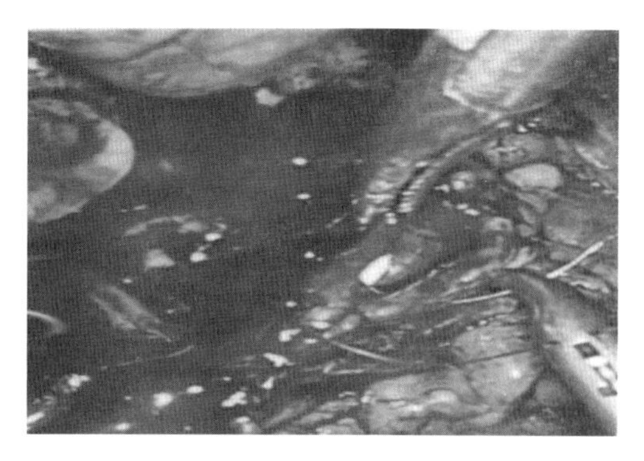

图 15-3-37　肾盂成形

表 15-3-13　腹腔镜下肾盂成形术手术步骤及护理配合

手术步骤	护理配合	备注
安置体位前，留置导尿	递无菌手套、PVP-I 棉球、16F 双腔 Foley 尿管、引流袋、抽有生理盐水的针筒，或递导尿包	体位为 70°～80° 侧卧位，健侧腹部靠近床缘，注意约束下肢，防止坠床
常规消毒铺巾。连接摄像头、光导纤维、气腹管、吸引管、冲洗管超声刀	正确连接摄像头、光导纤维、超声手柄。超声刀安装上锁，测试成功待用。递组织钳予以固定	注意所有连接线勿打折；安装超声刀时，超声刀手柄保持直立状态
建立气腹：在脐缘旁开 2cm 处作 1cm 切口，用布巾钳提起腹直肌前鞘，取 5mm 曲罗卡，充 CO_2 形成气腹后，更换为 10mm 曲罗卡，置入 30°腹腔镜镜子，检查无腹腔脏器和血管误伤，监视下分别于腋前线平脐、锁骨中线肋缘下、腋后线肋缘下处置入 10mm、5mm、5mm 曲罗卡，置入相应腹腔镜手术器械	递 11＃ 刀片、布巾钳提起腹直肌，递曲罗卡、分离钳、抓钳。成人气腹压力为 12～15mmHg（小儿、老年人酌减），流量为高档	切皮前注意“Time Out”；压力设置不超过 15mmHg，流速调至高档
打开侧腹膜，打开肾周筋膜，充分游离出扩张的肾盂和肾盂输尿管连接部（ureteropelvic junction，UPJ）以及梗阻下方输尿管	递超声刀、分离钳	
剪除 UPJ 之梗阻段，修剪过度扩张的肾盂壁，将输尿管远端纵向切开 1cm，并用 4-0 可吸收缝线将肾盂和输尿管远端吻合，确保输尿管勿扭曲，吻合无张力	递线剪、递持针器以及 4-0 可吸收缝线	
输尿管后壁吻合完毕后，置入双 J 管，取出导丝，再关闭输尿管前壁和肾盂壁	递套入颈穿导丝的双 J 管、分离钳、持针器、4-0 可吸收缝线	注意双 J 管刻度以及方向
缝合肾周筋膜，检查有无出血，放置引流管	递 2-0 可吸收缝线，放置负压球	
关闭切口	切口内腱鞘用 0 号可吸收缝针（鱼钩针），皮肤用 3-0 三角针配可吸收线缝合	关腹前进行手术医生、麻醉医生、巡回护士三方核查，送患者至麻醉复苏室进行交接班

十四、腹腔镜下前列腺癌根治术

(一)麻醉方式

气管内插管全身麻醉。

(二)手术体位

头低脚高仰卧位。

(三)手术用物

1. 手术常规用物
大洞巾包、大腹包、手术衣包、容器包、持物钳包。
2. 仪器设备
内窥镜机组、吸引装置、超声刀，备高频电刀。
3. 手术器械
皮胆包、腔镜泌尿包、30°腹腔镜镜子。
4. 手术一次性物品
器械护套、11＃刀片、吸引器皮管、负压球、引流袋、16F 双腔 Foley 尿管、18F 双腔或 20F 三腔 Foley 尿管、电钩线＋冲洗管、60cm 或 80cm 取物袋、短电刀。
5. 特殊物品
2-0 可吸收线(鱼钩针)、2-0 倒刺线单针、1-0 圆针、2-0 圆针、4-0 圆针配可吸收线若干，10mm Hem-o-lok 夹、5mm Hem-o-lok 钳和夹、超声刀头和扭力扳手、双极电凝、一次性穿刺套件。

(四)腹腔镜下前列腺疝根治术图谱

腹腔镜下前列腺疝根治术图谱见图 15-3-38 至图 15-3-43。

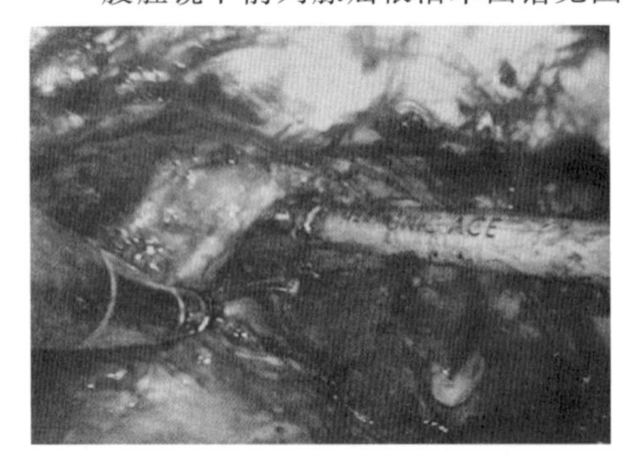

图 15-3-38　游离前列腺前部

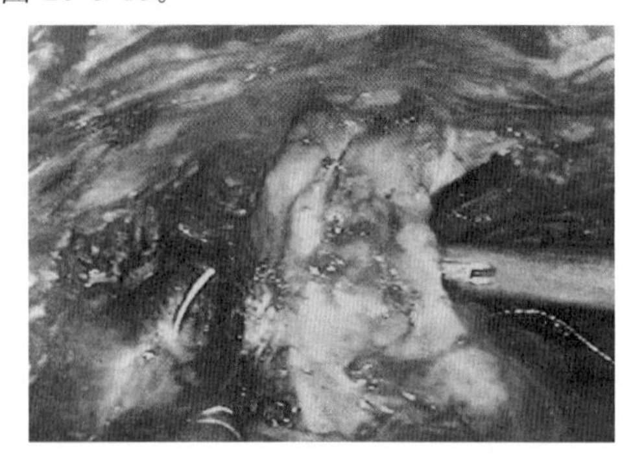

图 15-3-39　缝扎阴茎被深血管束

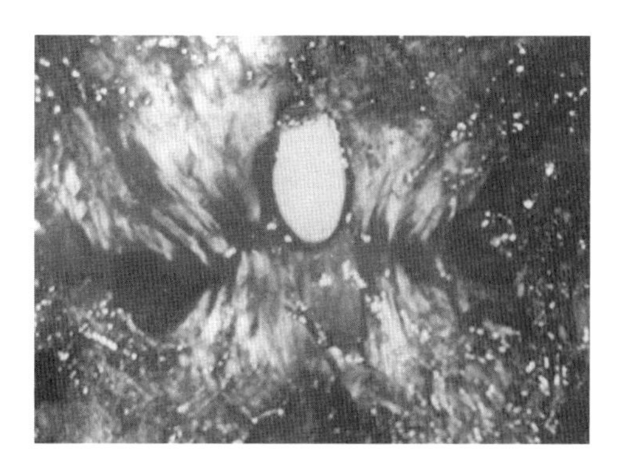

图 15-3-40 离断膀胱颈

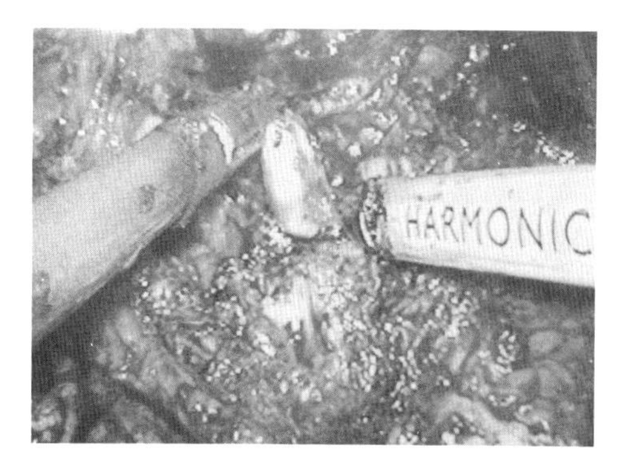

图 15-3-41 分离输精管、精囊

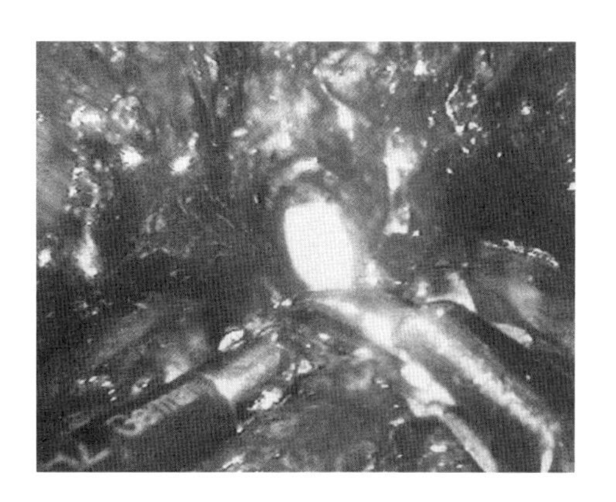

图 15-3-42 离端尿道

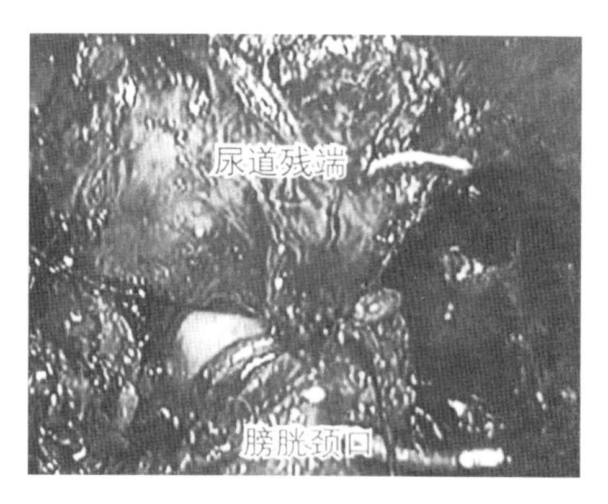

图 15-3-43 缝合尿道

(五)手术步骤及护理配合

腹腔镜下前列腺癌根治术手术步骤及护理配合见表 15-3-14。

表 15-3-14 腹腔镜下前列腺癌根治术手术步骤及护理配合

手术步骤	护理配合	备注
安置体位,常规消毒铺巾。铺大洞巾后,留置导尿	递无菌手套、PVP-I 棉球、16F 双腔 Foley 尿管、引流袋、无菌液状石蜡、抽有生理盐水的针筒	摆放头低脚高位时,双肩用肩托固定,注意使用软垫防止压力性损伤。尿管在铺巾后完成
连接摄像头、光导纤维、气腹管、吸引管、冲洗管、超声刀	术前清点纱布、纱条、缝针数量,并检查器械的完整性。正确连接摄像头、光导纤维、超声手柄。超声刀安装上锁,测试成功后待用。递组织钳予以固定	注意所有连接线勿打折;安装超声刀时,超声刀手柄保持直立状态

续表

手术步骤	护理配合	备注
建立气腹：在脐缘切开皮肤约 1cm，取 5mm 曲罗卡建立气腹。置气腹成功后，进 10mm 曲罗卡及腹腔镜，在腹腔镜监视下分别于左腋前线脐下 3cm、右腋前线脐下 3cm、右锁骨中线脐下 5cm 置入 5mm、10mm、5mm 曲罗卡，并置入相应腹腔镜手术器械	递 11＃刀片、布巾钳提起腹直肌，分别置入 5mm 曲罗卡、10mm 曲罗卡，递分离钳、抓钳。成人气腹压力为 12～15mmHg(小儿、老年人酌减)，流量为高档	切皮前“Time Out”，三方检查；压力设置不超过 15mmHg，流速调至高档
双侧盆腔淋巴结清扫	递超声刀、分离钳、吸引器、60cm 取物袋	注意区分标本，分开放置
游离前列腺前部	递超声刀、双极、分离钳、吸引器、Hem-o-lok 准备	
离断耻骨前列腺韧带，缝扎阴茎背深血管束	递超声刀、持针器、2-0 倒刺线、线剪	准备倒刺线
离断膀胱颈，分离输精管、精囊，打开狄氏筋膜，分离前列腺侧韧带，离断前列腺尖部和尿道	递超声刀、双极、分离钳、吸引器、线剪、Hem-o-lok 夹闭	关注手术进展，及时传递 Hem-o-lok
膀胱尿道吻合	递持针器、2-0 鱼钩线缝合尿道，更换 18F 双腔或 20F 三腔导尿管，注水检查有无漏水	准备 2-0 鱼钩线，单针各剪 20cm 尾部打结
取标本，放置引流管，关闭切口	标本取出口用 0＃可吸收缝线关闭，关闭切口前核对纱布、纱条、缝针数量正确，并检查器械的完整性，放置负压球，切口内腱鞘用 0＃可吸收缝线缝合，皮肤用 3-0 三角针可吸收线缝合	关腹前进行三方核查，送患者至麻醉复苏室与护士交接班

十五、腹腔镜根治性膀胱切除＋原位回肠代膀胱术(男性为例)

(一)麻醉方式

气管内插管全身麻醉。

(二)手术体位

头低脚高仰卧位。

(三)手术用物

1. 手术常规用物

大洞巾包、开腹包、手术衣包、容器包、持物钳包。

2. 仪器设备

内窥镜机组、吸引装置、超声刀、高频电刀。

3. 手术器械

皮胆包、腔镜泌尿包、30°腹腔镜镜子。

4. 手术一次性物品

器械护套、11♯刀片、吸引器皮管、负压球、引流袋、16F 双腔 Foley 尿管、18F 双腔或 20F 三腔 Foley 尿管、电钩线＋冲洗管、60cm 取物袋、80cm 取物袋、短电刀。

5. 特殊物品

2-0 可吸收缝线（鱼钩针）、3-0 倒刺线单针、2-0 倒刺线单针、1-0 圆针、2-0 圆针、3-0 圆针、4-0 圆针、3-0 三角针可吸收线若干，10mm Hem-o-lok 夹、5mm Hem-o-lok 钳和夹、超声刀头和扭力扳手、双极电凝、12mm 曲罗卡、腔镜切割吻合器及匹配钉仓、单 J 管。

（四）腹腔镜根治性膀胱切除＋原位回肠代膀胱术图谱

腹腔镜根治性膀胱切除＋原位回肠代膀胱术图谱见图 15-3-44 至图 15-3-47。

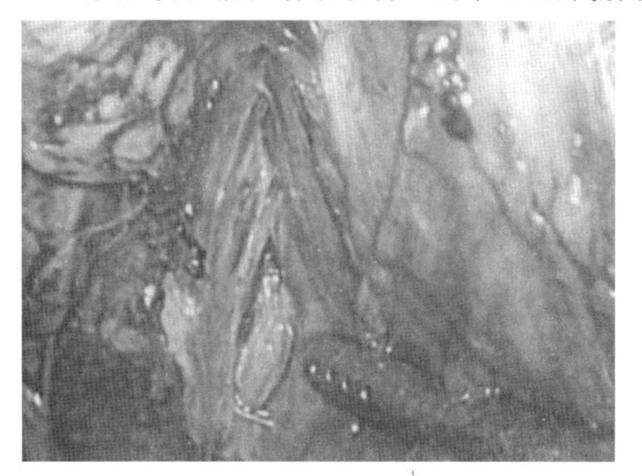

图 15-3-44　膀胱全切

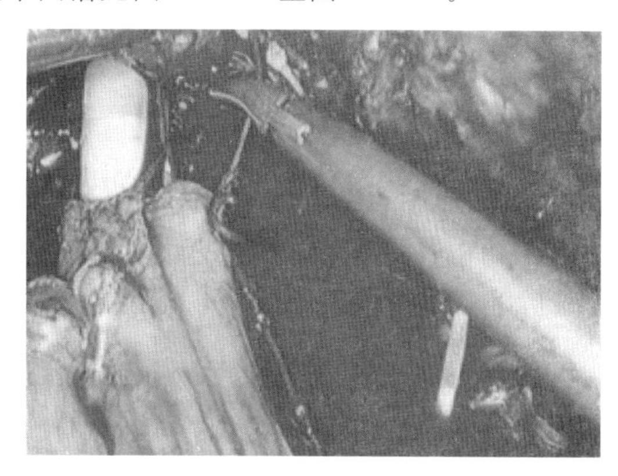

图 15-3-45　尿道吻合

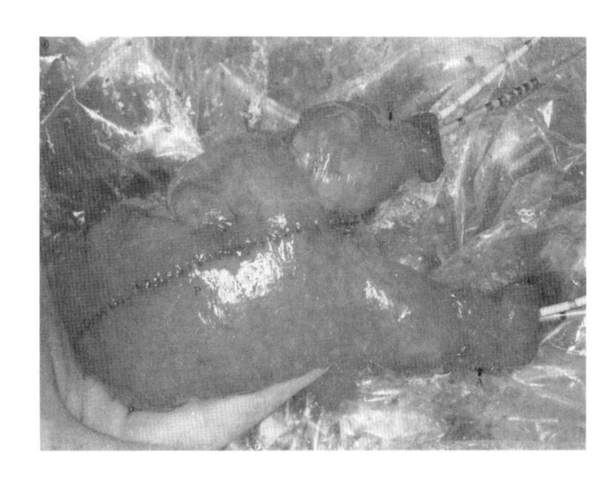

图 15-3-46　回肠代膀胱

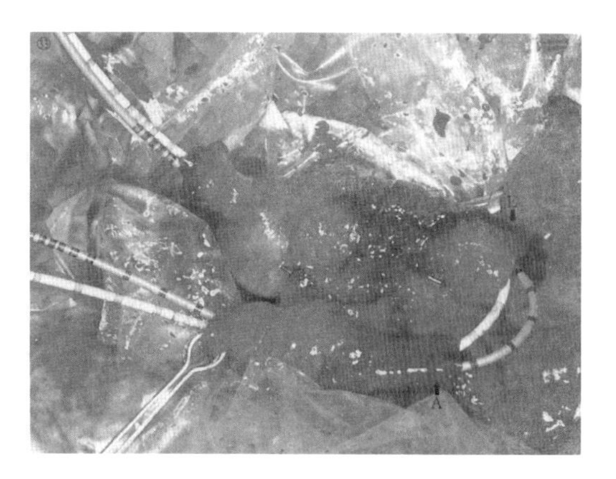

图 15-3-47　输尿管吻合

（五）手术步骤及护理配合

腹腔镜根治性膀胱切除＋原位回肠代膀胱术手术步骤及护理配合见表 15-3-15。

表 15-3-15　腹腔镜根治性膀胱切除十原位回肠代膀胱术手术步骤及护理配合

手术步骤	护理配合	备注
安置体位，常规消毒铺巾。铺大洞巾后，留置导尿	递无菌手套、PVP-I 棉球、16F 双腔 Foley 尿管、引流袋、无菌液状石蜡、抽有生理盐水的针筒	摆放头低脚高位时，双肩用肩托固定，注意使用软垫防止压力性损伤。留置导尿在铺巾后完成
连接摄像头、光导纤维、气腹管、吸引管、冲洗管、超声刀	术前清点纱布、纱条、缝针数量，并检查器械的完整性。正确连接摄像头、光导纤维、超声手柄。超声刀安装上锁，测试成功后待用。递组织钳予以固定	注意所有连接线勿打折；安装超声刀时，超声刀手柄保持直立状态
建立气腹：在脐缘切开皮肤约 1cm，用 5mm 曲罗卡建立气腹。置气腹成功后进 10mm 曲罗卡及腹腔镜，在腹腔镜监视下分别于左锁骨中线脐下 5cm 交叉处、右锁骨中线脐下 5cm 交叉处置入 12mm、5mm 曲罗卡，并置入相应腹腔镜手术器械	递 11＃ 刀片、布巾钳提起腹直肌，置入 5mm、10mm、12mm 曲罗卡，及分离钳、抓钳。成人气腹压力为 12～15mmHg（小儿、老年人酌减），流量为高档	切皮前“Time Out”；压力设置不超过 15mmHg，流速调至高档
游离双侧输尿管，进行双侧盆腔淋巴结清扫	递超声刀、分离钳、吸引器，备 Hem-o-lok 钳	注意区分标本，分开放置
游离膀胱直肠间隙：沿输精管和精囊游离，提起输精管和精囊，打开狄氏筋膜，暴露前列腺后方	递超声刀、双极、分离钳、吸引器	关注手术进展，及时传递 Hem-o-lok 钳，注意方向
游离膀胱前间隙：观察脐正中韧带，打开腹膜，注意清除脂肪以更好地显露盆底结构。继续向下游离膀胱前间隙，直到暴露盆筋膜和前列腺悬韧带	递超声刀、吸引器、Hem-o-lok 钳，备双极电凝	
处理阴茎背深静脉丛	递持针器、2-0 倒刺线或可吸收缝线缝扎，递线剪，备双极	
处理膀胱侧韧带和前列腺侧韧带：用 Hem-o-lok 钳夹闭左右输尿管后离断，输尿管两断端各保留一枚 Hem-o-lok 使得输尿管扩张。用超声刀离断两侧膀胱侧韧带，切除前列腺	递 Hem-o-lok 钳、超声刀	
处理尿道：拔除导尿管后，离断尿道，从远端尿道取少量组织送快速冰冻病理。提起近端尿道，沿着前列腺表面游离，直至将前列腺、膀胱完全切除。将标本暂时放入腹腔内	递取石钳取标本	取标本时切缘注意手术隔离操作
取距回盲部 20cm 处约 40cm 血供丰富的回肠段折叠成等腰 U 形，用电动吻合器制备形成代膀胱	递超声刀、无损伤钳、吸引器、腔镜下吻合器及钉仓	术前肠道准备完善，减少肠液污染腹腔的机会

续表

手术步骤	护理配合	备注
膀胱尿道吻合及输尿管膀胱吻合：用 2-0 可吸收缝线连续缝合尿道和肠襻后壁，再自尿道逆行置入 2 根单 J 管和导尿管，纵行剪开输尿管 1～1.5cm，于新膀胱左、右侧肠壁分别做一个 1cm 切口，用 4-0 可吸收缝线连续吻合输尿管和新膀胱后壁，将单 J 管分别置入左、右输尿管后再完成输尿管与新膀胱吻合。再连续吻合尿道与新膀胱前壁，新膀胱顶壁于腔镜下用吻合器关闭	递单 J 管，更换 18F 双腔或 20F 三腔导尿管、持针器，用 2-0 可吸收缝线(鱼钩针)吻合尿道和肠壁，最后递腔镜下吻合器	准备单 J 管以及导丝，注水润滑
取标本，放置引流管，关闭切口	标本取出口用 0＃可吸收缝针关闭，关闭前正确核对纱布、纱条、缝针数量，并检查器械的完整性，放置负压球，切口内腱鞘用 0＃可吸收缝线(鱼钩线)缝合，皮肤用 3-0 三角针配可吸收线缝合	关腹前，进行三方核查，送患者至麻醉复苏室与护士交接班

十六、机器人手术系统辅助腹腔镜根治性肾切除(右侧为例)

(一)麻醉方式

气管内插管全身麻醉。

(二)手术体位

改良侧卧位(健侧 70°～80°卧位)。

(三)手术用物

1. 手术常规用物

大洞巾包、开腹包、手术衣包、持物钳包、容器包。

2. 仪器设备

达芬奇机器人手术系统、气腹装置、吸引装置、高频电刀。

3. 手术器械

皮胆包、腔镜泌尿包、机器人器械、机器人 30°镜头。

4. 手术一次性物品

11＃刀片、吸引器皮管、护套(取标本)、负压球、引流袋、16F 双腔 Fole 尿管、短电刀、洁净袋。

5. 特殊物品

12mm 一次性曲罗卡，电钩导线，双极导线，1-0 圆针，3-0 三角针可吸收缝线，5mm、10mm Hem-o-lok 钳，5mm、10mm Hem-o-lok 夹若干。

机器人特有一次性耗材：曲罗卡封帽(8mm cannula seal)、电线剪防漏电保护套(tip

cover accessory)、机器人专用器械臂罩(instrument arm drape)、S1 镜头臂无菌保护套(camera arm drape)、S1 镜头无菌保护套(camera head drape)、双极抓钳(fenestrated bipolar forceps)、机器人专用单极电热大弯剪(monopolar curved scissors)、机器人专用大持针器(large needle driver),备血管直线切割吻合器。

(四)机器人辅助腹腔镜根治性肾切除图谱

机器人辅助腹腔镜根治性肾切除图谱见图 15-3-48 至图 15-3-53。

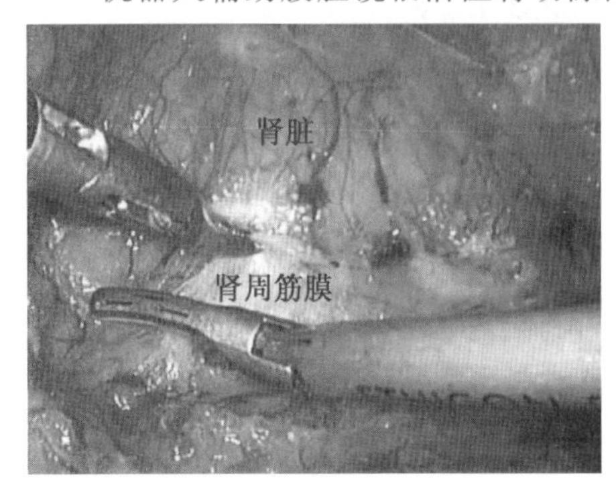

图 15-3-48　打开肾周筋膜,游离肾脏

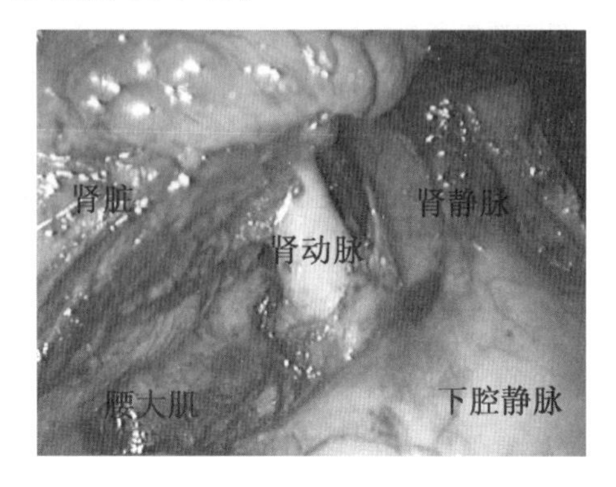

图 15-3-49　游离肾动脉、肾静脉

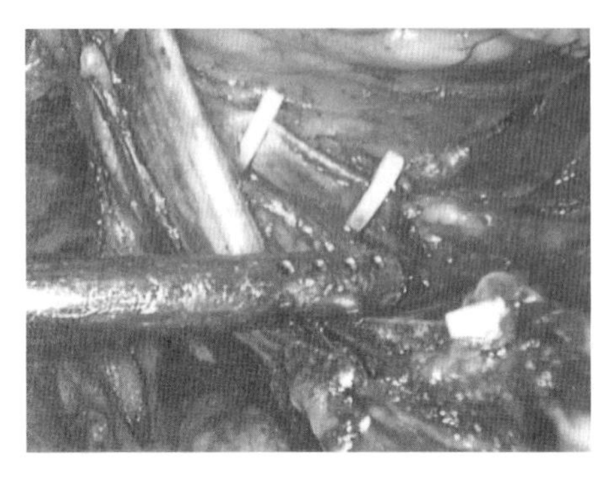

图 15-3-50　夹闭肾动脉、肾静脉

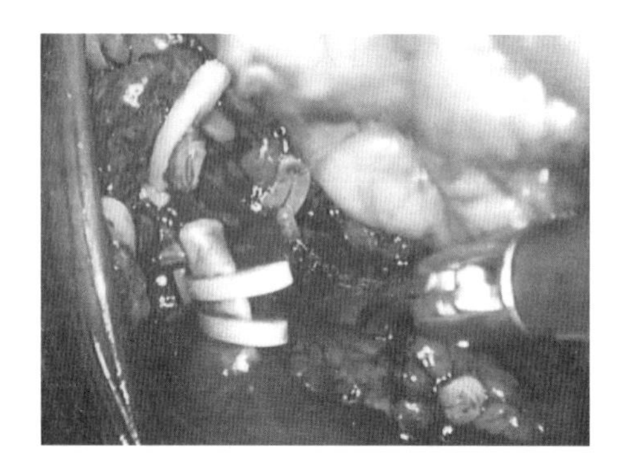

图 15-3-51　离断肾动脉、肾静脉

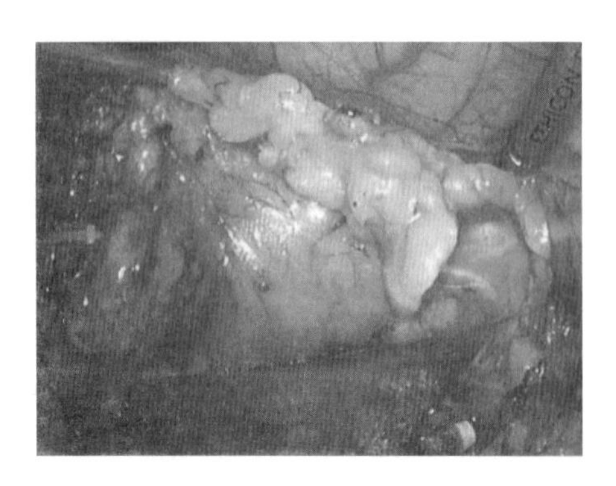

图 15-3-52　游离肾脏并切除

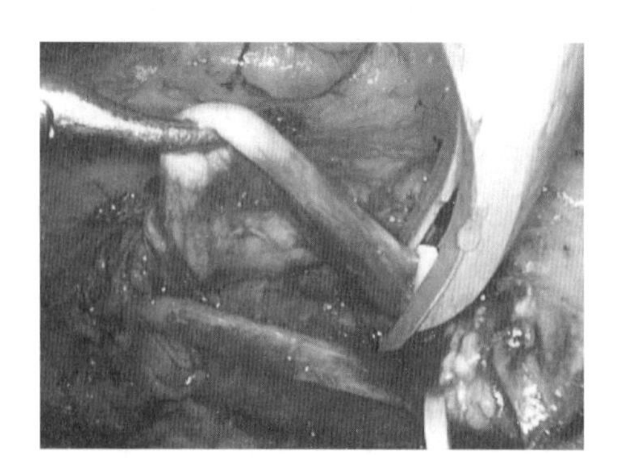

图 15-3-53　游离并关闭输尿管

(五)手术步骤及护理配合

机器人手术系统辅助腹腔镜根治性肾切除手术步骤及护理配合见表 15-3-16。

表 15-3-16 机器人手术系统辅助腹腔镜根治性肾切除手术步骤及护理配合

手术步骤	护理配合	备注
安置体位前留置导尿	递无菌手套、PVP-I 棉球、16F 双腔 Foley 尿管、引流袋,抽有生理盐水的针筒或者导尿包	患侧上肢放于身体一侧,不可放于搁手架,防止受压
连接气腹管、吸引管、电钩导线、双极线	洗手护士建立无菌屏障,术前清点纱布、纱条、缝针数量,并检查器械完整性。递组织钳予以固定	将无菌屏障收至相对较小位,防止污染
建立气腹:于平脐腹直肌外缘切开皮肤约 1cm,用布巾钳提起筋膜层后进 5mm 曲罗卡,充 CO_2 形成气腹后,更换为 12mm 曲罗卡,置入 30°机器人镜头,检查有无腹腔脏器和血管误伤,在镜头监视下分别于右锁骨中线肋缘下两横指,距离镜头套管 8~10cm 穿刺 1 号臂机器人曲罗卡;于腋前线脐下一横指,距镜头套管 8~10cm 穿刺 2 号臂机器人曲罗卡。于脐正中稍下方穿刺 12mm 一次性曲罗卡为助手通道	递 11#刀片、布巾钳,5mm 曲罗卡,根据部位递上 12mm 曲罗卡×2,8mm 机器人曲罗卡×2,成人气腹压力为 12~15mmHg(小儿、老年人酌减),流量为高档	切皮前注意"Time Out",压力设置不超过 15mmHg,流速调至高档
完成机器人系统对接:助手首先完成机器人镜头臂与镜头曲罗卡对接,然后对接 1、2 号臂到相应的曲罗卡。后安装镜头,1 号臂安置机器人专用单极电热大弯剪,2 号臂安置双极抓钳,在镜头直视下将各器械插入目标操作区域	洗手护士协助完成曲罗卡对接,递热剪、双极抓钳,连接电钩线、双极线	必须在镜头直视下将各器械插入目标操作区域
游离升结肠和肝脏,经辅助孔置入持针器拉开肝脏	递持针器	
暴露术侧肾脏:打开肾周筋膜,暴露腰大肌,暴露、夹闭术侧肾脏动、静脉及属支	递吸引器、Hem-o-lok 钳夹闭。必要时肾蒂处用直线吻合器	关注手术进展,及时传递 Hem-o-lok 钳,注意方向
处理肾上极,保留肾上腺(如果肿瘤位于肾上极或术前影像学检查明确肿瘤已侵犯肾上腺,应同时切除肾上腺)	递吸引器、Hem-o-lok 钳夹闭	
离断输尿管,游离肾下极和肾脏背侧:在肾下极找到输尿管,Hem-o-lok 钳夹闭输尿管后切断	递 Hem-o-lok 钳夹闭	

续表

手术步骤	护理配合	备注
断开机器人与曲罗卡的对接，移除机器人，放置引流管、取标本	用护套自制标本袋，将标本装袋后，观察术野止血情况，放置止血材料、负压球后，关闭气源、冷光源，连接短电刀、递11＃刀片、中弯血管钳，扩大标本取出孔取出标本	根据机器人显示器及时准确记录器械使用次数
关闭切口	标本取出切口用1-0可吸收缝线关闭，关前正确核对纱布、纱条、缝针数量，切口内腱鞘用0号可吸收缝针（鱼钩针）缝合，皮肤用0-3三角针可吸收缝线缝合	关腹前，三方核查，送患者至麻醉复苏室与护士交接班

十七、膀胱癌根治性切除术

（一）麻醉方法

气管内插管全身麻醉。

（二）手术体位

仰卧位。

（三）手术物品

1. 手术常规用物

大洞巾、开腹包、手术衣包、持物钳、容器。

2. 手术器械包

剖探包、大弯包、扁桃体血管钳包、大S拉钩、膀胱加包。

3. 手术一次性物品

显影纱布、生理盐水纱条、纱垫、23＃刀片、11＃刀片、电刀、吸引管、保护膜、一次性冲洗器、3-0丝线、2-0丝线、1-0号丝线、小纱布粒、引流管、引流袋、导尿管、洁净袋。

4. 特殊物品

中长超声刀，5-0、4-0、3-0、2-0、1-0可吸收缝线，输尿管支架（单极管），直线切割吻合器。

5. 仪器设备

高频电刀、超声刀、吸引装置、温毯仪、双极。

（四）常见术式及图谱

目前泌尿外科常见术式有三种：①根治性膀胱全切＋输尿管皮肤造口；②根治性全膀胱切除＋回肠代膀胱Briker术；③根治性全膀胱切除＋原位回肠代膀胱术。见图15-3-54至图15-3-56。

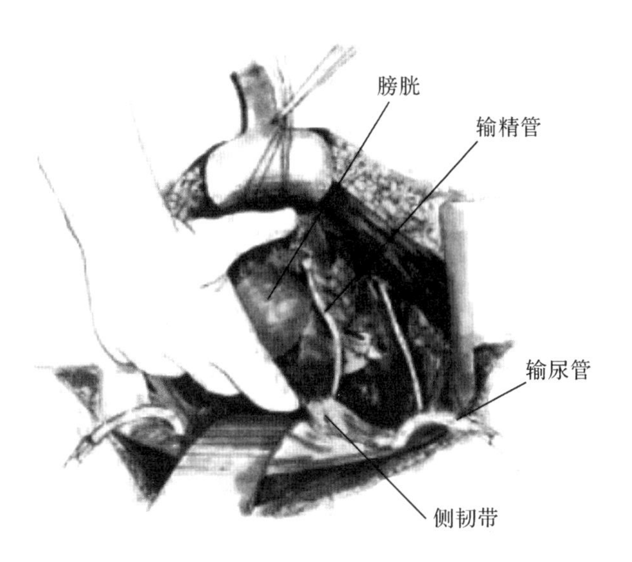

图 15-3-54 根治性膀胱全切术

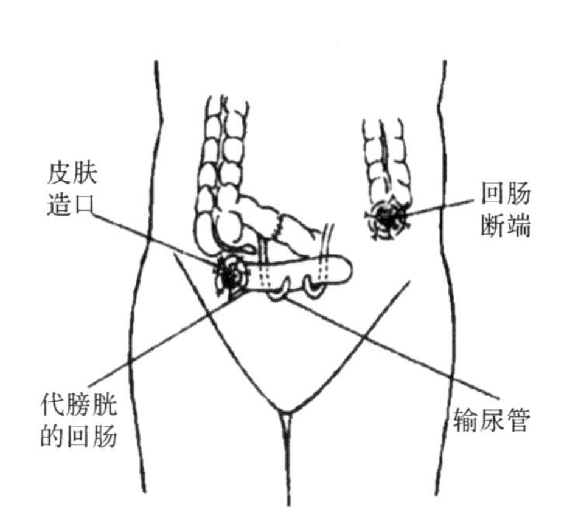

图 15-3-55 回肠代膀胱术

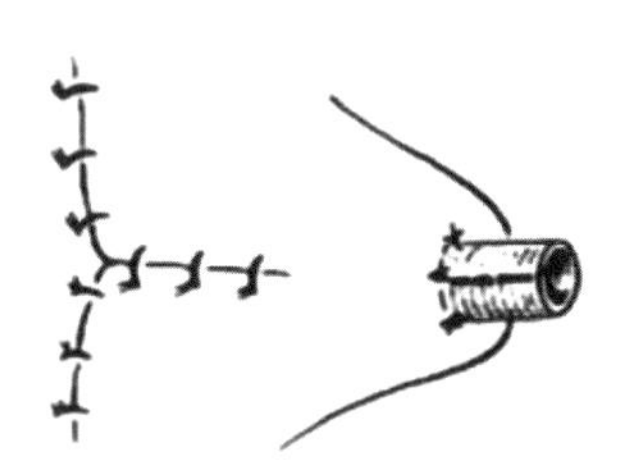

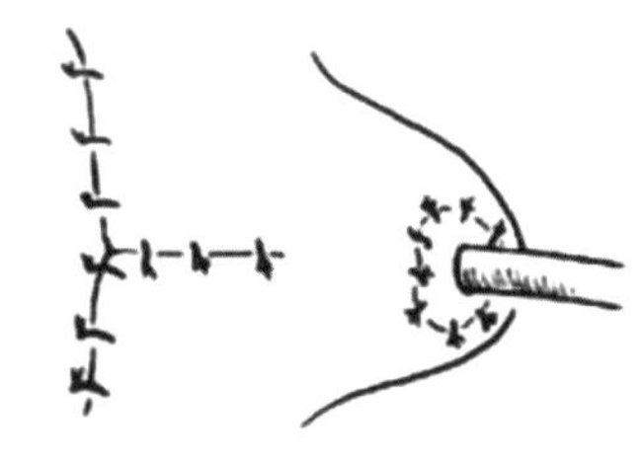

图 15-3-56 输尿管皮肤造口

(五) 手术步骤及护理配合

膀胱癌根治性切除术手术步骤及护理配合见表 15-3-17。

表 15-3-17 膀胱癌根治性切除术手术步骤及护理配合

手术步骤	护理配合	备注
取下腹部正中切口,切开皮肤、皮下组织、腹直肌前鞘	递电刀、吸引器、纱条、23 ♯刀片	切皮前“Time Out”;遇到腹壁下血管时,分别用丝线结扎两断端
清楚暴露膀胱前壁,打开腹膜反折,打开腹膜后探查膀胱周围盆腔淋巴结。盆腔以上淋巴结如有肿大,应首先将高位的肿大淋巴结送冰冻病理切片检查,明确有无转移	电凝止血,用血管钳钳夹,3-0 丝线结扎血管,递拉钩牵开切口	显露膀胱前壁直达前列腺。盆腔淋巴结有转移者,不宜手术
分离膀胱顶部后壁:分离时可发现双侧输精管,分离双侧输尿管于膀胱外 1cm 处离断	递血管钳、超声刀,用拉钩牵开	离断输尿管时,不宜太短,防止离肿瘤太近;尿液要及时引出,防止肾积水、肾功能损伤
于膀胱后壁精囊与迪氏筋膜间往下游离膀胱后壁,分离切断膀胱两侧韧带	钝性分离,用 0 号丝线结扎膀胱韧带	

续表

手术步骤	护理配合	备注
下压膀胱及前列腺,离断前列腺耻骨韧带	钝性分离膀胱和前列腺,直至前列腺顶部	
在前列腺尖部远端离断尿道,切断前列腺柱,将耻骨前列腺韧带分离、切断,并结扎其间的阴茎背深静脉,至此切下整个膀胱连同精囊、前列腺	递血管钳、超声刀、刀片、线剪、纱条	分离前列腺与直肠间的迪氏筋膜时,注意防止损伤直肠前壁。切断尿道,注意将尿道内导尿管拔出,尿道用长钳钳夹后切断,将近端向上翻起
清扫盆腔两侧闭孔淋巴结	递血管钳、拉钩、超声刀	注意防止损伤双侧闭孔神经
尿流改道	根据各术式进行配合	手术方式见下
冲洗手术野,彻底止血;若见活动性出血,盆腔创面用止血纱布填塞,放置盆腔引流管	用电刀电凝、纱布纱条止血,备好止血材料,固定引流管	
逐层缝合,关闭切口	递血管钳、持针器,用1-0、2-0可吸收缝线关闭切口	做好物品清点

尿流改道方法:

(1)尿道改道采用输尿管皮肤造口:于乙状结肠后骶前间隙之间的无血管平面分出一个通道,将左输尿管下段从腹膜后移到右侧,与右侧输尿管同时拉出体外造口。造口后放置输尿管支架管引流,并遵循右侧红色、左侧蓝色原则。同时,造口袋底盘加温至37℃左右,以增加其黏性。

(2)尿道改道采用Briker流出道,腹腔镜下制备新膀胱:距回盲部15cm处用直线切割吻合器离断回肠,分别离断其远端、近端,并离断肠系膜。远端及近端肠管重叠交错备肠吻合,截取回肠置于备吻合肠管后方。重叠回肠段,对系膜分别做侧侧吻合,后分别使用2个蓝钉闭合开放的肠管断端,恢复回肠肠管连续性。间断缝合关闭系膜切缘。将双侧输尿管植入新膀胱上,将新膀胱输出口拉出体外。将肠道浆膜层与肌肉前鞘缝合固定,防止造口回缩。造口肠道黏膜外翻,与皮肤做吻合。

(3)原位Studer回肠新膀胱术:取肠道方法同上。近端10cm完整回肠作为Studer新膀胱输出道,其余肠管排成U形,用2-0可吸收缝线缝合新膀胱后壁,固定肠管与尿道残端,在F18尿管引导下,于肠管最低位与尿道残端3-0可吸收缝线鱼钩针或者倒刺鱼钩连续吻合。两侧输尿管分别用5-0单乔可吸收缝线缝合于末端Studer输入道两侧,后壁连续并间断锁边缝合,前壁间断缝合。在缝合前壁之前,在导丝引导下经过Studer输入道同双侧输尿管分别插入F7单J管,并将其用4-0可吸收缝线固定于新膀胱内壁,缝合完毕,自尿道拉出双侧单J管。重新置入F18三腔尿管,用2-0可吸收缝线连续对位缝合回肠新膀胱前壁。用生理盐水充盈新膀胱;如有明显渗漏,则行缝合修补。尿管球囊注水20mL,在盆腔最低位置置引流管,自穿刺孔延长切口4～5cm取出标本。

参考文献

[1]吴孟超，吴在德. 黄家驷外科学[M]. 北京：人民军医出版社，2008.

[2]黄健. 微创泌尿外科学 [M]. 武汉：湖北科学技术出版社，2005.

[3]Hubert John Peter Wiklund. Robotic Urology [M]. Berlin：Springer，2008.

[4]夏术阶. 微创泌尿外科手术学 [M]. 济南：山东科学技术出版社，2007.

[5]黄志强. 外科手术学[M]. 北京：人民卫生出版社，2008.

[6] Micalis， Virgili G，Vannozzi E， et al. Feasibility of tele2mentoring between Baltimore (USA) and Rome (Italy)：the first five cases [J] . Endourol，2000，14：493-496.

[7]钱蒨健. 实用手术室护理[M]. 上海：上海科学技术出版社，2005.

[8]高艳敏，任红. 手术室护理 [M]. 北京：科技文献出版社，2008.

[9]赵淑姝. 手术室护理人员手册[M]. 长沙：湖南科学技术出版社，2001.

[10]范业琴，张增新，姜建军，等. 单期多通道经皮肾镜取石术的围手术期护理[J]. 护理实践与研究，2011(23)：215-216.

[11]潘惠英，陈肖敏. 围手术期护理技术[M]. 杭州：浙江大学出版社，2011.

[12]宋烽. 实用手术体位护理[M]. 北京：人民军医出版社，2012.

[13]朱丹，周力. 手术室护理学[M]. 北京：人民卫生出版社，2008.

[14]巫向前，赵爱平. 手术室护理[M]. 北京：人民卫生出版社，2012.

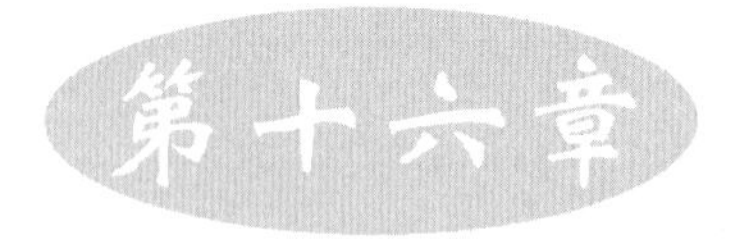

第十六章 妇产科手术护理

第一节 妇产科常用设备、器械和物品

一、腔镜手术设备

(一)结构及配件

腔镜手术设备包括气腹形成系统、冷光源系统、电视摄像成像系统、腔镜手术器械。

1. 气腹形成系统

气腹形成系统由气腹机、气体输入连接管、气体输出连接管组成。气腹机是将气体注入腹腔，并能监视腹腔内气体压力的机器。

2. 冷光源系统

冷光源系统提供强度高、不含热的照明，经光导纤维高质量地传送至腔镜手术视野。

3. 电视摄像成像系统

电视摄像成像系统由窥镜、摄像仪(摄像头、光导纤维、信号转换器)及监视器组成，在保存手术图像资料时可附加录像机。摄像头与窥镜目镜相连接，将物镜端的图像以电信号的方式，通过光导纤维输入信号转换器，分析处理后，将图像显示于监视器上。按窥镜直径分，妇科常用窥镜有 5mm 镜、10mm 镜；按视角分，有 0°镜、25°镜和 30°镜。

(二)注意事项

1. 设备使用电源必须与说明书中规定的 220V、50Hz 相一致，并要求电源插座接地可靠。

2. 由专业人员每年定期检查，检测其性能是否正常。

3. 设备在运行中不允许搬动，更不允许在外罩脱卸的情况下运行。

4. 设备在停用后，必须按程序逐步关闭开关，最后关掉总电源。

5. 光学仪器务必小心轻放；摄像头在清洗、消毒前要先盖上防水盖，存放时平放；窥镜在使用时，用脱脂棉蘸上 PVP 轻轻擦拭干净，以免图像模糊。禁忌用手指触摸或擦拭光学镜，防止划痕损伤镜片。

6.光导纤维不可过度弯曲，不用时应盘曲平放，不可悬吊。盘曲直径要大于16cm。光缆线上的所有纤维端面和接目镜必须定期清洗，以确保最大限度的光传导。在导光光缆使用时间较长后，要检查光导纤维。方法：用距离20cm的冷光源照射光缆末端平面，如果发现有黑色斑点且已达约20%范围，则表示光导纤维损坏；如果光缆的中心区域呈褐色，表明已有氧化损坏。

7.气腹机在手术结束时，应先关闭气腹机气源输出开关，再关闭气腹机电源；定期更换滤过器。

8.要了解各系统的功能、用途。腔镜手术设备属贵重仪器，要特别爱护，不得碰撞、摔坏。

二、膨宫仪

(一)结构及配件

1.膨宫仪主机。
2.膨宫输液管。

(二)适用范围

膨宫仪用于妇科内窥镜检查和手术过程中对子宫进行液体加压膨胀，以形成可视。

(三)组　成

膨宫仪主机+膨宫管。

(四)操作步骤

膨宫仪操作步骤及注意事项见表16-1-1。

表16-1-1　膨宫仪操作步骤及注意事项

项目	操作步骤	解释和注意事项
准备	检查各部件是否完好，确定摄像系统是否准备好使用	充气式膨宫仪额定设定压力≤30kPa，液体膨宫仪额定设定压力：80～100mmHg，流速200～400ml/分钟。膨宫加压仪输液管路一人一用，不得重复使用。膨宫仪输液管路排气需彻底，手术中输液管路不许夹杂气泡
	连接电源线，数据连线	
	挂上膨宫介质	
	连接管道至加压仪	
	开关键启动设备	
	连接管道至宫腔镜器械	
	按下“开始”及“停止”键，指示灯亮起，待管道完全充满液体，再按下“开始”及“停止”键	
操作程序	依次打开摄像主机、冷光源、监视器等，调节摄像系统和宫腔镜器械至备用状态	
	将充满灌注液的仪器引入子宫腔	

(五)注意事项

1. 液体勿过量。压力过高、手术时间过长或子宫被贯穿，会发生经尿道切除稀释性低钠血症综合征。

2. 仪器侦查：在病人体外、高度在子宫位置±10cm 进行，按下“开始/停止”键，手术中“仪器侦查”功能被激活，只是显示灌注压力。

3. 检查压力室的膜有没有损坏。确定压力室的膜完全卡进再注水。否则，压力室膜注水膨胀后，容易被损坏。

4. 本仪器适用袋装液体，勿使用瓶装液体，以免爆破。

5. 设定额定压力。如果额定流速设定太低或使用非常窄小的仪器，则不能达到额定压力。

(六)清洗、消毒

1. 膨宫仪管道用预洗、酶洗、漂洗、烘干等程序进行清洗，低温等离子灭菌。

2. 注意保持机器表面的清洁，使用不含酒精的消毒液清洁设备外部，避免液体进入设备。

(七)故障排除

1. 听到 3 次短的“滴滴滴”警报声，表示压力室没嵌进泵头。

2. 压力超过参数发出警报，表示需手工降低压力。

三、常用器械

常用器械见表 16-1-2 至表 16-1-7。

表 16-1-2　腔镜子宫器械包

名称	数量	名称	数量
动力粉碎机	1	通条(小)	1
窥阴器	1	通条(大)	1
宫颈钳	1	量棒	1
推结棒	1	转换器 18/10	1
吸引器	1	转换器 18/5	1
穿刺针	1	转换器 15/10	1
曲罗卡(10mm)	2	转换器 15/5	1
曲罗卡(5mm)	2	固定鞘	1
转换帽	1	持针器	1
吸引器接柄	1	大抓钳	1
冲洗针	1	线剪	1

续表

名称	数量	名称	数量
曲罗卡芯(5mm)	1	钩剪	1
曲罗卡芯(10mm)	1	分离钳	2
曲罗卡(18mm)	1	无损伤钳	1
曲罗卡(15mm)	1	钉钩钳	2
曲罗卡芯(18mm)	1	冲洗管(长1、短1)	2
曲罗卡芯(15mm)	1	气腹管	1
切割器(小)	1	切割器(大)	1

表16-1-3 腔镜附件器械包

名称	数量	名称	数量
推结棒	1	持针器	1
吸引器	1	大抓钳	1
穿刺针	1	线剪	1
吸引器接柄	1	钩剪	1
转换帽	1	取石钳	1
冲洗针	1	分离钳	2
曲罗卡(10mm)	2	无损钳	1
曲罗卡(5mm)	2	钉钩钳	2
曲罗卡芯(5mm)	1	冲洗管(1长、1短)	2
曲罗卡芯(10mm)	1	气腹管	1

表16-1-4 腔镜生殖器械包

名称	数量	名称	数量
电钩	1	持针器	1
吸引器	1	大抓钳	1
穿刺针	1	双极	1
吸引器接柄	1	线剪	1
转换帽	1	钩剪	1
冲洗针	1	抓钳	1
曲罗卡(10mm)	1	分离钳	2
曲罗卡芯(5mm)	1	钉钩钳	1
曲罗卡芯(10mm)	1	冲洗管(1长、1短)	2
气腹针	1	气腹管	1
妇科穿刺针	1		

表 16-1-5　剖宫产器械包

名称	数量	名称	数量
直血管钳	6	弯盘	2
弯血管钳	6	4号刀柄	1
组织钳	6	无齿长镊	1
线剪	1	有齿长镊	2
无齿卵圆钳	2	持针器	2
大方头拉钩	1	组织剪	1
小方头拉钩	1		

表 16-1-6　妇科包

名称	数量	名称	数量
小直血管钳	6	长组织剪(25cm)	1
组织钳	4	长持针器(25cm)	1
大直血管钳(22cm)	2	压肠板	1
大中弯血管钳(24cm)	4	三叶拉钩(套)	1

表 16-1-7　宫腔镜包

名称	数量	名称	数量
中弯血管钳(18/20cm)	1	宫颈扩张器(4.5#)	1
大中弯血管钳(24cm)	1	宫颈扩张器(5#)	1
子宫探针	1	宫颈扩张器(5.5#)	1
放环器	1	宫颈扩张器(6#)	1
取环器	1	宫颈扩张器(6.5#)	1
刮匙	1	宫颈扩张器(7#)	1
宫颈钳	1	宫颈扩张器(7.5#)	1
有齿卵圆钳(25cm)	1	宫颈扩张器(8#)	1
无齿卵圆钳(25cm)	1	宫颈扩张器(8.5#)	1
阴道拉钩	2	宫颈扩张器(9#)	1
窥阴器	1	宫颈扩张器(9.5#)	1
宫腔吸引器(7#)	1	宫颈扩张器(10#)	1
弯盘	2	宫颈扩张器(10.5#)	1
棉球	5	宫颈扩张器(11#)	1
纱布	10		

(一)腔镜手术常用器械

1.气腹针,闭合性人工气腹时应用。

2.穿刺器,由穿刺鞘带穿刺锥组成,是手术器械进入体内的通道。套带尾橡皮帽,可防止手术器械进入后漏气。

3.操作钳类器械,包括分离钳和抓钳。分离钳有弯头和直头2种,可进行组织分离。抓钳有齿形抓钳、匙状抓钳,主要起固定、牵引的作用。

4.操作剪类器械,包括直剪、弯剪、钩形剪,用于组织、血管等的剪断、剥离等,尾端可带有电极接头,在剪切组织的同时可进行止血。

5.冲洗吸引管,用于术中出血和冲洗,尾端带有手控开关,不用时可关闭。

6.持针器、钛夹钳,有直头、弯头,用于夹持缝合针。

7.推结器(打结器),用于推结、打结。

(二)普通手术器械

1.阴道窥器,用于扩张阴道、显露宫颈。

2.举宫器,用于显露子宫。

3.三叶拉钩,用于显露手术野并固定。

4.血管拉钩,用于牵拉血管。

5.阴道拉钩,用于显露阴道及宫颈。

6.宫颈钳,用于牵拉子宫颈。

7.子宫颈扩张器,用于扩张宫颈口。

第二节　妇产科手术护理配合特点

手术治疗是妇科良、恶性肿瘤最常用的治疗方法,其主要方式包括腹腔镜手术、经腹手术和阴式手术。具体包括全子宫切除术、子宫次全切除术、子宫肌瘤剥除术、输卵管吻合术、输卵管切除术、子宫广泛切除术加盆腔淋巴结清扫术、腔镜下子宫肌瘤剥除术、腹腔镜辅助下阴式全子宫切除术、腹腔镜卵巢输卵管切除术、腹腔镜探查盆腔粘连分解子宫通液术、宫腔镜探查术、宫颈锥切术、阴式子宫切除术及阴道前后壁修复术等。产科手术则以子宫下段剖宫产最为常见,其是解决阴道难产、某些孕期并发症和合并症的一种有效快速、相对安全的手术。将护理配合总结归纳如下。

(一)常用手术切口

1.腹部正中手术切口

于腹正中线,自耻骨联合上两横指至脐部稍下的切口。

2.腹部横切口

于耻骨上方二、三横指处或腹壁横纹处做的一略弧形横切口。

(二)常用药物

1. 缩宫素注射液

规格为10U/支。10U/支的缩宫素注射液主要用于引产或催产，防治产后出血、子宫出血；临床上还可用于人工流产(如刮宫、药流)后促使子宫收缩复原，减少出血。

2. 卡前列甲酯栓

规格为1mg/枚。能促使子宫收缩复原，减少出血。

3. 卡前列素安丁三醇注射液

规格为1mL/支。本药适用于常规处理方法无效，子宫收缩弛缓引起的产后出血。

4. 卡贝缩宫素注射液

规格为100μg/支。

5. 盐酸肾上腺素

肾上腺素是一种激素和神经传送体。血管肾上腺素主要作用于小动脉及毛细血管前括约肌，因为这些小血管壁的肾上腺素受体密度高，可使皮肤黏膜血管强烈收缩。按照(1：20万)～(1：50万)比例浓度与局麻药合用，可减少局麻药的吸收而延长其药效，并减少其不良反应，亦可减少手术部位的出血。

6. 垂体后叶素

规格为5U/支。本品含缩宫素和抗利尿激素，临床上主要用于催产引产、产后止血和缩短第三产程。垂体后叶素具有广泛的生理功能，尤其对中枢神经系统的作用广泛。缩宫素对子宫有较强的促进收缩作用。

7. 亚甲蓝注射液

规格为20mg/支。用于不孕症探查，检查输卵管是否通畅。

(三)常用缝线

1. 1-0可吸收缝线

主要用于剖宫产手术缝合子宫下段，子宫全切除术缝合子宫颈，子宫肌瘤剥出手术缝合子宫创面及缝合阴道切口。

2. 2-0可吸收缝线

主要用于妇科开腹手术缝合腹膜。

3. 4-0可吸收缝线

用于手术切口的皮内缝合。

4. 1-0可吸收缝线

主要用于缝合卵巢和输卵管。

(四)常用体位

手术体位要求：最大限度地保证患者的舒适及安全；按手术要求，充分暴露术野，减少不必要的裸露。患者肢体不能悬空，须稳妥托垫；要保证呼吸和循环通畅，避免神经血管受压；防止身体各部肌肉扭伤。

1. 仰卧位

腹部手术一般取仰卧位。可根据手术需要，摆放各种特殊的仰卧位，包括头高脚低仰卧位、头低脚高仰卧位等。术中注意肩关节外展不超过90°，观察留置针是否在位及通畅。手术床上应垫海绵垫。对身体状况差的患者，在身体的各重力点（如骶尾部、足跟、肩胛部、肘部等）加海绵垫。身体的各部位不可接触金属物品，以免使用电外科器械时灼伤患者。除手术区外，身体的各部位注意保暖。

2. 膀胱截石位

取膀胱截石位时，患者仰卧，双腿放置于腿架上，臀部移至床边，最大限度地暴露会阴部，多用于阴式手术、直肠手术、宫腔镜或膀胱镜手术等。放置时，需注意尾骨骶端下移至手术台下缘10cm左右，双下肢外展<90°，大腿与躯干的纵轴应呈90°～100°，腿架托住小腿及膝部，避免腘窝受压，损伤腘窝血管、神经及腓肠肌。部分腹腔镜手术（如镜下全子宫切除术等）可采取改良式膀胱截石位，使大腿平面与腹部平面夹角约为150°，髋关节外展约50°，大腿与小腿夹角约为120°，可加大此类手术野的暴露，有利于医生手术操作。

第三节 常见手术种类及配合

一、子宫次全切除术

（一）麻醉方法

硬脊膜外腔阻滞麻醉、气管内插管静脉复合麻醉。

（二）手术体位

平卧位（骨盆高位）。

（三）用 物

1. 仪器：高频电刀。

2. 手术包：子宫包、布包、衣包。

3. 一次性物品：手套、电刀、清洁片、纱布垫、吸引器皮管、9cm×20cm敷贴、20cm×30cm薄膜、1＃丝线、21＃刀片、23＃刀片。

4. 特殊用物：各类可吸收缝线。

（四）子宫次全切除术范围

子宫次全切除术范围见图16-3-1。

（五）护理配合

子宫切除术手术步骤及护理配合见表16-3-1。

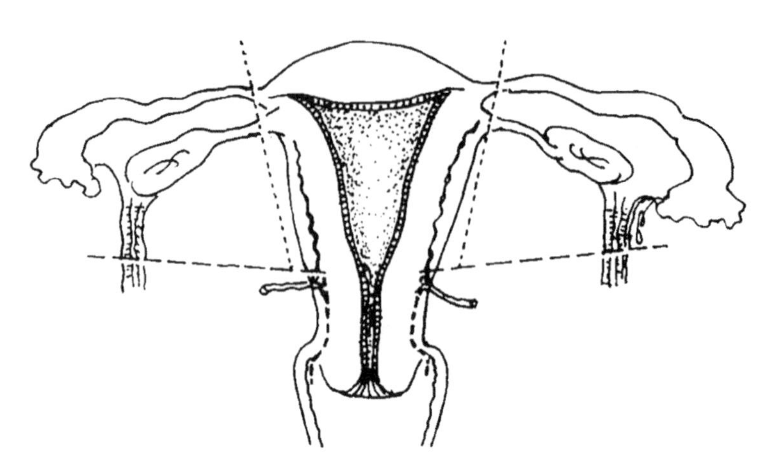

图 16-3-1　子宫次全切除术范围

表 16-3-1　子宫切除术手术步骤及护理配合

手术步骤	护理配合	备注
消毒铺巾	常规手术物品清点，消毒铺单后，将电刀、吸引器导线固定好，并由巡回护士衔接	
切开腹壁	在耻骨联合上二横指处做一长约 10cm 的弧形切口，逐层切开进腹。由该位置进腹有以下五层：皮肤、皮下组织、腹直肌前鞘、腹直肌、腹膜	
探查	准备无菌生理盐水给术者洗手，探查子宫大小、卵巢、输卵管情况。用 2 把大弯钳夹子宫角将子宫牵出切口外	
离断圆韧带	用大弯钳夹左侧圆韧带，用刀片或电刀离断后用 1＃丝线缝扎。左、右侧处理方法相同	
处理附件	钳夹左侧输卵管及卵巢固有韧带，用刀片或电刀离断，近端用 1＃丝线缝扎，套线加固，并同法处理右侧。沿子宫两侧打开阔韧带前叶及膀胱反折腹膜。提起膀胱反折腹膜，在膀胱筋膜与子宫颈筋膜间的疏松组织间隙，向下分离膀胱，达子宫峡部，再沿子宫两侧剪开阔韧带后叶至子宫峡部	
处理子宫血管	分离两侧宫颈组织，暴露子宫下段，用血管钳钳夹子宫动、静脉，用 1＃丝线缝扎两次，再用 1＃丝线结扎。左、右侧处理方法相同	
切除子宫体	用 1 块干纱布围住子宫颈，拉开膀胱暴露子宫峡部，在峡部做一环形切口，贯穿宫颈管黏膜，准备组织钳钳夹宫颈。用碘伏棉球消毒宫颈残端。用1-0 可吸收缝线缝合宫颈残端	
关腹	洗手护士和巡回护士再次共同清点器械、纱布、纱布垫、缝针数目无误后，用 2-0 可吸收缝线连续缝合膀胱子宫反折腹膜及后腹膜、腹直肌、腹直肌前鞘	
缝合皮下组织	递碘伏棉球消毒皮肤，递 2-0 可吸收缝线间断缝合；洗手护士和巡回护士再次共同清点器械、纱布、纱布垫、缝针数目无误	
缝合皮肤	递 4-0 可吸收缝线（另一端穿 6×14A）行皮内缝合。用碘伏棉球再次消毒皮肤，用纱布敷贴覆盖切口。最后共同清点器械	

二、子宫全切＋盆腔清扫术

(一)麻醉方法

硬脊膜外腔阻滞麻醉、气管内插管全身麻醉。

(二)手术体位

平卧位(骨盆处垫高)。

(三)用　物

(1)仪器：高频电刀、超声刀。

(2)手术包：妇科广泛器械包、手术敷料包、手术衣包。

(3)一次性物品：手套、电刀、清洁片、镜头套、吸引器皮管、9cm×30cm 敷贴、30cm×40cm 薄膜、丝线(1＃、4＃、7＃)、11＃刀片、21＃刀片、23＃刀片、大盐水纱布、纱条、腹腔引流管。

(4)特殊用物：超声刀头、长电刀头、22＃切口保护器、淋巴结标本袋、可吸收缝线、普迪丝滑线、皮肤钉、止血材料。

(四)广泛全子宫切除手术范围

广泛全子宫切除手术范围见图 16-3-2。

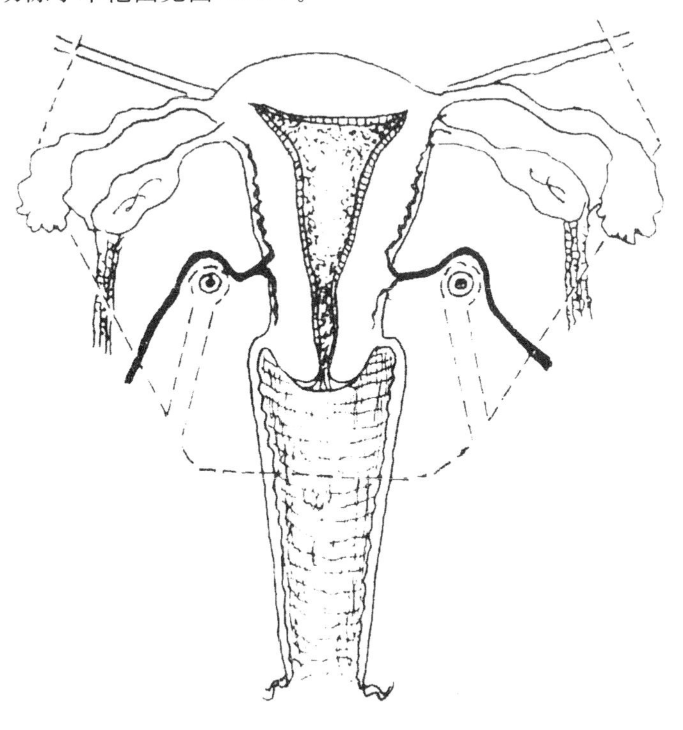

图 16-3-2　广泛子宫全切除术范围

(五)护理配合

广泛全子宫切除术手术步骤及护理配合见表16-3-2。

表16-3-2　广泛全子宫切除术手术步骤及护理配合

手术步骤	护理配合	备注
消毒铺巾	常规手术物品清点,消毒铺单后,将电刀、吸引器导线固定好,并由巡回护士衔接	
打开盆腔	递23#手术刀,逐层切开腹部皮肤、皮下组织、筋膜、腹直肌前鞘,游离腹直肌,切开腹膜,用4#丝线缝吊腹膜3针	
探查	了解子宫、附件及其病变,明确肿瘤大小、部位、有无粘连,以及与周围脏器的关系	
暴露术野	切口两侧用半湿生理盐水纱布保护,用大中弯血管钳钳夹子宫角两侧做牵引。长镊钳夹浸湿的大盐水纱布填塞肠曲,轻轻往上推送,安置腹部三叶拉钩。暴露手术野,同时保持手术床头低脚高位(15°)	
切断圆韧带	递大中弯血管钳于圆韧带中外1/3交界处夹住、离断,用1#丝线缝扎,远端留一长线作牵引	
切断卵巢动、静脉	将子宫拉向对侧,提起圆韧带近端及附件,使骨盆漏斗韧带伸展,打开阔韧带的前叶,剪开膀胱反折腹膜,推下膀胱,递线剪剪开,用小圆针1#丝线固定前腹膜。显露出卵巢动、静脉。分离切断卵巢动、静脉,递血管钳分离并夹住动、静脉,用组织剪剪断,远端用1#丝线结扎,近端用7#丝线缝扎	
分离、切断子宫动脉、静脉	递血管钳分离子宫动脉后,在离髂内动脉1cm处,夹2把血管钳于子宫动脉上。递线剪剪断,用4#丝线结扎2道,注意勿损伤输尿管	
切断双侧子宫骶骨韧带	用大中弯血管钳钳夹阴道旁组织,在钳夹、切断、缝合前均须检查有无损伤膀胱及输尿管,用7#丝线缝扎	
切断双侧主韧带	用拉钩将输尿管轻轻向外拉开,使双侧主韧带充分暴露。在近盆壁处用大中弯血管钳做1次或分2次钳夹、剪断,用7#丝线缝扎	
切断、缝扎阴道旁组织	用大中弯血管钳钳夹阴道旁组织,在钳夹、切断、缝合前均须检查有无损伤膀胱及输尿管,用7#丝线缝扎	
切除子宫	处理阴道残端,将子宫向上方牵拉,充分显露阴道部分。用2把直角血管钳钳夹宫颈口下方3~4cm处的阴道壁,左右各一,以防止癌细胞脱落于盆腔内,递21#刀片于直角血管钳的下方切开阴道,取下整个标本	
缝合阴道残端	环切阴道后,用组织钳提拉切缘,断端常规消毒后,缝合阴道,开放阴道,放置2根盆腔腹膜外引流管,至阴道引流。递组织钳钳夹阴道切缘,用薇乔1-0可吸收缝线缝合阴道残端	
清除淋巴结	清除髂总、髂外、腹股沟深部淋巴结及髂内淋巴结、闭孔淋巴结,递胆管钳分离淋巴结及脂肪组织,必要时用4#丝线结扎,或用4#丝线缝扎,将取下的淋巴结分组放于专用标本袋中,妥善保存	

续表

手术步骤	护理配合	备注
缝合盆腔腹膜	用无菌蒸馏水冲洗腹腔,电凝止血,放置2根盆腔腹膜外引流管,至阴道引流,用2-0可吸收缝线缝合膀胱子宫反折腹膜	
关腹、缝合切口	腹膜、腹直肌、前鞘及皮下组织用2-0可吸收缝线缝合,皮肤用4-0可吸收缝线缝合或皮肤吻合器闭合	手术物品清点

三、腹腔镜下子宫肌瘤摘除术

(一)麻醉方式

气管内插管全身麻醉。

(二)手术体位

膀胱截石位(骨盆高位)。

(三)用　物

(1)仪器:高频电刀、腹腔镜手术系统(腹腔镜机组)、子宫粉碎机。

(2)手术包:腔镜器械包、LSC腔镜器械盒、粉碎器、布包、手术衣包、袜套加包。

(3)一次性物品:镜头套、手套、吸引器皮管、9cm×10cm敷贴、11#刀片、小纱布、5mL注射器、10mL注射器、14#导尿管、引流袋。

(4)特殊用物:目镜、垂体后叶素、长针头、1/0可吸收缝线、4/0可吸收缝线。

(四)护理配合

腹腔镜下子宫肌瘤摘除术示意见图16-3-3至图16-3-6,手术步骤及护理配合见表16-3-3。

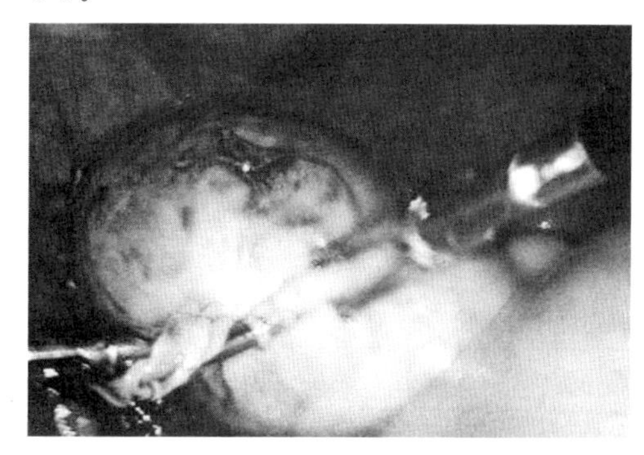

图16-3-3　腹腔镜下子宫肌瘤剥离

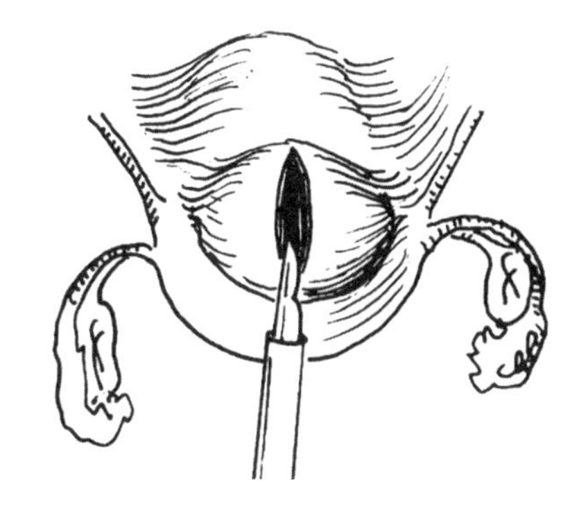

图16-3-4　纵行切开子宫浆膜和肌瘤假包膜

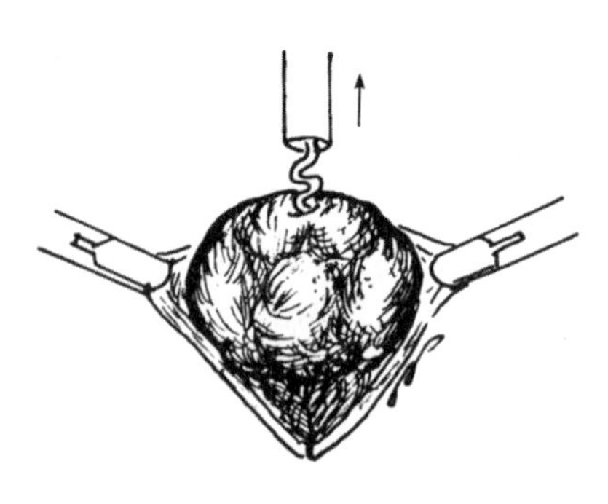
图 16-3-5 腹腔镜下子宫肌瘤取出

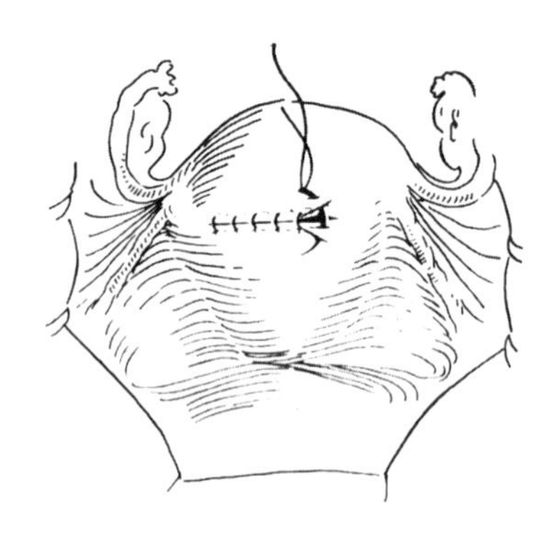
图 16-3-6 缝合子宫各肌层组织

表 16-3-3 腹腔镜下子宫肌瘤摘除术手术步骤及护理配合

手术步骤	护理配合	备注
消毒铺巾	常规手术物品清点,消毒腹部及会阴、阴道后,铺无菌巾,将三层手术铺巾垫于患者臀部,上脚套,大腿处予以中单覆盖,常规铺巾,留置导尿管。将各种导线固定好,并由巡回护士衔接,留置导尿	
建立气腹	用 2 把巾钳钳夹并尽可能向上提起两侧腹壁。于脐孔正中或上缘做纵行或横行切口,长约 1.0cm,直接缓慢垂直旋转置入 10mm 曲罗卡及腹腔镜镜头,进入腹腔后充气,形成气腹,维持腹压 11~13mmHg。在麦氏点、反麦氏点下腹部左侧处穿刺,分别置入 5mm 曲罗卡、5mm 曲罗卡、12mm 曲罗卡共 3 枚	
举宫	助手经阴道置入举宫器。具体操作如下:明确子宫位置,用探针了解子宫深度,置入导引杆,其长度与宫深相等;将杯状举宫器的螺旋操纵杆顺导引杆逐步旋入宫颈及宫腔内。根据宫颈直径,将相应型号的举宫杯放入阴道穹窿部,举宫杯边缘符合阴道前壁短、后壁长的生理特点,可套紧全部宫颈。托起阴道穹窿处,固定好螺旋操作杆,由助手挟持手柄部分,顶起并摆动子宫	
探查盆腹腔,暴露子宫	置入腹腔镜后,检查盆腹腔状况。递双极电凝钳与分离钳暴露子宫	
在子宫肌瘤假包膜层注射血管收缩剂	递 7 号长针头经腹壁穿刺,在肌瘤表面注射垂体后叶素 6U 稀释液	
电凝切开子宫肌层,分离肌瘤止血	递电凝钩切开子宫肌瘤表面浆膜层、肌层至肌瘤表面假包膜。用分离钳夹子宫肌瘤,分离肌瘤止血,分离瘤体和子宫之间组织,剪断肌瘤基底部组织,用双极电凝对蒂部血管进行止血	
缝合子宫肌层	递腔镜持针器夹持 1-0 可吸收缝线连续缝合各个瘤腔及肌层浆膜层	
取出标本	放置子宫粉碎器,将肌瘤切成条状,分次取出	标本处理
冲洗	洗手护士将冲洗的器械交给巡回护士	
止血、关气、缝合皮肤	用双极电凝电凝手术野,关闭气腹,核对纱布、缝针数目正确后解除气腹,拔出穿刺器,用 1-0 可吸收缝线缝合腹膜,用 4-0 可吸收缝线缝合皮肤	

四、腹腔镜下卵巢囊肿摘除术

(一)麻醉方式

气管内插管全身麻醉。

(二)手术体位

平卧位(骨盆高位)。

(三)用　物

1. 仪器:高频电刀、腹腔镜手术系统(腹腔镜机组)。
2. 手术包:腔镜普通器械包、妇科腔镜器械盒、手术敷料包、手术衣。
3. 一次性物品:镜头套、手套、吸引器皮管、9cm×10cm 敷贴、11#刀片、小纱布。
4. 特殊用物:目镜、4-0 可吸收缝线、1-0 可吸收缝线。

(四)常见术式及图谱

腹腔镜下卵巢囊肿见图 16-3-7 至图 16-3-10。

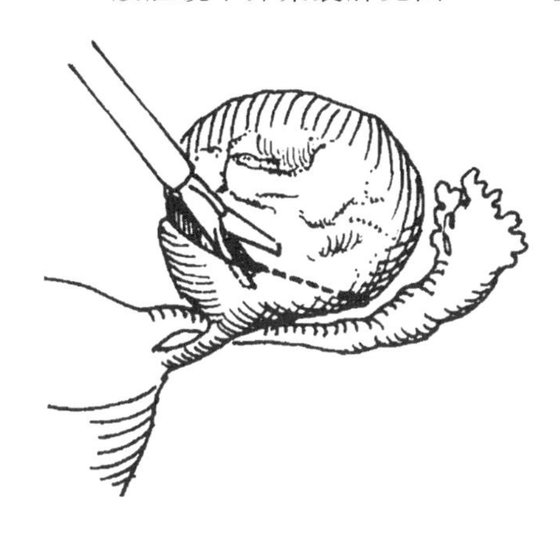

图 16-3-7　锐性剪开卵巢囊肿

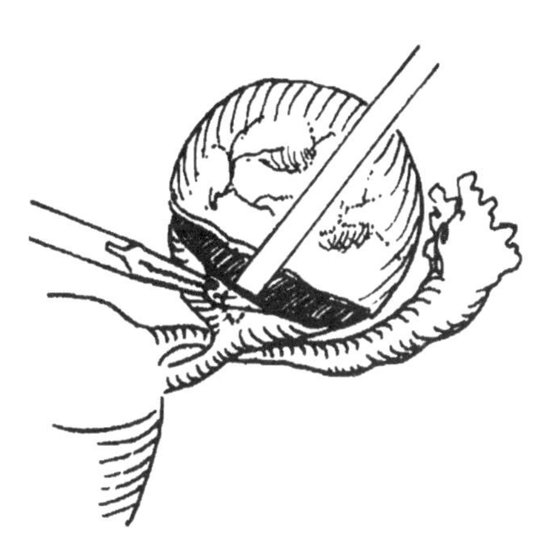

图 16-3-8　分离卵巢囊肿和囊肿间隙

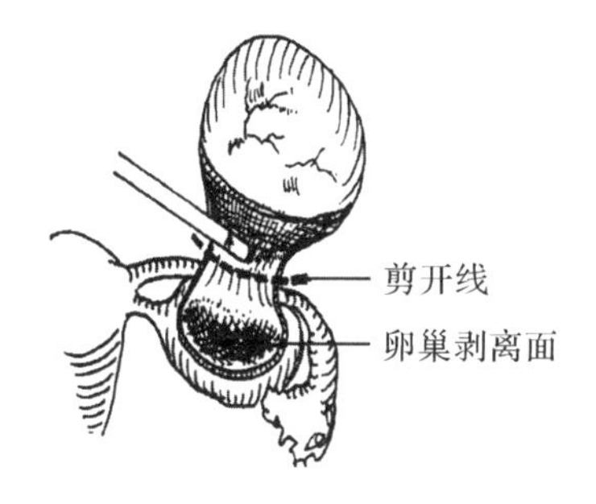

图 16-3-9　游离剔除囊肿

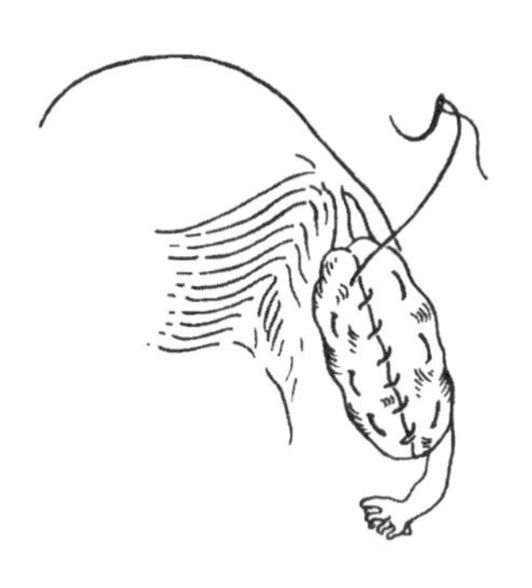

图 16-3-10　缝合卵巢

(五)护理配合

腹腔镜下卵巢囊肿摘除术手术步骤及配合见表16-3-4。

表16-3-4　腹腔镜下卵巢囊肿摘除术手术步骤及护理配合

手术步骤	护理配合	备注
铺台	提前15分钟洗手上台，穿手术衣等。铺无菌器械台，并将手术器械分类按使用次序排列于升降台及器械桌上，与巡回护士详细核对器械、纱布、缝针、腔镜器械等。做到边清点、边检查器械性能、边排列	
消毒皮肤	递消毒弯盘，用5%碘伏棉球以切口为中心，向四周涂擦3遍。消毒范围：上至剑突，下至大腿上1/3，两边至腋中线	
协助铺巾	递无菌巾、中单，最后铺大洞巾	
连接各导管仪器	连接各种导管导线，包括冷光源、气腹管、单极、双极、吸引皮管2条，准备小纱布1块，递组织钳1把，妥善固定	
建立气腹	递11#刀片、布巾钳2把、气腹针。递10mm曲罗卡，由肚脐处穿刺进腹；递3个5mm曲罗卡分别在麦氏点、反麦氏点、下腹部左侧处穿刺进腹	
探查腹腔	递分离钳、圆棒探查腹腔，确定病变部位	
剔出卵巢囊肿	递电凝钩在卵巢包膜靠近正常组织部位电凝一小口，递分离钳夹持正常卵巢组织边缘，沿囊肿面将肿瘤与卵巢组织剥离，剔出卵巢囊肿	
取出标本	递标本袋，取出标本	
冲洗	用温热的生理盐水冲洗腹腔	
止血、关气腹、缝合皮肤	关气腹，用双极电凝止血，清点纱布、缝针，数目正确后解除气腹，拔出穿刺器，用1-0可吸收缝线缝合筋膜及皮下组织，用4-0可吸收缝线缝合皮肤	

五、宫腔镜下息肉摘除术

(一)麻醉方式

静脉麻醉或气管内插管全身麻醉。

(二)手术体位

取膀胱截石位。

(三)用　物

1. 仪器：高频电刀、腹腔镜手术系统(腹腔镜机组)、膨宫仪。
2. 器械包：宫腔镜器械包、低温妇科电切器械包。
3. 敷料包：布包、手术衣包。
4. 一次性物品：镜头套、手套、45cm×45cm漏斗贴膜、14#导尿管、引流袋、10mL注射器。

5.特殊用物:宫腔镜头、30°膀胱镜、膨宫管、水管。
6.药物:5%葡萄糖液。

(四)护理配合

宫腔镜手术步骤及护理配合见表16-3-5。

表16-3-5 宫腔镜手术步骤及护理配合

手术步骤	护理配合	备注
消毒铺巾	常规物品清点。递消毒碗盘、卵圆钳消毒腹部、会阴和阴道后铺巾	
连接仪器导线	贴漏斗保护膜。连接、固定各种导线。连接膨宫管,接袋装5%葡萄糖液,排气,调节压力至80~90mmHg,转数为200~300转	
暴露宫颈	递金属导尿管排空膀胱,递宫颈扩张条,依次扩张宫颈至10号,将电切镜置入宫腔观察	
分离标本	递电切环,切除子宫内膜息肉并取出宫腔	
止血	电凝蒂部止血	
留置导尿	术毕,撤镜,留置导尿	

六、子宫下段剖宫产术

(一)麻醉方式

硬膜外麻醉、腰麻或全麻。

(二)手术体位

仰卧位,如麻醉后血压下降,则立即取左侧倾斜30°卧位或将手术床头部摇高45°,有利于纠正和预防仰卧位低血压综合征。

(三)用　物

(1)常用仪器:新生儿辐射床、新生儿转运车、高频电刀系统、吸引装置。
(2)常规物品:剖宫敷料包、手术衣包、可吸收缝线(1-0、2-0、3-0、4-0)、医用手术巾、敷贴、切口固定器、3M手术巾(备用)。
(3)常用器械:剖宫产器械、低位产钳、新生儿呼吸皮囊(备用)。
(4)备用药品:产科抢救相关药品(各类促进宫缩药物等)、新生儿急救药品。

(四)护理配合

子宫下段剖宫产术手术步骤及护理配合见表16-3-6。

表 16-3-6　子宫下段剖宫产术手术步骤及护理配合

手术步骤	护理配合	备注
消毒铺巾	常规手术物品清点，消毒铺单后，将电刀、吸引器导线固定好，并由巡回护士连接	
术野贴手术薄膜	递 45cm×45cm 手术薄膜，洗手护士协助铺医用手术巾	
切开耻骨联合 1cm	递 23＃手术刀逐层切开腹部皮肤、皮下组织、腹膜，用组织剪依次剪开筋膜层，游离肌肉层、腹膜层，递甲状腺拉钩牵开显露术野	
腹腔探查	探查子宫及下段形成情况，递温生理盐水巾及卵圆钳，放置切口固定器暴露手术野	
暴露子宫	切开膀胱反折腹膜，分离推开膀胱，递 2 把血管钳于子宫膀胱反折腹膜下 1～1.5cm 处，递拉钩、线剪切开反折腹膜	
切开子宫下段切口	切开子宫下段切口并扩大子宫切口，人工破膜。递 21＃刀片切开子宫切口，递线剪及血管钳破膜	
胎儿娩出并处理脐带	递组织钳、弯钳，协助吸净羊水。胎儿娩出后，用 2 把直钳夹住脐带，用线剪离断，交于巡回护士或助产士处理，必要时呼叫新生儿科医生	
胎盘娩出并清理	分别钳夹子宫切口上下缘及左右角，注射宫缩剂，待胎盘娩出后清理宫腔：递 4 把组织钳，递 2 块大生理盐水巾保护切口（使用切口固定器者省略此步），递抽有 20U 缩宫素药液的针筒，再递无齿卵圆钳及大生理盐水巾清除宫腔内残余胎膜	
缝合子宫切口	递 1-0 可吸收缝线、腹部拉钩、无齿镊、血管钳、线剪，进行间断或连续的切口缝合	
缝合子宫膀胱腹膜，探查、清理腹腔，清点物品及关闭腹腔，检查切口	递 2-0 可吸收缝线、无齿镊、血管钳、线剪，连续缝合。递生理盐水纱条、卵圆钳。 逐层缝合腹壁，洗手护士与巡回护士清点物品数量，递 2-0 可吸收缝线关腹，用 4-0 可吸收缝线缝合皮肤	

参考文献

[1] 谢幸，孔北华，段涛. 妇产科学[M]. 北京：人民卫生出版社，2018.
[2] 曹泽毅. 中华妇产科学[M]. 北京：人民卫生出版社，2014.
[3] 刘新民. 妇产科手术学[M]. 北京：人民卫生出版社，2005.
[4] 陈春林，郎景和，向阳，等. 子宫颈癌腹腔镜手术治疗的中国专家共识[J]. 中华妇产科杂志，2020，55(9)：579-585. DOI：10.3760/cma.j.cn112141-20200310-00202.

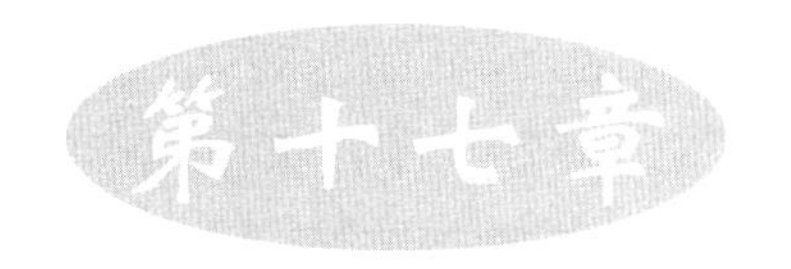

第十七章 眼科手术护理

第一节 眼科常用设备、器械和物品

一、眼科常用设备

眼科常用设备有显微镜、超乳机、玻璃体切割机、眼内激光机、冷凝机、检眼镜、眼科内窥镜系统等。

二、眼科常用器械

眼科手术常用器械有白内障囊外摘除器械包、白内障超乳器械包、微创玻切器械包、角膜移植器械包、青光眼器械包、巩膜扣带器械包,具体表 17-1-1 至表 17-1-7。

表 17-1-1 白内障摘除器械包

名称	数量	名称	数量
眼睑撑开器	1	眼科剪	1
囊膜剪	1	角膜剪	1
显微镊(有齿、无齿各 1)	2	晶体植入镊	1
撕囊镊	1	圈套器	1
晶体调位钩	1	虹膜恢复器	1
烧灼器	1	15°穿刺刀	1
注吸冲洗器	1	隧道刀	1
3.0mm 穿刺刀	1	抱核镊	1
劈核器	1		

表 17-1-2　白内障超乳器械包

名称	数量	名称	数量
眼睑撑开器	1	眼科剪	1
劈核器	1	I/A 手柄（包括 I/A 针头和硅胶套）	1
囊膜剪	1	虹膜恢复器	1
显微镊（有齿）	1	超乳手柄（包括超乳针头和硅胶套）	1
撕囊镊	1	晶体植入镊	1
晶体调位钩	1	15°穿刺刀	1
2.2mm 穿刺刀	1		

表 17-1-3　微创玻切器械包

名称	数量	名称	数量
眼睑撑开器	1	眼科剪	1
平台打结镊	1	角膜剪	1
显微持针器	1	显微镊（有齿）	1
测距器	1	角膜固定环	1
微创笛针手柄	1	巩膜塞镊	1
巩膜塞	2	眼内镊、剪	1

表 17-1-4　角膜移植器械包

名称	数量	名称	数量
眼用剪	1	角膜剪	1
显微持针器	1	角膜镊	1
显微系线镊	1	维纳斯剪	1
显微结扎镊	1	虹膜恢复器	1
平台打结镊	1	定位环	2
开睑器	1	烧灼止血器	1
Placido 环	1	15°穿刺刀	1

表 17-1-5　青光眼器械包

名称	数量	名称	数量
眼用剪	1	小梁剪	1
角膜剪	1	虹膜恢复器	1
显微系线镊	1	测距器	1
显微结扎镊	1	1.25mm 隧道刀	1

续表

名称	数量	名称	数量
平台打结镊	1	15°穿刺刀	1
显微无损伤镊	1	剃须刀片	1
显微持针器	1	开睑器	1
刀片夹持器	1		

表 17-1-6　巩膜扣带器械包

名称	数量	名称	数量
眼用剪	2	开窗器	1
眼用镊	2	带孔斜视勾	2
眼科弯无齿镊	1	直尺	1
蚊式钳	2	持针器	1
中弯血管钳	1		

表 17-1-7　常规器械(每个包都有)

名称	数量	名称	数量
布巾钳	1	持针器	1
蚊中弯血管钳	1	蚊直血管钳	1
弯盘	1	冲洗针头	1
小量杯	2	纱布	若干
5 号长针头	1	棉签	1

三、眼科常用物品

眼科常用物品表 17-1-8 至表 17-1-10。

表 17-1-8　眼科一次性物品

名称	名称
冲洗针头	重水
眼科医用膜	惰性气体
超乳套包	硅油
玻切套包	一次性注射器(1mL/2mL/5mL/10mL/1mL 胰岛素)
激光光纤	一次性针头(22G/23G/26G/30G)
黏弹剂	输血器
人工晶体	静脉穿刺针 22G

表 17-1-9　常用缝线

名称	名称
4-0 涤纶编织线	可吸收缝线(8-0、6-0)
5-0 进口编织线	10-0 尼龙线
带针丝线(3-0、5-0)	10-0 双针线

表 17-1-10　常用药物

名称	名称
表面麻醉剂	散瞳剂
2%利多卡因	罗哌卡因
亚甲蓝	缩瞳剂
地塞米松	肾上腺素针
吲哚青绿	曲安奈德

第二节　眼科手术护理配合特点

1.眼科手术复杂，仪器、设备多，器械精密、贵重且易损。手术配合护士要熟悉手术操作步骤和术者习惯，熟练掌握手术所需的器械及各种仪器设备的使用方法、参数设置和保养要求。

2.注意患者手术体位舒适。协助患者取仰卧位，调节头枕高低，使额部与下颏在一个水平线上。将双上肢自然放于身体两侧，用中单固定肘关节部位；双下肢自然伸直。对小儿及高龄患者做好肢体约束，防止坠床。对全麻患者，注意保护非手术眼，可涂眼或贴敷贴，防止角膜干燥。

3.做好患者安全管理。眼科手术以老年患者居多，老年人合并全身性疾病的比例高，加上视力障碍，因此要注意安全防护，防止坠床、跌倒等意外。术中给予常规心电监护，注意观察血压、脉搏及血氧饱和度等生命体征。

4.给予心理支持。眼科手术以局部麻醉为主要麻醉方式，需要患者在术中安静地配合。术前讲解护理配合，同时有必要给予积极的心理支持。手术过程中，医护不可随意讨论病情及谈论与手术无关之事。

5.注意患者呼吸舒适度。眼科手术铺巾遮盖头面部，部分局麻患者会感觉呼吸不畅，故一般在术前消毒前常规给予鼻导管吸氧。近年来出现可塑形通气吸氧支架，不仅改善了铺巾下患者的呼吸微环境，而且术中还可以按需输氧，提高了患者的舒适度。

6.严格执行手术安全核查制度。由于左、右眼的特殊性，所以要特别注意手术眼别的确认。术前做好术眼标识，麻醉前、手术开始前及手术结束时，三方按核查表核对，避免消毒铺洞巾时眼别错误。手术前确认设备及所需器械、耗材准备妥当。在术中提供人工晶体等植入物前，医护双方再次核对患者姓名、术眼、品牌、型号及 A 常数和度数等参数。

7.严格无菌操作。感染性眼内炎是最严重的眼科手术术后并发症之一。参加手术人员要严格无菌操作,保证所使用手术器材的灭菌效果;做好眼内灌注液、术中表面麻醉药、散瞳药等的管理。

8.术中密切配合。密切关注手术进展,配合仪器设备的使用,正确安装液流系统、连接管路,调整所需参数,确保手术系统正常运行。保持眼内灌注液的通畅,及时换瓶。观察患者生命体征,积极配合手术。

9.重视术前、术后器械清点和检查。内眼手术术前、术后清点器械,查看器械的完整性,避免使用性能不良的器械。注意清点缝针、缝线及小套管数量等;在眼眶、视神经等手术中,除清点器械外,还需严格清点脑棉片、不可吸收的止血材料等敷料,避免术后遗留在深部切口。

10.术后患者安返病房。可以用轮椅或平车转运。局麻患者术后可使用轮椅送往病房。对于眼内填充惰性气体、硅油的患者,按医嘱安置头低或头侧位。对于角膜内皮移植患者,术后需要严格取仰卧位,平车平稳转运,以提高手术成功率。

11.术后器械标准化处理。术后整理按光学镜片类→眼内器械→显微器械→普通器械的顺序进行,做好精密昂贵器械的保护和现场预清洁。复用器械按标准流程清洗。广角镜、眼内窥镜、超乳手柄等特殊器械严格按使用说明书清洗、灭菌。

第三节　常见手术种类及配合

一、白内障超声乳化联合人工晶体植入术

(一)麻醉方式

1.表面麻醉

术前用爱尔凯因滴眼液滴于下方结膜囊内,嘱闭眼2~3分钟,重复滴2~3次。

2.全身麻醉

用于不合作患者及儿童。

(二)手术体位

手术体位为仰卧位,前额和下颏保持在同一水平线。

(三)手术物品

1.手术敷料

眼科敷料包、手术衣。

2.手术器械

白内障超声乳化器械包。

3.一次性物品

5mL针筒2个、眼科医用膜1个。

4.特殊物品

人工晶体、表面麻醉滴眼液及局部神经阻滞麻醉药、散瞳药水、抗生素激素复合眼药水、

医用透明质酸钠、缩瞳剂、复方氯化钠溶液及肾上腺素针等。

5.仪器设备

(1)超声乳化仪、显微镜。

(2)超声乳化仪连接电源,放置脚踏控制器。开机系统自检,选择术者模式,安装集液盒。测试液流系统和超乳手柄,进入操作程序。

(四)手术步骤及护理配合

白内障超声乳化联合人工晶体植入术手术步骤及护理配合表17-3-1。

表17-3-1 白内障超声乳化联合人工晶体植入术手术步骤及护理配合

手术步骤	护理配合	备注
开睑与结膜囊消毒、冲洗	用开睑器开睑,5%聚维酮碘溶液消毒结膜囊,用生理盐水彻底冲洗	
连接管件	将超声乳化手柄、I/A管件连接超声乳化仪,测试后备用	
做主切口(角膜隧道切口)	递显微结扎镊、主切口穿刺刀,在颞上方或鼻上方角膜缘做切口	
做侧切口	递显微结扎镊、15°穿刺刀	
维持前房深度	递黏弹剂,填充前房	
撕囊	递撕囊镊和虹膜恢复器,行连续环行撕囊	
水分离	递复方氯化钠溶液,用水流作囊下水分离	
超声乳化吸出	根据需要将机器调节至不同的"超乳模式",递超乳手柄和劈核器,把核块乳化并吸出。告知主刀医生超乳能量和吸力参数及灌注液瓶高度	
吸除晶体皮质	将机器调节至"I/A模式",递I/A手柄和和虹膜恢复器,吸除皮质,如需进行后囊抛光,将机器调节至"抛光模式"	
填充前房和囊袋	递黏弹剂填充	
核对人工晶状体(intraocular lens,IOL)	查看IOL预定单、IOL计算报告单,核对患者姓名、住院号、眼别、IOL型号、A常数、度数、有效期,确认无误后拆开包装	植入人工晶体前与术者仔细核对人工晶体的型号和度数
囊袋内植入IOL	将黏弹剂注入折叠器腔内和IOL的光学面上,将IOL装入折叠器,安装到推注器上递IOL、虹膜恢复器,囊袋内植入IOL	
调整IOL位置	递IOL定位钩,调整IOL在囊袋内的位置	
吸出黏弹剂	"I/A模式"下,递I/A手柄,吸出黏弹剂	
关闭切口	递复方氯化钠溶液封闭角膜切口	
术眼滴药,用透明眼罩遮盖	抗生素激素复合眼药水	

二、微创玻璃体切割术及复杂性视网膜脱离复位术

(一)手术步骤图谱

手术步骤图谱见图 17-3-1 和图 17-3-2。

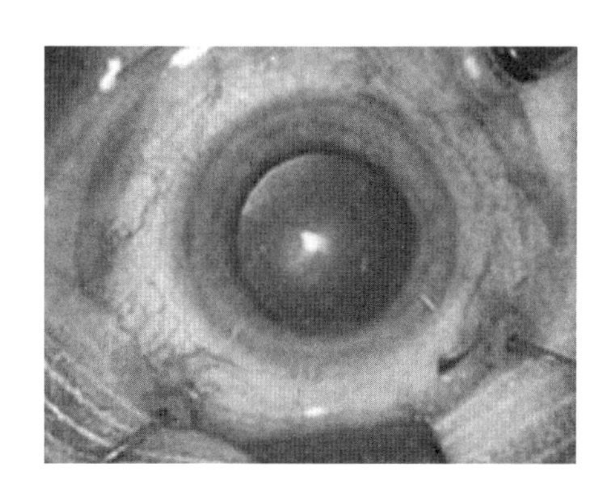

图 17-3-1 视网膜脱离复位术——通道建立

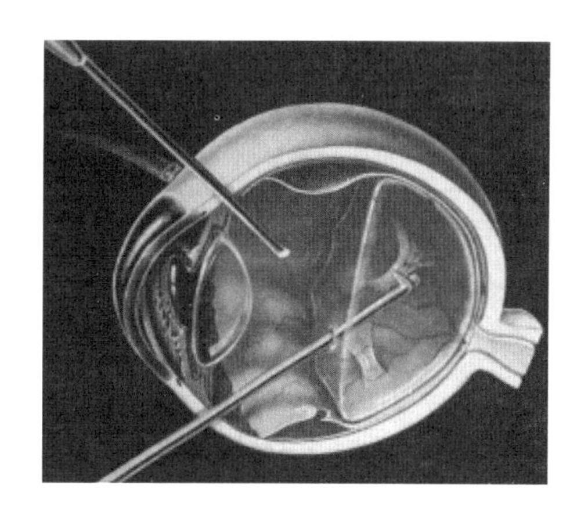

图 17-3-2 玻璃体切割

(二)麻醉方式

1. 局部麻醉

以 2%利多卡因与 0.75%罗哌卡因 1∶1 混合,做球后或球周麻醉。

2. 全身麻醉

适用于小儿,或手术时间长、不配合的患者。

(三)手术体位

仰卧位,前额和下颏保持在同一水平线。

(四)手术物品

1. 手术敷料

眼科敷料包、手术衣。

2. 手术器械

常规器械包、微创玻切器械包。

3. 一次性材料

1mL、5mL 注射器各 2 个,眼科医用膜 1 个。

4. 特殊物品

23G/25G/27G 一次性玻切套包(包括 23G/25G/27G 玻切头、穿刺套管、高照明光纤、气液交换管及液流管件)、眼内激光光纤(23G/25G)、角膜接触镜、广角镜系统、眼内镊、眼内剪、冷凝头、黏弹剂、硅油、重水。

5. 仪器设备

玻璃体切割器、冷凝器、眼内激光器。

(五)手术步骤及护理配合

微创玻璃体切割术及复杂性视网膜脱离复位术手术步骤及护理配合见表 17-3-2。

表 17-3-2　微创玻璃体切割术及复杂性视网膜脱离复位术手术步骤及护理配合

手术步骤	护理配合	备注
开睑，冲洗结膜囊	用开睑器开睑，用 5%聚维酮碘溶液消毒结膜囊，用生理盐水彻底冲洗	
连接管件	将高速玻璃体切割头连接玻切机，切割头测试后备用；将高照明光导纤维连接灯座，提早 3～5 分钟开启预热后，再调节冷光源亮度	
安放套管	递测距器(与角膜缘距离：有晶体眼 4.0mm，无晶体眼或人工晶体眼 3.5mm)、显微结扎镊与带套管的穿刺刀，穿刺刀与巩膜呈 30°平行角巩膜缘行穿刺，穿过结膜、巩膜、睫状体，当达到套管与穿刺刀接口时，穿刺刀改变方向后旋刺向后极部，缓慢拔出穿刺刀，滞留套管，分别建立颞上、颞下、鼻上三通道	
建立灌注系统	接好灌注液，将灌注管放水后关闭，在颞下方管套内插入灌注管。根据手术需要开放灌注液，调节灌注瓶高度	
玻璃体切除	置入高照明光导纤维和高速玻璃体切割头，切除玻璃体：先从轴心中央部开始，继而向前、向周边和向后推进；按需要放置不同视角的角膜接触镜或广角镜，然后进行巩膜外加压，增加周边部的可视性	
膜剥离	剥除视网膜增殖膜与内界膜，以解除对视网膜、黄斑部的牵拉。备好吲哚青绿、眼内电凝	眼内操作时，器械护士通过观看手术视频密切配合，传递器械主动、到位
重水压平视网膜	注射器抽取重水，换上平头 5＃牙科针头，旋紧递上	器械台上抽取的重水、复方氯化钠溶液等液体要标识明确，切勿混淆
视网膜光凝	连接相应激光探头，启动机器，自检通过后，选择激光能量、曝光和间隔时间	
气-液交换	双凹镜(有晶体眼)或平凹镜(无晶体眼)，开玻切机的进气键，一般调节气压为 30～35mmHg；灌注头转接气液交换管，依次递切割头及微创笛形针，把玻璃体腔液体置换成气体	
硅油填充	将安装好的硅油注射器与灌注管相连，缓缓注入硅油	
拔管封闭切口	拔出套管，用棉签逆隧道方向轻推巩膜，并做短暂停留，轻压切口，检查切口，确保没有渗漏	
结膜下注射	协助抽取抗生素和激素类药物	
包扎伤口	涂抗生素激素眼膏后，用无菌纱布遮盖	局麻硅油填充，患者轮椅转运，按医嘱给予头低位或头侧位转运

三、巩膜扣带术

(一)常见术式

巩膜扣带术术式见图 17-3-3 和图 17-3-4。

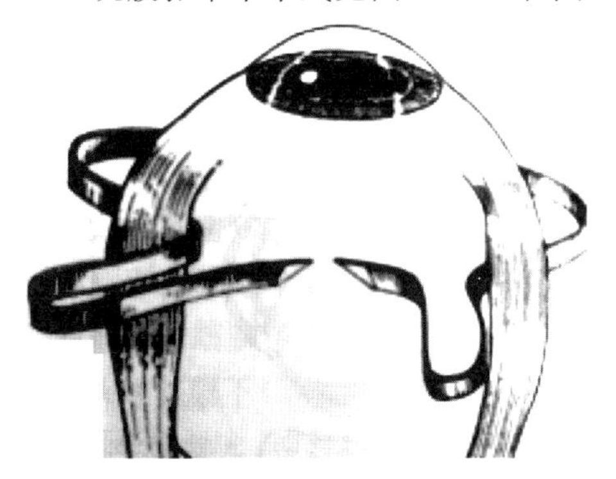

图 17-3-3 视网膜脱离巩膜外环扎、冷凝术

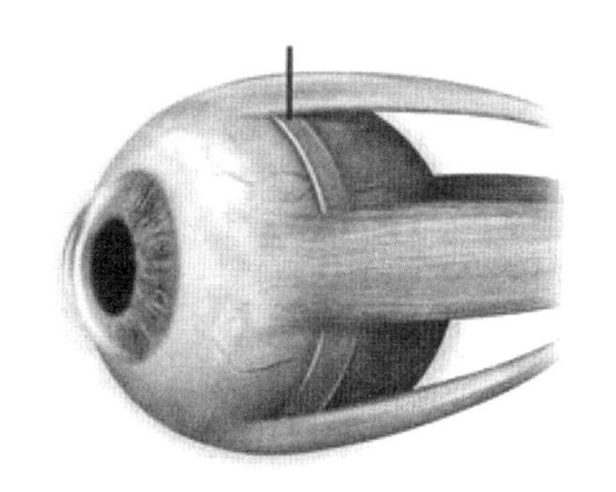

图 17-3-4 视网膜脱离巩膜外环扎、冷凝术

(二)麻醉方式

1. 局部麻醉

2%利多卡因 5mL 和 0.75%罗哌卡因 5mL 以 1∶1 混合做球后或球周麻醉。

2. 全身麻醉

适用于小儿,或不合作、对疼痛不耐受的患者。

(三)手术体位

仰卧位,前额和下颏保持在同一水平线。

(四)手术物品

1. 手术敷料

眼科敷料包、手术衣。

2. 手术器械

巩膜扣带器械包。

3. 一次性物品

1mL、5mL 针筒各 2 个,眼科医用膜 1 个,5-0 涤纶编织线,8-0 可吸收缝线。

4. 特殊物品

冷凝头、环扎带、袖套、硅胶带、硅海绵、20D 前置镜、亚甲蓝。

5. 仪器设备

无影灯、冷凝器、双目间接检眼镜等。

(五)手术步骤及护理配合

巩膜扣带术手术步骤及护理配合见表 17-3-3。

表 17-3-3 巩膜扣带术手术步骤及护理配合

手术步骤	护理配合	备注
开睑，冲洗结膜囊	用开睑器开睑，用5%聚维酮碘溶液消毒结膜囊	
加压材料准备	把需用的环扎或加压材料放入抗生素液中浸泡后备用	
冷凝准备	连接冷凝头，打开二氧化碳（CO_2）气瓶开关，将冷凝器调压阀开关缓慢打开，观察冷冻器压力表，将压力调节到6MPa以上；把冷凝头头端放入水杯后拿出，踩下脚踏，观察冷凝头头端冰球生成速度及大小；再松开脚踏，移开水杯，观察冰球破裂的时间，判断冷凝及解凝是否正常	
暴露巩膜	递眼科剪，沿角膜缘360°剪开球结膜，并分离结膜下筋膜组织，暴露巩膜	
牵引直肌	递1#丝线，依次穿在带孔斜视钩并递上，同时递眼科有齿镊，牵引4条直肌	手术中牵引及加压眼球时，观察患者心率、血压的变化，注意眼心反射
做裂孔定位	协助主刀医生戴双目间接检眼镜，关闭室内灯光；递20D前置镜，找到裂孔，递巩膜定位器沾亚甲蓝，在巩膜上作定位标记	术中协助术者戴双目间接检眼镜，防止术者双手及手术衣的无菌范围被污染
放出视网膜下液	视患者病情行巩膜外切开放液，预置5-0涤纶线。递26G针头，或直接用1mL注射器针头穿刺巩膜进行放液	
冷凝封闭裂孔	在术者提示下，踩下或松开脚踏，控制冷凝器	
巩膜外加压或环扎	预置缝线，将加压带压在裂孔相应位置，结扎预置缝线固定。如需环扎，预置环扎缝线，将环扎带穿过4条直肌，在巩膜外环绕眼球1周，预置逢线做褥式缝合固定	
观察眼底	协助主刀医生戴上双目间接检眼镜查看，了解视网膜复位情况；必要时调整缝线，补充冷凝	
膨胀气体填充	必要时，用1mL注射器抽取气体，换上26G针头，于角膜缘后3.5～4mm处，通过结膜、巩膜和睫状体平部穿刺注入纯膨胀气体0.3～0.8mL；注气完毕递湿棉签，压迫进针孔	
缝合切口	剪除直肌牵引缝线，递8-0可吸收缝线缝合结膜	
结膜下注射	协助抽取抗生素和激素类药物	
包扎术眼	涂抗生素激素眼膏，用无菌纱布遮盖包扎	根据手术方式安置患者体位

四、青光眼小梁切除术

（一）常见术式

青光眼小梁切除术术式图谱见图17-3-5至图17-3-10。

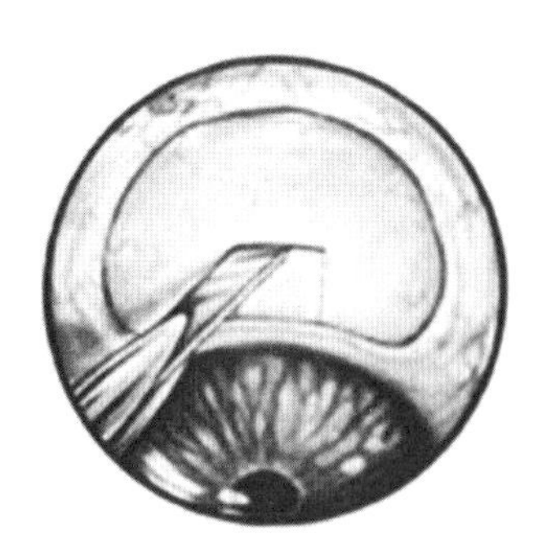

图 17-3-5　行球结膜切口

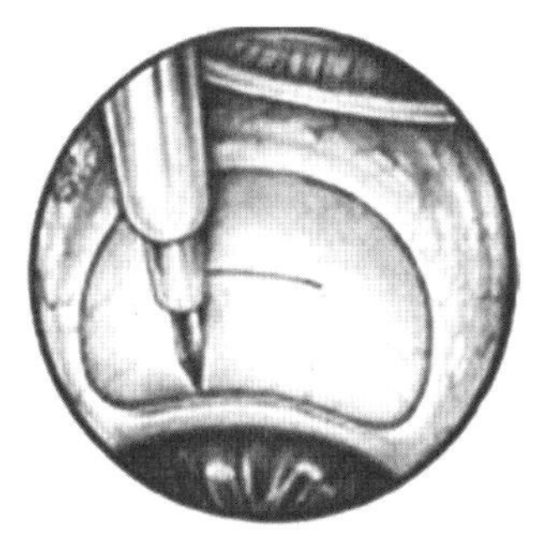

图 17-3-6　制作巩膜瓣

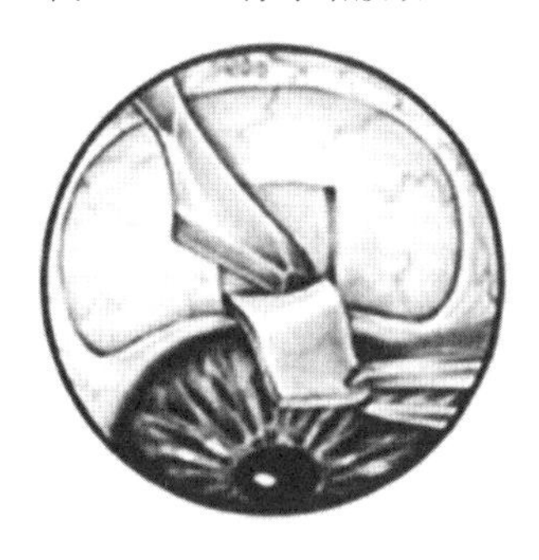

图 17-3-7　掀开巩膜瓣,行前房穿刺

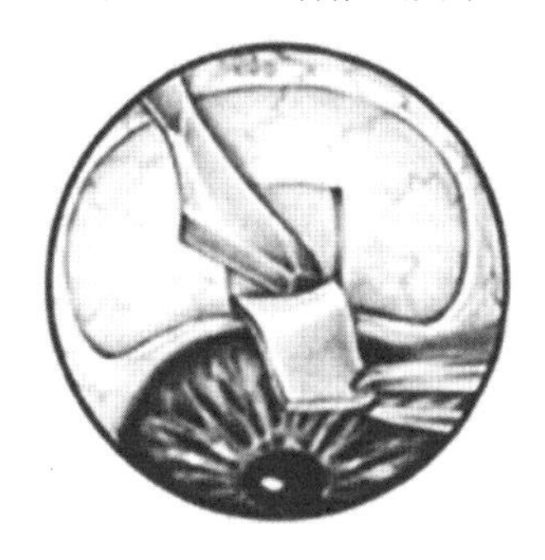

图 17-3-8　剪切小梁组织

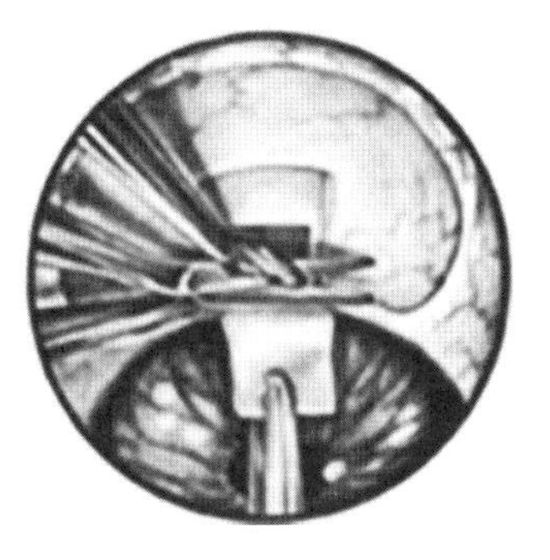

图 17-3-9　虹膜根部切除

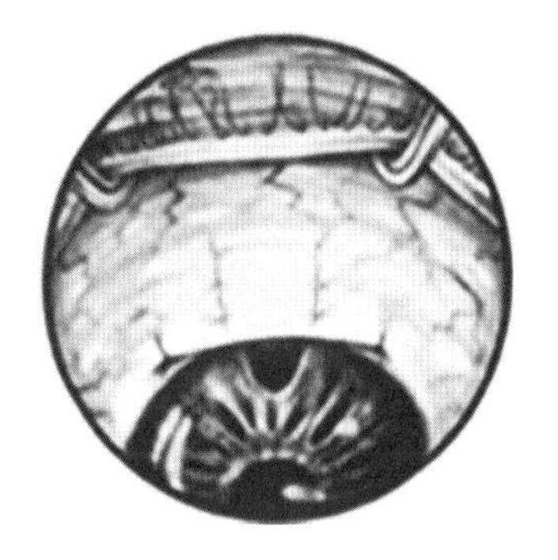

图 17-3-10　巩膜瓣间断缝合

(二)麻醉方式

1. 局部麻醉

2%利多卡因与 0.75%罗哌卡因以 1∶1 混合做球后或球周麻醉。

2. 全身麻醉

适用于儿童及不合作的患者。

(三)手术体位

取仰卧位,前额和下颏保持水平。

(四)手术物品

1. 手术敷料

眼科敷料包、手术衣。

2. 手术器械

青光眼器械包。

3. 一次性物品

1mL、5mL 针筒各 1 个,眼科医用膜 1 个。

4. 特殊物品

4-0 慕丝线、8-0 薇乔线、10-0 线等。

5. 仪器设备

显微镜、双极电凝器。

(五)手术步骤及护理配合

青光眼小梁切除术手术步骤及护理配合见表 17-3-4。

表 17-3-4 青光眼小梁切除术手术步骤及护理配合

手术步骤	护理配合	备注
开睑,结膜囊消毒、冲洗	开睑器开睑,5%聚维酮碘溶液消毒结膜囊,用生理盐水彻底冲洗	
局部麻醉	用 1mL 注射器抽取 2%利多卡因,行结膜下注射	
固定眼球	递粗有齿镊和持针器、4-0 慕丝线,做上直肌牵引缝线,固定眼球	根据术者习惯选择是否牵引直肌
制作结膜瓣	递显微结扎镊、角膜剪,剪开结膜,在上方 12 点做以角膜缘或穹窿部为基底的结膜瓣。制作结膜瓣后,递双极电凝镊止血	
暴露巩膜	递双极电凝和角膜剪,将巩膜表面筋膜组织轻巧地分离干净,不损伤其表面血管。用水下电凝轻轻烧灼手术部位血管	
制作巩膜瓣	递测距器,测量巩膜瓣大小;递显微无损伤镊、刀片,制作巩膜瓣,将巩膜瓣向角巩膜缘方向分离至透明角膜	
5-FU 应用(按需)	遵医嘱浓度稀释药品。分离结膜下组织,放置含有药液的脑棉片于结膜或巩膜瓣下,3~5 分钟后将其取下,用 0.9%氯化钠溶液充分冲洗干净	
生物羊膜材料应用(按需)	核对羊膜规格,经抗生素浸泡液、0.9%氯化钠溶液冲洗后放置,递 10-0 尼龙线缝合在巩膜瓣下	
前房穿刺	递 15°穿刺刀,在颞侧做角膜旁刺口	
做小梁切口	递 15°穿刺刀及显微无损伤镊,在巩膜瓣下灰线的部位平行角膜缘切开约 1.5~2mm,切穿后再放出一些房水,要避免房水流出过快及虹膜脱出	
切除小梁	递小梁剪、显微结扎镊,在巩膜瓣下切除深层角巩膜组织约 1.5mm×2mm	
切除虹膜根部	递小梁剪,切除周边虹膜约 2.0mm×2.5mm 后,递虹膜恢复器,予以回复虹膜,使小梁缺损区无残留虹膜	

续表

手术步骤	护理配合	备注
缝合巩膜瓣	递 10-0 尼龙线,缝合巩膜瓣,缝合的张力要适度,根据病情在巩膜瓣侧边做可调整缝线	
恢复前房	递带冲洗针头注射器。为预防浅前房或无前房的并发症,从前房穿刺口注入生理盐水重建前房	
缝合结膜	递 8-0 可吸收缝线或 10-0 尼龙线,间断(或分层连续)缝合结膜	
包扎术眼	术毕结膜下注射抗生素和激素类药物,涂抗生素激素眼膏后用无菌纱布遮盖	

五、青光眼微型引流钉(Ex-PRESS)植入术

(一)常见术式和图谱

青光眼微型引流钉植入术术式见图 17-3-11 至图 17-3-16。

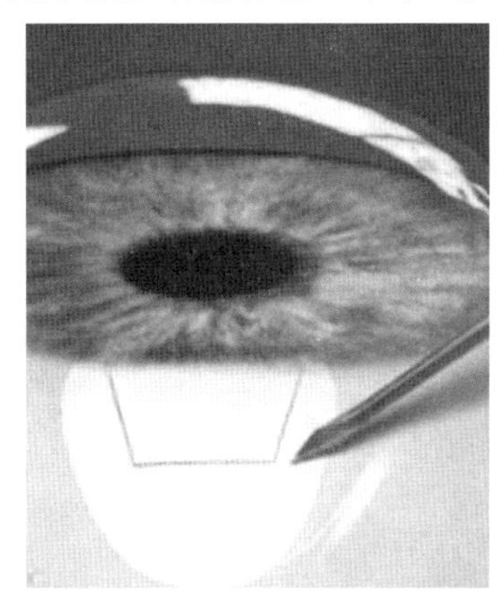

图 17-3-11 结膜瓣切口

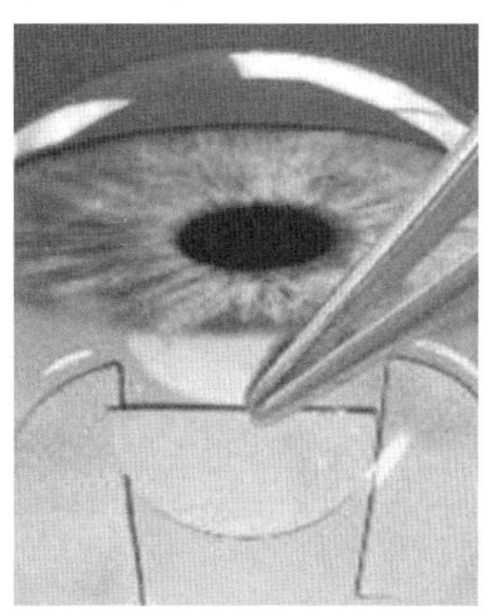

图 17-3-12 制作巩膜瓣,应用 MMC

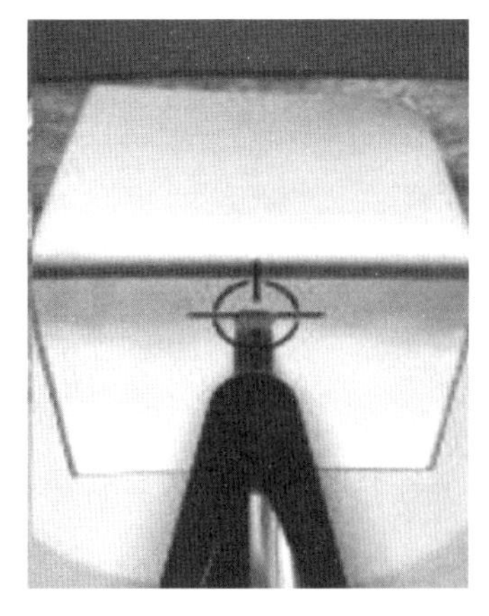

图 17-3-13 用 25#～27#针头,行前房穿刺作为预置切口

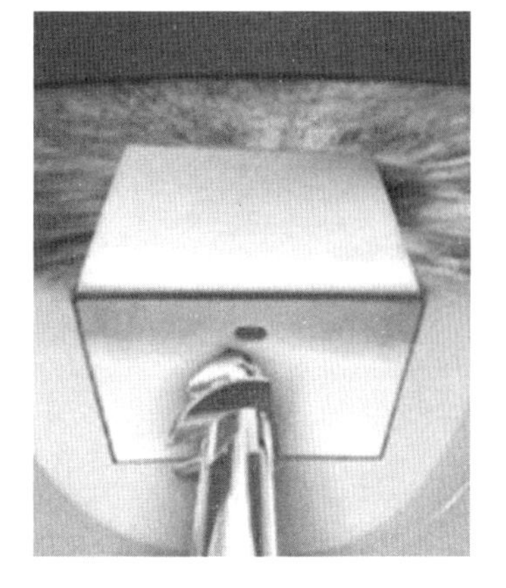

图 17-3-14 植入 Ex-PRESS

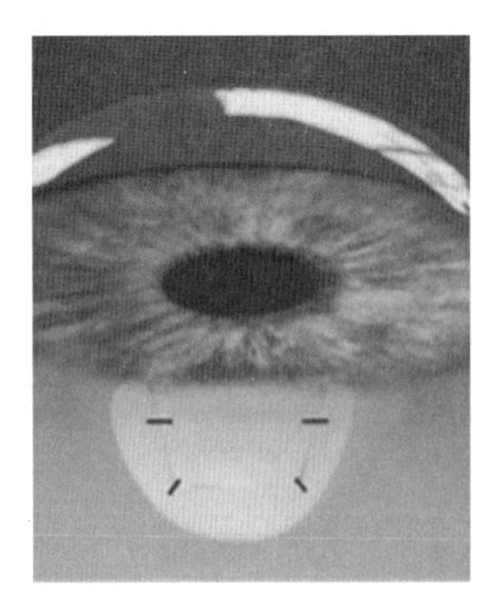

图 17-3-15 缝合巩膜瓣、结膜瓣

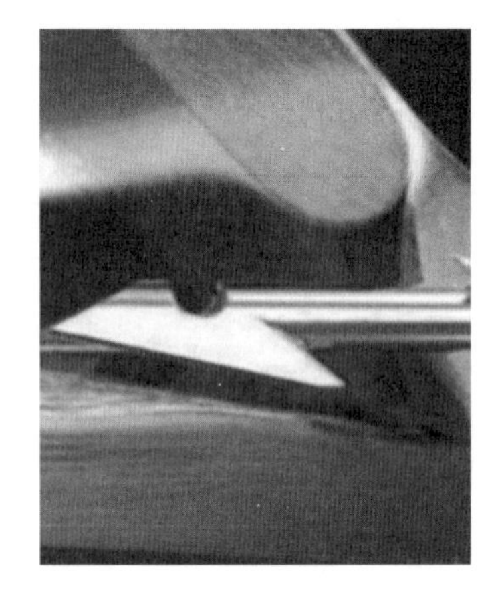

图 17-3-16 Ex-PRESS 植入后

(二)麻醉方式

1. 局部麻醉

以 2%利多卡因行局部浸润麻醉，或 2%利多卡因与 0.75%罗哌卡因以 1∶1 混合做球后或球周麻醉。

2. 全身麻醉

适用于儿童及不合作的患者。

(三)手术体位

仰卧位，前额和下颏保持在同一水平线。

(四)手术物品

1. 手术敷料

眼科敷料包、手术衣。

2. 手术器械

青光眼器械包。

3. 一次性物品

1mL、5mL 带冲洗针头注射器各 1 个，眼科医用膜 1 个。

4. 特殊物品

青光眼引流钉、4-0 慕丝线、8-0 薇乔线、10-0 尼龙线等。

5. 仪器设备

显微镜、双极电凝器。

(五)手术步骤及护理配合

青光眼微型引流钉植入术手术步骤及护理配合表 17-3-5。

表 17-3-5 青光眼微型引流钉植入术手术步骤及护理配合

手术步骤	护理配合	备注
开睑,结膜囊消毒、冲洗	用开睑器开睑,用 5%聚维酮碘溶液消毒结膜囊,用生理盐水彻底冲洗	
局部浸润麻醉	1mL 注射器抽取 2%利多卡因,行结膜下注射	
固定眼球	递粗有齿镊跟持针器,用 4-0 慕丝线做上直肌牵引缝线,固定眼球	根据术者习惯选择是否牵引直肌
做角膜缘结膜切口	递显微结扎镊、角膜剪,做切口后递双极电凝镊止血	
制作巩膜瓣	用测距器测量,通常是 4mm×4mm;用剃须刀片或 15°穿刺刀作切口,在 12 点位处,将巩膜瓣向角巩膜缘方向分离至透明角膜,约 1/2 巩膜瓣厚度	
放置丝裂霉素(按需)	在巩膜瓣下放置丝裂霉素药液脑棉片,3~5 分钟后将其取出,并用 0.9%氯化钠溶液充分冲洗干净	
制作预置切口	递 15°刀,做 9 点位透明角膜穿刺口,注入黏弹剂维持前房,用 25G 针头或 5♯针头距角巩膜缘 0.5mm 处穿刺入前房	
植入 EXPRESS 微型引流器,调整位置	从穿刺口将 Ex-PRESS 引流器导入前房,使引流管悬浮于前房内,与角膜内皮及虹膜未接触	
缝合巩膜瓣	递显微持针器、有齿镊、10-0 尼龙线缝合巩膜瓣,根据情况在巩膜瓣侧边做可调整缝线	
缝合结膜	递显微持针器、有齿镊、10-0 尼龙线或 8-0 可吸收缝线间断(或分层连续)缝合结膜	
包扎术眼	术毕结膜下注射抗生素和激素类药物,涂抗生素激素眼膏后用无菌纱布遮盖	

六、角膜移植术

(一)常见术式和图谱

常见术式和图谱见图 17-3-17 和图 17-3-18。

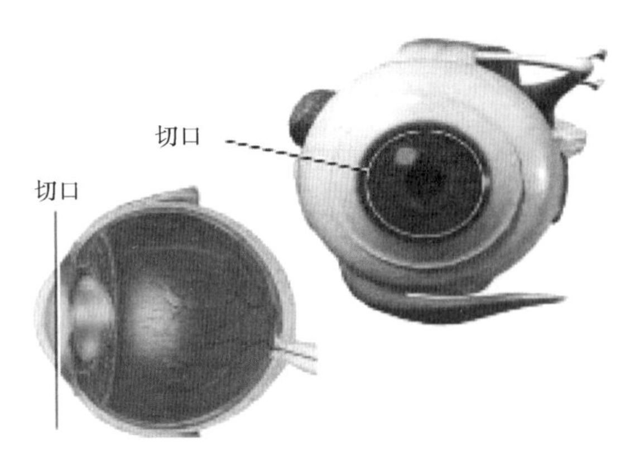

图 17-3-17 青光眼微型引流钉植入术

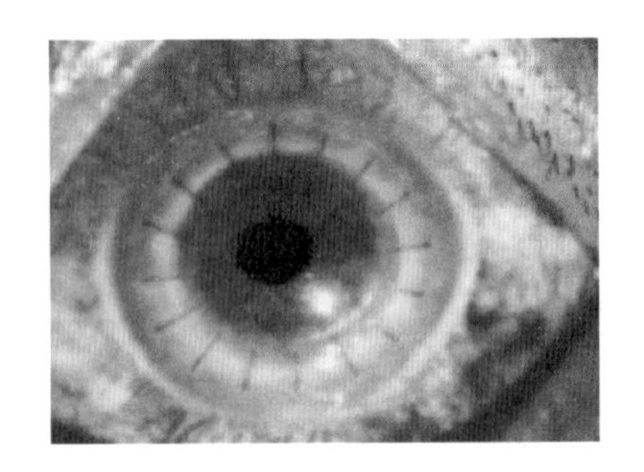

图 17-3-18 角膜移植术

(二)麻醉方式

1. 局部麻醉

以 2%利多卡因行局部浸润麻醉,或 2%利多卡因与 0.75%罗哌卡因以 1∶1 混合做球后或球周麻醉。

2. 全身麻醉

适用于儿童及不合作的患者。

(三)手术体位

仰卧位,前额和下颏保持在同一水平线。

(四)手术用物

1. 手术敷料

眼科敷料包、手术衣。

2. 手术器械

角膜器械包。

3. 一次性物品

5mL 针筒 2 个,眼科医用膜 1 个,10-0 角膜缝线,5-0 慕丝线。

4. 特殊物品

眼科用医用透明质酸钠。

5. 仪器设备

显微镜。

(五)手术步骤及护理配合

角膜移植术手术步骤及护理配合见表 17-3-6 和表 17-3-7。

表 17-3-6 (深)板层角膜移植术手术步骤及护理配合

手术步骤	护理配合	备注
开睑,消毒、冲洗结膜囊	用开睑器开睑,用5%聚维酮碘溶液消毒结膜囊,用生理盐水彻底冲洗	
眼球固定	递眼用镊、5-0慕丝线,做上下直肌牵引固定缝线	
确定角膜植床直径	递定位环,垂直于角膜表面,环中心对准瞳孔中心,向下轻压	
准备角膜材料	提供合适规格的供体角膜环钻,与医生共同核对后,将角膜植片与保存液摇匀,迅速倒入无菌药杯	供体角膜应按要求妥善保管保存,避免污染、损伤或丢失
制作角膜植片	递供体环钻,按照角膜病变深度决定植片厚度,一般钻1/3～1/2角膜厚度	
制作角膜植床	递受体环钻,钻切受体角膜,根据病灶深度、波及的范围,确定切除组织的厚度、范围,递刀片刮除病变组织	
进行板层分离,层间注气,分离基质层及后弹力层角膜	准备注射用水或消毒空气,进行板层分离。手法湿剥至近后弹力层,剥离已分离的板层(或深板层)角膜	
缝合固定角膜植片	将角膜植片移至植床上,用10-0尼龙线在12、6、3、9点钟位间断缝合4针固定,再在四个象限内连续缝合或间断缝合共16针,递系线镊,将线结埋入植床	
形成前房	冲洗去除层间积血和异物	
拆去牵引线	递眼科剪,拆除5-0慕丝线	
包扎术眼	术毕涂抗生素激素眼膏,用无菌纱布遮盖	
必要时留取病变角膜送病理检查	准备10%福尔马林溶液的标本瓶	

表 17-3-7 穿透性角膜移植术手术步骤及护理配合

手术步骤	护理配合	备注
开睑,消毒、冲洗结膜囊	用开睑器开睑,用5%聚维酮碘溶液消毒结膜囊,用生理盐水彻底冲洗	
固定眼球	递眼用镊、5-0慕丝线,做上下直肌牵引固定缝线	
确定角膜植床直径	递定位环,垂直于角膜表面,环中心对准瞳孔中心,向下轻压	
准备角膜材料	提供合适规格的供体角膜环钻,与医生共同核对后,将角膜植片与保存液摇匀,迅速倒入无菌药杯	供体角膜应按要求妥善保管、保存,避免污染、损伤或丢失

续表

手术步骤	护理配合	备注
制作角膜植片	将角膜植片内皮面朝上移至环钻钻台上,中心对准冲切器,钻取角膜植片。递黏弹剂滴入角膜植片内皮面备用	
制作角膜植床	受体环钻垂直于角膜表面,钻孔中心对准瞳孔中心,向下轻压,深度达到角膜厚度的3/4以上时,停止钻切。递15°穿刺刀,行前房穿刺后,注入黏弹剂。递角膜环形剪,沿着环钻切口剪下病变角膜	
缝合固定角膜植片	将角膜植片移至植床上,用10-0尼龙线在12、6、3、9点钟位间断缝合4针固定,再在四个象限内连续缝合或间断缝合共16针,递系线镊,将线结埋入植床	
形成前房	冲洗前房,注入生理盐水形成前房	
拆去牵引线	递眼科剪,拆除5-0慕丝线	
包扎术眼	术毕涂抗生素激素眼膏,用无菌纱布遮盖	

七、鼻内窥镜下视神经管减压术

(一)常见术式

鼻内窥镜下视神经管减压术见图17-3-19。

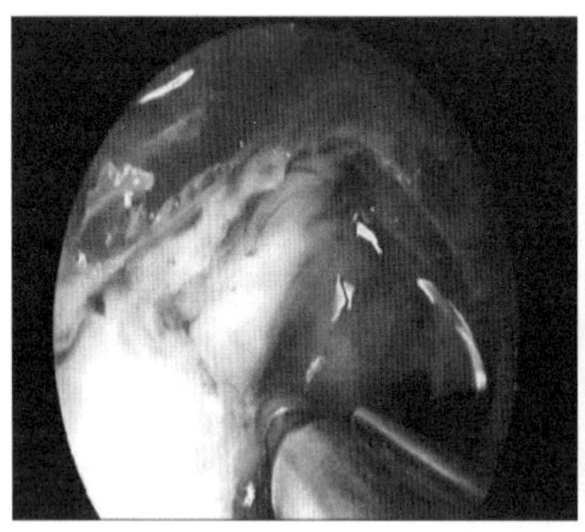
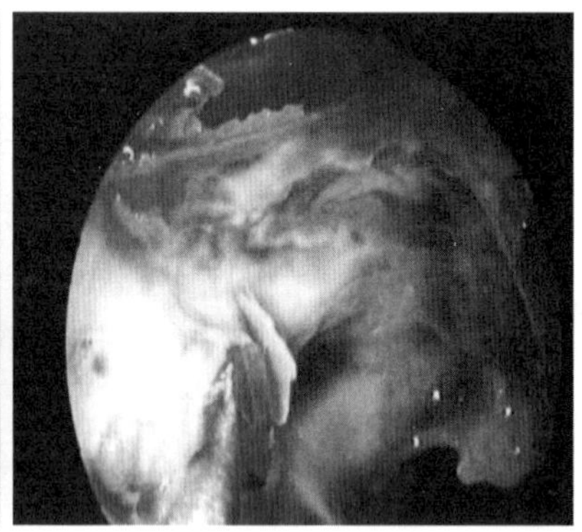

图17-3-19 鼻内窥镜下视神经管减压术

(二)麻醉方式

全身麻醉。

(三)手术体位

仰卧,15°头高脚低位。

(四)手术物品

1. 手术敷料

鼻内窥镜敷料包、手术衣。

2. 手术器械

鼻内窥镜器械包。

3. 一次性物品

20mL、2mL 针筒各 2 个,眼科医用膜 1 个。

4. 特殊物品

膨胀海绵、止血敷贴、明胶海绵、可降解止血海绵、带显影线的脑棉片、洗镜器套管及冲洗管道、动力系统冲洗管道。

5. 仪器设备

鼻内窥镜成像系统、鼻内窥镜动力系统、洗镜器等。

(五)手术步骤及护理配合

鼻内窥镜下视神经管减压术手术步骤及护理配合表 17-3-8。

表 17-3-8 鼻内窥镜下视神经管减压术手术步骤及护理配合

手术步骤	护理配合	备注
麻醉	实施全身麻醉	
消毒	消毒面、鼻,上及发际,下及颈上部,左右及耳前方	
铺巾	用治疗巾包头,然后以鼻部为中心铺置 3 条治疗巾,再依次铺设桌单、眼鼻洞巾	
正确连接鼻内窥镜管件	正确连接鼻内窥镜和冲洗器管件	
正确衔接动力系统	正确衔接动力系统手柄并安装刨削刀	
鼻黏膜消毒	准备 1% 聚维酮碘溶液 20mL 进行鼻黏膜冲洗、消毒	
填塞后鼻孔	递枪状镊夹持膨胀海绵,沿总鼻道填塞到后鼻孔,递中弯血管钳将膨胀海绵的固定线固定于洞巾上	
收缩鼻黏膜	准备含 0.01% 盐酸肾上腺素的生理盐水脑棉片,填塞鼻腔	
咬除钩突、筛泡	递反向鼻组织咬切钳咬除钩突尾端,递鼻甲剪剪断筛泡骨质,递鼻组织钳去除筛泡	
开放筛窦	递刨削刀切除前后组筛窦,暴露蝶窦前壁,充分暴露蝶窦顶壁、外侧壁、筛顶与眶纸板	
开放蝶窦	递咬骨钳咬除蝶窦前壁,辨认丘状或半管状视神经隆起	
暴露视神经管骨壁	递镰状刀,将视神经管隆突表面上的黏膜切开,暴露视神经管骨壁,用镰状刀剔除视神经管隆突的碎骨片	
磨薄视神经管	递金刚砂磨钻沿视神经管走行方向磨薄视神经管的内壁	

续表

手术步骤	护理配合	备注
切开视神经的鞘膜	递剥离子,清除视神经周围骨片。递镰状刀,切开视神经的鞘膜和前端的总腱环	
配置术中用药	正确核对并抽取曲安奈德、地塞米松和鼠神经生长因子,填入明胶海绵后,注入准备好的药物	
填塞止血材料	以可降解的止血海绵填塞中鼻道及鼻腔,防止鼻腔内出血	

参考文献

[1] 陈彩芬,黄美娜,凌晓浅,等.眼科手术可调节塑形L形给氧支架的研制与应用[J].中华护理,2017,(52)2:249-253.

[2] 俞阿勇. 屈光性白内障手术的若干挑战[J]. 中华眼视光学与视觉科学杂志,2017,19(2):65-70.

[3] Zheng LY,Zhu SQ,Su YF,et al. Comparison between toric and spherical phakic intraocular lenses combined with astigmatic keratotomy for high myopic astigmatism [J]. Eye and Vision,2017,4(1):20.

[4] Zhao JG,Pan AP,Zheng K,et al. Investigation of a real-time location system of corneal astigmatic axis[J]. Eye and Vision,2017,4(1):21.

[5] 俞阿勇.角膜光学特性与人工晶状体优选[M].北京:人民卫生出版社,2017.

[6] Gain P,Jullienne R,He Z,et al. Global survey of corneal transplantation and eye banking[J]. JAMA Ophthalmol,2016,134(2):167-173.

[7] Chen G, Tzekov R, Li W, et al. Deep anterior lamellar keratoplastyversus penetrating keratoplasty: a meta-analysis of randomized controlledtrials[J]. Cornea,2016,35(2):169-174.

[8]Fung SS,Aiello F,Maurino V. Outcomes of femtosecond laser-assisted mushroom-configuration keratoplasty in advanced keratoconus[J]. Eye (Lond),2016,30(4):553-561.

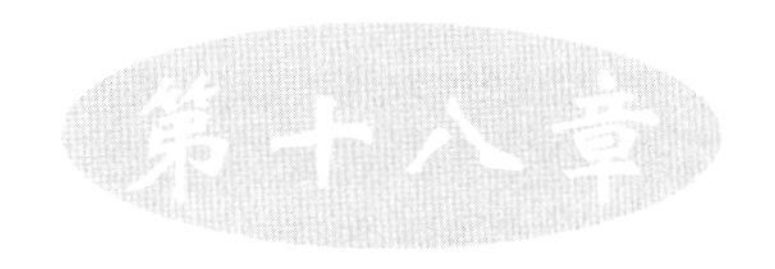

头颈颌面外科手术护理

第一节 头颈颌面外科常用设备、器械和物品

一、头颈颌面外科常用设备

头颈颌面外科常用设备有动力系统、高频电刀、超声刀、显微镜、内窥镜系统。

二、头颈颌面外科常用器械

头颈颌面外科手术常用器械有唇裂器械包、腭裂器械包、颌骨骨折包、上下颌骨器械包、甲状腺器械包、腔镜甲状腺器械包、内窥镜器械包。具体见表 18-1-1 至表 18-1-6。

表 18-1-1 唇裂器械包

名称	数量	名称	数量
卵圆钳	1	动脉夹	2
组织钳	3	五官科吸引器	1
布巾钳	5	圆规	1
直蚊式	4	钢尺	1
弯蚊式	8	5 号长针头	1
持针器	2	量杯	1
刀柄(3 号)	1	纱布	6
眼科有齿镊	1	细纱条	若干
眼科无齿镊	1	缝针盒	1
眼科直剪	1	线剪	1

表 18-1-2 腭裂器械包

名称	数量	名称	数量
卵圆钳	1	扁桃体剥离子	1
布巾钳	5	神经剥离器	1
组织钳	2	小榔头	1
细头持针器(18cm)	2	耳用平凿	1
弯蚊式血管钳	4	耳用圆凿	1
中弯血管钳(16cm)	2	小量杯	1
中弯血管钳(16cm)	2	长针头(5 号)	1
扁桃体血管钳	2	纱布	6
刀柄(7 号)	2	细纱条	6
线剪	1	妇科纱条	1
扁桃体剪	1	缝针盒	1
神经有齿镊	1	包头方巾	2
神经无齿镊	1	开口器	1
直角拉钩	2	脑用吸引器(3.5mm)	1
压舌板	1		

表 18-1-3 颌骨骨折包表

名称	数量	名称	数量
卵圆钳	1	小双关咬骨钳	1
布巾钳	5	持骨钳	1
持针器(粗)	2	脑用吸引器(小)	1
蚊式血管钳	4	脑用吸引器(中)	1
小中弯血管钳	4	小直角拉钩	2
中弯血管钳(16cm)	2	扁桃体剥离子	1
中弯血管钳(18cm)	2	神经剥离器	1
组织钳	3	扁桃体剥离子(双头)	1
4＃刀柄	1	榔头	1
刀柄(7 号)	1	凿子(平)	2
扁桃体线剪	1	凿子(圆)	1
线剪	1	刮匙	1

表 18-1-4 上下颌骨器械包

名称	数量	名称	数量
卵圆钳	2	神经镊(有齿)	1
布巾钳	5	神经镊(无齿)	1
持针器	3	直角拉钩	2
血管钳(直)	2	双爪拉钩	2
血管钳(直角小弯)	6	弓形张口器	1
中弯血管钳	12	压舌板	1
蚊式(直)	2	脑用吸引器(4.5mm)	1
蚊式(弯)	4	扁桃体剥离子	1
组织钳	4	单头扁桃体剥离子	1
4＃刀柄	2	神经剥离器	1
刀柄(7号)	1	刮匙	1
线剪	2	榔头	1
组织剪	1	双关咬骨钳	1
扁桃体剪	1	单关咬骨钳	1
有齿短镊	2	麦粒钳	1
短镊(无齿)	2	拉舌钳	1
持骨钳	1	细纱条	若干
骨剪	2	妇科纱条	1
柯克钳	1	长针头(5号)	1
直角小弯	1	缝针盒	1
牙挺	1	拔牙钳	1
线锯拉柄	2	方巾(包头)	2
骨锉	1	圆头布巾钳	1
凿子(平)	4	量杯	1
凿子(圆)	1	纱布	若干

表 18-1-5 甲状腺器械包

名称	数量	名称	数量
卵圆钳	2	有齿短镊	2
布巾钳	4	短镊(无齿)	2
组织钳	6	中长镊	1
血管钳(直)	8	直角拉钩	2

续表

名称	数量	名称	数量
16cm 血管钳(直角小弯)	6	3＃刀柄	2
12cm 弯血管钳	6	4mm 吸引器	1
14cm 弯血管钳	4	扁桃体血管钳	4
持针器	3	蚊式血管钳	6
组织剪	2	直角小弯	1
扁桃体剪	1	有齿中弯血管钳	1
小直角拉钩	2		

表 18-1-6　腔镜甲状腺器械包

名称	数量	名称	数量
卵圆钳	2	短镊(有齿)	1
布巾钳	4	线剪	1
组织钳	6	刀柄(3 号)	1
中弯血管钳	2	剥离棒	2
弯头蚊式	2	缝针盒	1
持针器	2		

三、常用物品

头颈颌面外科常用物品见表 18-1-7 至表 18-1-9。

表 18-1-7　一次性物品

物品名称	物品名称
吸引皮管	针筒 1mL、5mL、10mL 各 1 付
单级电刀＋头端保护套	一次性冲洗器
10＃、11＃、12＃刀片	

表 18-1-8　常用缝线

物品名称	物品名称
无损伤滑线(5-0、6-0)	可吸收缝线(3-0、4-0)
无损伤滑线(3-0、4-0)	丝线(3-0、4-0)

表 18-1-9　常用药物

物品名称	物品名称
2％利多卡因	罗哌卡因
亚甲蓝	肾上腺素针

第二节 头颈颌面外科手术护理配合特点

1. 头颈颌面外科手术野的消毒范围均在面部，为防止消毒液流入眼内，应在术前进行涂眼膏、贴眼等防范工作。

2. 由于口内外相通的肿瘤和外伤手术多，术中洗手护士应注意口腔内外肿瘤或外伤处理时的隔离技术，防止或减少肿瘤种植或污染，并及时提醒医生更换手术衣、手套。

3. 颌面部区域由双侧颈外动脉系统供血，术中出血较多，手术护士对此应有所准备。准备好电刀，建立理想的输液、输血通道，随时准备处理突发意外。

第三节 常见手术种类及配合

一、唇裂修补术

(一)常见术式和图谱

常见术式见图 18-3-1。

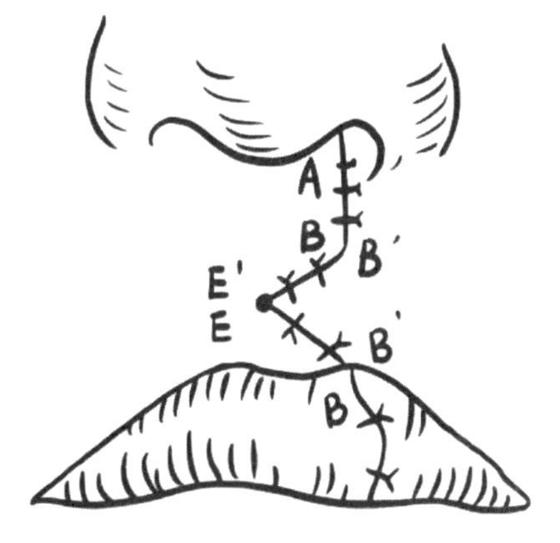

图 18-3-1 唇裂常见术式

(二)麻醉方式

静脉复合气管插管全身麻醉(经口气管内插管)。

(三)手术体位

仰卧位，肩部稍垫高，两侧沙袋固定。

(四)手术物品

1. 手术敷料
中号手术包，手术衣。
2. 手术器械
唇裂器械包。
3. 一次性材料
吸引皮管、单极电刀、11＃刀、10mL 针筒、丝线(3-0、4-0)。
4. 特殊物品
肾上腺素、亚甲蓝。

(五)手术步骤及护理配合

唇裂修补术手术步骤及护理配合见表 18-3-1。

表 18-3-1 唇裂修补术手术步骤及护理配合

手术步骤	护理配合	备注
常规消毒铺单	递消毒钳，用5%PVP-I消毒棉球消毒面部、口腔；胸前单层方巾覆盖，递2块方巾垫于头部下方，中单逐层铺巾形成无菌区域，将头部包裹后用布巾钳固定，再递方巾	
实施局部麻醉	递0.1%肾上腺素生理盐水注射液，局部注射，减少全身麻醉用药和出血	
定点	递尺，用蘸有亚甲蓝的牙签定点（按下三角瓣修复法设计定点）或用吸有亚甲蓝溶液的5号针头刺入皮内做染色标记	
切开上唇两侧	递11#手术刀，沿线切开上唇组织，递蚊式血管钳止血，并用3-0丝线结扎，电凝止血	
松弛切口	递分离器做唇颊侧的剥离，使鼻小柱、鼻翼裂隙两侧的上唇在无张力的条件下恢复正常位置	
缝合唇部口腔侧	递整形镊、小持针器、0号丝线、5×12的小圆针缝合口腔黏膜、肌层，用3-0丝线依次间断缝合皮肤	
修整唇红	递整形镊修整唇红	缝合唇红边缘时，要对准定位，防止错位而造成术后红白唇相错缺陷
覆盖伤口	递大小合适的碘仿纱条覆盖伤口表面，固定唇弓，保护伤口	

二、腭裂修补术

（一）常见手术步骤图谱

常见手术步骤见图18-3-2至图18-3-11。

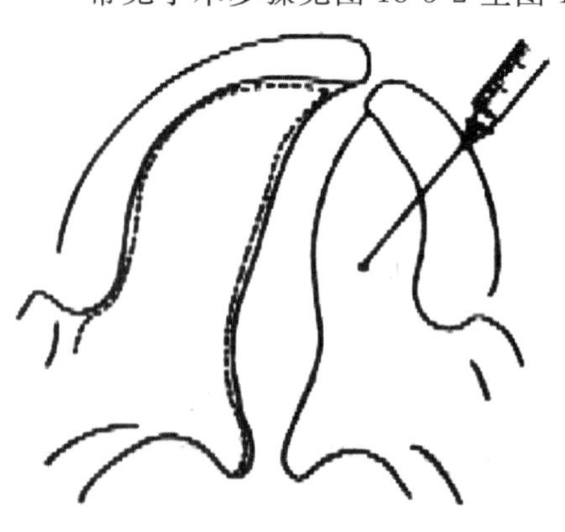

图 18-3-2　局部浸润麻醉

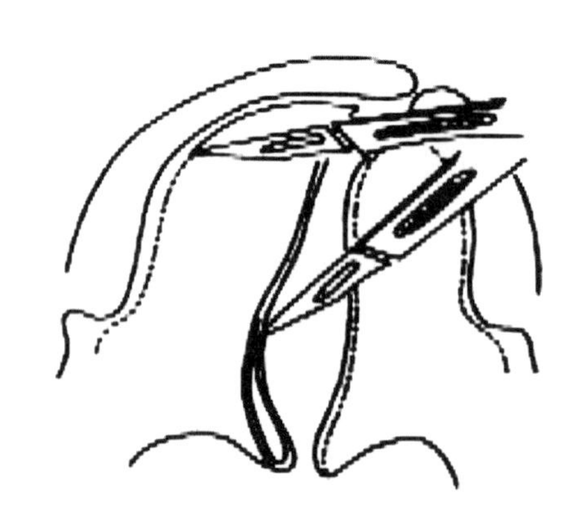

图 18-3-3　切开裂隙边缘

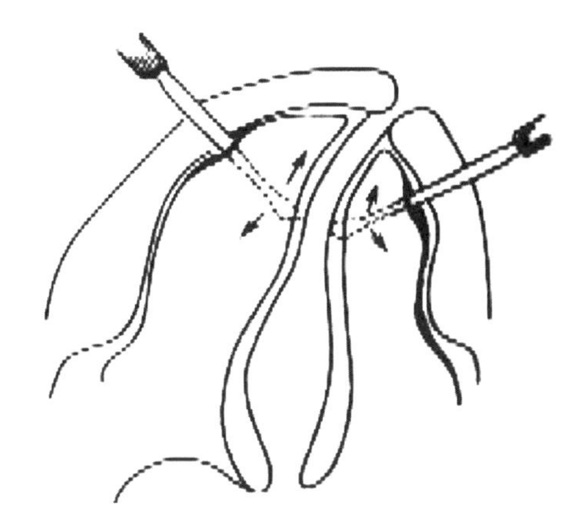

图 18-3-4 逐渐完整翻开所切开的黏骨膜瓣

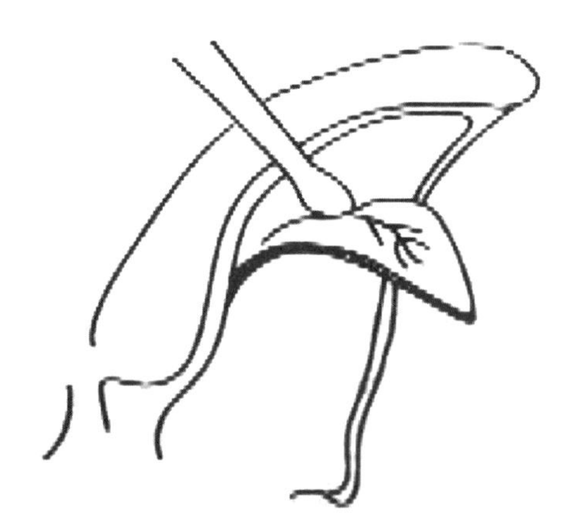

图 18-3-5 翻开组织瓣

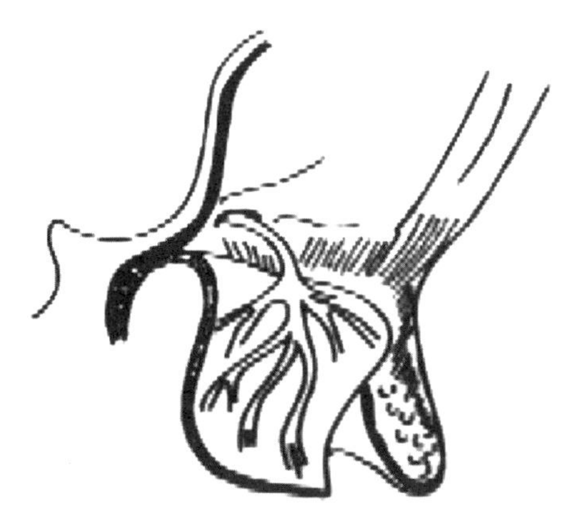

图 18-3-6 游离血管神经束

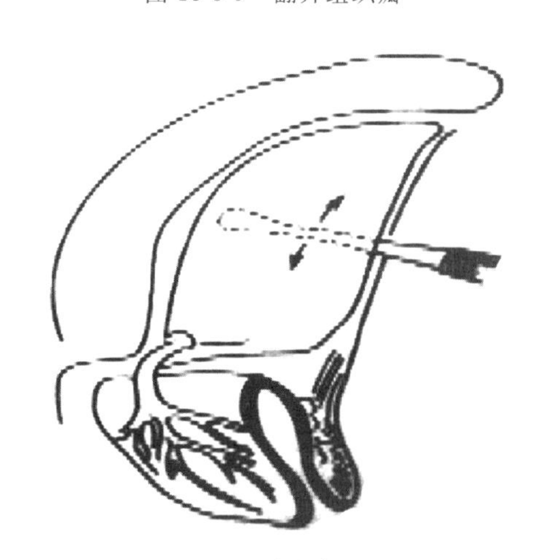

图 18-3-7 分离鼻腔黏膜

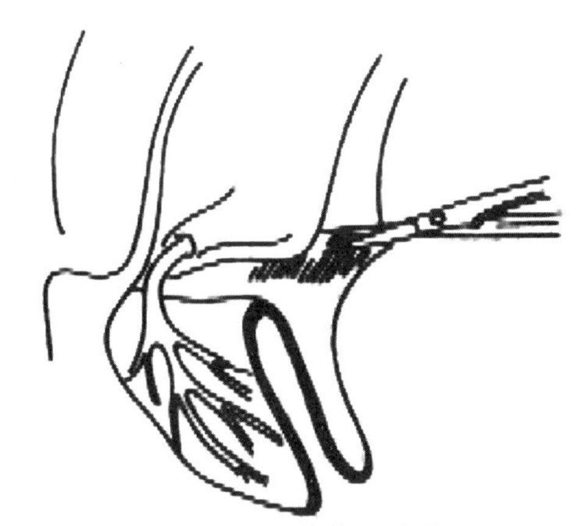

图 18-3-8 剪断腭腱膜

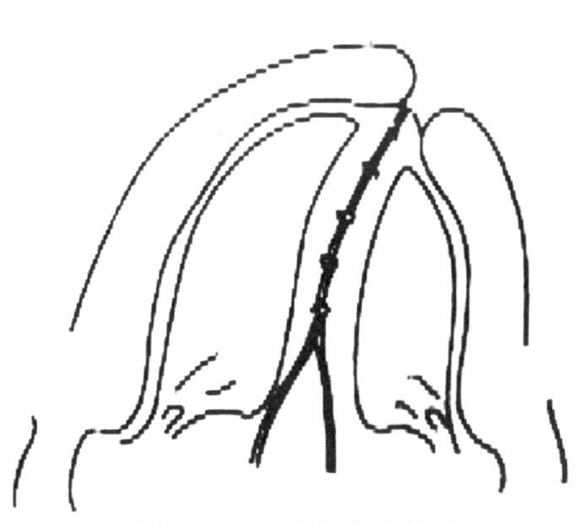

图 18-3-9 缝合鼻腔黏膜

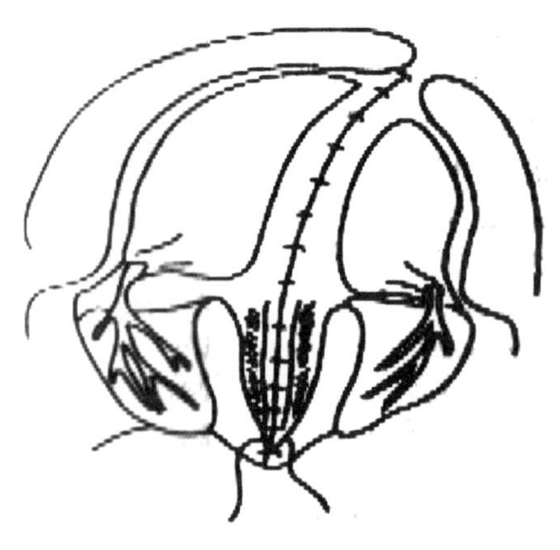

图 18-3-10　缝合肌层

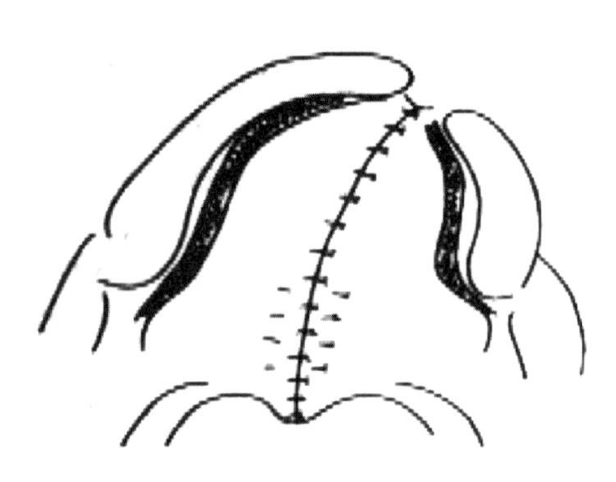

图 18-3-11　缝合口腔黏膜

(二)麻醉方式

经口气管插管静脉复合麻醉。

(三)手术体位

颈仰卧位，肩部垫高，头向后仰，两侧用沙袋固定。

(四)手术物品

1. 手术敷料
中号手术包，手术衣。
2. 手术器械
腭裂器械包，截维氏张口器，腭裂特殊包(腭裂剥离子若干)。
3. 一次性材料
吸引皮管，单级电刀＋头端保护套，12＃刀片，10mL 针筒，丝线(2-0、3-0、4-0)各 1 板。
4. 特殊物品
肾上腺素和凡士林纱布。

(五)手术步骤及护理配合

腭裂修补术手术步骤及护理配合见表 18-3-2。

表 18-3-2　腭裂修补术手术步骤及护理配合(单瓣后推术)

手术步骤	护理配合	备注
常规消毒铺单	递消毒钳，用 5%PVP-I 消毒棉球消毒面部、口腔，同时递双层方巾置于患者脑后包头，布巾钳固定；递方巾铺双肩，布巾钳固定；再递中单、洞单	
再次消毒口腔	递戴维氏张口器，牵开口腔，递 5%PVP-I 消毒棉球，再次清洗、消毒口腔	
实施局部麻醉	递 0.1%肾上腺素生理盐水注射液，在腭两侧腭垂处各注射 1～2mL，减少出血，有助于剥离	

续表

手术步骤	护理配合	备注
切开腭部两侧腭隙边缘	递11#手术刀沿腭隙边缘各做一纵形切口,递长尖头镊子夹持组织	
剥离黏骨膜瓣,止血	递腭裂剥离器,从骨面上完全掀起黏骨膜,用吸引器吸渗血,用细纱条止血	
凿断翼钩	递骨凿、骨锤将翼钩截断,使腭环张肌失去其紧张软腭的能力,减小缝合时的张力	
游离血管神经束	递扁桃体剥离子剥离	
剪断腭腱膜	递组织剪、组织镊横行剪断腭腱膜与鼻黏膜腭裂表面的骨黏膜,与软腭形成整块的软组织瓣	
分离鼻腔黏膜	递鼻腔黏膜剥离子分离	
缝合伤口	递6×14圆针、1#丝线,缝合硬、软腭交界处的腭腱膜部的鼻黏膜,第1针作牵引,依次缝合鼻腔黏膜、软腭肌层、腭垂、软腭口腔黏膜、硬腭部的软骨膜	
填充松弛切口	递连接好的碘仿纱条填充在两侧的松弛切口内,再将碘仿纱条做成的纱包覆盖压迫整个腭部创面,递4#丝线、7×17三角针做荷包固定,最后清除口腔异物	

三、下颌骨骨折切开复位术

(一)常见术式及图谱

下颌骨微型钛板内固定术图谱见图18-3-12至图18-3-17。

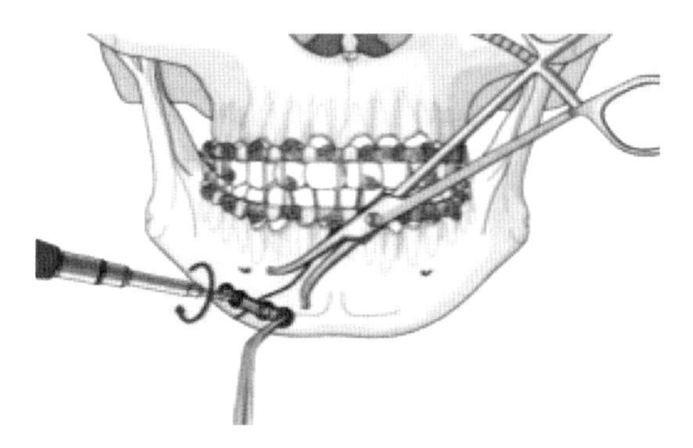

图18-3-12 复位

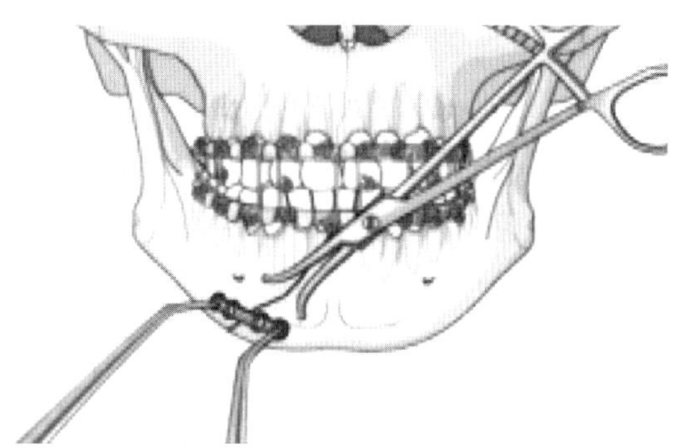

图18-3-13 选择合适的钢板

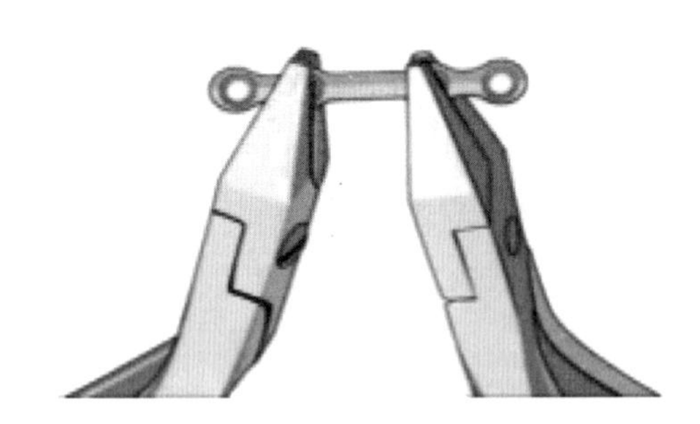
图 18-3-14　钢板塑形

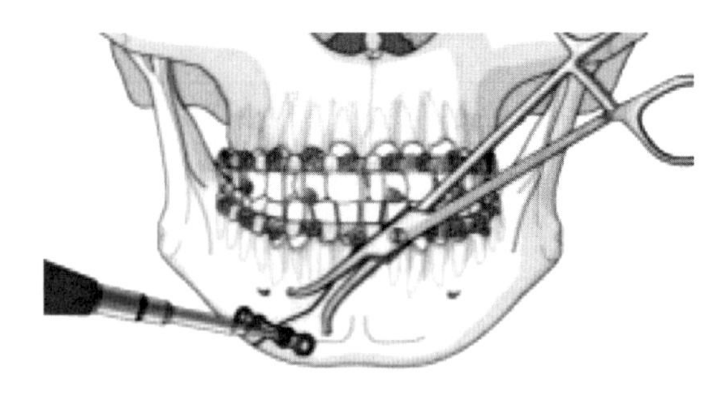
图 18-3-15　钻孔

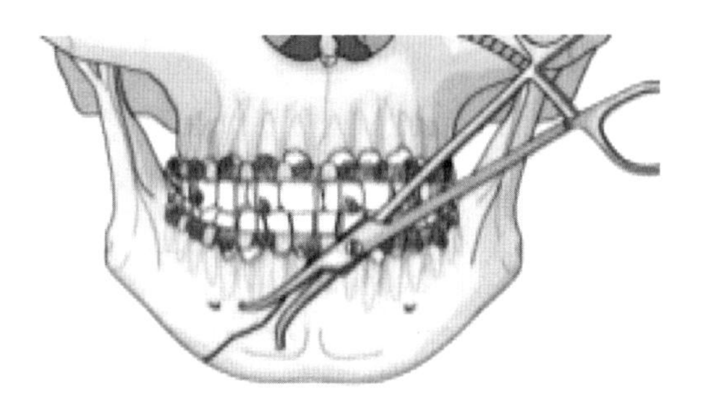
图 18-3-16　固定螺钉

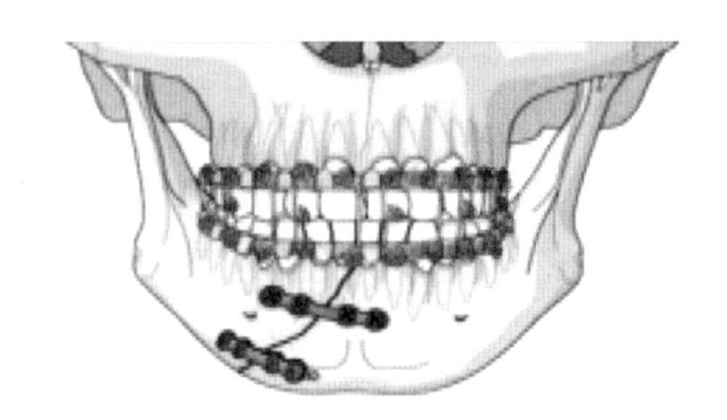
图 18-3-17　恢复外形

(二)麻醉方式

经口气管插管静脉复合麻醉。

(三)手术体位

平卧位。

(四)手术物品

1. 手术敷料
大号手术包,手术衣。
2. 手术器械
颌骨骨折包,电动磨钻,钻头,螺钉起子。
3. 一次性材料
吸引皮管,单极电刀,11＃刀片,10mL 针筒,丝线(1＃、0＃)。
4. 药品
0.1%肾上腺素。
5. 植入物
微型钛板和螺钉。
6. 仪器设备
备动力系统。

(五)手术步骤及护理配合

下颌骨骨折切开复位术手术步骤及护理配合见表 18-3-3。

表 18-3-3 下颌骨骨折切开复位术手术步骤及护理配合

手术步骤	护理配合	备注
常规消毒铺单	递消毒钳，用5%PVP-I消毒棉球消毒面部、口腔，同时递双层方巾于头部铺巾，用布巾钳固定；递方巾铺双肩，布巾钳固定；再递中单、洞单	
暴露上颌骨口腔前庭	递直角拉钩，暴露切口	
切口周围局部浸润麻醉	递0.1%肾上腺素注射液做局部注射	止血，加强麻醉药作用
切开前庭的黏骨膜	递11#刀片、纱布、口腔吸引器，保持手术野清晰	双侧骨折系用双侧第一磨牙之间切口，单侧骨折系用一侧尖牙至另一侧第一磨牙之间切口
在膜下翻起组织瓣	递电刀、血管钳，并协助翻瓣	用橡皮套保护电刀头，防止损伤口腔内周围皮肤及黏膜
暴露犁状孔下缘、外侧缘、上颌骨前侧壁、眶下孔等	递小骨膜剥离子，从骨膜下分离组织	
暴露骨折线	递拉钩，观察错位情况	
将骨折复位	递扁桃体剥离子，使骨折段恢复到正常解剖形态。对齐上下咬合关系，必要时行颌间牵引结扎	
将骨折固定	协助安装合适的钻头。递20mL注射器，内装4℃生理盐水，保持手术野清晰；递钛板，用螺钉、螺丝刀进行骨间固定	必要时用盐水巾抵挡飞溅的骨屑
冲洗创口	递生理盐水冲洗	
缝合黏膜切口	递7×17圆针、1#丝线做间断缝合，并留置引流片	

四、甲状腺癌根治术

(一)常见图谱

甲状腺解剖图谱见图18-3-18至图18-3-19。

(二)麻醉方式

全身麻醉(经口气管内插管)。

(三)手术体位

取颈仰卧位，肩部用长条形甲状腺软枕垫高，头向后仰，用环形头圈固定或颈部两侧用沙袋固定。

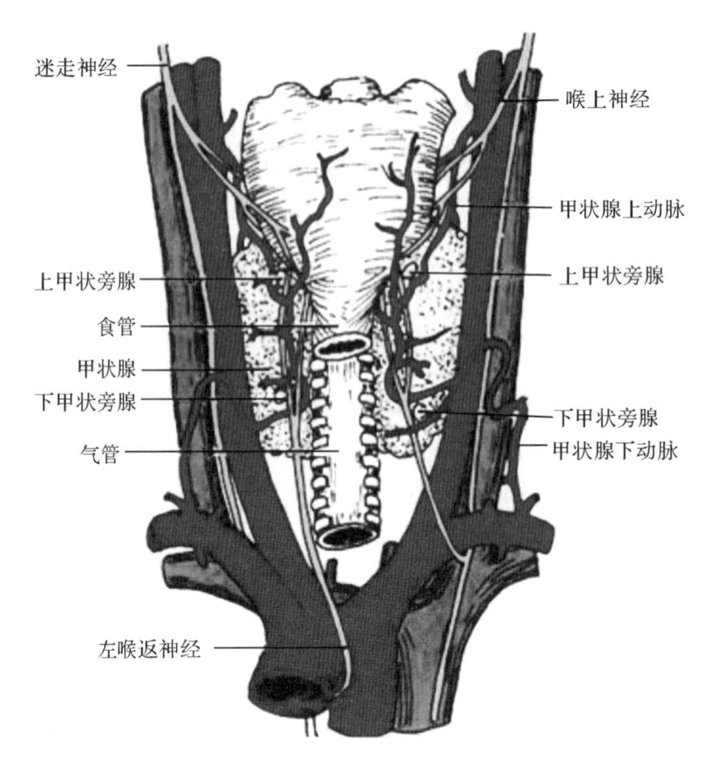

图 18-3-18 甲状腺解剖关系

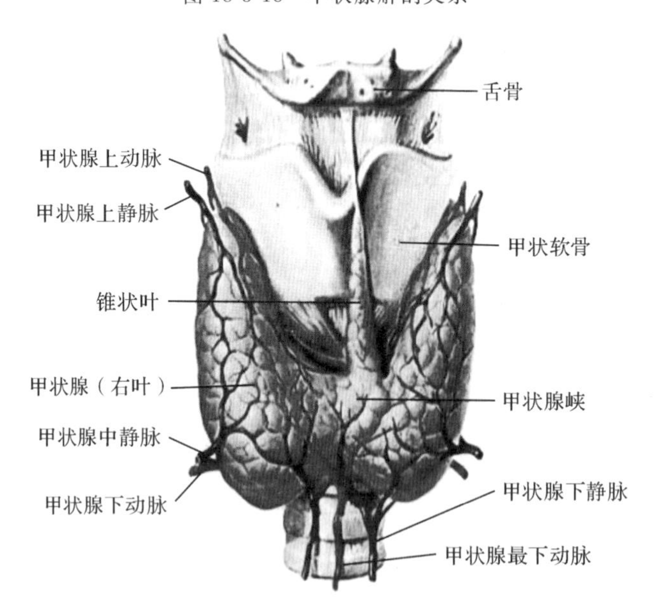

图 18-3-19 甲状腺前面观

(四)手术物品

1. 手术敷料

大号手术包,手术衣。

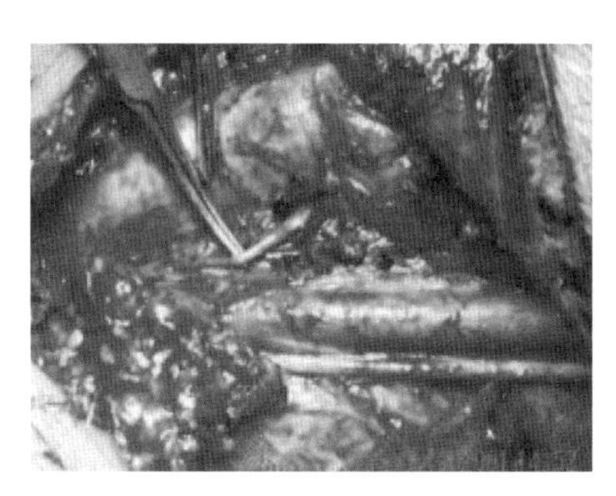

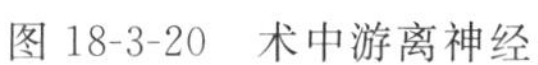
图 18-3-20 术中游离神经

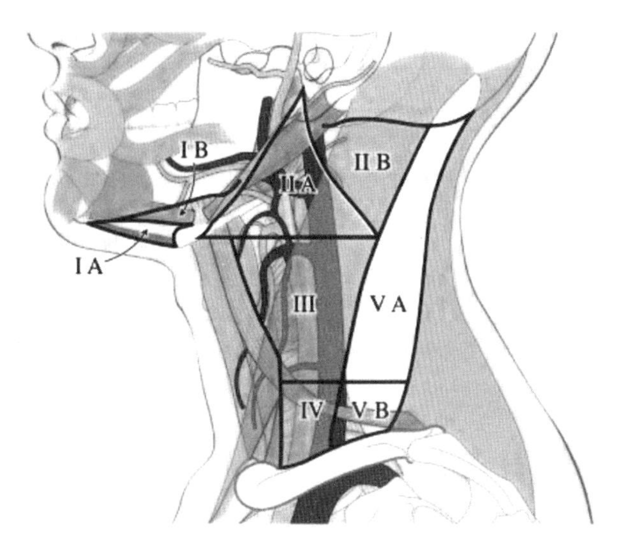

图 18-3-21 甲状腺癌扩大根治术范围

2. 手术器械

甲状腺器械包,气管切开包(备)。

3. 一次性材料

单极电刀头,吸引器皮管,15＃刀片,纱布,丝线(0＃、1＃),一次性冲洗器。

4. 特殊物品

超声刀头,神经监护导联,负压引流瓶,可吸收线或滑线(4-0、3-0)。

5. 仪器设备

超声刀,神经监护仪。

(五)手术步骤及护理配合

甲状腺癌根治术手术步骤及护理配合见表 18-3-4。

表 18-3-4 甲状腺癌根治术手术步骤及护理配合

手术步骤	护理配合	备注
术前清点及整理手术用物	洗手护士提前 20 分钟洗手上台,整理手术用物,并与巡回护士共同清点纱布及缝针	
常规消毒铺单	递消毒钳,用蘸有安尔碘消毒液的棉球对颈部皮肤进行常规消毒,消毒范围为:上至下唇,下至乳头,两侧至斜方肌前缘。用 2 块无菌方巾分别以四角向中心方式折叠成圆球形,塞于颈部两侧固定;递方巾 4 块,用布巾钳固定;递中单,并与穿完手术衣、戴上手套的医生一起铺大洞单	
正确连接电刀、吸引器、无菌灯罩及超声刀	递电刀、吸引器、无菌灯罩及超声刀,妥善安置并固定	
核对患者信息	由主刀医生主持,全体手术参与者参与,准确核对患者信息	

续表

手术步骤	护理配合	备注
切开皮肤	传递10#刀片及干纱布×2，于骨切迹上方1～2cm沿皮纹方向做衣领状与皮纹平行的弧形切口，即kocher切口	
游离皮瓣	用3把组织钳提夹皮下组织，用电刀游离上下皮瓣，向上解剖至甲状软骨切迹，向下解剖至胸骨上凹，递直角拉钩×2，暴露手术切口	
切开颈白线	用小中弯血管钳提夹白线两侧，用电刀切开颈白线，沿颈白线切开颈深筋膜浅层及两侧舌骨下肌群之间较为疏松的筋膜和甲状腺峡部的外科被膜，直达甲状腺峡部	
沿胸锁乳突肌前缘切开筋膜浅层	用血管钳、无创镊提夹，电刀沿此间隙向外游离胸锁乳突肌下疏松结缔组织，向内游离甲状腺被膜与舌骨下肌群间疏松组织	
切除甲状腺及清扫淋巴结	探查完毕后，确定手术方案，用FOX超声刀或血管钳、直角小弯血管钳、扁桃体线剪分离甲状腺上下极及峡部，用1#、4#丝线带线结扎，用组织剪剪线，切除甲状腺。甲状腺癌根治术清扫中央区淋巴结，扩大根治术在甲状腺癌根治的基础上清扫患侧颈部3区淋巴结。术中使用的均为无创镊，防止神经损伤	
冲洗，止血，放置引流及清点	递一次性冲洗器用生理盐水冲洗切口，麻醉医生鼓肺，检查有无出血，递干净纱布擦干切口，递引流管及线剪，引流管取合适长度后放置，用三角针4#丝线固定引流管；关闭手术切口前清点缝针与纱布，防止遗漏在体腔	
缝合切口	用无创镊、小圆针1#丝线或4-0可吸收线(8根针)依次缝合颈白线及皮下层，避免死腔形成	
清点，缝皮，正确处理伤口	再次清点纱布及缝针，消毒切口皮肤，根据医生喜好选择皮肤缝线做皮内缝合；皮肤缝合后，清洁切口，用皮肤贴贴敷，根据医嘱使用颈部加压小棉垫及加压用胶布，打开负压引流管，检查引流是否通畅，准确做好引流管标识	
核对患者信息，送麻醉复苏室	再次核对患者手术相关信息后，安全搬运患者，送麻醉复苏室复苏	

五、内窥镜辅助下甲状腺癌根治术

(一)手术径路

内窥镜辅助下甲状腺癌根治术有3条手术径路(见图18-3-22至图18-3-24)，分别如下。

1. 乳晕径路

乳晕径路避免了颈部手术瘢痕，将手术切口转移到被衣服遮挡的低位胸部，美容效果很好。以至有学者认为该术式不应列入微创手术，而应该属于美容手术。缺点是乳沟处仍留有小瘢痕或易形成瘢痕疙瘩。

2. 腋窝径路

腋窝径路的术式切口隐蔽，美容效果最为突出。缺点是径路较远，手术时间长，处理对侧甲状腺较困难。

3. 腋窝乳晕径路

腋窝乳晕径路的术式吸取了乳晕径路与腋窝径路的优点，既有较大的操作空间又有极其隐蔽的切口。缺点为手术分离范围较大，手术时间较长。

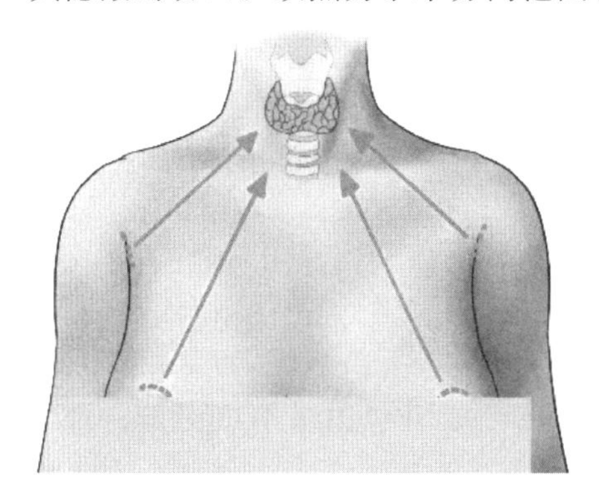

图 18-3-22 乳晕径路

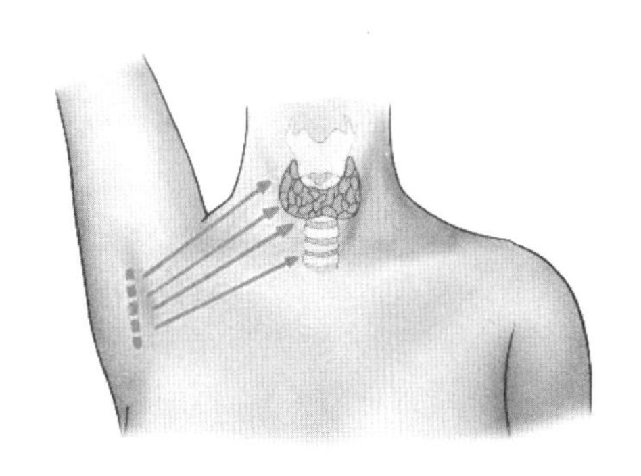

图 18-3-23 腋窝径路

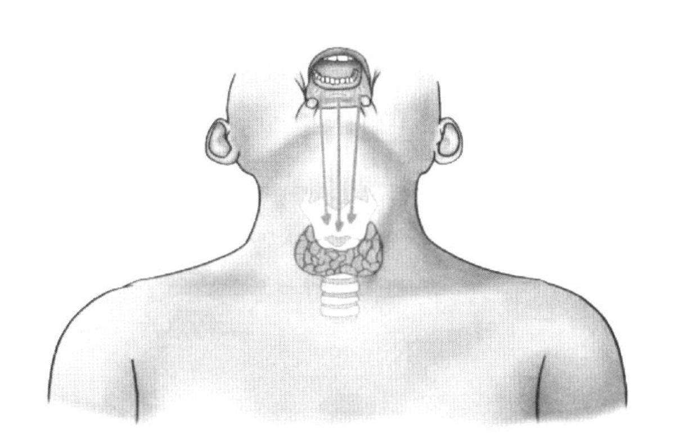

图 18-3-24 口腔前庭径路

(二)麻醉方式

静脉复合气管插管全身麻醉。

(三)手术体位

采用“人”字体位，即患者下移，会阴部位于床的臀板下缘 5cm，将手术床的腿板外展 90°，双下肢分别固定于外展的搁腿板上。患者膝关节、踝关节处加海绵垫固定，防止关节过度疲劳。肩下垫甲状腺软枕，头部后仰，垫中空头圈或两侧置沙袋固定，腰部垫一薄形软垫，以减轻术后腰痛。双侧上肢紧贴身体两侧，妥善固定。术者站立于患者两腿之间，便于操作，不易疲劳。

(四)手术物品

1. 手术敷料

大号手术包、中单包、手术衣。

2. 手术器械

腔镜甲状腺器械包、保温桶。

3. 一次性材料

洁净袋、腔镜保护套、4#丝线、11#刀片、吸引皮管、50mL注射器、敷贴、棉纱带、盐水巾。

4. 特殊物品

内窥镜下弯头超声刀,加固器,10mm 30°镜头,80℃以上热生理盐水(洗泡镜头用),神经监护导联,负压引流瓶,可吸收缝线或滑线(4-0、3-0)。

膨胀液配置方法:在0.9%生理盐水500mL中加入1支肾上腺素,取其中60~80mL,并加入盐酸罗哌卡因2~3支(20~30mL)。

自制标本袋:取无菌6寸手套一只,离开口边缘10cm处用4#丝线扎紧,距结扎线1cm处剪去手指部分的手套,再用圆针、4#丝线(约80cm长)于手套开口边缘1cm处缝一2/3内荷包,线的两端以血管钳夹持。自制标本袋具体见图18-3-25。

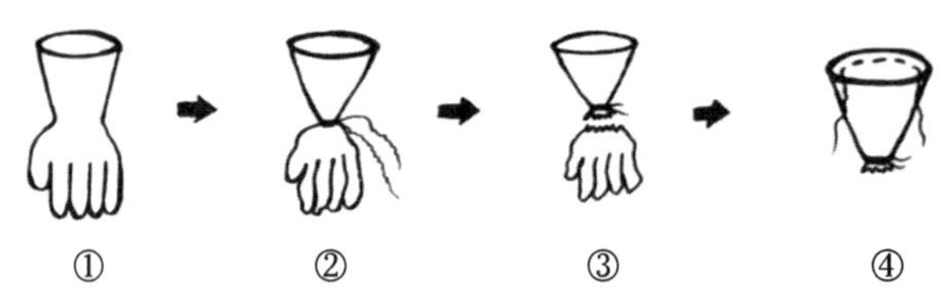

图18-3-25 自制取甲状腺标本袋

5. 仪器设备

高清摄像系统和监视仪、冷光源和光导纤维、气腹机与CO_2、超声刀、高频电刀、神经监护仪。

(五)手术步骤及护理配合

内窥镜辅助下甲状腺癌根治术手术步骤及护理配合见表18-3-5。

表18-3-5 内窥镜辅助下甲状腺癌根治术手术步骤及护理配合

手术步骤	护理配合	备注
常规消毒铺巾,先在颈部两侧塞一块折成球形的无菌方巾,再依次铺方巾和中单	正确传递消毒巾	添加3块中单,3块中单对折后分别铺于双下肢、会阴至下腹部,最后铺大洞单
正确连接腔镜仪器的各个管道和连接线(镜头连接冷光源线和摄像线、超声刀、单极刀、气腹管、吸引器等)	巡回护士与洗手护士协助医生共同完成,合理妥善固定,以防腔镜镜头和腔镜器械滑落及污染	
膨胀液配置	方法:0.9%生理盐水500mL中加入1支肾上腺素,取其中60~80mL,并加入盐酸罗哌卡因2~3支(20~30mL)	在消毒铺巾前配制好备用

续表

手术步骤	护理配合	备注
于预定手术区皮下注射含肾上腺素的生理盐水 80～100mL	递抽满膨胀液的 50mL 注射器,先用 12＃针头皮下注射,然后递膨胀针头	
在乳沟中线略偏右侧做一个 10mm 切口,用钝性剥离棒多次穿刺,分离皮下组织,建立置管通道及部分操作空间,置入 10mm 曲罗卡套管	传递一块干纱巾和 11＃尖刀片,切开皮肤,用中弯血管钳分离皮下组织,用钝性剥离棒多次穿刺分离;递 10mm 曲罗卡套管	
在左右乳晕上缘分别作 5mm 切口,置入 5mm 曲罗卡套管。经 10mm 曲罗卡套管注入 CO_2 气体,压力为 5～8mmHg,置入腔镜镜头。经 5mm 曲罗卡套管分别置入无损伤抓钳和弯头超声刀	分别传递干纱巾、11＃尖刀片、5mm 曲罗卡套管(带穿刺芯)、无损伤抓钳、弯头超声刀和电凝钩	
在腹腔镜监视下,用超声刀紧贴胸肌筋膜浅层分离皮下疏松组织,显露胸骨上凹脂肪	洗手护士在传递器械的空隙时间,按要求用无菌手套自制标本袋 2 个备用	
沿颈阔肌深面继续分离颈前区,向上至甲状软骨下缘,两侧至胸锁乳突肌前缘		
用超声刀切开颈白线、舌骨下肌群和甲状腺包膜,在甲状腺包膜与固有膜之间分离,显露一侧甲状腺		
显露并保护喉返神经和甲状旁腺,用超声刀切断甲状腺下静脉、中静脉、上动脉、下动脉,完整切除患侧腺叶以及峡部	传递腔镜甲状腺拉钩,以充分显露视野;取 8～10cm 长的棉纱带保护喉返神经、甲状旁腺	经常用生理盐水清洗超声刀头,可以避免喉返神经和甲状旁腺的热损伤
将切除的患侧甲状腺标本放入标本袋,从中间 10mm 切口取出	传递自制标本袋 1 只,中弯血管钳 1 把	
术中送快速冰冻病理检查	核对患者信息和标本名称后,尽快将标本送检	巡回护士及时取回病理报告单,在医生确认为癌后,夹入病历中
腔镜指引下清扫中央区淋巴结(Ⅵ区)。向下游离并保护患侧喉返神经,用超声刀清除气管前以及气管旁的淋巴脂肪组织	递超声刀、血管钳清扫淋巴结,及时递纱布擦拭出血	注意保管好淋巴结并做好标注
将清扫的淋巴脂肪组织放入标本袋,从中间切口取出,病理检查	传递标本袋和中弯血管钳	自制标本袋限用一次,注意隔离技术,防止癌细胞种植
同法次全切除对侧甲状腺,送冰冻切片。如果病理报告为恶性,则行双侧甲状腺全切＋双侧淋巴结清扫	洗手护士与巡回护士共同清点物品	提醒主刀医生勿将标本组织和棉纱带遗留在体腔内

续表

手术步骤	护理配合	备注
用50mL注射器抽取蒸馏水冲洗创面,用3-0可吸收缝线缝合舌骨下肌群和颈白线	递50mL注射器、蒸馏水、圆针、3-0可吸收缝线、持针器	剪取3-0可吸收缝线25cm即可,便于腔镜下打结
于腺窝内放置引流管,从右侧乳晕切口引出体外,用三角针、4#丝线固定引流管,连接负压引流瓶,皮内缝合各切口,固定引流瓶。用消毒棉球擦拭切口消毒,贴上敷贴	正确连接负压引流瓶,待各切口缝合完毕后,开放负压引流瓶。协助用敷贴覆盖切口	密切观察负压引流瓶中的引流液量,如有异常及时通知医生

(六)术中站位

术中站位见图18-3-26。

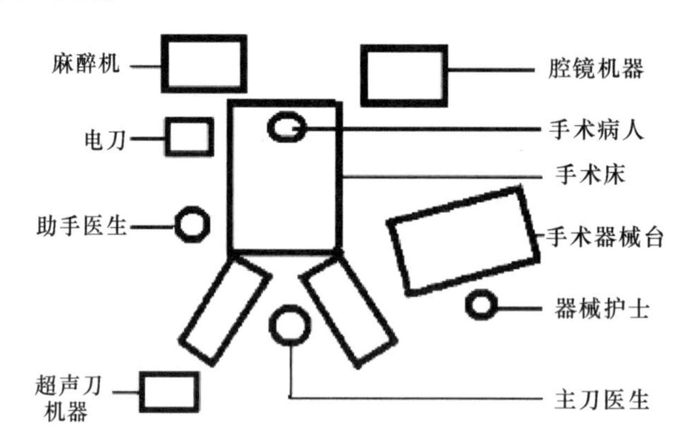

图18-3-26 术中人员站位

参考文献

[1]王翰章,郑谦.口腔颌面外科学[M].北京:科学技术文献出版社,2010.

[2]刘湘娟.72例婴幼儿唇裂手术的护理体会[J].实用医技杂志,2005,12(21):3148-3148.

[3]梁志刚,郑苍尚,杨继英,等.颊脂垫瓣在腭裂术后穿孔修补术中的临床应用[J].临床口腔医学杂志,2008,24(4):219-220.

[4]严奉国,单一旦,平飞云,等.颌骨CT三维表面重建及头颅模型在颌面复杂骨折治疗中的应用[J].中华急诊医学杂志,2011,20(3):312-314.

[5]俞丽华,洪碧波,沈海平,等.牵引钉在颌骨骨折颌间牵引中的临床应用[J].口腔颌面外科杂志,2006,16(4):340-341.

[6]陈曦,李宏为.当今甲状腺外科手术的特点[J].外科理论与实践,2012,17(1):1-3.

[7]王平,李志宇,徐少明,等.微小乳头状甲状腺癌的内窥镜手术治疗[J].中华外科杂志,2008,46(19):1480-1482.

[8]李志宇,王平,林信斌,等.经胸乳入路内窥镜手术治疗甲状腺乳头状癌 85 例临床分析[J].中华普通外科杂志,2011,26(6):485-488.

[9]魏涛,朱精强.甲状腺手术理念进展与新型手术器械在甲状腺外科中的应用[J].中国普外基础与临床杂志,2011,18(2):220-224.

[10]韩小宏,李志宇,王平,等.腔镜下甲状腺手术并发症的防治体会[J].中国微创外科杂志,2010,16(4):373-375.

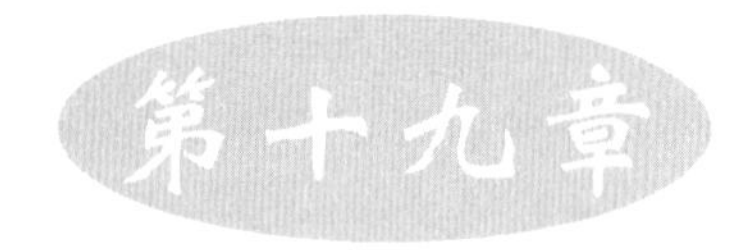

第十九章 耳鼻喉科手术护理

第一节　耳鼻咽喉科常用设备、器械和物品

随着医疗技术的快速发展，耳鼻咽喉科手术也由过去单纯的耳、鼻、喉部手术发展为多学科、多部位的联合手术方式。因此，对围手术期护理有了较高的要求，为了充分了解手术步骤，做好物品准备及供应工作，特别是气管、食管异物取出术等，要求手术室护士具备一定的急救知识，反应迅速，并能熟练进行护理配合、掌握各种仪器的操作，保证患者术中安全。

一、手术常用仪器设备

耳鼻咽喉科手术常用仪器设备有电子显微镜、高清视频内窥镜、鼻科切割动力系统、耳用高速磨钻、面神经监护仪、CO_2 激光仪、定位导航仪、电刀、低温等离子射频消融等。

二、常用手术器械包

常用手术器械包见表 19-1-1 至表 19-1-2。

表 19-1-1　乳突根治手术器械包

器械名称	数量	器械名称	数量
持绵钳(直有齿)	1	扁桃体剥离子	1
布巾钳	5	神经剥离器	1
持针器	2	耳用刮匙	1
血管钳(蚊式 直)	2	耳镜(中)	1
血管钳(蚊式 弯)	10	鼻镜	1
组织钳	3	短 2.5mm 脑用吸引器	1
刀柄(3 号)	2	短 3.0mm 脑用吸引器	1
线剪	2	中单	1

续表

器械名称	数量	器械名称	数量
眼科剪(弯)	1	缝针盒	1
膝状镊	2	量杯	1
整形镊(14cm 有齿)	1	5 号长针头	1
整形镊(14cm 无齿)	1	纱布 10×10(显影)	15
小二爪拉钩	2	大绷带	1
乳突牵开器(活动式)	1	脑棉片(小 无线)	10

表 19-1-2 鼻内窥镜下鼻窦手术器械包(FESS 包)

器械名称	数量	器械名称	数量
持绵钳(直有齿)	1	上颌窦吸引管 Φ2.5(70°)	1
布巾钳	5	上颌窦吸引管 Φ3.5(60°)	1
血管钳(直)	2	鼻剥离器单头带吸引	1
血管钳(14cm 直角小弯)	2	鼻吸引器 B2511.5	1
组织钳	4	神经剥离器	1
线剪	1	环形刮匙	1
中甲剪	1	麦粒钳	1
鼻甲剪(直)	1	鼻腔组织咬钳(垂直)	1
鼻甲剪(左弯)	1	筛窦开放钳(平头)	1
鼻甲剪(右弯)	1	筛窦开放钳(翘头)	1
枪状镊	1	鼻窦咬骨钳(平头)	1
膝状镊	1	鼻窦咬骨钳(翘头)	1
压舌板(角形)	1	上颌窦穿刺针	1
鼻镜	1	量杯	1
脑用吸引器(3.0)	1	缝针盒	1
脑用吸引器(4.0)	1	纱布 10×10(显影)	6
上颌窦吸引管 Φ3(120°)	1	脑棉片(小 无线)	20
上颌窦吸引管 Φ3(90°)	1	包头方巾	1
上颌窦吸引管 Φ3(60°)	1	中单	1
5 号长针头	1		

三、手术常用药物

(一)常用麻醉药

1. 丁卡因

丁卡因(地卡因)为脂类长效局麻药。起效时间为10~15分钟,时效可达3小时以上。丁卡因的麻醉效能是普鲁卡因的10倍,毒性也是普鲁卡因的10倍,一次用量最多不超过60mg。临床上,1%丁卡因用于鼻腔黏膜表面麻醉,2%丁卡因用于气管内黏膜表面麻醉。

2. 利多卡因

利多卡因为酰胺类中效局麻药。具有起效快、弥散广、穿透性强、无明显扩展血管作用的特点。其毒性随药物浓度的增加而增加。在相同浓度下,0.5%利多卡因溶液毒性与普鲁卡因相似,1%溶液的毒性则较普鲁卡因大40%,2%溶液的毒性则比普鲁卡因大1倍。临床上,0.5%~1%利多卡因溶液常用于局部浸润麻醉,时效可达120~400分钟。1%~2%利多卡因溶液常用于神经阻滞,起效时间需5~15分钟,时效可维持60~120分钟。成年人一次用量最多不得超过500mg。

(二)盐酸肾上腺素

盐酸肾上腺素加入局麻药中用于减少出血,并延长麻醉时间。

(三)金霉素眼膏

金霉素眼膏在用于面部手术时,于消毒前挤入眼内,以保护眼角膜,防止角膜损伤;在用于气管切开术后置管时,起润滑、消炎作用。细纱条涂抹金霉素眼膏可替代碘仿纱条。

四、常用耗材

(一)止血物品

1. 骨蜡

用于骨创面止血。

2. 止血纱布

用于手术野局部止血。

3. 医用耳脑胶

用于耳部听骨链重建术、人工耳蜗置入术、脑脊液修补等。

4. 膨胀海绵

用于鼻腔手术术后支撑、填塞、压迫止血。

5. 明胶海绵

用于耳部手术填塞、止血。

6. 胶原蛋白海绵

作用与明胶海绵相同。

(二)常用缝线

1. 普络灵线

5-0、6-0 血管缝线用于面部整形。

2. 可吸收缝线

3-0、5-0 可吸收缝线用于电子耳蜗置入术与乳突根治术,3-0 可吸收缝线用于腭咽成形术,3-0、4-0 可吸收缝线用于喉切除术。

(三)专科用特殊物品

1. 碘仿纱布

碘仿纱布分为短纱条和长纱条两种。短纱条多为耳用;长纱条则可用于鼻侧切开、上颌骨切除术后填塞术腔,也可起到消炎防腐、压迫止血、引流分泌物等作用。

2. 上颌窦压球

上颌窦压球用于上颌窦压迫止血。

3. 小鱼

小鱼为耳部手术拭血和耳廓包扎时的敷料。

4. 小纱条

小纱条用于鼻侧切开及上颌窦根治术术中止血。

5. 大棉球

大棉球用于扁桃体手术拭血。

6. 脑棉片

脑棉片用于耳部手术中拭血、蘸丁卡因做鼓室腔的麻醉及鼻手术用于鼻腔黏膜的麻醉。

7. 凡士林纱条

凡士林纱条用于鼻腔手术后,具有支撑、填塞压迫止血的作用。

8. 四头带

四头带用于上颌窦手术后压迫止血。

9. 扁桃体钢丝

扁桃体钢丝用于扁桃体切除手术及鼾症手术。

第二节　耳鼻咽喉科手术护理配合特点

一、体位特点

耳鼻咽喉科手术体位分为仰卧位、颈仰伸位和半坐位。仰卧位用于耳部手术、鼻部手术、开颅手术等;颈仰伸位用于咽、喉部手术(如喉切除);半坐位用于鼻中隔手术和局麻扁桃体手术。摆放体位时,以伤口暴露清楚、固定牢固、患者舒适、不造成副损伤为原则,使受压部位的皮肤舒展开,并在骨隆突部位垫以海绵垫,术中适当活动患者的肢体,防止神经受压和血液循环受影响。

（一）仰卧位

头部垫头圈或耳垫，手术床中、上部垫海绵垫，两足跟下分别垫1个薄海绵垫。身体的各部位不可接触金属物，以免使用电刀时灼伤患者。

（二）颈仰伸位

头下置1个头圈固定头部，将肩垫置于肩下，垫高肩部，使颈仰伸，便于暴露术野。由于垫肩与术野距离很近，所以在铺置无菌单时，应先在颈部两侧各塞1个无菌治疗巾球。

（三）半坐位

先将手术床调至头低脚高位，再使手术床呈半坐位，这样可以使腿部稍抬高，以免患者下滑。头部放1个枕头或海绵垫，以垫高头部。

二、物品准备特点

（一）器械准备

耳鼻咽喉手术专科性强，手术精细、复杂，手术种类繁多，在护理上具有较强的专科特点。除用一般外科手术器械以外，还需要一些专科设备和器械。手术室护士必须熟悉这些设备和器械的性能。在手术开始前，护士应提前检查器械性能是否良好，物品准备是否齐全、合适，并熟练掌握其使用技术，以保证手术顺利进行。

（二）专科仪器的准备

根据手术需要准备耳用电钻、显微镜、冷光源，单、双极电凝，术前检查其性能以确保术中顺利使用。

（三）冷光源

在使用冷光源导线时，注意要尽量减少弯曲，更不能打死折或压迫到，避免光导纤维遭到损坏。在开启冷光源之前，要检查亮度是否已经调到最小，以免突然启动时，电压过大而使灯泡损坏。在关闭冷光源之前，要把所有调节旋钮调至原位。

（四）手术显微镜

手术显微镜是耳科手术重要的基本设备之一。使用前，将显微镜稳妥推至手术间，注意移动显微镜时将各节横臂收拢，旋紧制动手轮，总原则是要慢而稳，防止因重心偏移而推倒仪器。镜头上的灰尘、血渍要用镜头纸或丝绸擦拭，切忌用手或硬质棉织物擦拭。接好电源，打开开关，检查线路是否通畅，并调整到适当亮度。手术后，将调节器放至最低位，旋紧各旋钮（但切勿过紧），并使镜头保持在水平位。

第三节 常见手术种类及配合

一、支撑喉镜下声带息肉摘除术

(一)麻醉方式

静脉复合气管插管全身麻醉，要求选择至少比常规小 0.5 号的气管导管，手术中不放牙垫，术毕再放置牙垫固定。

(二)手术体位

去枕仰卧位或将肩部略垫高。

(三)用 物

1. 常规用物

手术包、支撑喉镜器械包、吸引器皮管、无菌手套。

2. 特殊用物

盐酸肾上腺素、支撑架、光纤。

3. 特殊仪器

显微镜或视频内窥镜、冷光源。

(四)支撑喉镜下声带息肉摘除术常见图谱

支撑喉镜下声带息肉摘除术常见图谱见图 19-3-1 至图 19-3-2。

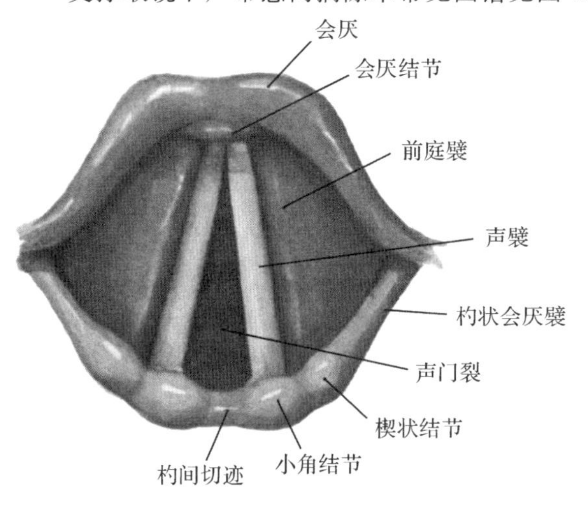

图 19-3-1 喉镜下息肉摘除术式

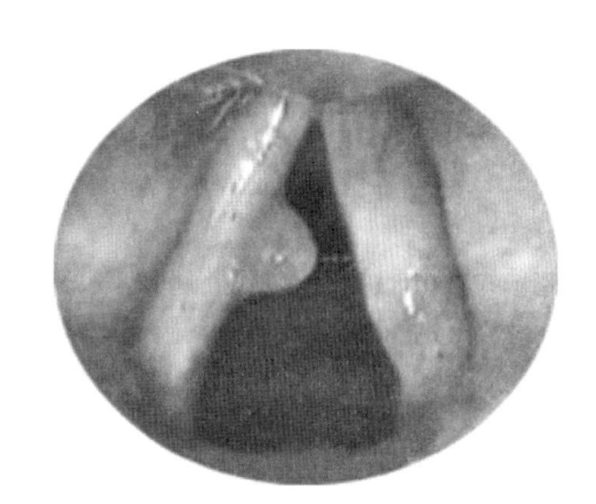

图 19-3-2 声带息肉

(五)手术步骤及配合

支撑喉镜下声带息肉摘除术手术步骤及配合见表 19-3-1。

表 19-3-1 支撑喉镜下声带息肉摘除术手术步骤及护理配合

手术步骤	护理配合	备注
置入支撑喉镜	接好光纤、吸引器	
调整显微镜的位置和焦距,完全、清晰地暴露双侧声带	调节显微镜的亮度	
于一侧声带外侧边缘切开黏膜,摘除息肉,修平声带边缘	用黏膜刀、声带息肉钳摘除息肉	
同法摘除另一侧声带息肉	用黏膜刀、声带息肉钳摘除息肉	
确定无明显出血,结束手术	如有出血,用含肾上腺素的棉球止血	注意标本的收取

二、乳突根治术

(一)麻醉方式

气管插管全身麻醉。

(二)手术体位

仰卧位,头偏向健侧。

(三)用 物

1. 常规用物

大手术包、手术衣、乳突根治包、单极电刀、双极电凝、吸引器皮管、骨蜡、明胶海绵、10mL 注射器、20mL 注射器、手术保护膜、积液袋。

2. 特殊用物

显微器械、显微镜套、耳用磨钻、面神经监护电极和探针、碘仿纱条。

3. 仪器设备

显微镜、电刀、吸引器、磨钻、面神经监护仪。

(四)乳突根治术常见图谱

乳突根治术常见图谱见图 19-3-3。

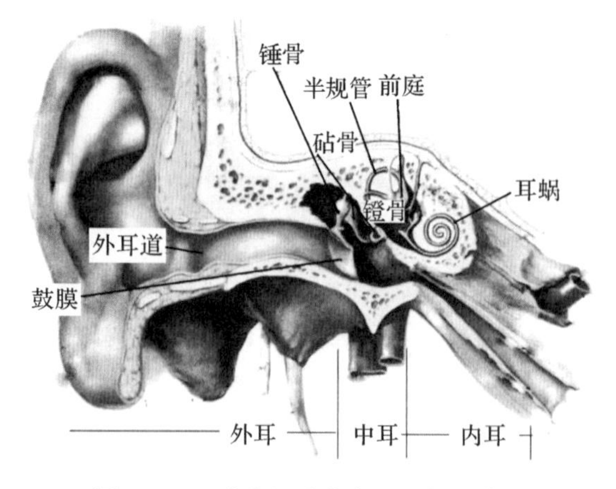

图 19-3-3 乳突根治术常见入径图谱

(五)手术步骤及护理配合

乳突根治术手术步骤及护理配合见表 19-3-2。

表 19-3-2 乳突根治术手术步骤及护理配合

手术步骤	护理配合	备注
消毒铺巾	递消毒棉球和卵圆钳	
局部浸润麻醉	用 5mL 注射器抽取 1% 利多卡因局麻药局部注射	
取耳后切口,深达骨膜,暴露乳突骨皮质及外耳道后上壁	用 15 号小圆刀切开,纱布拭血,电凝止血	
暴露术野,磨开乳突骨壁,暴露骨窦、断桥,使外耳道、上鼓室及乳突形成一个开口向外的浅蝶形空腔	用电钻磨开或递小骨锤凿开	
清除鼓室和鼓窦内的炎性肉芽组织和钙化灶,去除残余鼓膜钙化灶	关闭无影灯,用中耳剥离子分离组织,用乳突刮匙、中耳咬骨钳清除病变组织,递直针、钩针剥离病灶,用细耳吸引器吸引	
清除额咽管病变组织	递耳咽管刮匙、中耳刮匙清除	
填塞外耳道	用膝状镊、中耳剥离子复位,用膝状镊夹持碘仿纱条填塞外耳道	洗手护士提前按要求准备大小合适的明胶海绵
缝合切口,加压包扎	用碘伏消毒切口,用 3-0、5-0 可吸收缝线缝合切口,耳廓前后垫干燥大棉球,用纱布覆盖,绷带加压包扎固定	

三、鼓室成形术

(一)麻醉方式

静脉复合气管插管全身麻醉。

(二)手术体位

平卧位,头偏向健侧。

(三)用　物

1. 常规用物

中手术包、手术衣、乳突根治包、双极电凝、明胶海绵、吸引器皮管。

2. 特殊用物

显微器械、显微镜套、碘仿纱条。

3. 仪器设备

显微镜、电刀、吸引器。

(四)鼓室解剖结构

鼓室解剖结构见图 19-3-4。

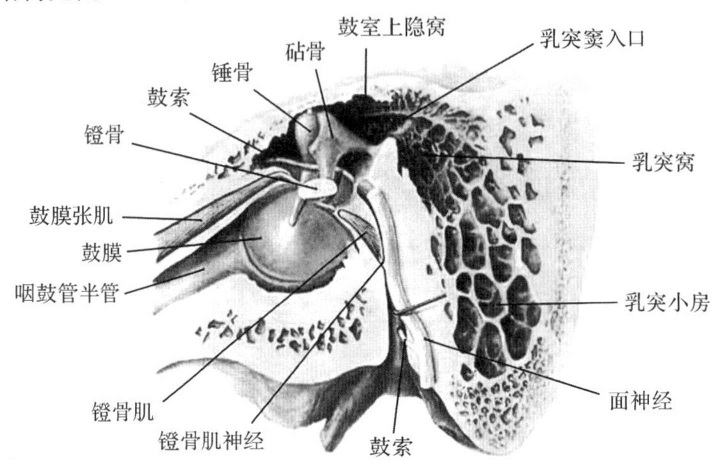

图 19-3-4　鼓室成形术常见入径图谱

(五)手术步骤及护理配合

鼓室成形术手术步骤及护理配合见表 19-3-3。

表 19-3-3　鼓室成形术手术步骤及护理配合

手术步骤	护理配合	备注
消毒铺巾	递卵圆钳,用碘伏棉球消毒切口皮肤	
用 1%利多卡因行耳后局部浸润麻醉	用 5mL 注射器抽取局麻药局部注射	
取耳后切口,深达骨膜,暴露外耳道后上壁	用 15 号小圆刀切开,纱布拭血,电凝止血	
在切口的后上方,切取小块筋膜,压薄待干备用(代替人工鼓膜)	准备筋膜压薄器	
剥离外耳道后上壁皮肤直至鼓环,剥离残余鼓膜边缘,准备移植床	关闭无影灯,递中耳剥离子分离皮肤,用直角钩刀及中耳黏膜刀处理相应组织,准备移植床相关用物	
探查鼓室,显微镜下清理鼓室	递镰状刀及中耳黏膜刀分离黏膜及病变组织,用中耳组织咬钳、中耳组织剪及中耳刮匙清除病变组织,用细耳吸引器吸引	
处理听骨	递膝状镊、直针及膝状针进行处理,用膝状镊夹持明胶海绵填充固定	

续表

手术步骤	护理配合	备注
移植人工鼓膜,取备用骨膜夹衬于鼓膜内侧及外耳道后壁	递膝状镊、中耳剥离器及鼓膜铺平器,将移植片平铺,用膝状镊夹持放置明胶海绵	
回复外耳道皮肤,外耳道内用明胶海绵及碘仿纱条填塞	用膝状镊、中耳剥离子复位,用膝状镊夹持碘仿纱条填塞外耳道	
缝合切口,加压包扎	用碘伏消毒切口,用3-0、5-0可吸收缝线缝合切口,耳廓前后垫干燥大棉球,纱布覆盖,绷带加压包扎固定	

四、鼻内窥镜下鼻窦手术

(一)麻醉方式

采用静脉复合气管插管全身麻醉。术中低血压控制;全麻+表麻。

(二)手术体位

患者取平卧位,垫头圈,头略偏向主刀侧10°~30°。

(三)用　物

1. 手术包

鼻内窥镜器械包、内窥镜用物包。

2. 仪器

显示器、摄像器、冷光源、全自动鼻吸切系统。

3. 腔镜用物

0°、30°、70°的4mm目镜,光导纤维,刨削手柄及各种型号刨削头。

4. 鼻内窥镜器械

各种角度的开筛钳和咬切钳、咬骨钳、反咬钳、微型线剪、弯吸引器、剥离子、各种角度的带吸引的刮匙等相关器械。

5. 局麻药品

2%丁卡因、利多卡因、生理盐水、盐酸肾上腺素。

6. 特殊用物

150cm×20cm保护套、冲洗用无菌生理盐水、70℃左右温生理盐水、棉条、膨胀海绵、鼻腔止血塞、纱条。

(四)鼻内窥镜下鼻窦术常见图谱

鼻腔外侧壁(内侧面)解剖见图19-3-5。

(五)手术步骤及护理配合

鼻内窥镜下鼻窦手术的手术步骤及护理配合见表19-3-4。

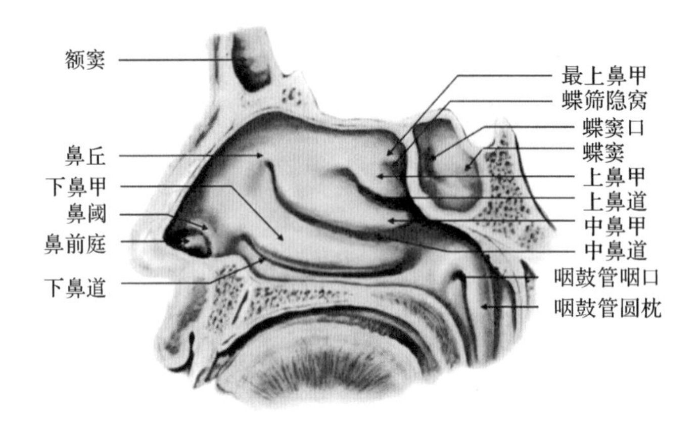

图 19-3-5　鼻内窥镜下鼻窦术常见图谱

表 19-3-4　鼻内窥镜下鼻窦手术的手术步骤及护理配合

手术步骤	护理配合	备注
消毒铺巾：用5%碘伏棉球消毒后铺巾	碘伏棉球，铺巾	
连接调试机组：连接并妥善固定各导线，调试机组各项参数，保证各种仪器的正常运转	连接摄像导线、冷光源导线、电凝线、全自动鼻吸切系统手柄、正压冲水管等	
检查手术用物	清点器械及脑棉片	
局部麻醉：鼻腔黏膜用丁卡因肾上腺素棉条行表面麻醉	丁卡因肾上腺素棉条，用枪状镊夹持碘仿纱条填塞术侧鼻腔	
切除病变组织：用全自动鼻吸切器切除鼻息肉，切除钩突，开放上颌窦，必要时开放额窦、筛窦、蝶窦。检查、修整鼻腔黏膜，用全自动鼻吸切器或黏膜钳将鼻腔黏膜修整完整，注意术腔不能有骨质裸露。检查有无出血或渗血。如有出血，用电凝止血	用鼻黏膜剥离子分离，用全自动鼻吸切器、咬切钳、弯头吸引器、筛窦咬钳、咬切钳切除病变组织。用带吸引的电凝器止血	
术后清点	清点器械及脑棉片	
填塞术腔：根据术腔出血状况选择填塞物，对于术中出血少、术腔洁净的患者，填塞膨胀海绵；对于术中出血较多、术腔仍有渗血的患者，加用鼻腔止血塞或加填纱条	用枪状镊填塞膨胀海绵、鼻腔止血塞或纱条	

五、气管异物手术

（一）麻醉方式

采用静脉复合麻醉。

（二）手术体位

颈仰卧位，肩部略垫高。

(三)用 物

1.手术包

腔镜包、气管镜用物器械包、气管切开包备用。

2.用物准备

光导纤维、吸引器、手套。

3.仪器

冷光源2台。

(四)气管解剖结构

气管解剖结构见图19-3-6。

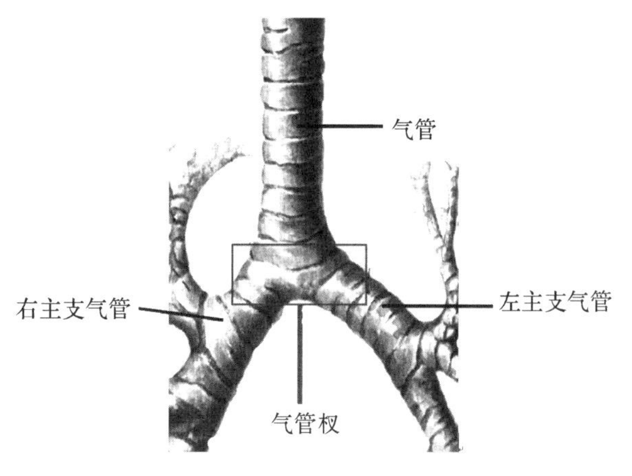

图19-3-6 气管解剖结构

(五)手术步骤及护理配合

气管异物手术步骤及护理配合见表19-3-5。

表19-3-5 气管异物手术步骤及护理配合

手术步骤	护理配合	备注
置入支气管镜,暴露会厌,通过声门看隆突	接好光纤及吸引器	
调整气管镜的位置,完全、清晰地暴露左右支气管	调节冷光源的亮度	
先进右侧支气管,自上而下检查取异物	递支气管异物钳、吸引器	
再进左侧支气管,自上而下检查取异物	递支气管异物钳、吸引器	
确定无异物及明显出血,手术结束	若有出血,可用棉球局部压迫止血	若异物无法取出,则应随时准备行气管切开手术

参考文献

[1]杨明伟. 小儿气管异物取出术的护理配合[J]. 实用临床医药杂志,2011,15(18):58.

[2]汤淙鸿,陈穗珍,梁淑雯. 气管支气管异物手术取出术的围手术期护理[J]. 广州医药,2013,44(5):73.

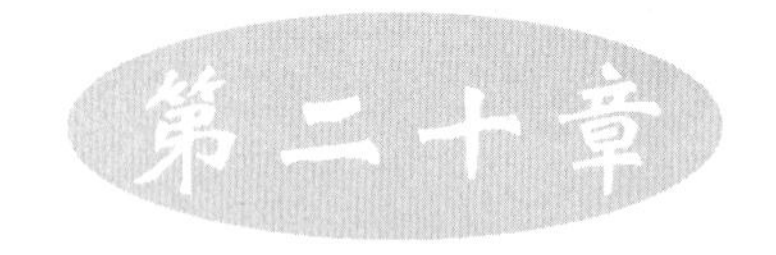

整形外科手术护理

第一节 整形外科常用设备、器械和物品

一、整形外科常用设备

手术显微镜与手术放大镜是整形外科的最基本设备。直径在2mm以下的血管吻合,以及细小血管、神经的解剖,均应在手术显微镜与手术放大镜下操作。

(一)手术显微镜

手术显微镜由光学系统、照明系统及机械系统3个部分组成。光学系统是显微系统的主件,通常有放大6倍、10倍、20倍及40倍的目镜及200～275mm的接物镜。放大倍数越大,手术视野越小。照明系统多采用冷光源内照明,由光导纤维传导。机械系统由机械支架及支架可升降的变焦马达组成。

(二)手术放大镜

手术放大镜可帮助外科医生做精细的解剖及细微的缝合吻合,如血管瘤手术的解剖切除以及尿道下裂的修补等。手术放大镜有头盔式、台式及眼镜式几种,以眼镜式最为常用。放大镜以放大3～4.5倍为宜。放大5～6倍的放大镜虽然能加强辨别能力,但由于视野较小,长时间应用易导致术者眩晕不适,所以一般只能用于短时间的精细解剖。

二、整形外科常用器械

(一)取切皮手术器械

1. 滚轴式取皮刀

滚轴式取皮刀有16cm、8cm两种规格。长型滚轴式取皮刀适用于成年人及皮面较宽的部位。短型滚轴式取皮刀用于小儿及头皮等皮面较窄的部位。滚轴式取皮刀共由4个部分构成:刀架、刀片、手柄、调节装置(为刀架前的滚轴及刀架两端的调节螺丝,供调节取皮厚度用)。取切中厚皮一般用滚轴式取皮刀。滚轴式取皮刀见图20-1-1。

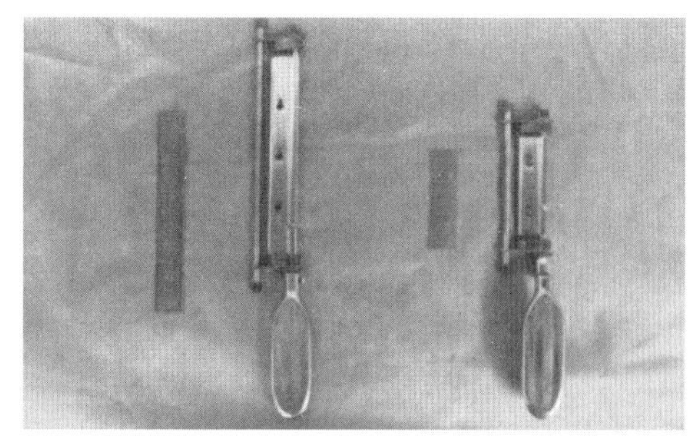

图20-1-1 滚轴取皮刀及刀片

2. 鼓式取皮机

鼓式取皮机由机座和机身两个主要部件组成。机座用于支持和固定机身。机身由鼓体、手柄、横轴、刀架、刻度盘等部件组成。鼓式取皮机有大、小两种类型(小鼓式取皮机见图20-1-2)。大鼓式取皮机鼓面长20cm,宽10cm;小鼓式取皮机鼓面长20cm,宽7cm。安装刀片时,揭开夹刀板,将刀片上3个洞孔对准刀片座上3个小圆形的突起部装入刀片,盖上夹刀板并扣紧。刻度盘上的每格代表0.1mm厚度,当旋转刻度盘使刀刃与鼓面接触良好时,指示针所指的刻度为零点。若鼓面上已贴取皮胶膜,则指示针指在第一格(胶膜厚度为0.1mm)。例如需取0.4mm厚度的皮片,就将刻度盘向顺时针方向旋转至第5格,然后将固定螺旋旋紧。鼓式取皮机用于切中厚皮,其切取的皮片边缘整齐,厚薄均匀,较大,常用于功能与外观要求较高的鼓面、手、关节等部位的创面。

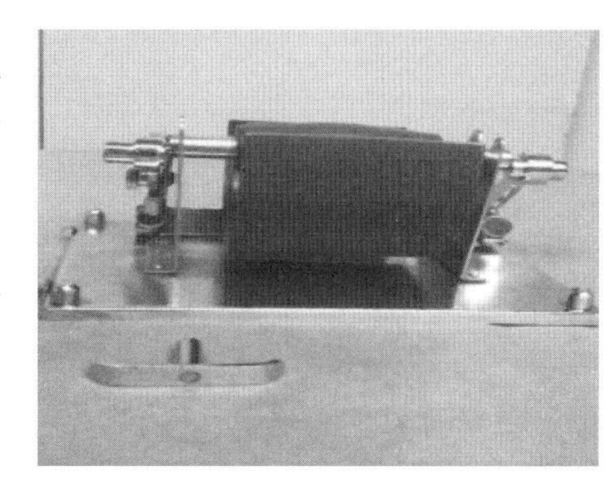

图20-1-2 小鼓式取皮机

鼓式取皮机保养注意事项如下。

(1)取皮后立即将刀片取下,以免误伤。

(2)清洗时要注意防止碰撞,应与其他器械分别清洗,以防与其他金属物品摩擦或碰撞,影响器械的精确度。

3. 电动(气泵)式取皮机

电动(气泵)式取皮机由切皮刀片、摆动轴承、厚度调节装置、宽度调节装置、手柄、调节螺丝构成,它以电力(氮气)转动马达而成。电动(气泵)式取皮机是目前国际上最先进的取皮手术工具。电动(气泵)式取皮机是利用电动机推动刀片进行左右摆动而切取皮片的机器,具有操作简便、取皮快速的特点。调节厚度时,先将刻度盘上的指针旋至"0",然后按顺时针方向旋,每旋一格为0.025mm;如旋至"10",皮片厚度即为0.25mm。取皮范围为2.5~10.2cm,4种取皮尺度分别为2.5cm、5.1cm、7.6cm、10.2cm。最窄取皮2.5cm,最宽取皮10.2cm,可满足各种取皮部位的要求。为临床提供连续平整的取皮效果,可确保皮源边缘整齐、薄厚均匀,为植皮手术提供极大方便,大大缩短手术时间,提高手术精度;同时可使患者创面愈合更快,效果更好。电动式取皮机见图20-1-3。

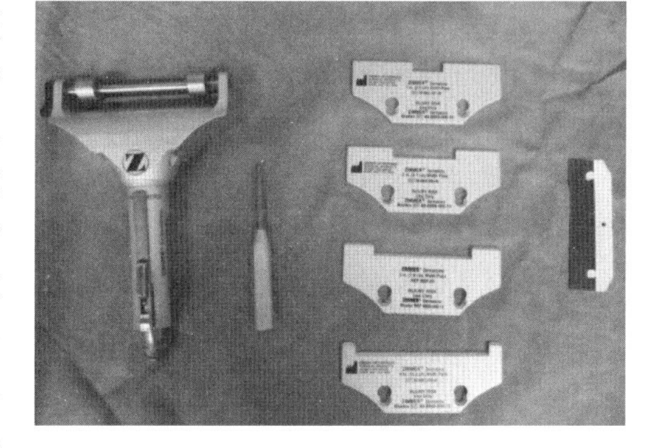

图20-1-3 电动式取皮刀

电动(气泵)式取皮机的保养注意事项如下。

(1)用毕立即擦干净。用小刷子清洗缝内血迹。

(2)打包时，按固定位置放置各个零件，以免损坏。

4. 网状扩皮机

网状扩皮机见图20-1-4至图20-1-7。

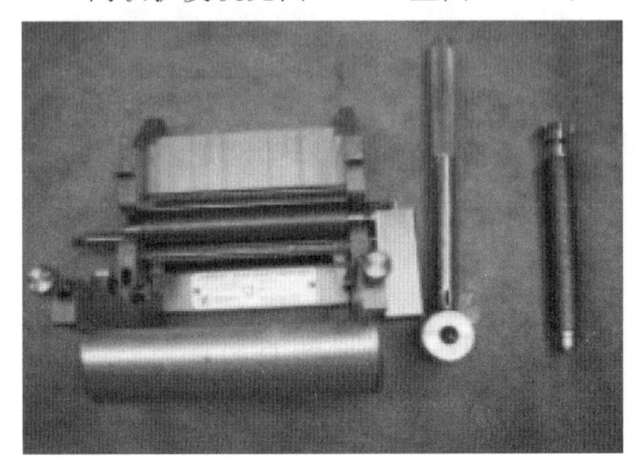

图20-1-4　网状扩皮机

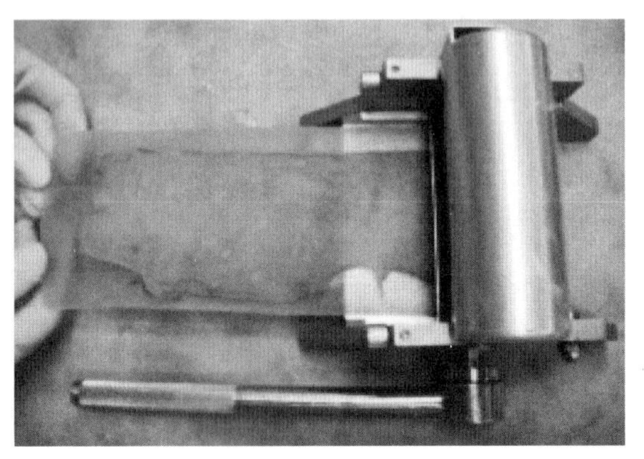

图20-1-5　网状皮制作

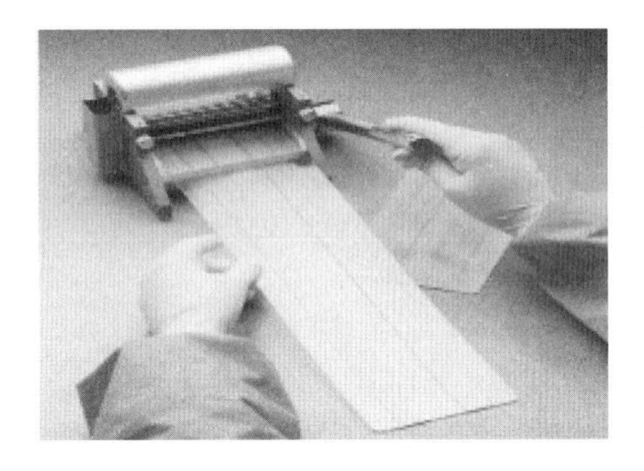

图20-1-6　网状皮制作

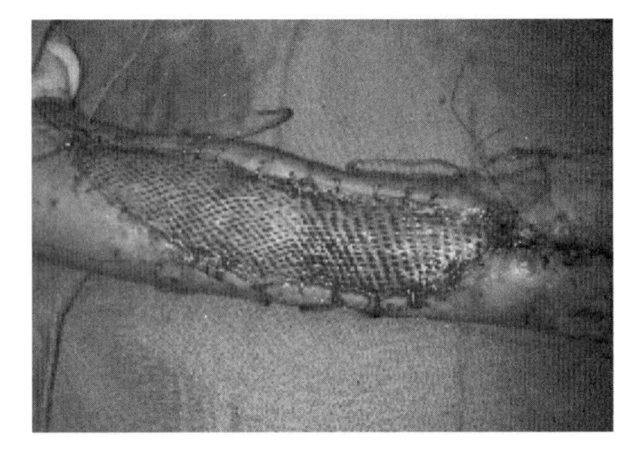

图20-1-7　网状皮植皮

(1)组织扩张系统是一种手动操作器械，与植皮片载片配套使用，目的是用常规的植皮片覆盖更大的受区范围。该系统包括连续进给辊轴、切割器、导向平台、棘轮手柄和弯型稳定杆/手柄。导向平台可确保植皮片载片与切割器恰好对准。利用棘轮手柄使载片向前移动，用于在植皮片上打孔，以便能够扩张覆盖比供区大的受区。使用组织扩张系统还可以改善引流，增大边缘暴露，减少挛缩并顺应不规则体表。扩皮比率：例如把1平方英寸($6cm^2$)的供皮在组织扩张系统中打成网状，使用的扩皮比率是6∶1，那么这1平方英寸($6cm^2$)的供皮完全扩张后将可以覆盖大约6平方英寸($40cm^2$)。

(2)禁忌证：瘢痕瘤患者。

(3)网状扩皮机的保养：①使用前检查各部件功能是否完好。②使用时注意每个零件按固定位置放置，以免损坏。③使用后立即用软毛刷清洁器械，避免血迹凝固不易清除。

(二)整形外科手术器械

整形外科显微手术器械包括显微外科组织镊、持针器、线剪、血管夹及冲洗针头等。

1. 整形外科显微组织镊可用于夹持、提取组织，持线，打结以及分离组织等。

2. 整形外科显微持针器可用于持针、缝合、拧结等，以半圆形柄、尾部弹簧启闭式为佳。

3. 整形外科显微线剪用于修剪和分离血管、神经、淋巴管等，也可用作5-0至11-0线的剪线工具。为保持刀刃锐利，不可用于修剪其他组织及物质。

4. 整形外科显微血管夹用来夹细小血管，阻断血流。小血管夹的压强宜控制在30g/mm^2以下。血管夹可以单个使用，也可以是带有离合臂的两只血管夹并联。两只血管夹间距离可调节，这种血管夹被用于血管端端吻合，有利于血流阻断、血管位置的固定及翻转缝合。

5. 冲洗针头及冲洗装置。

6. 其他手术器械包括显微卡尺（用于测量小血管直径）、微血管吻合器以及显微外科血管钳等。

（三）手术器械包

整形外科手术常用器械有整形器械包、整形显微器械包、整形隆乳特殊包，具体见表20-1-1至表20-1-3。

表20-1-1 整形器械包

名称	数量	名称	数量
卵圆钳	2	尖头棉签	1
布巾钳	5	长针头（5号）	1
持针器	2	小量杯	1
蚊式（弯）	6	钢尺	1
组织钳	3	吸引器（中号）	1
线剪	1	细纱条	若干
小线剪	1	大绷带	1
组织剪	1	缝针盒	1
刀柄（3号）	2	小直角拉钩	2
整形镊（有齿）	2	小二爪拉钩	2
眼科镊	1套		

表20-1-2 整形显微器械包

名称	数量	名称	数量
显微直线剪14cm	1	显微血管钳（直）	1
显微弯线剪14cm	1	显微血管钳（弯）	1
显微镊子（直）15cm	3	动脉夹	2
显微持针器（直）14cm	1	显微血管合拢器	1
显微持针器（弯）14cm	1	显微血管夹	4
平针头	2	显微手术器械专用消毒盒	1

表 20-1-3　整形隆乳特殊包

名称	数量	名称	数量
隆乳拉钩	7	隆乳剥离器	3

三、常用物品

(一)整形外科常用物品

整形外科常用物品见表 20-1-4 和表 20-1-5。

表 20-1-4　一次性物品

物品名称	物品名称
整形科专用电刀头	针筒(1mL、2mL、5mL、10mL)
双极电刀头	11#刀片、15#刀片
可吸收软组织提拉带	皮钉
吸引器皮管	大纱布、纱条
凡士林纱布	大棉垫

表 20-1-5　常用药物

物品名称	物品名称
2%利多卡因	0.75%罗哌卡因
亚甲蓝	肾上腺素针

(二)整形外科常用缝线

整形外科常用缝线为无损伤缝线,其又分为不可吸收缝线和可吸收缝线 2 种。

1. 不可吸收缝线

不可吸收缝线包括锦纶线(尼龙线)、涤纶编结线、聚丙烯线等。锦纶线(尼龙线)即聚酚胺纤维缝线,由人造纤维制成。不可吸收缝线的抗张力及韧性皆强于丝线,在组织内反应小,其常用型号有 6-0#～11-0#,常用于血管、神经的吻合与修补。涤纶编结线,即聚酯缝线,是除铜线外最强韧的缝线,一般由多股编织而成,强度高,常用于心脏瓣膜置换术、矫形外科肌腾修补术及显微血管吻合手术。常用的型号有 1#～10#,细线有 2-0#～6-0#。聚丙烯缝线,又名滑线,是由丙烯聚合制成非惰性缝线,打结比尼龙线容易,强度高,多用于吻合血管、神经等,其型号有 2-0#～9-0#。使用滑线打结时,须将手打湿,防止拉断。显微外科缝线以单丝尼龙线最佳。国产 9-0 单丝尼龙无损伤血管缝针适用于直径 1.0mm 以上的血管吻合;1.0mm 以下的血管及淋巴管吻合时,可采用 11-0 无损伤缝合针。

2. 可吸收缝线

可吸收缝线是目前较理想的一种缝线,是由聚羟基乙酸包膜的可吸收缝线,它具有表面光滑、吸收快、损伤小、组织反应小的优点。常用型号有 0#～9-0#,根据针型分圆针和三角针可吸收缝线。使用时,应根据临床用途进行选择。

第二节　整形外科手术护理配合特点

整形外科手术常常以组织移植为治疗手段,治疗方法包括皮片移植、皮瓣移植、皮管成形、皮肤软组织扩张及各种畸形矫正等。

一、整形外科手术护理配合特点

(一)无菌操作

组织移植是整形外科治疗的重要手段。在移植术后,由于组织血供不丰富,对感染的抵抗力降低,所以术中必须严格遵守无菌操作原则。

(二)无创操作

手术时操作要精细、准确,尽量减轻局部组织反应。对暴露的创面应用湿的等渗生理盐水纱布覆盖,防止干燥。

(三)取自体皮注意点

1. 供皮区为无菌区,手术开始应先取皮再处理其他创面。如先处理创面,则应更换手套后再取皮。
2. 取皮前,量好取皮面积,再用亚甲蓝或灭菌记号笔确定面积。
3. 取下的刃厚皮片应放在生理盐水中,中厚皮片、全厚皮用生理盐水纱布包好备用。
4. 供皮区包扎时,需先用凡士林覆盖皮肤表面,再用纱条、大纱布加盖,最后用绷带加压包扎。

(四)颜面部手术注意点

颜面部手术时,准备的电刀为整形电刀头,头端尖又细。手术部位靠近眼部时,眼部应在手术后涂以金霉素眼药膏,预防眼睛水肿和炎症。

(五)引流物的选择

外科引流是指将人体组织间或体腔中积集的脓、血或其他液体导流至体外的技术,是手术的一项基础处理。根据手术部位深浅、流液量多少及性质等,选用合适的引流物。整形外科手术中常用的引流物为橡皮引流片,600mL、150mL 的负压球。橡皮引流片主要用于浅表切口的引流,如颜面部、手指等。负压球主要用于深部切口的引流,如腰背部、大腿等,使用前在稀碘伏中浸洗,减少感染风险。

(六)亚甲蓝

在整形外科中,亚甲蓝是常备物品,用于标识取植皮的范围、肿瘤切除的范围、皮瓣移植的大小及切口的设计。

(七)盐酸肾上腺素

在切除肿块前,如果患者血压稳定,在手术范围内局部注射肾上腺素生理盐水,配置浓度一般为 1ml∶20 万单位肾上腺素,目的是减少出血,并延长局麻药的药效维持时间。高血压患者禁用盐酸肾上腺素。

第三节　常见手术种类及配合

一、隆胸术

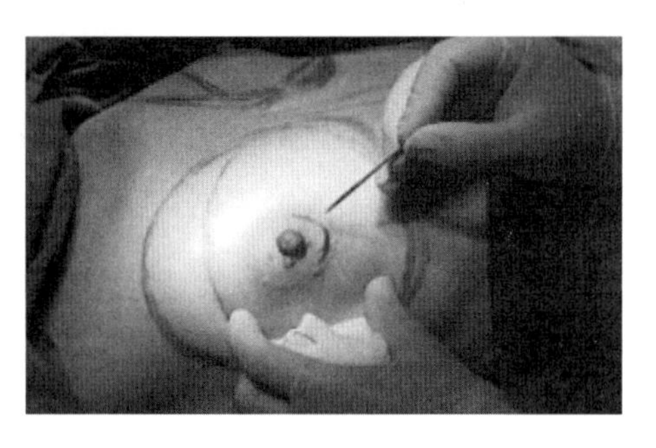

图 20-3-1　乳晕处切口

(一)常见术式和图谱

常见术式和图谱见图 20-3-1 和图 20-3-2。

(二)麻醉方式

1. 局部麻醉

2%利多卡因与 1%罗哌卡因以 1∶1 混合。

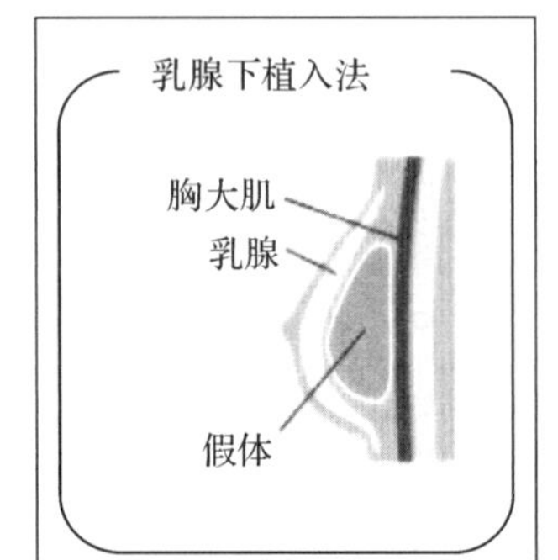

优点:
手术简单,损伤小,手感好;乳房位置、外观形态自然。
不足:
纤维性挛缩发生率较高;
位置相对表浅,乳房温度略低。
适应人群:
身宽体胖或运动量较大的人群

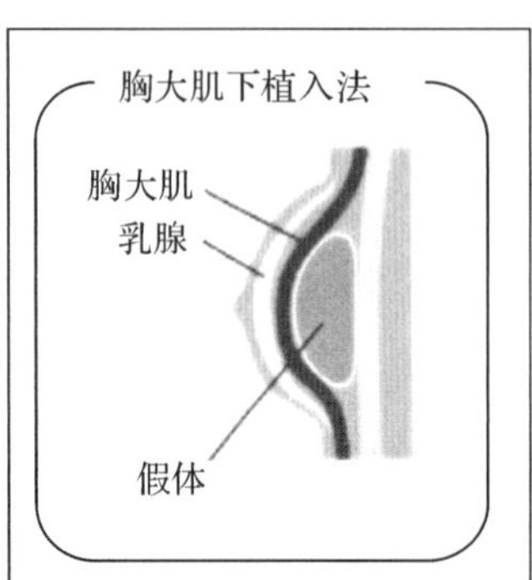

优点:
手感好,基本没有冰凉感;
不易出现包膜囊挛缩。
不足:
剥离的层次较深,恢复时间长;
动感一般,形态不够自然。
适应人群:
多数人群,尤其未婚女性

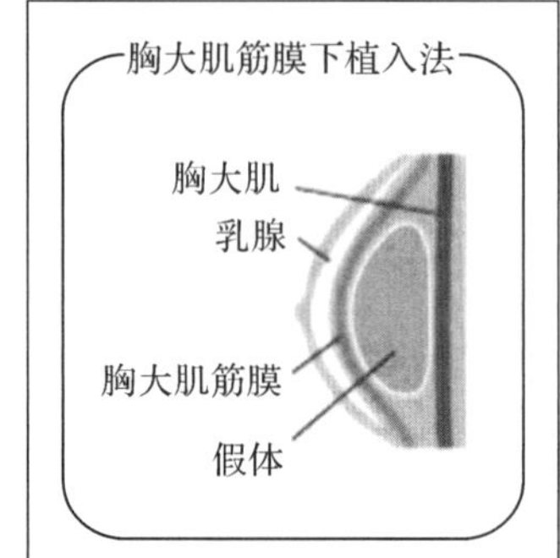

优点:
手感好,基本没有冰凉感;
不易出现包膜囊挛缩。
不足:
剥离的层次较深,恢复时间长;
胸肌摩擦植入物问题较多。
适应人群:
大部分人群

图 20-3-2　隆胸术图谱

2. 全身麻醉

静脉复合气管插管全身麻醉。

(三)手术体位

1. 腋窝横皱襞切口与腋窝前皱襞切口

采用仰卧位，双上肢外展90°～100°。

2. 乳晕下切口与乳房下皱襞切口

采用仰卧位，双上肢外展80°。

(四)手术物品

1. 手术敷料

整形敷料包、手术衣包。

2. 手术器械

整形器械包、隆乳术特殊拉钩和剥离子。

3. 一次性材料

整形科专用电刀头、吸引器皮管、15＃刀片、11＃刀片、6-0血管缝线、5-0圆针可吸收缝线、600mL的负压引流装置。

(五)手术步骤及护理配合

隆乳术手术步骤及护理配合见表20-3-1。

表20-3-1 隆乳术手术步骤及护理配合

手术步骤	护理配合	备注
常规消毒铺巾	协助铺巾	
设计假体放置位置，在皮肤上划出分离范围：内侧在胸骨外缘，外侧至腋前线，上界为第2肋间，下界达原乳房皱襞下2cm	递钢尺测量，用亚甲蓝棉签画线	
手术安全核查。在乳晕内，沿乳晕弧度切一小口，以能伸进两个手指头为准，用电刀向乳晕下方逐渐分离至乳腺下极	医生和护士进行三次手术安全检查，递15＃刀片切开皮肤、皮下组织，用纱布拭血，电凝止血	
沿皮下分离至胸大肌外侧，打开胸大肌侧缘肌膜	递扁桃体剪锐性分离组织，用湿生理盐水纱布拭血，电凝止血	
用手指分出胸大肌，用乳房分离器分离胸大肌直至设计的范围	递乳房分离器	
检查创面，止血	递小拉钩牵开，用湿生理盐水纱布压迫止血	
处理乳房假体	将乳房假体放于庆大霉素＋生理盐水的溶液中，检查乳房假体的完整性	因手套上有滑石粉，所以在接触乳房假体前需冲洗手套。严格无菌操作。手术台上，乳房假体放置妥当，防止锐器损坏乳房假体

续表

手术步骤	护理配合	备注
轻柔置入乳房假体	递小拉钩牵开乳腺、胸大肌，协助术者置入乳房假体	
检查乳房假体形态	置入乳房假体后，予以半卧位体位，以便评判乳房假体的对称性	
于乳房下靠腋侧皱襞的最低点放置负压引流管	递负压引流管，固定引流管	接引流管的瓶子必须保持负压。若瓶内有空气，则用50mL针筒抽尽瓶内空气
分层缝合切口	递5-0圆针可吸收缝线缝合皮下组织，用6-0 Prolene无损伤血管缝线进行皮内缝合	
加压包扎，固定伤口	递纱布覆盖伤口，绷带加压包扎，外加胸带包扎	

目前，常见的隆乳手术有假体隆乳手术、自体脂肪移植隆乳手术两种。传统的假体隆乳术需要在腋窝、乳房下皱襞或乳晕处做一小切口，然后放入事先选择好的乳房假体，调整位置形态后缝合伤口。乳房假体可安放在乳腺后隙或胸大肌后隙。以乳晕切口为例，由于乳晕处皮肤色素较深，且凹凸不平，所以术后切口瘢痕一般看不出来。

二、额颞部内窥镜除皱术

(一)常见术式和图谱

内窥镜额颞部除皱手术切口常见位置见图20-3-3。

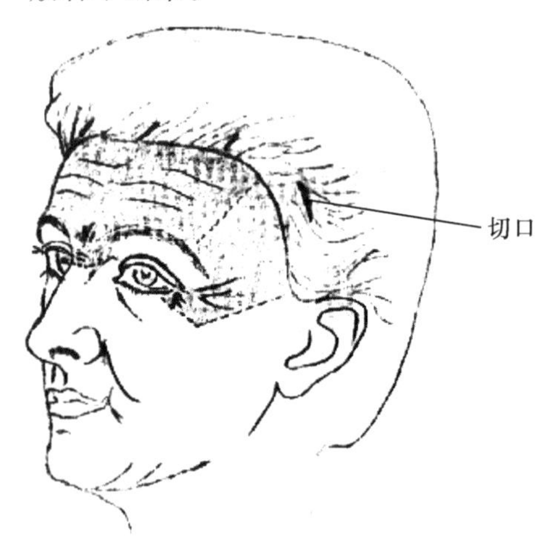

图 20-3-3　内窥镜额颞部除皱手术小切口位置

(二)麻醉方式

静脉复合气管插管全身麻醉。

(三)手术体位

平卧位。

(四)手术用物

1. 常规用物

整形敷料包、手术衣包。

2. 手术器械

整形器械包、3.5mm 30°短杆镜头、镜鞘。

3. 一次性物品

整形科专用电刀头或双极电刀头、皮钉、可吸收软组织提拉带、吸引器皮管、15＃刀片。

4. 特殊物品

吹风机。

5. 仪器设备

成像和冷光源系统。

(五)手术步骤及护理配合

额颞部内窥镜除皱术手术步骤及护理配合见表 20-3-2。

表 20-3-2 额颞部内窥镜除皱术手术步骤及护理配合

手术步骤	护理配合	备注
消毒铺巾	①取头低脚高位。②用 0.5%聚维酮碘棉球消毒头面部	在患者眼内涂上金霉素眼药膏，用眼膜保护双眼，棉球塞于双耳，以防止消毒液流入耳内、眼内
手术安全核查。局部浸润	①医生、护士进行手术安全核查。②递局麻药行局部麻醉(1∶20 肾上腺素生理盐水)	盐酸肾上腺素生理盐水局部浸润可以减少出血
沿切口设计线作切口：取额部正中发际缘内 1cm 纵向切口，长度为 2cm，深达帽状腱膜深面	递 15#刀片切开皮肤	
置入内窥镜	递纱布拭血，电凝止血。连接冷光源线、摄像系统。递镜鞘、镜头等	注意保护镜头，防止镜头破损。术中随时用 5%的 PVP-I 棉球擦拭镜头，以免镜头模糊而影响手术医生的操作
在内窥镜辅助下，沿骨膜表面向下分离至眉弓，取两侧垂直于眉峰垂线对应于发际内 1cm 处旁正中切口，平行冠状线，长度约 2cm，切开皮肤、皮下组织及帽状腱膜层达骨膜，向下钝性分离至外眶缘上 2cm；保护哨兵静脉，做两侧颞侧发际线内切口，与发际缘平行，切口长约 3cm，切开皮肤、皮下组织、颞顶筋膜至颞肌筋膜表面间隙，沿此间隙向下分离至颧弓上 3cm，向内侧分离，从上而下打开颞线，与额部分离间隙贯通。从额部正中切口插入微锯割断降眉肌与皱眉肌，从颞部切口插入微锯横行离断额肌	递骨膜剥离子于主刀医生，递镜头于助手进行分离，逐步电凝止血	保护好眶上血管神经束；电刀输出功率：单极为 30～35W，双极为 18～20W
从额部正中切口、两侧发际缘纵向切口、两侧颞部切口分别用提紧组织的可吸收材料与颞筋膜缝合固定	妥善放置可吸收材料，防掉入，以免影响手术进程	密切观察病情。在分离各种筋膜、肌层时，操作难度大，渗血较多，加强术中巡视，随时调整输液速度

续表

手术步骤	护理配合	备注
各切口逐层缝合。清洗头发,吹干,用弹力绷带加压包扎	用1#丝线皮下缝合固定,外层皮钉间断钉合。用蒸馏水清洗头发	术毕擦净患者脸部消毒液。用吹风机吹头发时,不能离头发太近,因头皮用皮钉固定,吹风机的热量传导到皮钉易烫伤头皮

在内窥镜的指引下,通过位于头皮内的微创小点(额颞部发际内3个或5个小纵向切口)导入内窥镜,在显像屏幕监测下进行操作,根据内窥镜传出的清晰图像,准确地进行分离、切开、止血,将下垂组织向上牵拉,再利用材料将面部下垂组织重新固定。

三、刃厚皮片移植术

(一)皮肤结构图

皮肤结构图见图20-3-4。

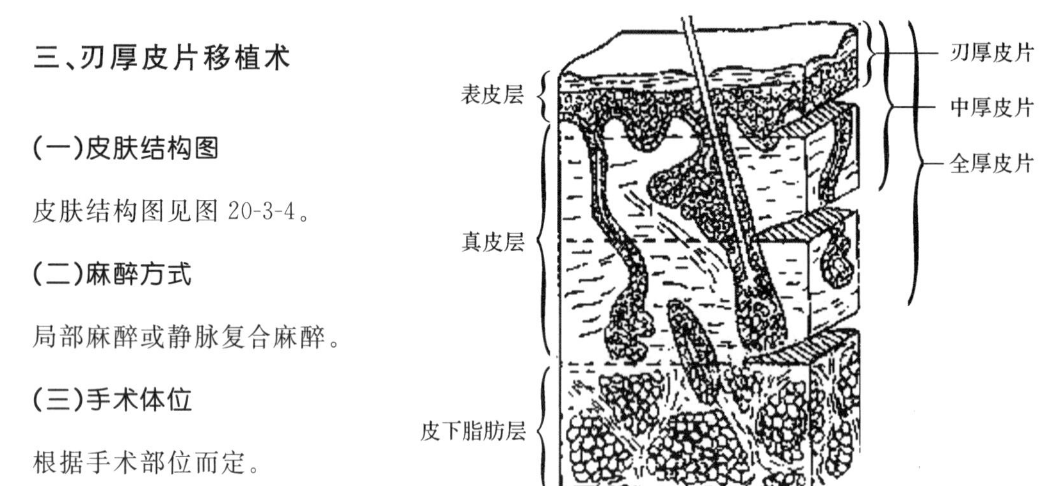

图20-3-4 皮肤结构

(二)麻醉方式

局部麻醉或静脉复合麻醉。

(三)手术体位

根据手术部位而定。

(四)手术用物

1. 常规用物

整形敷料包、手术衣包。

2. 手术器械

整形器械包、滚轴式取皮刀或电动(气泵)取皮刀。

3. 一次性物品

1#丝线或皮肤缝合钉、单极电刀头、纱垫、纱条、无菌绷带。

4. 特殊物品

亚甲蓝和凡士林。

5. 仪器设备

电动取皮机。

(五)手术步骤及护理配合

刃厚皮片移植术手术步骤及护理配合见表20-3-3。

表 20-3-3 刃厚皮片移植术手术步骤及护理配合

手术步骤	护理配合	备注
常规皮肤消毒,铺巾	递 5%聚维酮碘消毒棉球	先消毒供皮区,后消毒植皮区
测量皮肤缺损面积	递钢尺,测量皮肤缺损面积	
确定取皮区域	递蘸有亚甲蓝的无菌牙签或蚊式血管钳夹住的微小棉球,确定取皮区域	
手术安全核查。用电动(气泵)取皮刀或滚轴式取皮刀取皮。助手绷紧取皮区皮肤一端,术者左手绷紧取皮区皮肤的另一端,使皮区皮肤紧张且平坦,右手持滚轴式取皮刀,使刀与皮肤呈 15°～30°角,轻轻均匀地拉动切皮区皮肤,取皮肤的表皮和真皮乳头。在使用电动(气泵)取皮刀时,将刀片与皮面保持 40°～45°角切入皮肤,逐渐向前推,直到所需长度为止,剪断皮片	医生、护士根据要求进行安全检查。滚轴式取皮刀安装:安装刀片,调节刻度,刀架涂以液状石蜡,使取皮时进刀光滑。电动(气泵)取皮刀安装:刀架上放置刀片,选择合适的取皮宽度板并用螺丝固定,正确连接电源或气泵线。取下的皮于生理盐水中清洗后,置于生理盐水中	因滚轴式取皮刀不能精确地控制取皮厚度,所以在取皮过程中还应随时注意所取皮片的厚度。皮片过薄时,应加大刀与皮面角度及增加按压力量,或调节刀片厚度钮。若皮片过厚,则应减小刀与皮面的角度及减小压力,以达到所需厚度。电动(气泵)取皮刀在备用状态时应关闭开关,以防止误伤。取皮后及时拆卸刀片,防止误伤
供皮区创面止血	皮片切取完毕后,先以干纱布快速擦拭供区渗血,递大纱布压迫供皮区	
覆盖供皮区创面	递凡士林纱布快速覆盖创面,用多层纱条、大纱布覆盖,绷带加压包扎	
植皮:将皮片展平敷贴于受皮区创面,皮片与创面做间断缝合	递 1#丝线三角针间断缝合或皮肤钉固定创面皮肤	
受皮区加压包扎	创面覆盖凡士林纱布或纱条、纱垫(显影条去除),再用绷带适当加压包扎	纱条内含有约 2.5%的聚维酮碘溶液。若包扎压力过小,皮片与基底部接触不紧,可影响皮片成活;若包扎压力过大,则血管向皮片生长受阻碍,也会造成皮片坏死

四、中厚皮移植术

(一)几种取皮方法图谱

鼓式取皮刀取中厚皮法图谱见图 20-3-5,电动取皮刀取中厚皮法图谱见图 20-3-6。

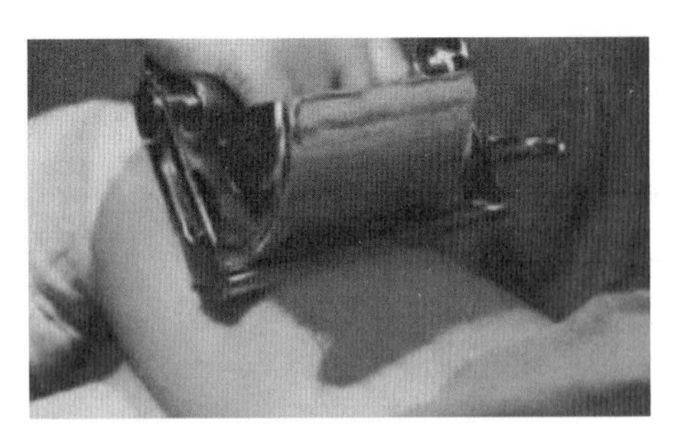
图 20-3-5　鼓式取皮刀取中厚皮法

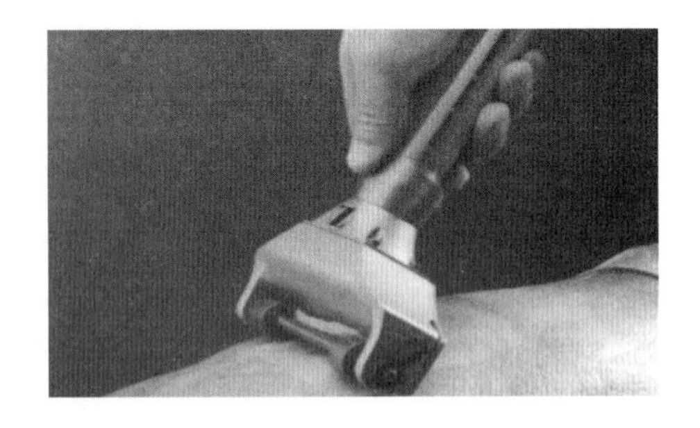
图 20-3-6　电动取皮刀取中厚皮法

(二)麻醉方式

局部麻醉或全身麻醉。

(三)手术体位

根据手术部位不同而定。

(四)手术用物

1. 常规用物
整形敷料包、手术衣包。
2. 手术器械
整形器械包、滚轴式取皮刀或电动(气泵)取皮刀、鼓式取皮刀。
3. 一次性物品
1#丝线或皮肤缝合钉、单极电刀头、纱垫、纱条、无菌绷带。滚轴式取皮刀片或电动(气泵)取皮刀片、鼓式取皮刀片及取皮双面胶。
4. 特殊物品
亚甲蓝、凡士林。
5. 仪器设备
电动取皮机。

(五)常见术式

中厚皮片移植术手术步骤及配合见表 20-3-4。

表 20-3-4　中厚皮片移植术手术步骤及护理配合

手术步骤	护理配合	备注
常规皮肤消毒,铺巾	递 5%聚维酮碘消毒棉球	先消毒供皮区,后消毒植皮区
确定取皮面积(不需再次扩创)	递钢尺,量出皮肤缺损面积	
测量供皮区皮肤面积	递蘸有亚甲蓝的无菌牙签或蚊式血管钳夹住的微小棉球,确定供皮区范围	

续表

手术步骤	护理配合	备注
手术安全核查。滚轴式取皮刀、电动(气泵)取皮刀或鼓式取皮机取皮，取皮肤的真皮层。滚轴式取皮刀或电动(气泵)取皮刀取皮方法同刃厚皮取皮方法。鼓式取皮机取皮：鼓面前缘紧贴供皮区皮肤，拉起皮肤并将取皮刀左右拉锯切入皮肤，两把血管钳轻压鼓面两侧皮肤	安装鼓式取皮机：揭开夹刀板，将刀片上3个洞孔对准刀片座上3个小圆形的突起部装入刀片，盖上夹刀板并扣紧，将刻度盘向顺时针方向旋转所需皮的刻度，然后将固定螺旋旋紧。将取皮专用薄膜紧贴鼓面	电动(气泵)取皮刀在备用状态时应关闭开关，以防止误伤。取皮后，刀片及时拆卸，防止误伤。切取小面积中厚皮可选择滚轴式取皮刀；切取较大面积的中厚皮应选择电动(气泵)取皮刀或鼓式取皮机取皮
剪断皮片，取皮后用干纱布压迫止血	递剪刀剪断皮片，递纱布压迫创面止血	取下皮片在生理盐水容器中清洗后，放于生理盐水中
供皮区创面止血	用干纱布将供区渗血快速擦拭，递0.1%盐酸肾上腺素纱布湿敷压迫止血，递电凝切割器止血。递大纱布压迫供皮区	如果供皮区创缘渗血多，可给予小号角针1#丝线缝合创缘
覆盖供皮区创面	递凡士林油纱布、纱条、大纱布覆盖创面，绷带适当加压包扎固定	
植皮：将皮片展平敷贴于受皮区创面，皮片与创面作间断缝合	递小号三角针、1#丝线或皮肤钉缝合创面皮肤	
受皮区加压包扎	递凡士林纱布或纱条，大纱布，再递绷带适当加压包扎	如果受皮区凹洼不平，宜用皮片移植缝线包扎法，即皮片和创面作间断缝合留长线段，缝合结束后，妥善将所缝合留的长线端，每3～4条用一把止血钳夹住，使之有条不紊。用针筒带生理盐水将皮片下积血和空气排出。创面用一张大的凡士林纱布平整覆盖，外加稀释的PVP-I纱条填充，并将创面之凹洼处填实，形成凡士林包堆。将所留长线在包堆上方相互对应结扎，以使皮片与创面密切接触。压力过小皮片与基底部接触不紧，可影响皮片成活；压力过大，则血管向皮片生长受阻碍，也会造成皮片坏死

五、全厚皮移植术

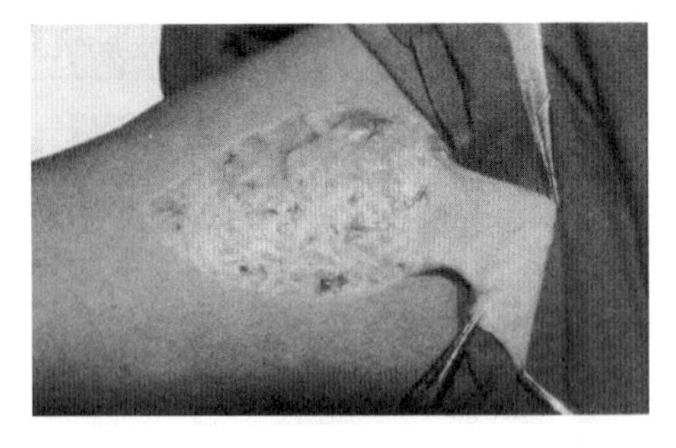

图 20-3-7　取全厚皮

(一)取全厚皮局部图谱

取全厚皮局部图谱见图 20-3-7。

(二)麻醉方式

局部麻醉或静脉复合麻醉。

(三)手术体位

根据手术部位不同而定。

(四)手术用物

1. 常规用物
整形敷料包、手术衣包。
2. 手术器械
整形器械包。
3. 一次性物品
单极电刀头、吸引器皮管、10＃或 15＃刀片、丝线(1＃、4＃)、纱垫、纱条、无菌绷带。
4. 特殊物品
亚甲蓝和凡士林。

(五)手术步骤及护理配合

全厚皮片移植术手术步骤及护理配合见表 20-3-5。

表 20-3-5　全厚皮片移植术手术步骤及护理配合

手术步骤	护理配合	备注
常规皮肤消毒，铺巾	递 5% 聚维酮碘消毒棉球进行消毒	先消毒供皮区，后消毒植皮区
确定受皮区面积	递布片、亚甲蓝，先用布片铺于受区创面，剪出与创面大小、形状一致的样布片	布片即确定移植区面积大小的材料，通常用棉布，也可以用无纺布
将对照布片摆放于供皮区，以亚甲蓝画出拟取的全厚皮轮廓	递蘸有亚甲蓝的无菌牙签或蚊式血管钳夹住的微小棉球或无菌记号笔划一取皮范围	

续表

手术步骤	护理配合	备注
手术安全核查。供皮区沿设计的皮片外缘切开皮肤,深及真皮,由一端做一针或数针牵引线,拉起切口边缘,沿纤维浅层面做锐性剥离	递10#或15#刀片切开皮肤,用蚊式血管钳夹提一处皮缘。用小线剪做锐性剥离全厚皮瓣	如果切取的皮片连同部分脂肪组织,则需用小线剪剪去脂肪组织,露出韧白色的真皮组织
供皮区创面止血	用干纱布拭血,用蚊式血管钳钳夹止血,电凝止血或0#丝线结扎止血	
游离切口创缘,对合缝合	递蚊式血管钳及小线剪游离创缘。递持针器、圆针0#或1#缝合皮下组织,角针缝合	倘若不能直接缝合,尚需另取非全厚皮片覆盖闭合
覆盖供皮区切口	递酒精或PVP-I棉球消毒切口和周围皮肤,敷贴覆盖	
植皮:先将皮片略加剪裁,使之适合受皮区创面的形状,将其贴紧。缝合时,皮片应有一定的张力,不能过松,亦不可过紧。将皮片与创缘做间断缝合,每隔1～3针保留一根长线头,分组将邻近的几根缝线用一中弯血管钳夹住,以免互相缠结和作结时拉力不均	递蚊式血管钳夹住皮片边缘,递小线剪修剪皮片。受皮区与皮片用三角针、1#丝线间断缝合(VSD加压,7～10d拆除)	
打包:缝合后,注意用生理盐水将皮片下积血、空气冲洗排净,然后在皮片上平摊凡士林纱布,均匀盖上松散的纱条,使压力平均。特别应注意压好皮片的边缘,使皮片与创面贴紧。用保留的长线头扎紧纱布团(包裹包扎)	递生理盐水针筒冲洗皮下后,递凡士林及含有稀释PVP-I的松散纱条	缝合后冲洗皮下积血、积液,可以提高皮片成活率及降低感染率

参考文献

[1]高兴莲,郭莉.手术室专利护理学[M].北京:科学出版社,2014.
[2]蔡香春,陈明涛.整形外科手术图谱[M].武汉:湖北科学出版社,2014.
[3]李青峰.整形外科学[M].北京:人民卫生出版社,2021.

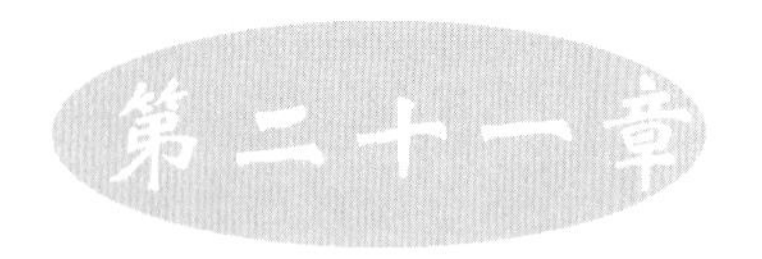

移植手术护理

第一节　移植手术常用设备、器械和物品

一、常用设备

1. 高频电刀

单（双）极高频电刀由电刀主机、负极板、脚踏开关、电极导线组成。负极板应贴在患者肌肉丰富、距手术部位较近处，以便缩短安全回路距离。电凝、电切操作由脚踏开关控制完成，非切割状态下避免踩脚踏开关，以免引起组织或器官电灼误伤。电极导线带有绝缘层，使用前应消毒。电刀主机通过电极导线与手术患者相连。移植手术常应用单极电刀的电切、电凝和双极电凝两种功能。

2. 超声吸引装置

超声吸引装置通常称为CUSA（cavitron ultrasonic surgical aspirator），由振动切割、灌注和吸引三部分组成。其中空的钛管沿纵向振动，在接触肝组织时，薄壁组织被捣碎，肝组织被分离，细胞碎片经灌注的生理盐水冲洗后再经中空钛管吸去。同时，比较坚韧的组织（如血管、胆管）不易被振碎而保留下来。即：利用超声波震荡把组织粉碎、乳化，再经负压吸除，从而切除病变组织。肝脏CUSA仪器包括超声控制台、超声手柄、冲洗吸引管路三部分，可以保护血管和胆管组织，满足在活体供肝切取时的精细操作，有效减少对正常肝组织的损伤和术中出血。

3. 氩气刀

氩气刀又称氩等离子凝固术，是一种可控制的非接触式单极电凝技术。氩气刀通过电离氩气产生氩等离子传导高频电流，使靶组织发生热效应，实现止血与组织失活效果，是高频电刀应用的一个重要扩展。

4. 抗血栓压力泵

抗血栓压力泵，又称空气压力波治疗仪、循环压力治疗仪、梯度压力治疗仪、四肢循环仪，由主机、充气软管和加压气囊等部件组成的一种康复医疗器械，根据周期性的充气原理，对肢体进行大面积的挤压、按摩，增加有静脉血栓风险患者的静脉血流，从而大幅提升血流速度，减少血液淤滞，达到预防深静脉血栓和肺栓塞目的。移植手术时间较长，尤其是肝移植手术，术中下腔静脉阻断。

5. 其他

超声诊断仪、显微镜、C形臂X线机、制冰机、保温毯。

二、常用器械

移植手术涉及动静脉的吻合、消化道及尿路的重建等，对手术器械的要求高，其除要求精细度外，还要保证对组织的低损伤，故应准备较多的无损伤器械，如无损伤镊、剪、持针器，各类大小形状的血管阻断钳、显微器械等。并根据不同手术，配置不同手术器械包（见表21-1-1至表21-1-4）。

表21-1-1 肝移植器械

器械	数量	器械	数量
布巾钳	2	血管剪（短）	2
蚊式钳	6	血管剪（长）	2
扁桃体血管钳	20	有齿短镊	2
组织钳	4	无损伤镊	10
持针器　短（普通）	4	腹壁拉钩	1
持针器　长（精细持针器）	10	腹部深拉钩	2
弯柯克钳	1	甲状腺拉钩	1
大中弯血管钳	4	吸引器（吸引器帽子）	2(2)
直角小弯（各个型号）	4	探条	2
压肠板	1	无损伤钳	4
4＃刀柄	1	血管夹	4
7＃刀柄	1	卵圆钳	4
组织剪（短）	1	线线剪	1
组织剪（长）	1	角剪	1
心内镊	2	小吸头	1
钢尺	1	取石钳	1
钛夹钳	4	腔静脉镊	2
门脉镊	4	肝动脉镊	2

表 21-1-2　小儿肝移植特殊器械

器械	数量	器械	数量
蚊式钳	6	单头拉钩	2
血管小持针器	3	血管夹(直)	2
直角小弯	1	血管夹(弯)	2
无损伤钳	14	小吸引器	1
7＃刀柄	1	无损伤镊	2
血管剪	1		

表 21-1-3　肾移植器械

器械	数量	器械	数量
布巾钳	4	短有齿镊	2
血管钳(弯)	8	短无齿镊	1
血管钳(直)	2	长镊	1
扁桃体血管钳	6	无损伤镊	2
组织钳	2	甲状腺拉钩	1
阑尾钳	1	腹壁拉钩	1
持针器(短)	3	腹部深拉钩	2
持针器(长)	1	小S拉钩	2
弯柯克钳	1	吸引器	1
大中弯血管钳	4	腹部牵开器	1
直角小弯	1	卵圆钳	4
压肠板	1	血管持针器	2
4＃刀柄	1	血管剪	1
线线剪	1	血管夹	4
组织剪(短)	1	眼睑拉钩	2
组织剪(长)	1	无损伤钳	4
蚊式钳	6	直角小弯	2
钢尺	1	扁桃体钳	2
肠组织钳	1	小无损伤钳	2
7＃刀柄	1		

表 21-1-4 修肝器械

器械	数量	器械	数量
蚊式钳	4	血管持针器	2
扁桃体血管钳	2	血管剪	1
中弯	6	血管夹	4
直角小弯	1	大线剪	1
钢尺	1	线剪	1
无损伤镊	4	组织剪	1
脸盆	大小各1	榔头	1

三、手术用物

手术用物具体见表 21-1-5 至表 21-1-6。

表 21-1-5 肝移植手术用物

物品名称	物品名称
电刀、吸引器皮管、3M 保护膜、双极电凝	纱条、生理盐水纱垫
23、15 号刀片	洁净袋、肝移植袋
20mL 注射器、18～20 号套管针、一次性冲洗器	腹腔引流管、胃管、导尿包、引流袋
0#、1#、4#、7#丝线	无菌袖套、无菌器械保护套
2-0 至 7-0 血管缝线、关腹用线、可吸收缝线	制冰容器、搅拌勺
小号、中号钛夹	血管牵引皮条

表 21-1-6 肾移植手术用物

物品名称	物品名称
电刀、吸引器皮管	纱条、纱垫
23、15、11 号刀片	洁净袋、导尿包
20mL 注射器、20 号套管针	一次性冲洗器、3M 保护膜、敷贴
0#、1#、4#、7#丝线、关腹用线	28 号腹腔引流管、双 J 管
5-0 血管缝线、膀胱缝线	肾穿刺针

第二节　移植手术护理配合特点

一、肝移植护理配合特点

（一）心理护理

由于受到疾病的折磨、过度担心手术成败、经济压力等，接受移植手术的患者会产生焦虑不安的情绪，因此术前要做好患者的心理护理。术前访视患者、耐心解释手术的必要性、解答患者提出的问题，从而增强患者的信心，使患者更积极地配合手术护理工作，促进患者术后恢复。

（二）严格无菌要求，预防感染

由于肝移植手术时间长、工作人员多、术中体温变化大、出血量多等因素，患者感染风险增加。此外，由于免疫抑制剂的使用，导致患者的抵抗力下降，因此，巡回护士要进行严格的无菌管理，应选择5级洁净手术室，提供优良的手术环境，强调工作人员的抗感染意识。术前对患者进行合理营养支持，完善患者皮肤准备，准确使用围手术期抗感染药物，术中应严格执行无菌操作，严格限制人员进出手术间，谢绝参观，预防患者发生围手术期低体温，充分冲洗切口。

（三）预防压力性损伤

由于营养缺乏、手术时间长、术中失血量大、体温变化大等因素，移植手术患者更容易发生围手术期压力性损伤。因此，术前应对患者采取相应的干预措施，如骨突出部位使用预防性敷料，降低压力性损伤的发生率；术中应保持患者皮肤和手术野的干燥，选择适当的体位垫，合理摆放体位；避免发生器械相关性压力性损伤，确保患者身体部位与医疗器械、设备之间实施保护性隔离；注意保暖，加强巡视，预防患者围手术期低体温的发生。

（四）预防围手术期低体温

肝脏移植手术时间较长、移植器官冷保存以及术中常需大量输血、输液等因素，容易导致患者术中体温散失过多而引发围手术期低体温。可采取如下措施：①术前30～60分钟采取预热式主动加温措施，打开保温毯，调节温毯温度38～39℃；②术中使用的液体需加温；③恢复移植器官血流后使用37℃温生理盐水冲洗复温，促进移植器官血供以及患者体温恢复。

（五）液体管理

移植手术术中应注意保持患者输液通路通畅，严密监测患者血压、中心静脉压变化。肝移植手术风险高，患者出血量大，术前建立2条外周静脉通路、1条中心静脉通路和1条动脉监测通路，对各个通路进行标识。在使用过程中，药品、血液制品等应从固定通路输入，保证用药安全。在为肾移植手术患者开放静脉通路前，应注意避开患者手部的动静脉瘘，选择无瘘管侧建立静脉通路。术前建立 1 条外周静脉通路和 1 条深静脉通路,用于维持循环稳定。调整患者的输液量和输液速度,防止单位时间内体液过多而诱发肺水肿和心力衰竭。

(六)人员管理

移植手术技术难度大,需要技术全面、配合默契、操作娴熟的护理人员。为适应移植手术的发展及培养高素质专科护士的需要,建议建立移植专科护理组。此外,移植手术时间长,情况复杂多变,手术中应选择经验丰富的护理人员 3 人(巡回护士 2 人,洗手护士 1 人),共同负责移植手术护理工作。阻断血管期间,洗手护士应配合熟练,做好器械准备和传递工作,争取缩短无肝期时间。此外,洗手护士应确保供肝在术中保存在低温环境中,随时监测供体肝脏保存液的温度,温度过高时及时添加冰屑降温。巡回护士记录阻断时间,15～20 分钟后及时反馈。

二、肾移植护理要点

1.因肾移植患者的手部常有动静脉瘘,故应在健侧(无瘘管侧)建立静脉通路。术前建立 2 条静脉通路,用于维持循环稳定和特殊用药。在移植肾恢复血流时,需要将血压维持在较高水平,使移植肾有足够的滤过压。

2.肾移植术中用药较多,应根据医嘱及时准确地用药,如:在完成动脉吻合之前,静脉输注甲泼尼龙。

3.巡回护士应尽快准备好供肾修整及灌注的一切物品。移植器官缺血时间越短越好,维持移植器官 2～4℃保存环境。洗手护士随时监测供体保存液的温度,保存液温度过高时,及时添加冰屑降温。

4.活体供肾取肾时,严格执行无菌操作,预防供体者术后感染。术中拒绝参观人员,严密观察其生命体征,确保安全渡过手术期。

第三节 常见手术种类及配合

一、肝移植术

(一)麻醉方法

单腔气管插管静吸复合麻醉。

(二)手术体位

仰卧位。

(三)手术用物

1.手术敷料

大腹包、布类敷料包、衣服包。

2. 手术器械

肝移植器械、腹部悬吊拉钩、制冰脸盆、修肝器械。

3. 常规用物

纱条、纱垫、23 号刀片、15 号刀片、电刀、吸引器皮管 2 个、保护膜、关腹线、20mL 针筒、20＃套管针、洁净袋、无菌器械保护套、14 号橡皮导尿管、无菌袖套、钛夹钳（或血管结扎钳）。

4. 特殊用物

各种型号的血管缝线、冰屑。

5. 仪器设备

制冰机、氩气电刀、B 超机、吸引装置、电子秤。

（四）常见的术式

肝移植常见术式见图 21-3-1 至图 21-3-4。

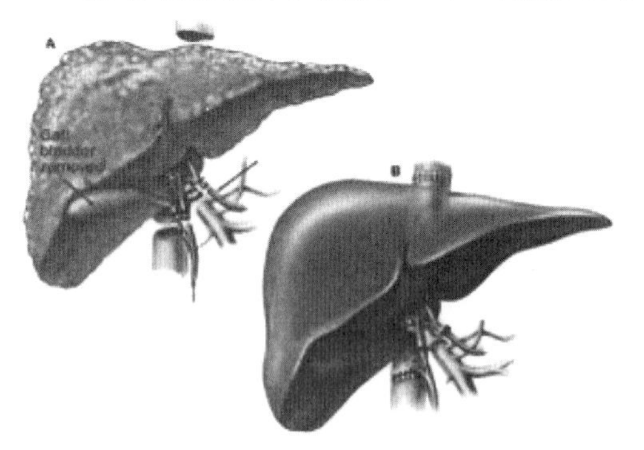

图 21-3-1　经典原位肝移植

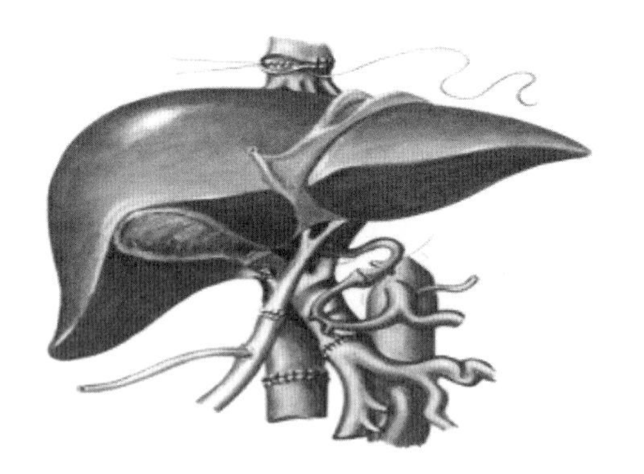

图 21-3-2　经典原位肝移植

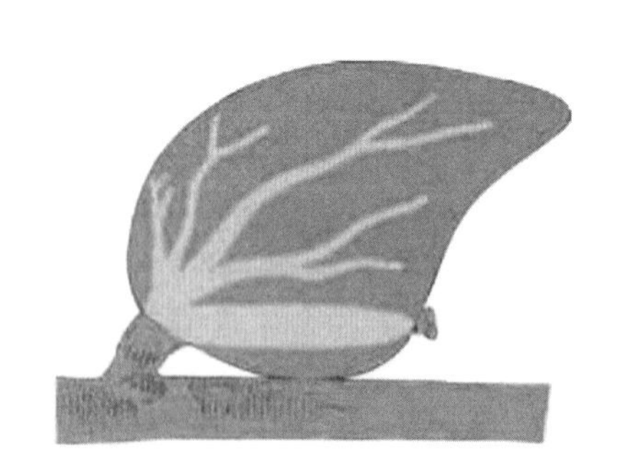

图 21-3-3　背驮式肝移植

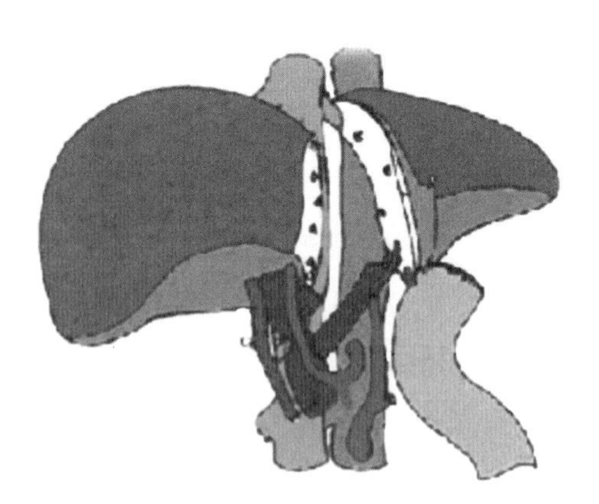

图 21-3-4　双供体肝移植

（五）护理配合

肝移植手术步骤及护理配合见表 21-3-1。

表 21-3-1 肝移植手术步骤及护理配合

手术步骤	护理配合	备注
切口选择：常规上腹部消毒铺巾，双侧肋缘下切口，并沿腹正中线向上延伸至剑突(或称奔驰状切口)，进腹后安装腹部悬吊拉钩，探查腹腔	递刀片划皮，进腹后用 9×28 三角针穿 0＃丝线将肋缘腹壁翻开固定在切口边缘的手术布单上，安装腹部悬吊拉钩。暴露术野	划皮前"Time Out"，暴露手术野，注意切口保护，记录腹水量(有腹水的患者)
游离肝周韧带：依次离断肝圆韧带、肝镰状韧带、左右三角韧带、肝胃韧带及肝冠状韧带	递电刀、无损伤镊切割分离，电凝止血，必要时递直角小弯血管钳，用丝线结扎，再用血管缝线缝扎止血	
解剖第一肝门： 1. 解剖肝动脉，自固有动脉一直游离到肝左、右动脉的分叉部，结扎离断。 2. 离断胆囊管，在左右肝管水平离断肝总管，注意保留受体胆管周围的血供。 3. 游离门静脉，向上达门静脉左右支分叉水平，向下达胰腺上缘	准备无损伤镊、直角小弯、电刀、线剪、3-0＃或 4-0＃线结扎	
游离第二、第三肝门：游离出肝后下腔静脉	递无损伤镊、直角小弯血管钳、电刀、线剪游离，必要时用 1＃或 0＃丝线结扎、钛夹钳或血管缝线缝扎止血	
切除病肝：依次用合适的静脉阻断钳阻断门静脉、肝下下腔静脉和肝上下腔静脉，并尽量靠近病肝离断各静脉血管，保留完整的肝后下腔静脉，切除病肝，移除标本。切除病肝后，对后腹膜创面进行彻底止血	准备好上、下腔静脉阻断钳及门静脉阻断钳，血管阻断后必要时可用纱带固定肝上下腔静脉的阻断钳双耳，递血管剪离断血管。用 3-0 或 4-0 血管缝线缝扎止血	必须检查阻断钳性能是否良好
将修整好的供肝移入腹腔放置妥当。 腔静脉重建： (1)经典原位术式：①将供、受者肝上下腔静脉端端吻合。②将供、受者肝下下腔静脉端端吻合。③在完成吻合前，给供肝的门静脉插管快速输入 4℃乳酸林格液或者 4℃ 5%白蛋白，以冲洗供肝中存留的保存液。 (2)改良背驼式：①将供者肝上下腔静脉与受者肝上下腔静脉肝静脉入口处端侧吻合。在完成吻合前，给供肝的门静脉插管快速输入 4℃乳酸林格液或者 4℃ 5%白蛋白，以冲洗供肝中存留的保存液 4-0 血管缝线 2 根。经年合肝上下腔静脉 缝合用三点法，用 4-0 血管缝线 3 根连续缝合。 橡皮蚊式钳用来牵引	在肝窝内、供肝表面垫上纱条及冰屑。4-0 血管缝线各 2 根。缝合肝上下腔静脉。 缝合用三点法，用 4-0 血管缝线 3 根连续缝合。 橡皮蚊式钳用来牵引	准备冰水，术中一次性冲洗器冲洗，冰屑降温保护肝脏。 灌注冷藏乳酸林格液或 5%白蛋白以清除血管内的空气及移植肝中的高钾浓度 UW 液和有毒代谢物。 使用配套持针器、无损伤镊子及线剪。 在缝闭血管前用 2500U/500mL 稀肝素水冲洗血管管腔，以排除管腔内空气栓子

续表

手术步骤	护理配合	备注
门静脉重建:供、受者门静脉端端吻合(连续缝合)	5-0 血管缝线 2 根、连续缝合橡皮蚊式钳用来牵引	使用配套持针器、无损伤镊子及线剪。在缝闭血管前用 2500U/500mL 稀肝素水冲洗血管管腔,以排除血管腔内空气栓子
动脉重建:供肝动脉与受者肝固有动脉或肝总动脉端端吻合(连续缝合)	角剪修剪动脉断端,用 2 根 7-0 血管缝线连续(或间断)缝合。橡皮蚊式钳用来牵引	使用配套持针器、无损伤镊子及线剪。在缝闭血管前用 2500U/500mL 稀肝素水冲洗血管管腔,以排除血管腔内空气栓子
血管重建完毕,开放循环:在完成门静脉吻合后,即可以恢复肝脏血流。开放顺序依次为肝动脉、门静脉、肝上下腔静脉、肝下下腔静脉;特殊情况下,可在开放后进行肝动脉吻合	37℃温生理盐水腹腔冲洗复温。用 7＃丝线结扎或 4-0 血管缝线缝扎肝下下腔静脉	使用配套持针器、无损伤镊子及线剪。在缝闭血管前用 2500U/500mL 稀肝素水冲洗血管管腔,以排除血管腔内空气栓子。 注意保暖,开放血管前准备好 37℃温生理盐水
胆道重建:多采用胆管-胆管端端吻合,连续或间断吻合	6-0 Prolene 或 6-0 PDS 线 3～5 根,连续或间断缝合。血管钳以牵引	使用配套持针器、无损伤镊子及线剪。 在胆管闭合前,用生理盐水冲洗管道管腔,(以排除管腔内空气栓子)
术中超声检查:用多普勒超声检查门静脉、肝动脉、肝静脉的血流情况,记录其流速和血流频谱	多普勒超声仪、器械护套 1 个	同时通知 B 超医生到位
关腹止血,常规放置腹腔引流管 1～2 根,清点器械,关闭腹腔	用 1＃可吸收缝线关闭腹腔,用可吸收缝线缝皮下,2-0可吸收线或皮钉关闭切口皮肤,消毒后敷贴贴伤口	关腹前仔细清点器械、纱布、缝针,统计出血量,离开手术间前需再次三方核查

二、活体肝移植术

(一)麻醉方法

静脉复合气管插管全身麻醉。

(二)手术体位

仰卧位。

(三)手术常规用物

1. 手术敷料

开腹包、心脏敷料、手术衣包。

2. 手术器械

肝移植器械包、南京拉钩包、制冰大容器、肝移植显微器械。

3. 常规用物

纱条、纱垫、23 号刀片、电刀、吸引器皮管、保护膜、关腹线、20mL 针筒、20＃套管针、洁净袋、无菌器械保护套、橡皮导尿管、无菌袖套。

4. 特殊用物

各种型号的血管缝线、肝移植牵引带、冰屑。

5. 仪器设备

显微镜、制冰机、氩气电刀、B 超机、吸引装置、电子秤。

(四)常见的术式及图谱

活体肝移植术关键步骤图谱见图 21-3-5 至图 21-3-6。

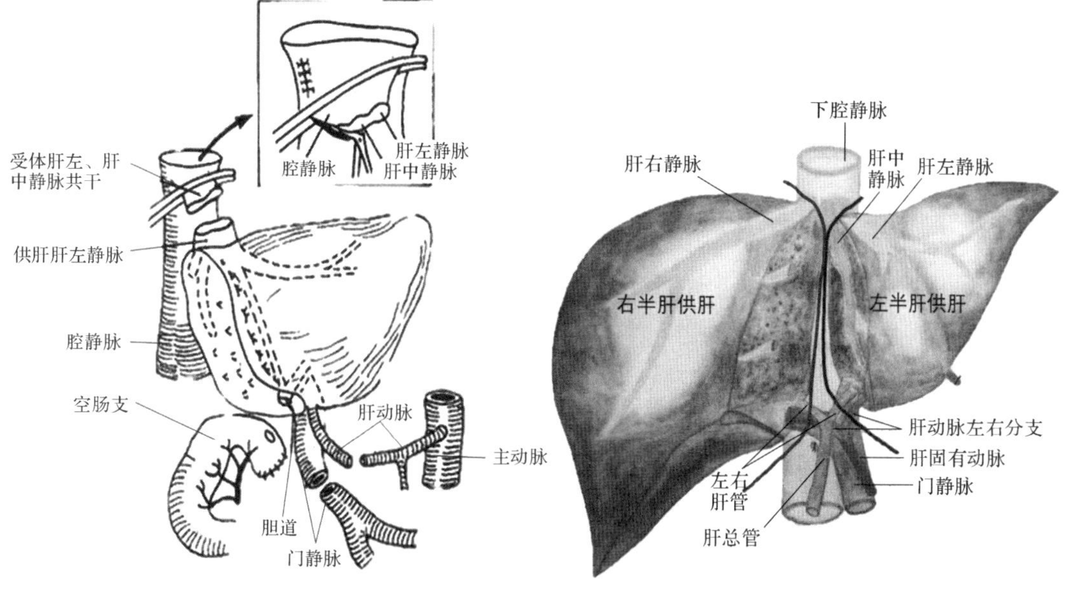

图 21-3-5 左半肝供肝移植

图 21-3-6 右半肝供肝移植

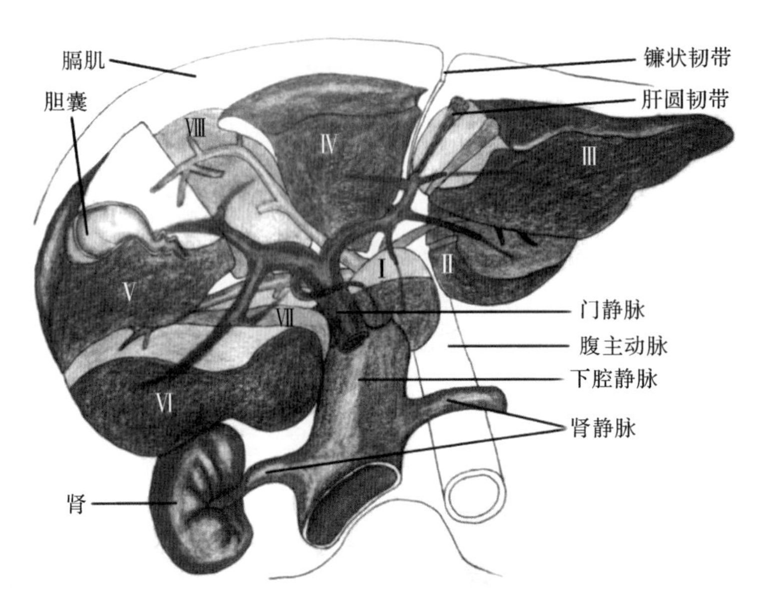

图 21-3-7 肝脏段解剖

(五)护理配合

活体肝移植手术步骤与配合见表 21-3-2。

表 21-3-2 活体肝移植手术步骤与配合

手术步骤	护理配合	备注
切口选择：常规上腹部消毒铺巾，双侧肋缘下切口并沿腹正中线向上延伸至剑突(或称奔驰状切口)，进腹后安装腹部悬吊拉钩，探查腹腔	递刀片划皮，进腹后用 9×28 三角缝针穿 0＃丝线将肋缘腹壁翻开固定在切口边缘的手术布单上，安装腹部悬吊拉钩。暴露术野	划皮前“Time Out” 暴露手术野，注意切口保护 记录腹水量(有腹水者)
肝周韧带的游离：依次离断肝圆韧带、肝镰状韧带、左右三角韧带、肝胃韧带及肝冠状韧带	递电刀、无损伤镊切开分离，电凝止血，必要时递直角小弯血管钳，丝线结扎，血管缝线缝扎止血	
解剖第一肝门： 1. 分离、解剖第一肝门。切除胆囊，游离胆总管及肝总管 2. 游离右肝动脉，牵引标记。离断数支肝短静脉，分离出肝后下腔静脉。仔细分离出右肝静脉、中肝静脉和左肝静脉 3. 充分游离后，结扎并离断门静脉、肝动脉，用无损伤阻断钳分别钳夹右肝静脉、中肝静脉和左肝静脉并切断，完成病肝切除。 4. 缝合肝左、肝中静脉共同开口。修整肝右静脉开口，准备行吻合术	准备用无损伤镊，直角小弯，电刀，剪刀，用 1＃或 0＃丝线结扎。 准备牵引带。 准备合适的无损伤钳。 4-0 血管缝线缝合	与全肝移植不同，活体肝移植的第一肝门解剖的原则是紧贴肝实质，尽可能地保留肝门所有管道结构及其分支。 遇到精细处理，用血管剪和牵引带。红色：用于牵引动脉。蓝色：用于牵引静脉。黄色：用于牵引胆道。 无损伤钳使用前必须仔细检查性能及完整性 使用配套针持、无损伤镊子

续表

手术步骤	护理配合	备注
供肝植入各血管重建 将修整好的供肝移入肝窝放置妥当 (一)肝静脉重建 1. 供体肝静脉与受体肝右静脉端一端吻合。留出肝左静脉出口作为门静脉开放后放血排气所用。在完成吻合前，给供肝的门静脉插管快速输入4℃乳酸钠林格液或4℃ 5%白蛋白，以冲洗供肝中存留的保存液。 2. 肝中静脉重建 (1)术中根据需重建肝中静脉属支数目及位置，选择合适形状及长度的冷冻髂血管； (2)吻合前开放受者侧静脉断端，检查血流是否良好，用肝素生理盐水冲洗断端静脉管腔，保持血管壁平整，便于吻合； (3)口径不完全匹配时可作适当成形，吻合结束后先开放供肝侧血管夹，检查吻合口是否漏血后再开放受者侧血管夹	准备冰纱条保护肝脏。 先递剪刀修剪血管，受体端用4-0或5-0血管缝线、供体端用6-0血管缝线连续缝合。用橡皮蚊式钳牵引。 受体端用5-0血管缝线、供体端用6-0血管缝线连续缝合	准备4℃生理盐水，术中一次性冲洗器冲洗、冰屑降温保护肝脏。 灌注4℃乳酸钠林格液或者4℃ 5%白蛋白以清除血管内的空气及移植肝中的高钾浓度的UW液和有毒代谢物。 使用配套针持、无损伤镊子及剪刀。 在缝闭血管前用2500U/500mL稀肝素水冲洗血管管腔，以排除管腔内空气栓子
(二)门静脉重建 供、受者门静脉端端吻合(连续缝合)	先递剪刀修剪血管，用5-0血管缝线2根，连续缝合。 用橡皮蚊式血管钳来牵引	在缝闭血管前用2500U/500mL稀肝素水冲洗血管管腔，以排除管腔内空气栓子
(三)肝动脉重建 活体肝移植肝动脉重建在放大3～10倍的手术放大镜或手术显微镜下进行。根据肝动脉及其分支的血管质量、动脉搏动、管径匹配程度和血管位置，选择最合适的受体动脉分支进行吻合	先递剪刀修剪血管，根据血管粗细用7-0＃或8-0＃血管缝线2根，间断端端吻合	准备显微镜，显微器械，保证性能良好。 仔细核对缝针数量及完整性。 在缝合血管前用2500U/500mL稀肝素水冲洗血管管腔，以排除管腔内空气栓子
(四)血管重建完毕，循环开放 门静脉吻合完成后即可以恢复肝脏血流开放顺序依次为门静脉、肝上下腔静脉、肝下下腔静脉。受体肝中静脉排气，循环开放	温水复温。更换纱布。递5-0＃血管缝线缝扎肝中静脉	注意观察恢复肝脏血流的开放顺序
(五)胆道重建 多采用胆管一胆管端端吻合，后壁、前壁用可吸收缝线间断吻合	递6-0/7-0血管缝线3～4根，后壁双针连续缝合，前壁间断。递橡皮蚊式血管钳用来牵引	胆管在3mm以内可以考虑近肝管开口的合并整形(显微镜下吻合)

续表

手术步骤	护理配合	备注
术中超声检查 多普勒超声检查门静脉、肝动脉、肝静脉的血流情况，记录其流速和血流频谱	准备B超探头	同时通知B超医生
关腹： 常规放置腹腔引流1～2根，清点器械，关闭腹腔	用1-0可吸收缝线3～4根关闭腹腔。用3-0可吸收缝线缝皮下。用2-0可吸收缝线或皮肤钉关闭切口皮肤，皮肤消毒后敷贴贴伤口	关腹前仔细清点器械、纱布、缝针

三、肾移植术

(一)麻醉方法

静脉复合气管插管麻醉或硬膜外麻醉。

(二)手术体位

平卧位。

(三)手术用物

1. 手术敷料

开腹敷料包、手术衣包。

2. 手术器械

肾移植器械、大容器包。

3. 常规一次性用物

纱条，23＃、11＃或15＃刀片，电刀，吸皮，保护膜，腹腔引流管，1＃、4＃、7＃丝线，引流袋，导尿包，关腹线，20mL针筒，洁净袋，液状石蜡。

4. 特殊一次性用物

5-0肾移植血管缝线、4-0＃可吸收缝线、输尿管支架管(F5双J管)、稀释的肝素、2-0可吸收缝线、无菌冰屑。

5. 仪器设备

电子秤、高频电刀、吸引装置。

(四)异体肾移植术式图谱

异体肾移植方式见图21-3-8至图21-3-9。

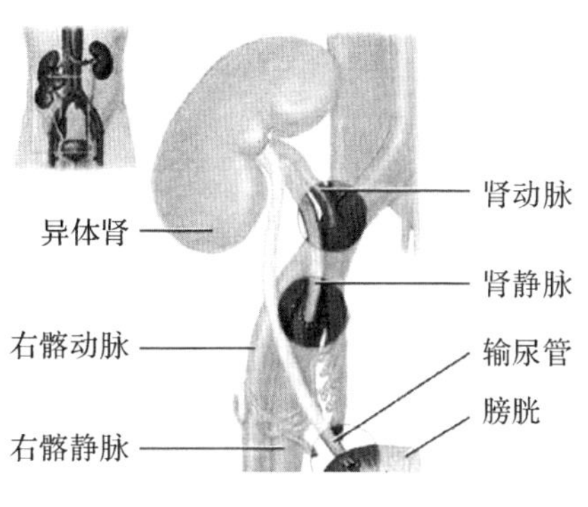

图 21-3-8 异体肾移植

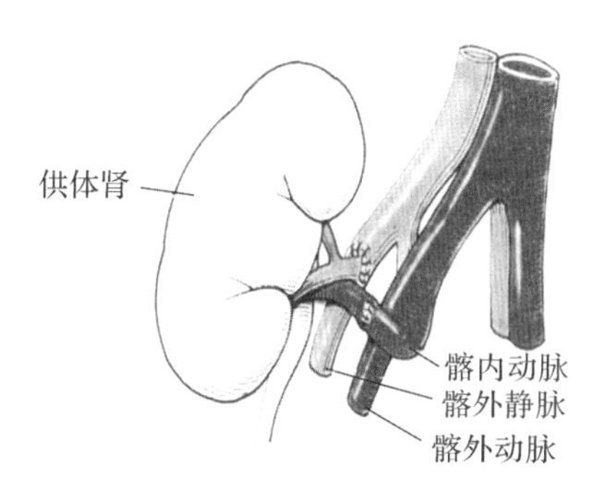

图 21-3-9 异体肾移植

(五)护理配合

肾移植手术步骤与配合见表 21-3-3。

表 21-3-3 肾移植手术步骤与配合

手术步骤	护理配合	备注
经右(左侧)下腹弧形右切口进腹。 切开皮肤、皮下组织、腹外斜肌腱膜	递电刀、吸引器、纱条、23#刀片	切皮前注意“Time Out”,遇到腹壁下血管时,分别用丝线结扎两断端
分离腹膜,将腹膜推向内侧,显露并游离髂血管	递盐水巾保护,用腹部牵开器牵开。用7#丝线结扎子宫韧带	对于男性精索,一般不主张常规切断结扎,因为结扎后易引起同侧阴囊水肿及鞘膜积液;如果精索严重妨碍手术及可能压迫输尿管引起梗阻,则可切断并结扎
游离髂外静脉、髂内动脉。髂内动脉用橡皮片牵引,旁边小分支用丝线结扎	递直角小弯、无损伤镊分离,用血管钳带1#线结扎血管,用橡皮片牵引	对于血管表面的结缔组织,要分束结扎,以免术后形成淋巴囊肿
阻断髂内动脉根部,远心端双重结扎,用肝素液冲洗动脉管腔	递动脉血管夹、血管钳、血管剪,用7#丝线双重结扎,针筒抽稀肝素水冲洗	头皮针皮管剪5cm左右,用2500U/500mL稀肝素水冲洗血管
阻断髂外静脉,在表面剪一口径与供肾静脉口径相同的侧孔,用肝素水冲洗血管腔	递静脉血管夹、血管钳、血管剪,用针筒抽好稀肝素水冲洗	选择在髂外静脉的前外侧;剪侧孔时应尽量避开静脉瓣,以免影响静脉回流或形成血栓
将供体肾静脉与受者髂外静脉进行吻合。收紧最后一针时,在静脉腔内注入肝素水,使之充盈,然后缝线打结	递5-0血管缝线双头针2根、整形镊,针筒抽稀肝素水冲洗	一般采用三定点方法吻合,即在髂外静脉侧孔的上下端与供肾静脉进行定点缝合,再在一侧的中间定点缝合一针,并牵拉

续表

手术步骤	护理配合	备注
供体肾动脉、受者髂内或髂外动脉端端吻合。因动脉管壁较厚，不易塌陷，故固定两个点即可	递5-0血管缝线双头针2根、整形镊，针筒抽稀肝素生理盐水冲洗	
于肾血管根部阻断血管，分别缓慢开放肾动脉及静脉进行试通血。漏血处补针止血	递纱条、5-0血管缝线单头针，进行修补止血	
拿离肾周冰屑，开放肾血流	递弯盘、粗线剪	与巡回护士清点肾袋内有无纱布等物品
恢复移植肾血流，先开放肾静脉夹，再开放肾动脉夹，测量肾脏大小，检查出血	用温生理盐水冲洗，用温生理纱垫包裹移植肾。纱条拭血，钢尺测量肾脏大小	
供肾输尿管与受者膀胱吻合，放置输尿管支架管，连续或间断缝合输尿管全层及膀胱黏膜	用15＃刀片切开膀胱，用4-0可吸收缝线作吻合，F_5双J管过生理盐水润滑	在向膀胱内注入300mL生理盐水的同时，修整供肾输尿管。一般将供肾输尿管末端纵形剪开0.8cm，电凝止血。在膀胱充盈后，于其前外侧壁纵行切开浆肌层约2cm，然后在切口下端剪直径0.5cm的小孔，放出膀胱内液体
做好3个吻合口后，取出伤口内纱条，冲洗检查出血，置引流管，平稳放置移植肾	用温生理盐水冲洗，递纱布、引流管，准备止血材料。清点手术用物	
逐层缝合伤口，固定引流管，关闭腹腔	用可吸收缝线逐层缝合，用三角针4＃丝线固定引流管，用三角针3-0血管通线缝皮，皮肤消毒后用敷贴贴伤口	关腹前仔细清点器械、纱布、缝针

参考文献

[1] 郑树森. 肝移植[M]. 北京：人民卫生出版社，2012.

[2]詹江华，孙丽莹. 胆道闭锁与肝移植[M]. 北京：人民卫生出版社，2020.

[3]温昊，董家鸿. 离体肝切除和自体肝移植术[M]. 北京：人民卫生出版社，2021.

[4]刘允怡. 肝切除与肝移植应用解剖学[M]. 北京：人民卫生出版社，2016.

[5]焦兴元. 肝脏移植一移植与供体相关新技术[M]. 北京：科学出版社，2019.

[6]陈实. 移植外科手术图谱[M]. 北京：人民卫生出版社，2021.

[7]黄志强. 黄志强腹部外科学[M]. 长沙：湖南科学技术出版社，2020.

[8]吴肇汉，秦新裕，丁强. 实用外科[M]. 第4版. 北京：人民卫生出版社，2018.

[9]蔡英华，姚勇. 肺移植临床护理实践[M]. 南京：东南大学出版社，2021.

[10]朱有华，石炳毅. 肾脏移植手册[M]. 第2版. 北京：人民卫生出版社，2020.

[11]中华护理学会手术室护理专业委员会. 手术室护理实践指南[M]. 北京：人民卫生出版社，2021.